DER BIKINI-BODY

28 TAGE

ERNÄHRUNGS- UND LIFESTYLE- GUIDE

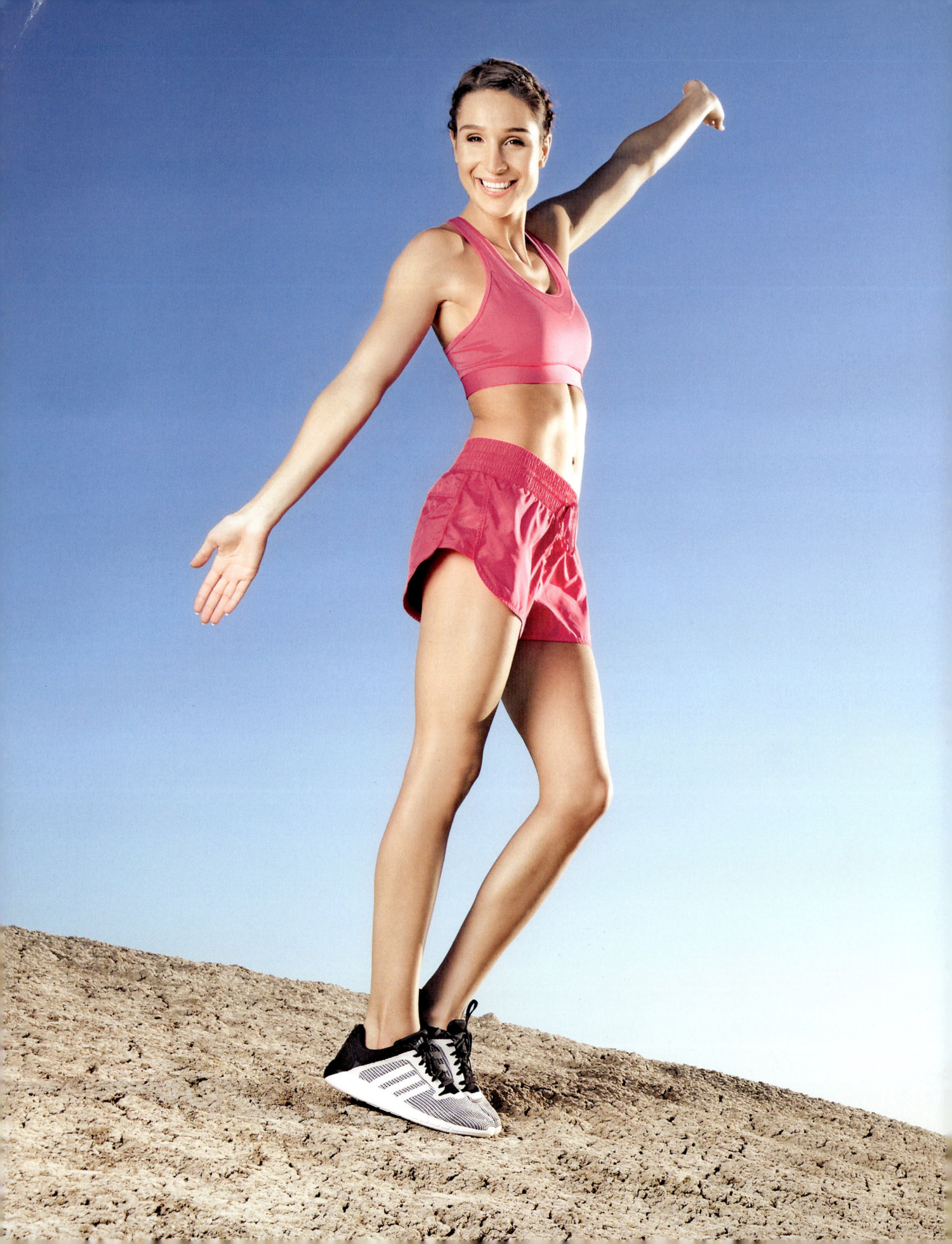

DER BIKINI-BODY

28 TAGE

ERNÄHRUNGS- UND LIFESTYLE- GUIDE

Kayla Itsines

FISCHER

INHALT

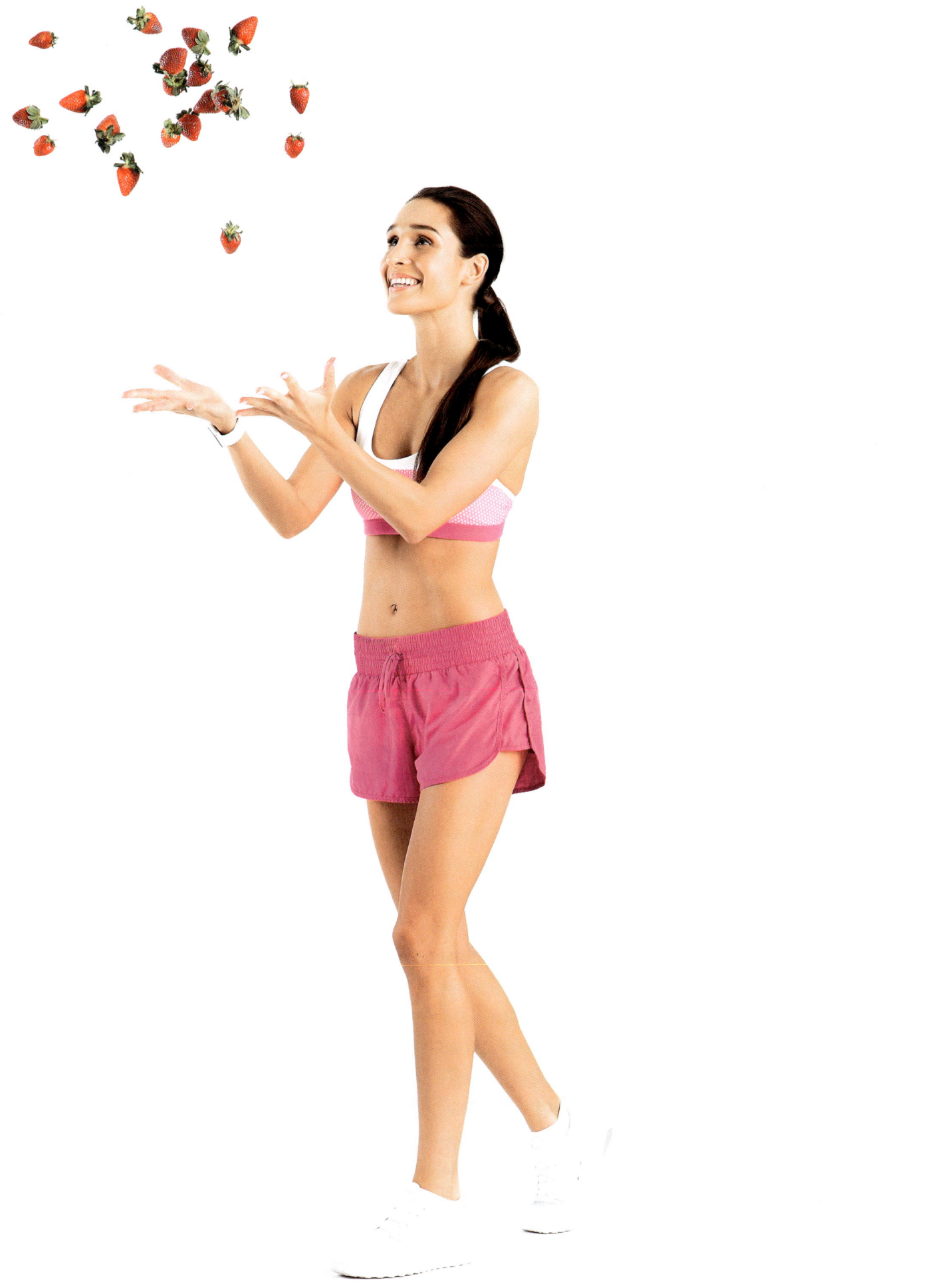

WER BIN ICH?

Liebe Leserin,

mein Name ist Kayla Itsines und ich bin Personal Trainerin. Seit fast zehn Jahren bin ich nun in der Fitnessbranche. Ich wollte unbedingt Personal Trainerin werden, weil ich dafür brenne, Menschen – und vor allem Frauen! – dabei zu unterstützen, sich in ihrem Körper wohlzufühlen. Als Kind wollte ich Kosmetikerin werden. Es machte mich glücklich, wenn sich Frauen mit Make-up schöner fühlten (als ich noch ganz klein war, wollte ich sogar professionelle Rasenmäherin werden, weil der Duft von frisch gemähtem Gras die Menschen zum Lächeln brachte – mein Dad findet das heute noch lustig!). Als ich älter wurde, verstand ich, dass Make-up etwas Äußerliches ist und nur eine sehr vorübergehende Veränderung bringen kann. Mir wurde klar, dass ich das Leben von Frauen *dauerhaft* verändern wollte. Das lässt sich aber nicht mit einer Schicht Concealer, sondern nur durch eine umfassende Veränderung des Lifestyles erreichen.

MEINE MISSION? ICH MÖCHTE MÖGLICHST VIELEN FRAUEN DABEI HELFEN, FIT, SELBSTBEWUSST UND GLÜCKLICH ZU WERDEN.

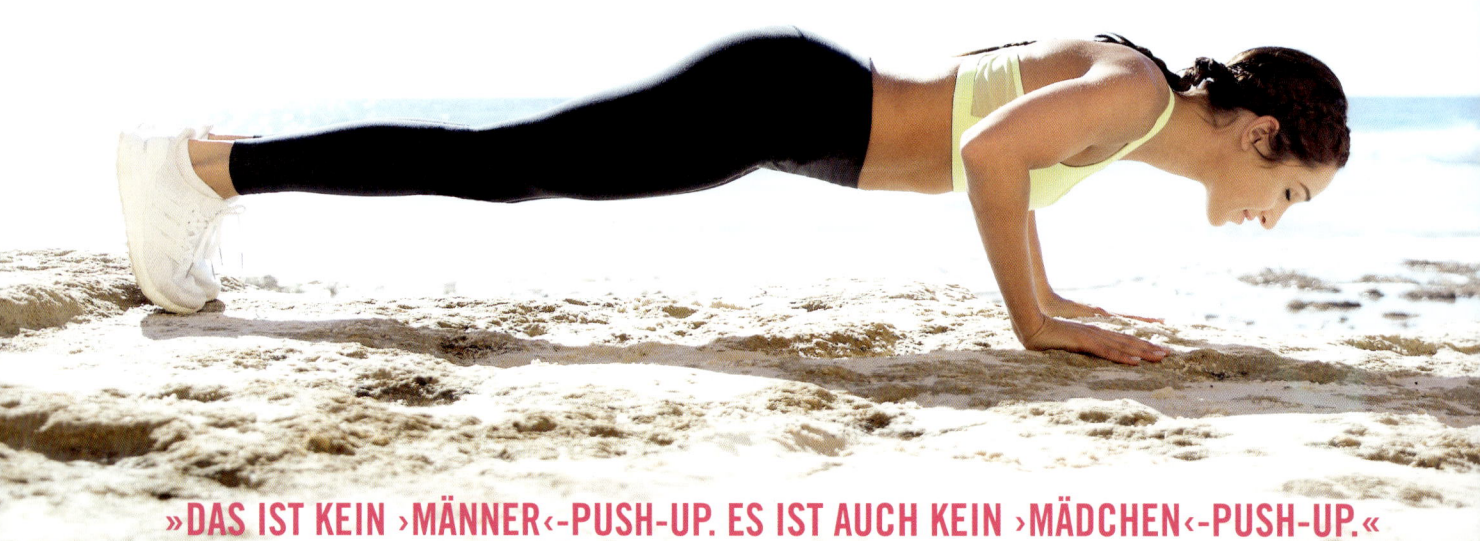

»DAS IST KEIN ›MÄNNER‹-PUSH-UP. ES IST AUCH KEIN ›MÄDCHEN‹-PUSH-UP.«

Es liegt mir nicht nur am Herzen, Frauen dabei zu helfen, ihr Leben zu ändern – Sport ist generell meine Leidenschaft. Ich *liebe* es, Frauen zu trainieren. Ich liebe es, sie schuften und schwitzen zu sehen und wie sie am Ende der Trainingseinheit tief ausatmen und mich dabei ansehen, erschöpft, aber mit einem breiten Erfolgsgrinsen auf dem Gesicht. Sport kann Frauen jeden Alters und jeder Figur und Größe viel Kraft geben.

2009 fing ich an, Frauen in einem Frauenfitnessstudio und mobil für ein Franchiseunternehmen zu trainieren. 2014 beschloss ich, meine Workout-Tipps aus dem Fitnessstudio – inzwischen hatte ich ein eigenes – in die Online-Welt zu bringen. Und so schlug die Geburtsstunde von #bbg, dem Bikini-Body-Guide. Die Bezeichnung »Bikini-Body-Guide« hat jedoch nichts mit dem *Aussehen* zu tun; vielmehr steht der Begriff für ein Konzept, das mein Partner Tobi und ich entwickelt haben (siehe nächste Seite). Unsere weltweite Fitness-Community zählt inzwischen über 13 Millionen Frauen und wächst jeden Tag weiter. Wir betrachten es als unsere Mission, dass diese Community wunderbarer Frauen die Welt durch einen gesunden Lifestyle und bessere Fitness verändern wird – und jetzt gehörst auch du dazu.

Kayla xo

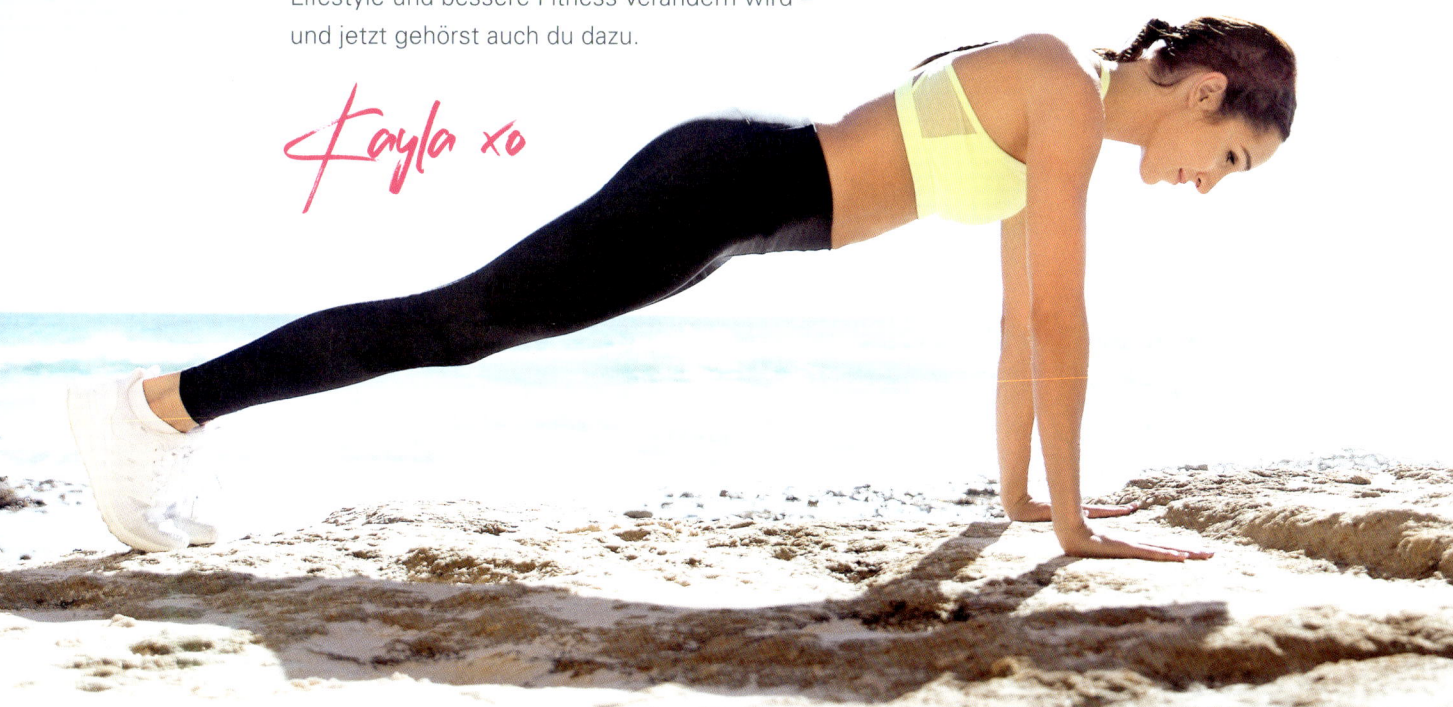

»ES IST GANZ EINFACH EIN PUSH-UP.«

WERDE FIT, SELBSTBEWUSST UND STARK

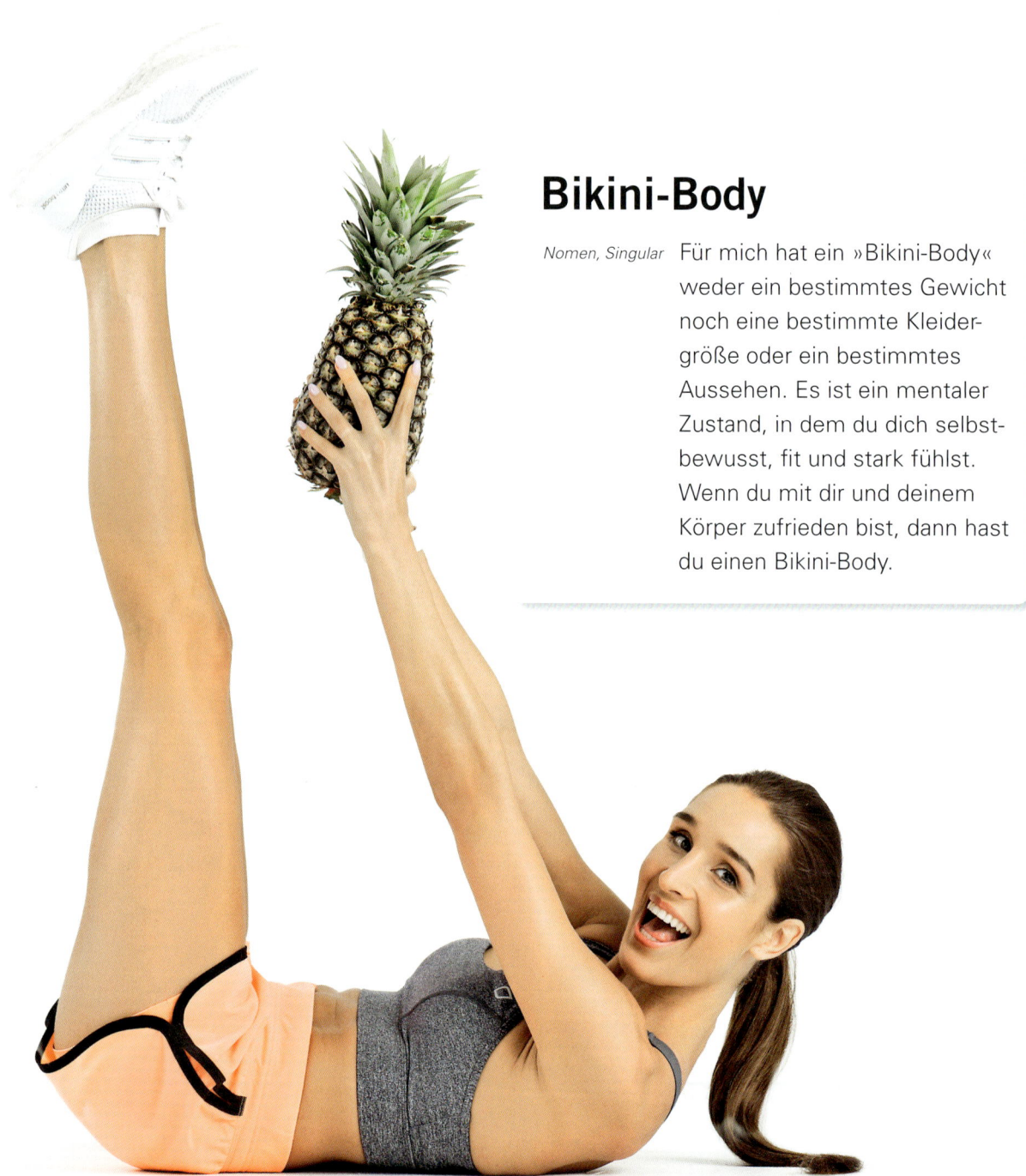

Bikini-Body

Nomen, Singular Für mich hat ein »Bikini-Body« weder ein bestimmtes Gewicht noch eine bestimmte Kleidergröße oder ein bestimmtes Aussehen. Es ist ein mentaler Zustand, in dem du dich selbstbewusst, fit und stark fühlst. Wenn du mit dir und deinem Körper zufrieden bist, dann hast du einen Bikini-Body.

Ich bin im Zeitalter von Handys, sozialen Netzwerken und Apps aufgewachsen. Das bedeutet, dass man sich ständig im Austausch mit anderen befindet und dass gute wie schlechte Nachrichten jede Entfernung überwinden können. Doch leider sind es oft die falschen Botschaften, die in unseren Newsfeeds auftauchen.

Wie kann sich irgendjemand das Recht herausnehmen, die Norm festzulegen? Warum sollte das Aussehen eines Promis das »Körpervorbild« für unsere Gesellschaft darstellen? Es ist in Ordnung, eine *Person* zu idealisieren, aber häufig bewundern junge, beeinflussbare Mädchen eher den *Körper* einer Person, weil die Medien ihnen diese Bilder dauernd unter die Nase halten.

Neben dieser veränderten Wahrnehmung von Schönheit sehe ich heute öfter als je zuvor, wie Menschen in den sozialen Netzwerken öffentlich beschimpft werden, und das nicht nur für ihr Aussehen, sondern auch für ihren Wunsch, sich zu verändern, mehr zu leisten und sich besser zu fühlen. Niemand sollte für den Versuch bloßgestellt werden, sich in irgendeinem Bereich zu verbessern.

DIE ERWARTUNGEN, DIE WIR AN UNS SELBST STELLEN, WERDEN STARK VON DEM GETRIEBEN, WAS WIR SEHEN, TYPISCHERWEISE IN DEN MEDIEN UND IN SOZIALEN NETZWERKEN. UND DAS IST DAS PROBLEM: UNSERE ERWARTUNGEN UND ZIELE SOLLTEN DARAUF BASIEREN, WAS WIR *FÜHLEN*, UND NICHT DARAUF, WAS WIR *SEHEN*.

Dass die Wahrnehmung von »Normalität« sich so drastisch verändert hat, beeinflusst auch unsere Sichtweise darauf, was tatsächlich normal ist. Oft werden Menschen wegen eigentlich völlig akzeptabler Eigenschaften angegriffen und verurteilt, weil sie nicht so aussehen, wie es unsere manipulierte Wahrnehmung der Realität vorschreibt.

ALLE MEINE KLIENTINNEN HABEN INDIVIDUELLE ZIELE – IHR WEG ZUR VERÄNDERUNG IST IMMER IHR GANZ EIGENER.

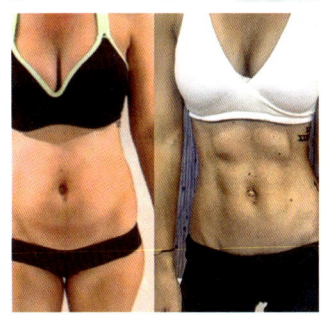

@kim_fairley
32 Jahre, 2 Kinder,
Gold Coast, Australien

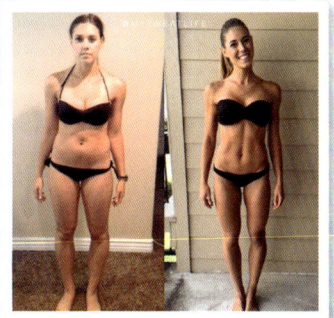

@mysweatlife
26 Jahre, 1 Kind,
Texas, USA

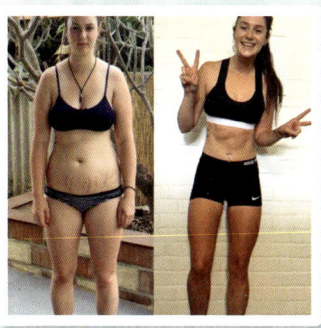

@danipguy
25 Jahre, 1 Kind,
Mandurah, Australien

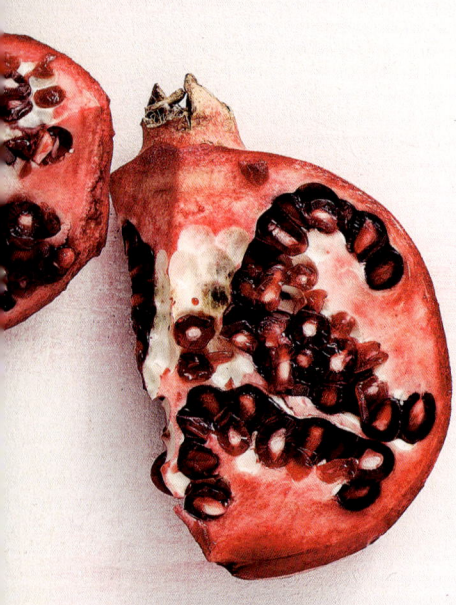

WIR FRAUEN stehen derzeit unter Beschuss durch eine ganz neue Art von Soldaten. Wir fallen sogenannten Internet-Trollen zum Opfer, die die verzerrten Botschaften der Massenmedien direkt weitertreiben. Und das Schlimmste: Diese Trolle sind häufig ebenfalls Frauen.

»Das ist doch nur der Babybauch, der da schmilzt.«

»Vorher sah sie besser aus.«

»Ihre Beine sind zu dünn.«

Internet-Troll

Nomen, Singular Person, die glaubt, ihre Meinung zu deinen Entscheidungen und deinem Aussehen sei von Bedeutung. Oft schreibt sie in sozialen Netzwerken fiese, gehässige und entmutigende Kommentare über dich und denkt, das sei nicht verletzend.

Wir müssen uns die Auswirkungen von Internet-Trollen und Massenmedientrends auf das Körperbild und die damit verbundenen Probleme wie Ängste, Depressionen und Körperbildstörungen bewusst machen. Es gibt Männer, die Frauen herabsetzen und wegen ihres Körpers bloßstellen, aber auch Frauen, die dasselbe anderen Frauen antun. Das muss aufhören.

Ich glaube, dass einer der Hauptgründe, warum Frauen unter Ängsten und Depressionen leiden, ihr Aussehen ist oder vielmehr, wie sie ihr Aussehen *empfinden*. Meiner Meinung nach stammt ein großer Teil dieser negativen Gefühle aus Botschaften über Frauen in den Medien und der Gesellschaft. Genauer gesagt, wie Frauen über den Körper anderer Frauen und über ihren eigenen sprechen.

Ich will mich den vielen negativen Botschaften in den Medien entgegenstellen und Frauen helfen, ihren Blick auf ihren Körper zu verändern. Frauen und die angeblichen »Maßstäbe« für ihr Aussehen sind von so viel Negativität umgeben, dass man leicht nachvollziehen kann, warum so viele Frauen zwar gern einen Bikini tragen würden, sich darin aber unwohl fühlen.

»WARUM SOLLTEN WIR AUF EINE BESTIMMTE WEISE AUSSEHEN ODER EINE BESTIMMTE KÖRPERFORM HABEN, NUR UM DER GESELLSCHAFTLICHEN DEFINITION VON ›SCHÖN‹ ZU ENTSPRECHEN? SCHÖNHEIT IST NICHT KONFORMITÄT, SIE IST WEDER ENDGÜLTIG NOCH HERAUSRAGEND. SCHÖNHEIT IST EINZIGARTIG.«

Nichts ist entmutigender, als sich wegen seines Aussehens unnötig zu schämen. Wir können unser eigenes Aussehen nur schwer objektiv beurteilen, vor allem, da wir ja alle wissen, dass wir selbst oft unsere schärfsten Kritiker sind (und häufig auch die einzigen).

Nur dich stört die kleine Sommersprosse auf deiner Wange. Alle anderen finden sie niedlich. **Nur du** bemerkst, dass deine Haare nicht richtig liegen – niemandem sonst fällt das auf, weil sie zu beschäftigt damit sind, in deine wunderschönen Augen zu blicken. **Nur du** findest, dass dein Hintern zu flach oder zu dick ist oder dass deine Bauchmuskeln nicht kräftig genug sind.

Das Schlimmste daran ist, je mehr man diese Sichtweisen übernimmt, desto eher werden sie zu einer visuellen Realität, sobald man in den Spiegel sieht. Das heißt nicht unbedingt, dass sie real *sind*, aber je öfter man so denkt und empfindet, desto stärker sieht man sich auch so.

Doch egal, wie viele negative Botschaften du in den Medien siehst oder wie oft du dich bei kritischen oder negativen Gedanken über dich selbst ertappst – du kannst das alles hinter dir lassen. Der erste Schritt besteht darin, dir klar darüber zu werden, was du eigentlich willst – und oft ist das mehr als ein Sixpack oder ein straffer Po.

Je häufiger ich in meiner jahrelangen Praxis mit meinen Klientinnen gesprochen habe, umso klarer wurde mir, dass viele ein ganz spezielles Ziel im Kopf haben, das sie mit vielen anderen teilen. Die Körperform, die sie anstreben, hat wenig mit dem übermäßig muskulösen Aussehen zu tun, das Frauen durch Training oft erreichen. Ich glaube, die meisten Trainer und Coaches wollen oft nur körperliche Veränderungen in Form von Bauchmuskeln oder der Reduktion des Körperfettanteils herbeiführen; diese gehören jedoch nicht zu den Werten, in denen ich Gesundheit und Zufriedenheit messe.

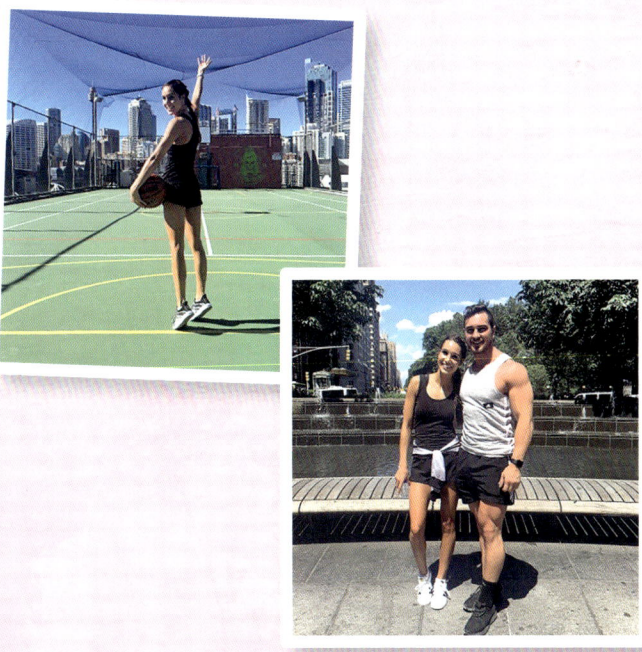

WAS FRAUEN WIRKLICH WOLLEN, SIND SELBSTVERTRAUEN STÄRKE UND DIE POSITIVEN KÖRPERLICHEN VERÄNDERUNGEN, DIE SIE DURCH EINEN GESUNDEN LIFESTYLE ERREICHEN.

WAS SIND FITNESS, SELBSTVERTRAUEN UND STÄRKE?

Ich habe die Erfahrung gemacht, dass Fitness, Selbstvertrauen und Stärke die drei entscheidenden Ziele für die meisten, wenn nicht für alle Frauen sind. Um wirklich zu verstehen, was das bedeutet, habe ich die drei Begriffe im Folgenden so definiert, dass wir alle ihre Relevanz erkennen und uns darin wiederfinden können.

FITNESS – bezieht sich auf deinen **körperlichen Zustand**. Es geht nicht nur darum, kräftige Bauchmuskeln zu haben, sondern vielmehr um Fragen wie: Siehst du gesund aus, ist deine Haut rein, hast du eine gute Körperhaltung, »strahlst« du?

SELBSTVERTRAUEN – bezieht sich auf deinen **emotionalen Zustand**. Es ist nicht nur das Selbstvertrauen gemeint, einen Bikini anzuziehen, sondern eher: Wenn du dich im Spiegel betrachtest, fühlst du dich dann kraftvoll, fühlst du dich wohl in deinem Körper? Kannst du hoch erhobenen Hauptes die Straße hinuntergehen in dem machtvollen Gefühl, alles erreichen zu können?

STÄRKE – bezieht sich auf deinen **geistigen Zustand**. Nicht nur, wie viel Gewicht du stemmen kannst, sondern, wie viel du aushalten kannst. Wenn du einen schlechten Tag hast, kannst du dich dann selbst wieder aufmuntern? Wie stark und gefestigt sind deine Gedanken über deine Gesundheit, deinen Geist und deinen Körper?

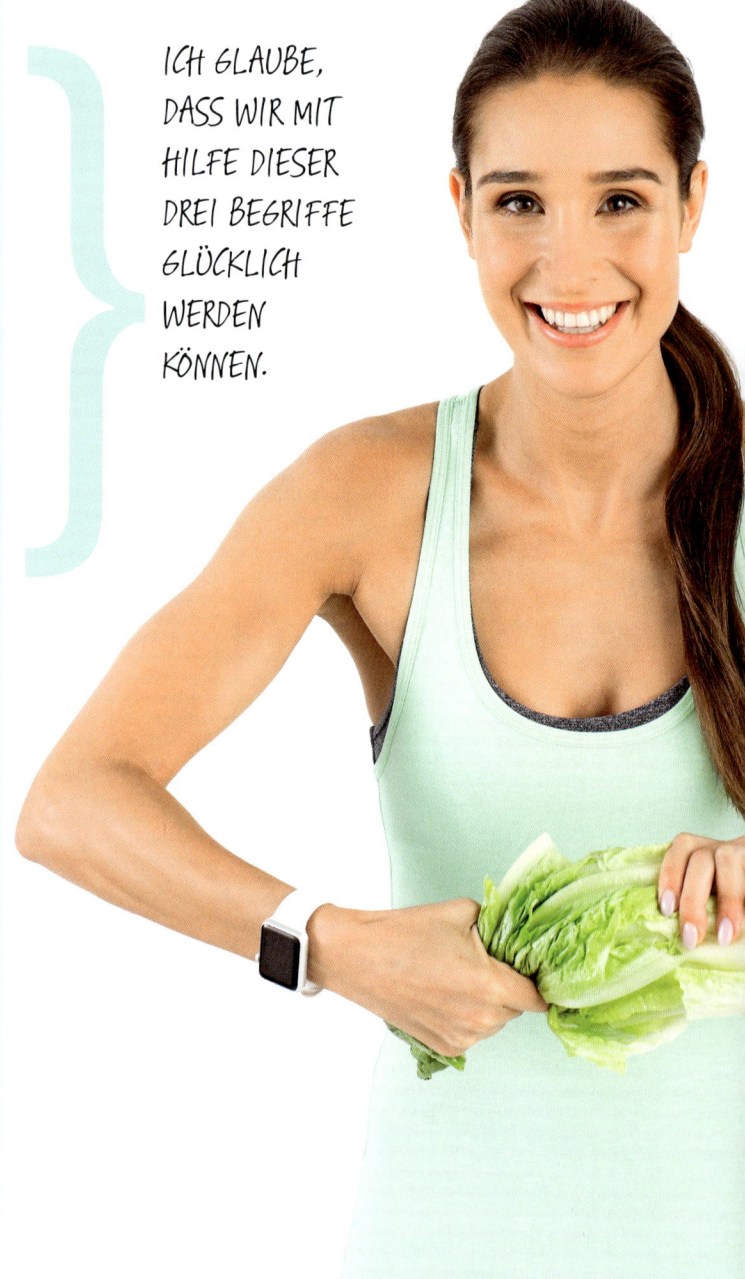

ICH GLAUBE, DASS WIR MIT HILFE DIESER DREI BEGRIFFE GLÜCKLICH WERDEN KÖNNEN.

Selbstbewusst-sein bedeutet, deinen Wert zu kennen und dich selbst zu lieben …

… EGAL, WAS ANDERE DENKEN ODER SAGEN.

Bei meiner Arbeit ging es mir schon immer ausschließlich darum, dafür zu sorgen, dass Frauen sich in ihrem Körper wohlfühlen, dass sie selbstbewusst durchs Leben gehen und stark genug sind, jeden Tag aufs Neue weiterzumachen. Der Weg zu einem guten Leben, zu Gesundheit und Glück umfasst viel mehr, als nur ein paar Kilos loszuwerden. Ich glaube nicht, dass alle **dasselbe** tun müssen, aber ich bin davon überzeugt, dass jeder täglich **etwas** tun sollte, um sich besser zu fühlen, ob körperlich oder emotional. Das größte Problem mancher Frauen besteht darin, dass sie nicht wissen, wo sie anfangen sollen und was ihnen guttut.

Ich habe schon zahlreiche Trainer, Fitnessprofis und Laien viele verschiedene Dinge darüber sagen hören, wie man »Ergebnisse« erreicht: Was nötig ist, was nicht nötig ist, Abkürzungen, die man nehmen kann, und was man vermeiden sollte. Jeder hat wahrscheinlich schon einmal die folgenden Glaubenssätze gehört: »Die Formel heißt 80 Prozent Diät und 20 Prozent Training« und »Iss, was du willst, aber trainiere mit 120 Prozent.« Meiner Meinung nach ist keins von beidem die Lösung. *Meine* Lösung besteht darin, sich hundertprozentig einem gesunden Lifestyle zu verschreiben und zu verstehen, wie man diesen flexibel, ausgeglichen und unkompliziert erreichen kann.

Natürlich hat jeder das Recht auf eine eigene Meinung, doch in diesem Buch möchte ich einen Teil der herrschenden Verwirrung klären. Du kannst dich auf deine Ziele konzentrieren und bessere Ergebnisse erhalten, indem du mit Hilfe einer einfachen, flexiblen Methode gesundheitsfördernde Gewohnheiten in dein Leben einbaust.

Zum Lifestyle eines Menschen gehören ganz unterschiedliche Dinge: was man isst, was man trinkt, wie viel Sport man treibt, wie viel Schlaf man bekommt, wie viel man arbeitet/studiert und noch vieles mehr! Es gibt viel zu beachten, wenn man sein Leben, die Welt mit ihren ständigen Veränderungen und seine Gesundheit unter einen Hut bringen will.

Ich möchte junge Frauen auf der ganzen Welt aufklären und ihnen dabei helfen, zu verstehen, dass eine eingeschränkte Ernährung oder strenge Trainingsmethoden nicht unbedingt die besten oder einzigen Möglichkeiten sind. Ein gesunder Lifestyle kann viel flexibler und angenehmer sein.

Ich sage immer, mit mehr Wissen fällt es einem viel leichter, das zu erreichen, was man erreichen will, weil man dann weniger Zeit, Energie und Gefühle verschwendet.

SEI FIT, SEI SELBSTBEWUSST, SEI STARK

Wie werden wir fit, selbstbewusst und stark?
Und wie bleiben wir es auch?

Ich glaube, wenn du fit, selbstbewusst und stark sein willst, und das nicht nur jetzt, sondern auch langfristig, sollte deine Lebensführung deinen körperlichen, emotionalen und geistigen Zustand widerspiegeln.

Um das über längere Zeit beizubehalten, musst du täglich drei Dinge üben.

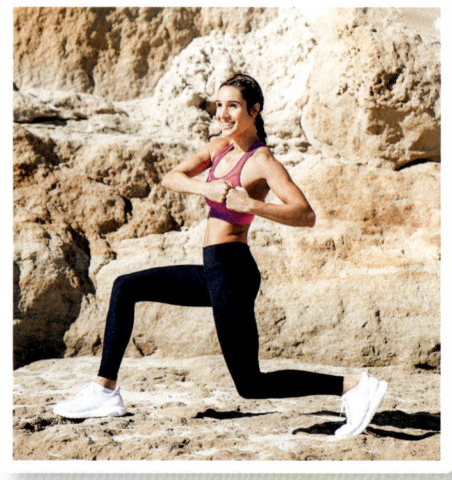

1 AUSGEGLICHEN SEIN

Wer nicht im Gleichgewicht ist, kann nicht stabil sein. Mangelnde Ausgeglichenheit führt dazu, dass man leichter »umkippt« und seine Gesundheit aus den Augen verliert.

....

2 FLEXIBEL BLEIBEN

Für eine ausgewogene Lebensführung muss man in seinen Entscheidungen flexibel bleiben, um sich der Welt anzupassen. Dein Leben und die Welt verändern sich täglich, daher musst du dich an deiner Umgebung orientieren und in Echtzeit die bestmöglichen Entscheidungen treffen. Niemand kann perfekt sein, denn auch die Welt ist weder perfekt noch beständig.

....

3 UNKOMPLIZIERT LEBEN

Eine flexible Lebensführung muss unkompliziert sein. Wenn der Ernährungs-, Trainings- oder Freizeitplan zu komplex ist, schränkt er deine Möglichkeiten ein, ihn bei Bedarf anzupassen.

....

ICH GLAUBE, DASS DIESE DREI EIGENSCHAFTEN WIE EINE STABILE BRÜCKE DIE GRUNDLAGE FÜR DEN ERFOLG BILDEN. EINE BRÜCKE IST IM GLEICHGEWICHT, FLEXIBEL GENUG, UM BESTIMMTE BELASTUNGEN AUSZUGLEICHEN, MINIMIERT MITTELS UNKOMPLIZIERTER TECHNOLOGIE RISIKEN UND ERMÖGLICHT ZUKÜNFTIGE ANPASSUNGEN.

»WIR KÖNNEN NICHT FLEXIBEL SEIN, WENN WIR ES UNS ZU KOMPLIZIERT MACHEN. OHNE DIE FLEXIBILITÄT, UNS AN UMSTÄNDE ANZUPASSEN, KÖNNEN WIR NICHT AUSGEGLICHEN SEIN. WENN WIR NICHT AUSGEGLICHEN SIND, FALLEN WIR IRGENDWANN UM.«

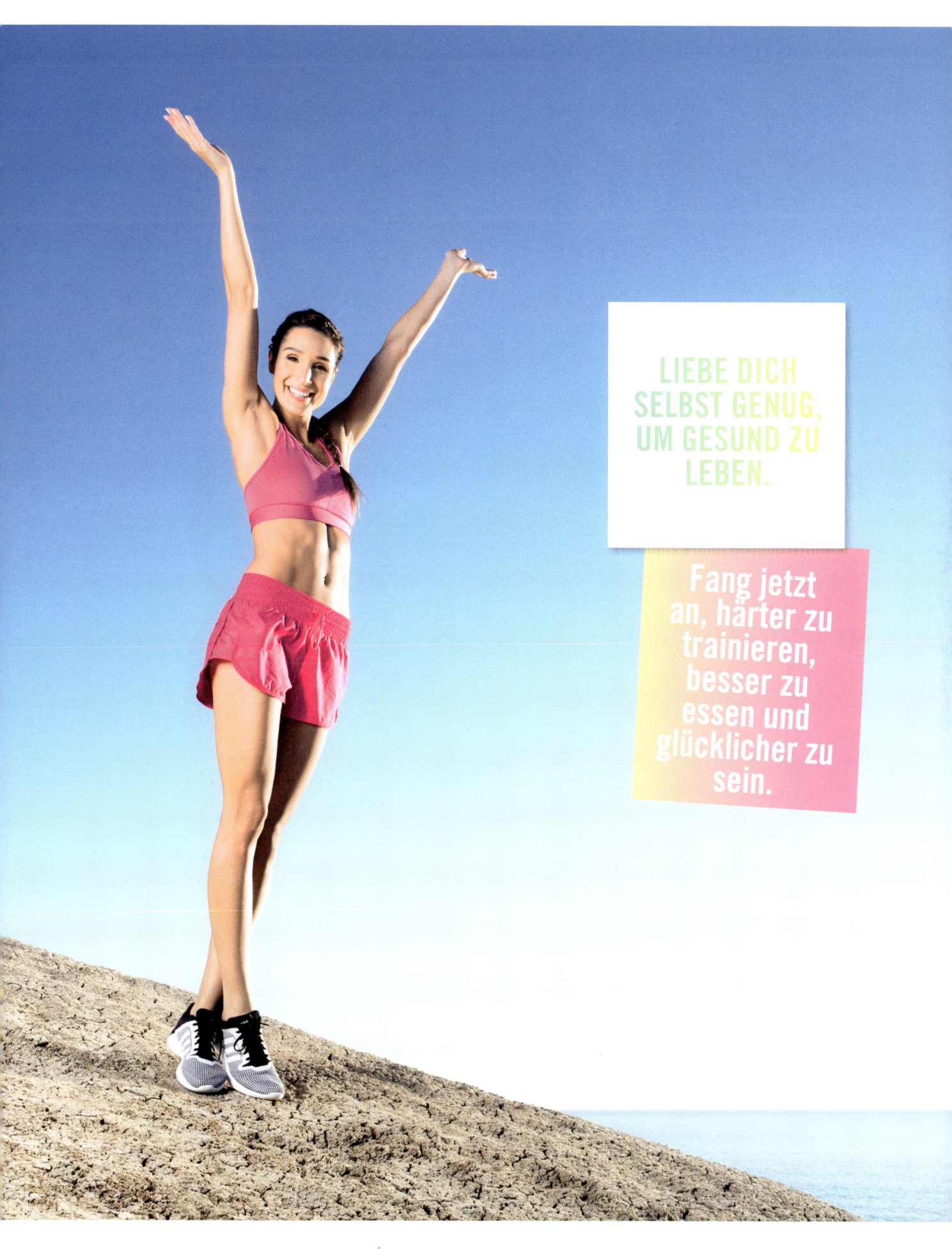

LIEBE DICH SELBST GENUG, UM GESUND ZU LEBEN.

Fang jetzt an, härter zu trainieren, besser zu essen und glücklicher zu sein.

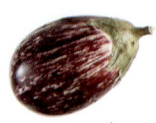

MEINE METHODE

AUSGEGLICHEN, FLEXIBEL, UNKOMPLIZIERT

Meiner Erfahrung nach sind diese drei Prinzipien, angewandt auf alle Aspekte der Lebensführung (Ernährung, Training, gesellschaftlicher Umgang, Ruhe und Erholung), der beste Weg zu Gesundheit und Glück.

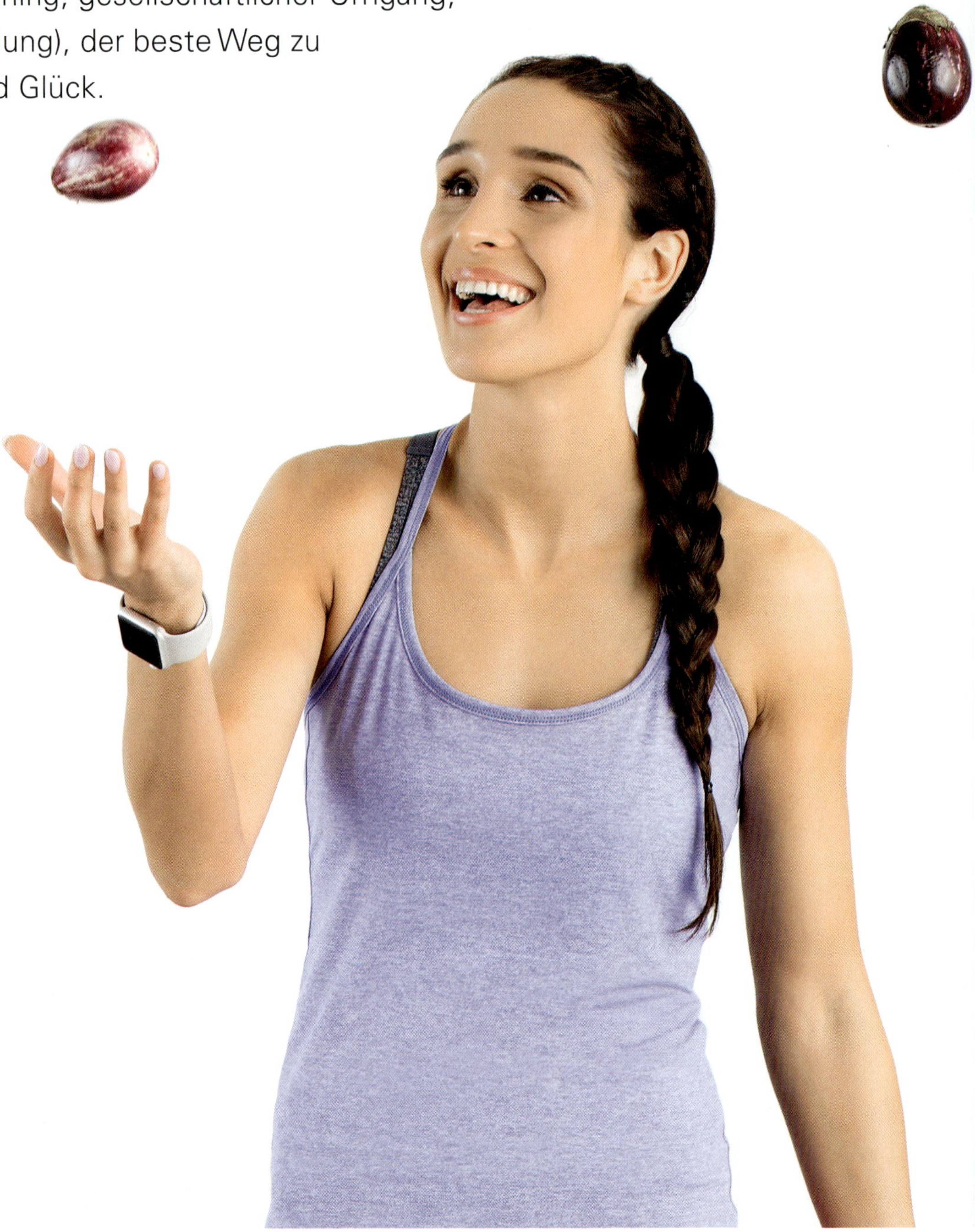

Ernährung

Gesunde Ernährung ist für jeden von zentraler Bedeutung. Ich will keine eingeschränkten Ernährungsweisen (wie »keine Kohlenhydrate« oder »keine Fette«) propagieren, mir geht es vielmehr um eine ausgewogene, gesunde Ernährung.

Statt die Nahrungsaufnahme über das Kalorienzählen zu kontrollieren, bevorzuge ich eine einfachere Methode auf der Grundlage von Nahrungsmittelgruppen und Portionsgrößen. Ich weiß, dass es wichtig ist, die Nahrungsaufnahme zu kontrollieren, aber ich glaube nicht, dass das Kalorienzählen dafür immer die beste oder einzige Möglichkeit ist. Für viele Menschen ist das nämlich sehr mühsam, vor allem dann, wenn man sich nicht gut auskennt.

Wenn wir uns allzu sehr auf das Kalorienzählen und die Verteilung von Makronährstoffen konzentrieren, verwirrt uns das nur, und wir machen Fehler. Spitzensportler gehen so ihre Ernährung an, aber ich glaube nicht, dass diese Methode verpflichtend für alle ist, die sich gesund ernähren wollen. Meiner Meinung nach ist meine Methode, die ich gemeinsam mit Ernährungsspezialisten entwickelt habe, wesentlich einfacher, weil dabei leicht zu merkende Zahlen hinzugefügt oder abgezogen werden. Das kann bei der Essensplanung viel Zeit sparen!

Mit meiner Methode kommst du nicht nur täglich auf die empfohlenen Kalorien- und Nährstoffmengen, sondern kannst auch problemlos ein Nahrungsmittel gegen ein anderes austauschen, während sozusagen hinter den Kulissen darauf geachtet wird, dass Kalorienzahl und Makronährstoffe stimmen.

Anstelle unübersichtlicher Angaben von Kalorien, Kohlenhydraten, Proteinen, Fetten oder Vitaminen gibt es bei meiner Methode nur die Anweisung »1 Wrap durch 2 Scheiben Brot ersetzen«. Ich habe dir die Arbeit schon abgenommen. Du musst an weniger denken und hast so auch weniger Stress!

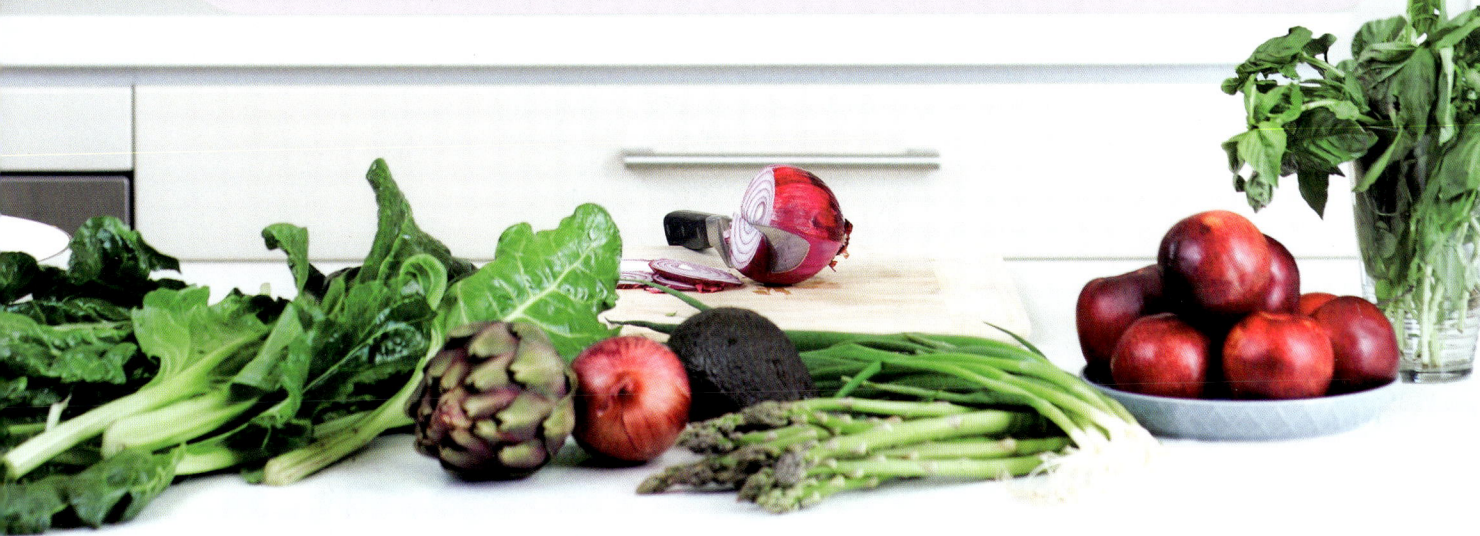

Training

Gesunde Ernährung allein ist nicht der Schlüssel, um langfristig gesund und fit zu sein. Es ist von größter Bedeutung, dass wir uns auch regelmäßig körperlich betätigen und dabei eine Form von Widerstand einsetzen, um unsere Muskeln zu stimulieren. Dieser Widerstand kann das Körpergewicht beim Gehen oder Joggen sein oder der Einsatz von Gewichten beim Workout.

Körperliche Aktivität ist gut für den Körper, weil sie

- die Muskeln stärkt,
- die Knochendichte verbessert,
- das Herz-Kreislauf-System gesund hält,
- das Risiko für Zivilisationskrankheiten senkt,
- das Risiko für Verletzungen durch eine sitzende (inaktive) Lebensweise mindert.

Wir dürfen eins nicht vergessen: Wenn es eine positive Veränderung geben soll, muss ein Reiz (Aktivität) gesetzt werden. Es muss nicht unbedingt viel sein – schon zwei bis drei halbstündige Spaziergänge pro Woche wirken sich positiv aus. Ich empfehle immer, für ein möglichst gutes Gleichgewicht zwischen Cardio- und Krafttraining zu sorgen, um die Muskeln auf unterschiedliche Arten zu stimulieren und für maximale Erfolge zu sorgen.

> Meine Trainingspläne bestehen in der Regel aus zwei bis vier Cardio-Workouts (unterschiedlicher Intensität) und drei Zirkeltrainings pro Woche.

Was ist Krafttraining?

Beim Krafttraining kommt eine Form von Widerstand zum Einsatz, um den Schwierigkeitsgrad unterschiedlicher Muskelbewegungen zu erhöhen. Der Widerstand kann durch das eigene Körpergewicht entstehen (zum Beispiel bei Liegestützen) oder durch zusätzliche Gewichte, zum Beispiel Kurzhanteln. Meine Workouts bestehen aus einer Mischung plyometrischer (Sprung-), Eigengewicht- und Kraftübungen, integriert in ein hochintensives Zirkeltraining.

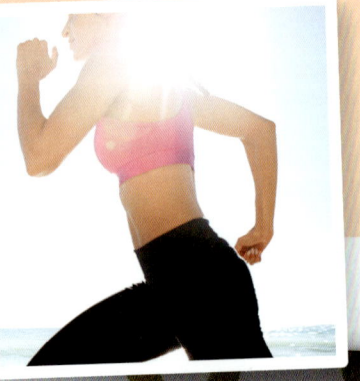

Was ist Cardio- / Ausdauertraining?

Als Cardiotraining werden alle Übungen bezeichnet, die das Herz-Kreislauf-System belasten, zum Beispiel Gehen, Laufen, Schwimmen oder Radfahren. Ich empfehle zwei Arten von Cardiotraining:

- **Low-Intensity Steady State (stetiges Training bei geringer Intensität, LISS)**, das 30–45 Minuten Gehen oder jeder anderen Form von niedrigintensivem Cardiotraining entspricht;

- **High-Intensity Interval Training (HIIT)**, das aus einem 30-sekündigen Sprint (definiert als »Belastung«) mit anschließendem 30-sekündigem Gehen (definiert als »Erholung«) besteht. Belastungs- und Erholungsphasen werden über einen Zeitraum von 10–15 Minuten wiederholt.

Lifestyle

In der Ernährung ist eine ausgewogene Verteilung von Nährstoffen wichtig, im Training eine Vielzahl unterschiedlicher Übungen, und auch in unserem Leben brauchen wir ein Gleichgewicht zwischen Arbeit und Freizeit. Dieses Gleichgewicht ist oft am schwierigsten zu erreichen, denn dazu müssen wir nicht nur unsere eigenen Bedürfnisse bedienen, sondern auch beachten, wie sie sich mit den Bedürfnissen anderer vereinbaren lassen.

So seltsam das auch klingt, wir alle funktionieren am besten, wenn wir ein wenig unter Stress stehen. Wer mit einer nutzbringenden Menge an Stress und Stimulation lebt, entwickelt sich emotional und intellektuell weiter, genau wie regelmäßiges Training zur körperlichen Weiterentwicklung führt. Aufgrund dieser Entwicklung lernen wir die Ruhe- und Erholungsphasen in unserem Leben erst zu schätzen und können daran wachsen. Ohne Stimulation langweilen wir uns und werden unzufrieden, fehlende Ruhe erschöpft uns und macht uns reizbar.

Ein gesundes Gleichgewicht zwischen dem sozialen Leben und dem Arbeitsleben ist also von zentraler Bedeutung. Dazu gehört es auch, sich für die Leute zu entscheiden, die wir am häufigsten um uns haben, zum Beispiel die besten Freunde. Als griechischstämmige Australierin mit einer großen Familie weiß ich nur zu gut, dass man sich seine Familie nicht aussuchen kann. Die besten Freunde jedoch kann man sich auf jeden Fall aussuchen! Diese Menschen sind deine persönliche Gemeinschaft. Die Unterstützung, die diese persönliche Gemeinschaft einem geben kann, hat schon vielen meiner Klientinnen dabei geholfen, erfolgreich ihr Leben zu ändern. Manchmal bedeutet das, sich für die Freundin zu entscheiden, die sagt: »Okay, ich komme mit ins Fitnessstudio« statt für diejenige, die sagt: »Du kannst ja später allein ins Fitnessstudio gehen, jetzt will ich erstmal Kaffee mit dir trinken.« Eine gute Freundin denkt nicht nur an sich – sie respektiert deine Lebensführung, deine Bedürfnisse und deine Entscheidungen, und zwar unabhängig davon, ob sie dieselben Prioritäten hat oder nicht.

UNTER DEN HASHTAGS #SWEATWITHKAYLA, #BBGCOMMUNITY UND #KAYLAITSINES KANNST DU DICH MIT MILLIONEN VON FRAUEN VERNETZEN, DEREN GEMEINSAMES ZIEL ES IST, GESUND UND FIT ZU WERDEN.

Schlaf ist wichtig

Für einen gesunden Lifestyle ist ausreichend Schlaf unverzichtbar. Im Schlaf kann unser Gehirn verarbeiten, was wir am Tag gelernt oder erlebt haben, und wir bereiten uns auf den nächsten Tag vor. Schlaf hilft uns dabei, uns zu konzentrieren und Entscheidungen zu treffen, und er beeinflusst unsere Stimmung. Wenn wir schlafen, kann unser Körper sich selbst reparieren (daher auch der Ausdruck »Schönheitsschlaf«) und unsere Steuerhormone in Schach halten.

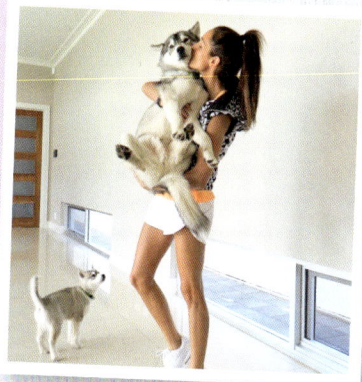

Kayla, das sind aber ganz schön viele Informationen. Was, wenn ich mir nicht alles merken kann?

SO ZIEHST DU ES DURCH
Sei realistisch, erwarte Veränderungen und informiere dich.

Sei realistisch

ALLES BRAUCHT SEINE ZEIT. Es gibt keinen schnellen Weg zu lang anhaltender Gesundheit, weil man sich nicht direkt ans Ende einer lebenslangen Reise beamen kann. Fitness lässt sich nicht vortäuschen, und sie erfordert Hingabe und Durchhaltevermögen.

Erwarte Veränderungen und heiße sie willkommen

Die Welt verändert sich ständig. Deine Arbeitszeiten oder dein Wohnort können wechseln, oder es könnte plötzlich ein weltweiter Avocadomangel herrschen! Wenn sich die Welt um dich herum verändert, musst du dich mit ihr verändern. Sei bereit, dich anzupassen und flexibel zu sein (obwohl ich wirklich hoffe, dass es nie zu einem Avocadonotstand kommt!).

Informiere dich

Beschäftige dich intensiv mit dem, worauf du dich einlässt. Du würdest doch auch keinen wichtigen Vertrag unterschreiben, ohne ihn vorher zu lesen – warum also solltest du einfach glauben, was in einem Buch über Ernährung steht, ohne alle Prinzipien zu verstehen, die dahinterstecken? Einer Autorin oder deiner Trainerin zu vertrauen, ist eine Sache, gutgläubig zu sein eine ganz andere. Wenn du verstehst, was du tust, wirst du es besser tun können, weniger Fehler machen und weniger offene Fragen haben.

> BEENDE DEINEN TAG, INDEM DU IHN IN RUHE REVUE PASSIEREN LÄSST.

> DENK AN ALLES, WAS DU HEUTE ERREICHT HAST, UND SETZ DIR NEUE ZIELE FÜR MORGEN.

NICHT PLANEN BEDEUTET, SEINEN MISSERFOLG ZU PLANEN.

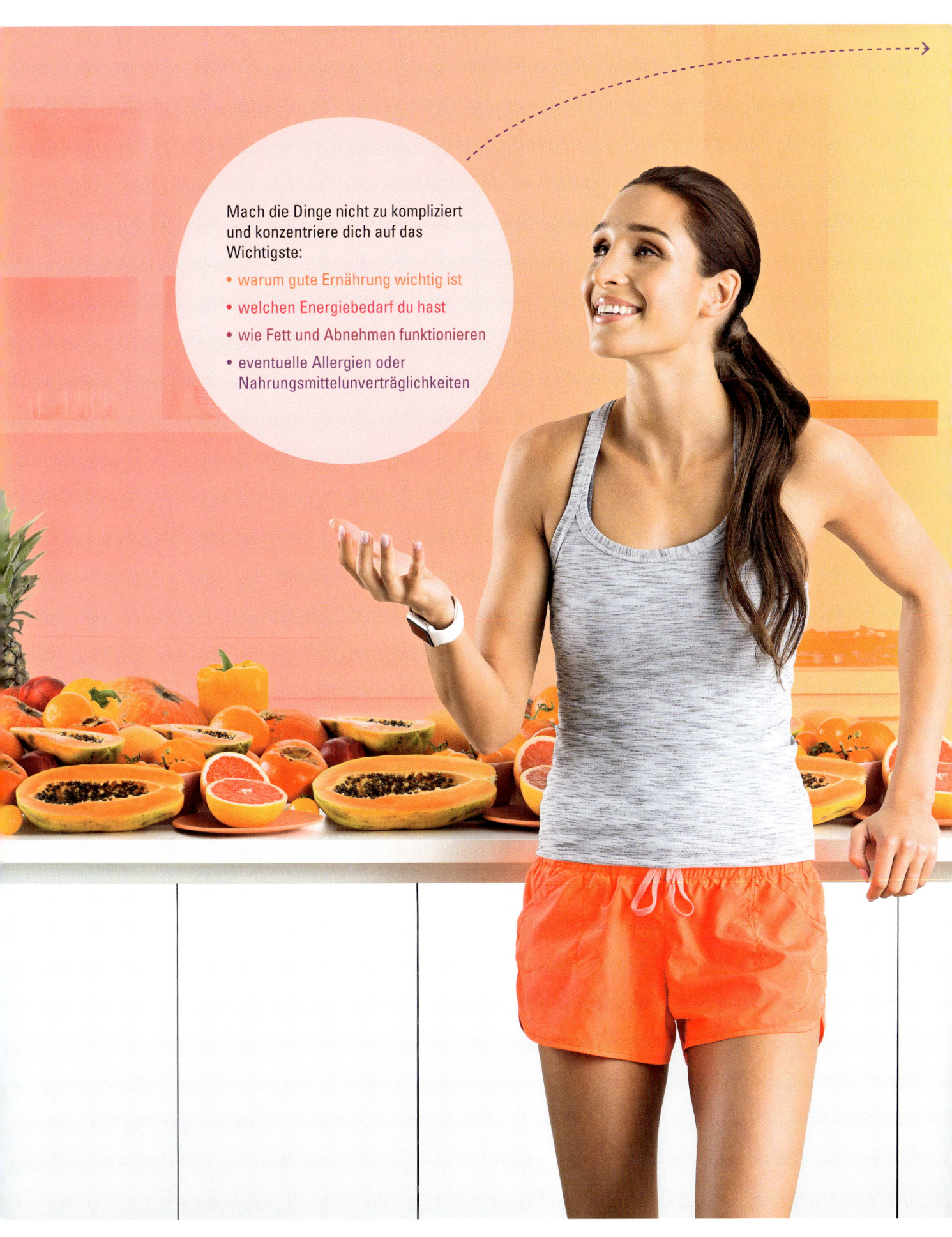

Mach die Dinge nicht zu kompliziert und konzentriere dich auf das Wichtigste:

- warum gute Ernährung wichtig ist
- welchen Energiebedarf du hast
- wie Fett und Abnehmen funktionieren
- eventuelle Allergien oder Nahrungsmittelunverträglichkeiten

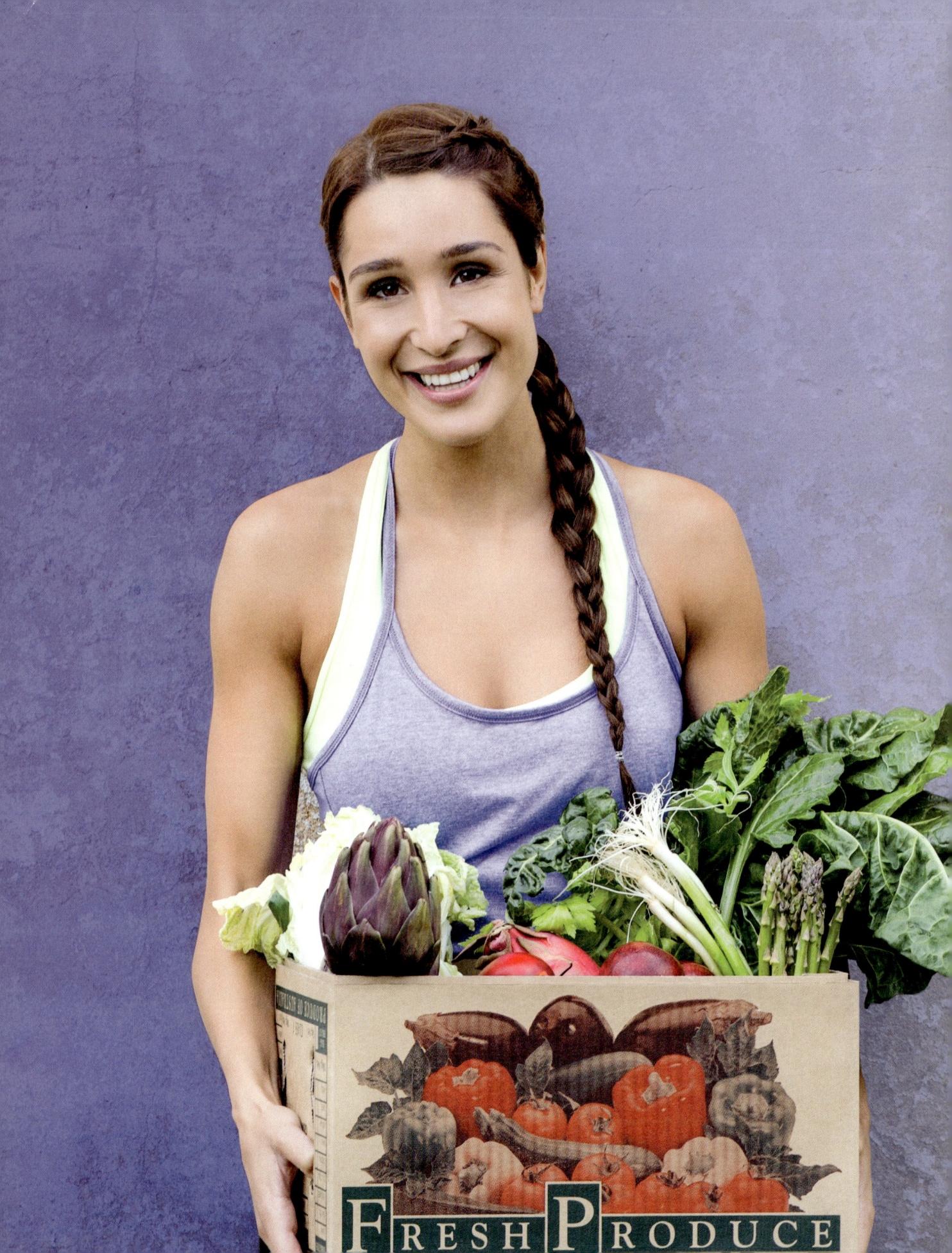

TEIL 1
DER 28-TAGE-ERNÄHRUNGS-GUIDE

WARUM INFORMATIONEN SO WICHTIG SIND

Ich bin davon überzeugt, dass der Zugang zu
zuverlässigen Informationen die wichtigste Zutat
für einen gesunden Lifestyle ist.

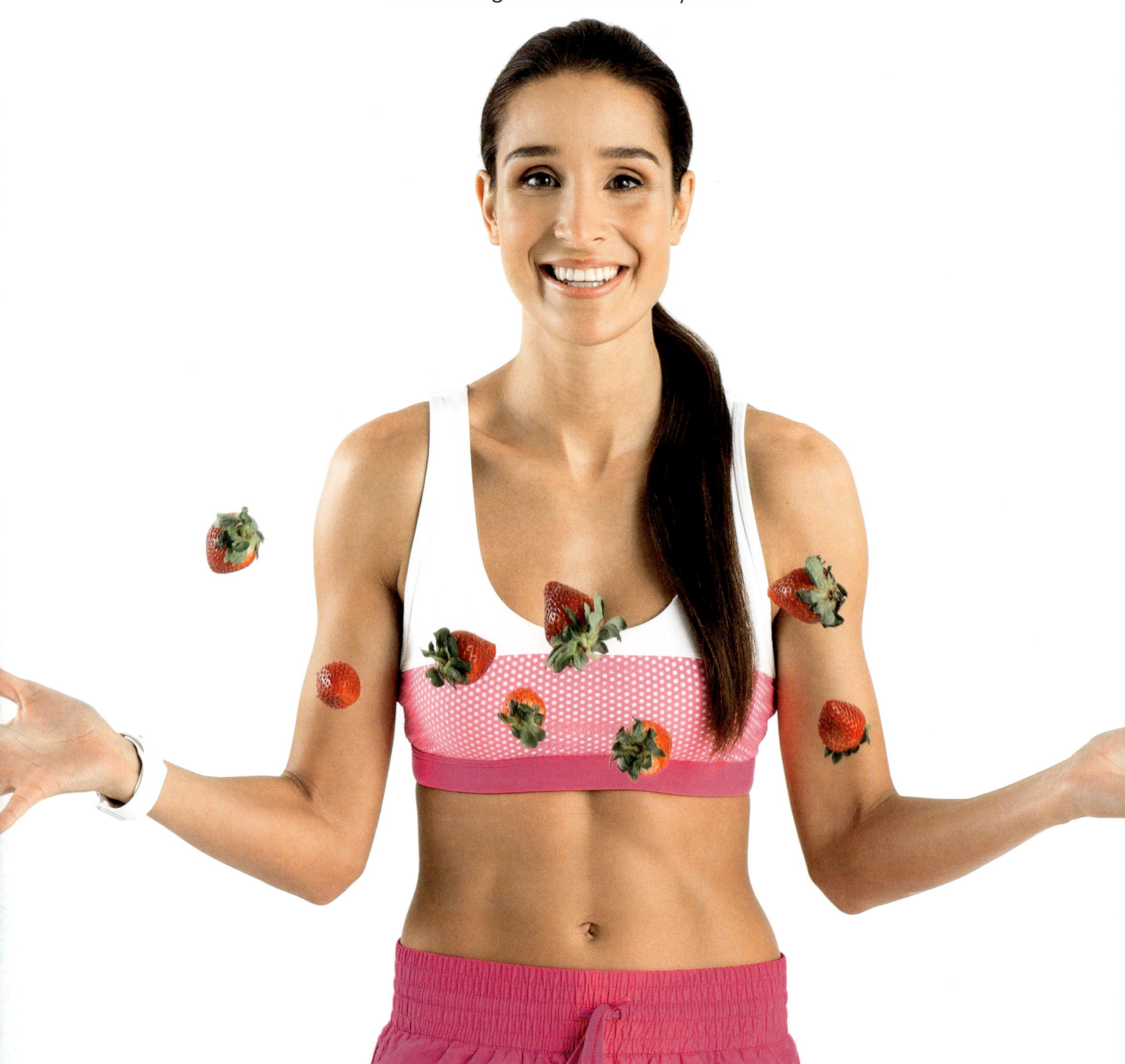

Ein Beispiel: Wenn du als KFZ-Mechanikerin im ersten Lehrjahr bei einem Auto die Reifen wechselst, weißt du genau, wie das geht. Leider gilt das nicht immer auch für deinen Körper. Wenn du zum Beispiel noch nie Gewichte gestemmt hast und dich beim Schulterdrücken zu weit nach hinten lehnst, kann das schwere Schulterverletzungen nach sich ziehen. Ein anderes Beispiel: Wenn du zu viele oder zu wenige Kalorien zu dir nimmst oder Nahrungsmittel mit zu wenigen unterschiedlichen Nährstoffen, kann das zu einem Mangel an einem bestimmten Nährstoff und möglicherweise Hormon-, Gewichts- oder Verdauungsstörungen führen. Ich will niemandem Angst machen, doch auf diese Weise kannst du deinem Körper langanhaltende und manchmal irreversible Schäden zufügen.

Ich weiß, dass viele von uns am ehesten aus Fehlern lernen, aber ich finde, mit der Menge an Informationen, die uns heute zur Verfügung stehen, kann sich jeder schlau machen, bevor er einen neuen Weg einschlägt, um grundlegende Fehler zu vermeiden.

Man muss sich klarmachen, dass es viele verschiedene Ansichten darüber gibt, was »gesund« ist: was man essen und nicht essen sollte, welche Art von Training man durchführen sollte und zu welcher Tageszeit und noch vieles mehr. Soziale Netzwerke und cleveres Marketing haben in unserer heutigen Gesellschaft zu einer Übersättigung mit Gesundheitstipps geführt. Und leider hat die Qualität der Ratschläge ziemlich darunter gelitten. Du musst also selbst recherchieren. Und damit meine ich nicht einfach bei Google zu suchen – am besten liest du Bücher und Artikel von renommierten Autoren und redest mit Leuten, die sich auskennen. Diese Recherchen helfen dir, ein fundiertes Urteil darüber zu fällen, was stimmt und was nicht, und zu entscheiden, was du deinem Körper zuführen möchtest.

Es reicht allerdings nicht, nur die Fakten zu verstehen – du musst auch herausfiltern, welche davon für dich *relevant* sind. Wir sind alle Individuen, keine zwei Menschen sind genau gleich. Faktoren wie zum Beispiel deine Lebensweise, genetische Voraussetzungen und persönliche Ziele haben großen Einfluss darauf, was für dich am besten funktioniert.

DENSELBEN ERNÄHRUNGS- UND TRAININGSPLAN WIE DEINE LIEBSTE OLYMPIA-SPORTLERIN ZU BEFOLGEN IST FÜR DICH VIELLEICHT GAR NICHT DAS RICHTIGE – VOR ALLEM, WENN DU NUR ETWAS FITTER WERDEN UND DICH IN DEINEM KÖRPER WOHLER FÜHLEN MÖCHTEST.

Wissen ist ein sehr mächtiges Werkzeug. Es kann uns in allen Bereichen unseres Lebens wachsen lassen. Achte darauf, was du liest und dir aneignest. Betrachte es objektiv. Beginne, deinen eigenen Körper zu verstehen, und nutze alles, was du liest, als Ergänzung dazu. Es geht letztendlich darum, alle Hilfsmittel zu nutzen, die dir zur Verfügung stehen, um dich zu informieren und die richtigen Entscheidungen zu treffen.

Wenn du also ein gesundes Nahrungsmittel partout nicht ausstehen kannst oder eine Übung bei dir nicht funktioniert, kann die *fundierte* Entscheidung, auf eine Alternative auszuweichen, es dir leichter machen, an deinen Zielen festzuhalten. Ich liebe zum Beispiel Mangos, aber Tobi hasst sie. Selbst wenn Tobi gesünder leben würde, wenn er Mangos äße, würde ich ihm empfehlen, sich eine Alternative zu suchen, die er mag, zum Beispiel Äpfel, da das Ergebnis wahrscheinlich dasselbe ist. Wenn du die grundlegenden Ernährungsprinzipien verstehst, bist du in der Lage, solche Entscheidungen selbst zu treffen, was dich wiederum glücklicher, gesünder und flexibler macht.

OFT IST ES GUT, TIPPS UND RATSCHLÄGE ANDERER ZU BEFOLGEN – WENN DU DICH ABER UNWOHL MIT ETWAS FÜHLST, SOLLTEST DU NACH ALTERNATIVEN SUCHEN.

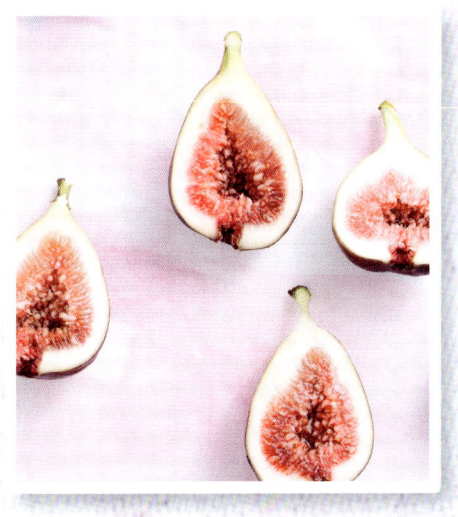

GUTE ERNÄHRUNG IST WICHTIG

Was ist gute Ernährung?

Sich gut zu ernähren bedeutet im Grunde nichts anderes als sich für eine ausgewogene Ernährung zu entscheiden. Über die Nahrung nimmt man eine Vielfalt an Vitaminen und Mineralstoffen auf. Du solltest darauf achten, Nahrungsmittel aus allen sechs Nahrungsmittelgruppen (mehr Informationen zu den Nahrungsmittelgruppen auf Seite 57) zu kombinieren.

Meine Methode fördert eine gesunde, ausgewogene Ernährung. Die Menge der Nahrungsmittel basiert auf den Angaben, die im offiziellen australischen Ernährungsratgeber *Australian Guide to Healthy Eating* (AGHE; eatforhealth.gov.au)* empfohlen werden. Alle meine Wochenmenüs basieren auf diesem Ansatz – Du hast die Wahl zwischen vielen köstlichen Nahrungsmitteln und kannst unkompliziert deinen Energie- und Nährstoffbedarf decken.

> JEDE MAHLZEIT IST EINE GELEGENHEIT, DEN KÖRPER ZU NÄHREN.

> Versorge deinen Körper mit gesundem Essen, damit du dich rundum wohlfühlst.

Was ist Mangelernährung?

Unter Mangelernährung versteht man verschiedene Gesundheitsprobleme, die entstehen können, wenn du zu große oder zu geringe Mengen bestimmter Nährstoffe zu dir nimmst. *Es ist wichtig zu verstehen, dass es viele verschiedene Arten und mögliche Ursachen für Mangelernährung gibt und dass sie nicht nur Menschen in Entwicklungsländern betrifft.* Auch Krankheiten können dazu führen, dass das Verdauungssystem Nährstoffe nicht richtig aufnehmen kann (zum Beispiel Zöliakie, siehe Seite 54). Menschen, die in abgelegenen Gegenden leben, haben oft größere Schwierigkeiten, frische Nahrungsmittel zu bekommen, als jene, die in großen Städten wohnen. Manche Menschen entscheiden sich einfach dafür, stark verarbeitete, abgepackte Lebensmittel statt Vollwertkost zu essen.

Es ist zwar nicht immer möglich, seinen Wohnort zu verändern, aber normalerweise hat man die Wahl, was man isst. Ja, verarbeitete und abgepackte Lebensmittel liefern auch Energie, aber sie können dich – über einen längeren Zeitraum – nicht mit allen Nährstoffen versorgen, die du brauchst. Wie weiter oben schon erwähnt, liefert jede Nahrungsmittelgruppe ganz bestimmte Nährstoffe. Es ist wichtig, dass wir Nahrungsmittel aus allen Gruppen (und in den richtigen Mengen) essen, um Mangelerscheinungen und Mangelernährung zu vermeiden.

* *Andere Länder sprechen möglicherweise eigene Empfehlungen aus; die hier angegebenen Informationen sollten daher nur als Richtwerte angesehen werden.*

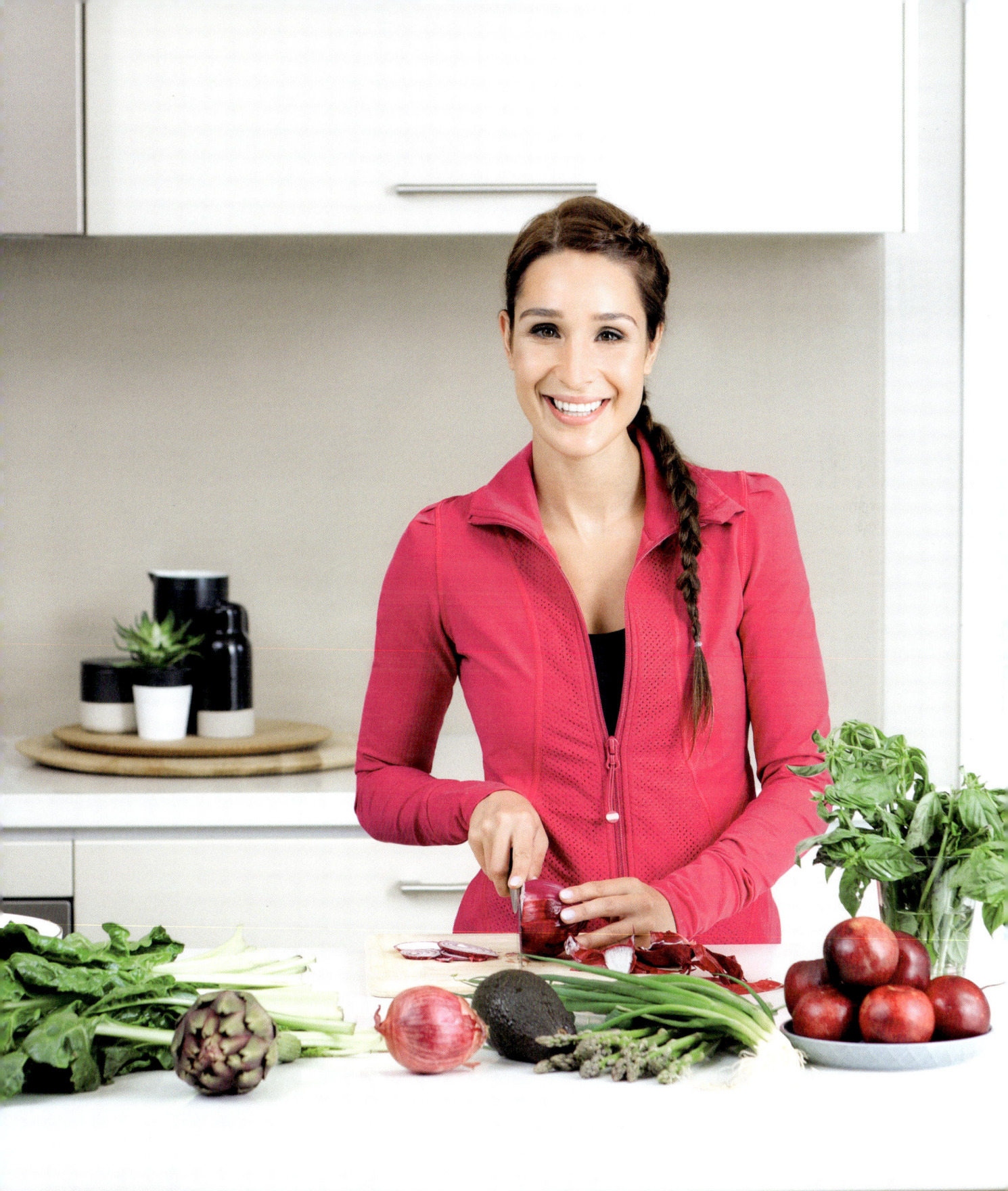

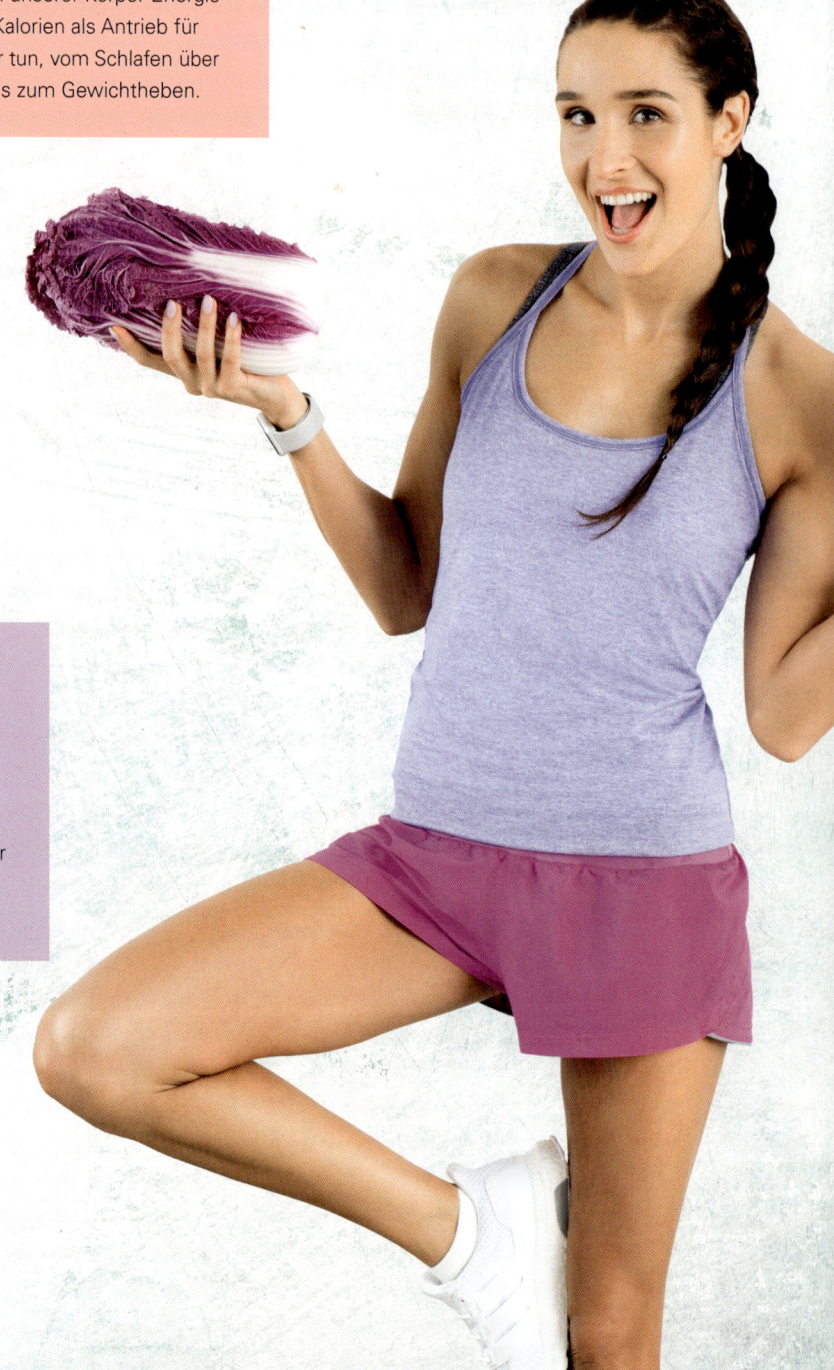

Warum brauchen wir Energie?

Wie ein Auto Benzin braucht, so benötigt auch unserer Körper Energie in Form von Kalorien als Antrieb für alles, was wir tun, vom Schlafen über das Laufen bis zum Gewichtheben.

Woher bekommen wir Energie?

Nahrungsmittel versorgen unseren Körper nicht nur mit bestimmten Nährstoffen, sondern auch mit Energie. Die Energiemenge in einem Nahrungsmittel wird entweder in Kalorien oder in Kilojoule angegeben.

FAKT: 1 KALORIE = 4,2 KILOJOULE

Wie viel Energie brauchen wir?

Wie viele Kalorien wir pro Tag brauchen, hängt von mehreren Faktoren ab, wie Alter, Größe, Gewicht, Geschlecht, wie aktiv wir sind und davon, welche Gesundheits- und Fitnessziele wir haben.

WEITERE INFORMATIONEN ÜBER UNSERE ENERGIEQUELLEN FINDEST DU AUF SEITE 28.

Wie beeinflusst die Energieaufnahme unser Gewicht?

Die Auswirkungen der Energieaufnahme auf das Körpergewicht funktionieren nach dem einfachen **»Kalorienaufnahme – Kalorienverbrauch«**-Konzept. »Kalorienaufnahme« bezieht sich dabei auf die gesamte Energie, die wir jeden Tag aus der Nahrung *aufnehmen*, während »Kalorienverbrauch« die Energie bezeichnet, die unser Körper als Treibstoff für grundlegende Funktionen wie Atmen und Blinzeln sowie körperliche Aktivitäten *verbraucht*. Stell dir vor, dass »Kalorienaufnahme« und »Kalorienverbrauch« auf einer Wippe sitzen, wie hier abgebildet.

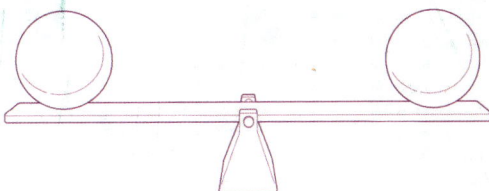

Wenn wir dieselbe Kalorienmenge aufnehmen, die wir verbrennen **(Kalorienaufnahme = Kalorienverbrauch)**, bleibt die Wippe im Gleichgewicht. Dieser Zustand wird als **neutrale Energiebilanz** bezeichnet und bedeutet in der Regel, dass unser Gewicht stabil bleibt.

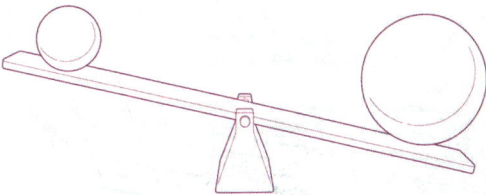

Wenn wir wesentlich mehr Kalorien aufnehmen, als wir verbrennen **(Kalorienaufnahme > Kalorienverbrauch)**, gerät die Wippe aus dem Gleichgewicht. Das führt zu einer **positiven Energiebilanz**, und die überschüssige Energie aus der Nahrung wird im Körper gespeichert. Das führt zu einer Zunahme von Gewicht oder Körperfett.

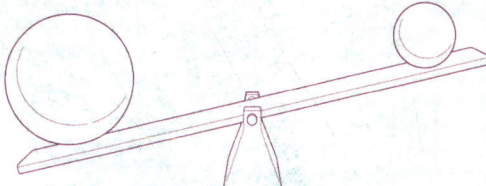

Auch weniger Kalorien aufzunehmen, als wir verbrennen **(Kalorienaufnahme < Kalorienverbrauch)**, führt zu einem Ungleichgewicht auf der Wippe, aber in die andere Richtung. Dieser Zustand heißt **negative Energiebilanz** und kann zu einer Abnahme von Körpergewicht oder Körperfett führen.

Das zeigt, wie wichtig es ist, sowohl die Kalorienaufnahme als auch den Kalorienverbrauch zu regulieren, um die Energiebilanz (neutral, positiv oder negativ) zu erreichen, die am besten zu deinen Fitnesszielen passt. Wenn du zum Beispiel das Ziel verfolgst, dein Gewicht zu halten, erzielst du vermutlich die besten Ergebnisse, wenn du in etwa so viele Kalorien aufnimmst, wie du verbrennst. Wenn du Gewicht oder Körperfett verlieren möchtest, musst du mehr Kalorien verbrennen, als du aufnimmst.

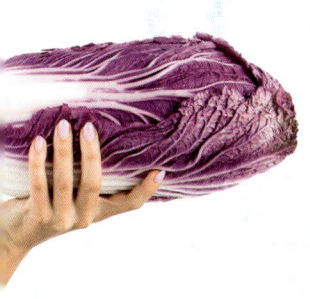

Wie erreiche ich die richtige Energiebilanz, um Körperfett oder Gewicht zu verlieren?

Frauen zwischen 18 und 25 Jahren, die mäßig viel trainieren und 55 Kilogramm oder mehr wiegen, müssen etwa 2100 Kalorien pro Tag aufnehmen, um ihr Gewicht zu halten. Das ist der sogenannte **Erhaltungsbedarf**.

Weniger Kalorien aufzunehmen, als wir verbrennen, erzeugt ein **Kaloriendefizit**; der Körper muss dann auf bestehende Energiespeicher (in der Regel Körperfett) zurückgreifen, um seinen Energiebedarf zu decken. Natürlich ist die Abnahme von Gewicht bzw. Körperfett ein ziemlich komplexer Vorgang, aber grob gesagt, kann man bei einer Aufnahme von rund 500 Kalorien *weniger* als dem Erhaltungsbedarf und mäßigem Training eine Abnahme von 0,5 Kilogramm Körpergewicht (oder Fett) pro Woche erwarten. 0,5 Kilogramm menschliches Körperfett entsprechen nämlich etwa 3500 Kalorien. Ein Defizit von 500 Kalorien über sieben Tage führt also zu einem Wochendefizit von 3500 Kalorien.

Deswegen basieren die Wochenmenüs, die ich für das gesunde Abnehmen zusammengestellt habe, auf einer täglichen Kalorienaufnahme von etwa 1600 bis 1800 Kalorien.

Wenn du 1600 Kalorien pro Tag aufnimmst, aber 2100 verbrennst, muss dein Körper, einfach ausgedrückt, andere Energiequellen erschließen, um die 500-Kalorien-Lücke zu füllen.

Wie schon gesagt, benötigt unser Körper Energie für *alle* unsere Körperfunktionen. Auch wenn du Gewicht verlieren möchtest, ist es wichtig, deinen Körper ausreichend mit Nahrung zu versorgen und deinen Nährstoffbedarf zu decken, damit er optimal funktioniert.

Die beste Möglichkeit, unsere empfohlene Energiemenge zu bestimmen, ist die Berechnung des **Grundumsatzes**. Er ist definiert als die Mindestmenge an Energie, die der Körper zum Funktionieren braucht, wenn keine Aktivität stattfindet, wenn du also zum Beispiel den ganzen Tag im Bett liegst. Dieser Wert ist deswegen so wichtig, weil wir damit berechnen können, wie viele Kalorien mehr oder weniger zu einer absichtlichen Veränderung des Körpergewichts führen.

Nach vielen Untersuchungen haben Wissenschaftler eine Formel entwickelt, mit der sich anhand persönlicher Daten wie Geschlecht, Gewicht, Größe und Ausmaß an körperlicher Aktivität der Grundumsatz bestimmen lässt. Die meisten Ernährungsfachleute und Diätassistenten verwenden die Harris-Benedict-Formel, anhand derer auch ich die Energiemengen in meinen Wochenmenüs berechnet habe.

FAQ

Q WENN ICH WENIGER ESSE UND MEHR TRAINIERE, NEHME ICH DANN AB?

A Es ist eine häufige Fehlannahme, dass man schneller Körperfett verliert, wenn man weniger isst und mehr trainiert. Wenn man seinen Körper nicht mit der Energie und den Nährstoffen versorgt, die er braucht, leitet er beides möglicherweise nur auf bestimmte Vorgänge um, und sie fehlen ihm bei anderen. Das kann zu Erschöpfung und verringerter Hormonaktivität führen, was es dem Körper sogar erschweren kann, Gewicht oder Fett zu verlieren. Wer langfristig fit und gesund sein will, muss sein Leben dauerhaft umstellen, und dazu gehört auch ein gesundes Gleichgewicht von guter Ernährung und Training.

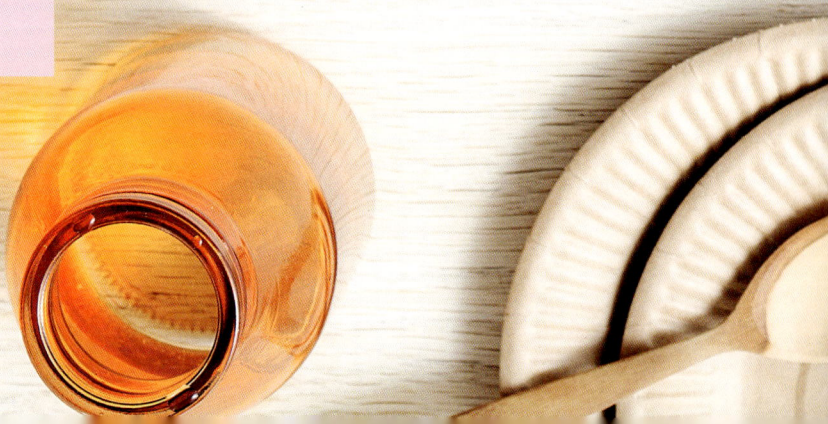

Was ist der Unterschied zwischen Gewichts- und Fettabnahme?

Es ist wichtig zu verstehen, dass das Körpergewicht dynamisch und nicht statisch ist. Das bedeutet, wenn man direkt nach dem Aufstehen, mitten am Tag und noch einmal abends auf die Waage steigt, erhält man drei leicht unterschiedliche Werte. Diese kleinen Schwankungen basieren darauf, wie viel Wasser man getrunken hat, was man gegessen hat und wie oft man auf der Toilette war – sie spiegeln *nicht* die Ess- und Trainingsgewohnheiten dieses Tages wider.

Wenn meine Klientinnen ihre Reise zu mehr Gesundheit und Fitness antreten, sage ich ihnen immer, sie sollen der Zahl auf der Waage nicht zu viel Beachtung

schenken. Die Waage kann nämlich nicht zwischen verschiedenen Massen im Körper unterscheiden, wie Wasser, Muskeln und Fett. Wenn die Waage beispielsweise anzeigt, dass du 3 Kilo abgenommen hast, dann können sich diese 3 Kilo aus verschiedenen Körpersubstanzen zusammensetzen.

Die reine Fettabnahme führt allgemein zu einem definierteren Körper. Wahrscheinlich hast du schon mal den Spruch gehört »Muskeln wiegen mehr als Fett«. Es ist wichtig zu verstehen, dass Muskeln zwar schwerer sind als Fett, aber auch weniger Platz im Körper einnehmen. Das erklärt, warum viele Frauen zwar sichtbare Veränderungen im Spiegel feststellen, die Waage jedoch dasselbe oder sogar ein etwas höheres Gewicht anzeigt.

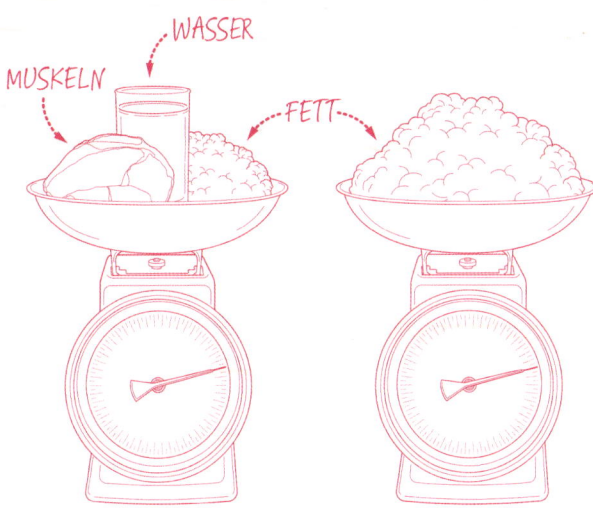

MUSKELN
WASSER
FETT

WIE DU DICH FÜHLST,
IST IMMER WICHTIGER ALS
DIE ZAHL AUF DER WAAGE.

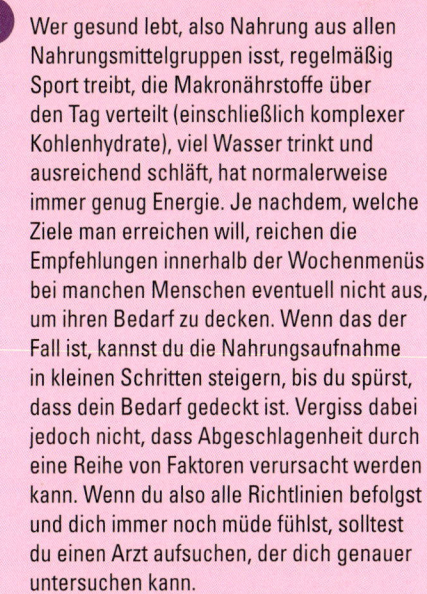

FAQ

Q ICH FÜHLE MICH STÄNDIG SCHLAPP. WAS SOLL ICH TUN?

A Wer gesund lebt, also Nahrung aus allen Nahrungsmittelgruppen isst, regelmäßig Sport treibt, die Makronährstoffe über den Tag verteilt (einschließlich komplexer Kohlenhydrate), viel Wasser trinkt und ausreichend schläft, hat normalerweise immer genug Energie. Je nachdem, welche Ziele man erreichen will, reichen die Empfehlungen innerhalb der Wochenmenüs bei manchen Menschen eventuell nicht aus, um ihren Bedarf zu decken. Wenn das der Fall ist, kannst du die Nahrungsaufnahme in kleinen Schritten steigern, bis du spürst, dass dein Bedarf gedeckt ist. Vergiss dabei jedoch nicht, dass Abgeschlagenheit durch eine Reihe von Faktoren verursacht werden kann. Wenn du also alle Richtlinien befolgst und dich immer noch müde fühlst, solltest du einen Arzt aufsuchen, der dich genauer untersuchen kann.

Wichtig: Hör auf deinen Körper und passe deine Ernährung entsprechend an!

MAKRONÄHRSTOFFE

Was sind Makronährstoffe?

Die Vorsilbe »Makro« bedeutet »groß«. Makronährstoffe sind Nährstoffe, die unser Körper in großen Mengen benötigt.

Kohlenhydrate, Proteine und Fette sind die drei Makronährstoffe, ohne die wir nicht leben können. Wir müssen sie täglich in großen Mengen zu uns nehmen, um gesund zu bleiben.

Wenn du Gewicht oder Fett verlieren willst, musst du wissen, dass viele der angepriesenen Diäten (zum Beispiel solche mit sehr wenigen Kohlenhydraten oder sehr wenig Fett) möglicherweise nicht die gesündeste Wahl sind. Jeder Makronährstoff spielt eine wichtige Rolle in der allgemeinen Funktion des Körpers; einen oder mehrere davon einzuschränken, kann daher negative Auswirkungen wie Erschöpfung und Krankheiten nach sich ziehen. Besonders häufig trifft das auf Frauen zu, die extreme oder »Mode«-Diäten befolgen. Auch wenn man mit solchen Diäten zunächst abnimmt, lässt sich das geringere Gewicht langfristig nicht immer halten (und Spaß macht es auch nicht!). Meiner Erfahrung nach geben Frauen, die solche Diäten befolgen, oft auf und nehmen einen großen Teil des verlorenen Gewichts (wenn nicht sogar alles) wieder zu.

Warum sind sie wichtig?

Kohlenhydrate, Proteine und Fette versorgen unseren Körper mit den Bausteinen, die wir für Wachstum, Stoffwechsel und Körperfunktionen brauchen. Außerdem liefern sie Energie. Dabei ist jedoch zu beachten, dass jeder Makronährstoff unterschiedlich viel Energie enthält.

1 Gramm Kohlenhydrate liefert 4 Kalorien (17 kJ).

1 Gramm Protein liefert 4 Kalorien (17 kJ).

1 Gramm Fett liefert 9 Kalorien (38 kJ).

Jeder Makronährstoff hat eine andere Wirkung auf das Sättigungsgefühl (also das Gefühl nach einer Mahlzeit, das uns dazu bringt, mit dem Essen aufzuhören). Einfach gesagt: Protein wirkt sich am stärksten auf die Sättigung aus, gefolgt von Kohlenhydraten und dann von Fetten. Mit anderen Worten, Proteine machen satter.

Diese beiden Faktoren muss man im Hinterkopf behalten, wenn man Gewicht oder Fett verlieren will. Mit 9 Kalorien pro Gramm und einer geringeren Auswirkung auf die Sättigung werden Fette (zum Beispiel Erdnussbutter) leicht in übermäßigen Mengen verzehrt. Das kann dazu führen, dass wir unbemerkt mehr Kalorien aufnehmen, als wir brauchen, und deswegen zunehmen. Wir brauchen trotzdem Fette in unserer Nahrung, aber es ist wichtig, zwischen »guten« und »schlechten« Fetten zu unterscheiden und festzulegen, welche Menge angemessen ist. Weitere Informationen zu diesem Thema findest du auf Seite 31.

Es ist wichtig, dass wir uns klarmachen, wie die einzelnen Makronährstoffe vom Körper genutzt werden und warum der übermäßige Verzehr eines Nährstoffes Gesundheitsprobleme verursachen kann.

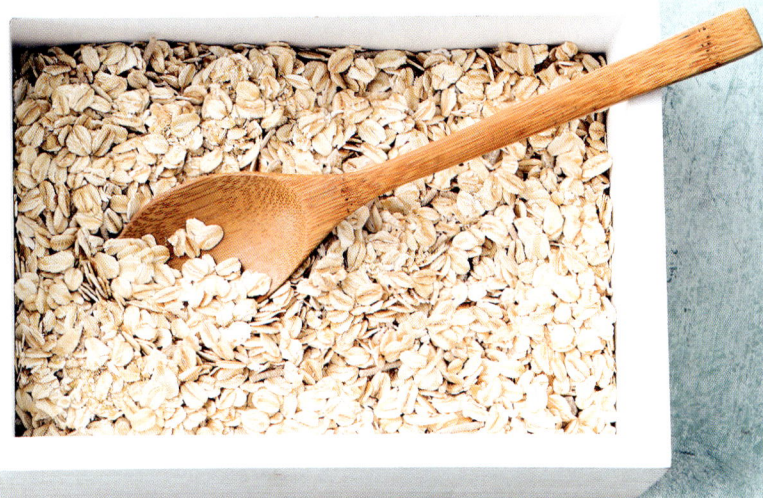

KOHLENHYDRATE

Was sind Kohlenhydrate?

Kohlenhydrate sind lebenswichtig, weil sie uns mit dem wichtigsten Nährstoff für unser Überleben versorgen – Glukose. Glukose ist die bevorzugte Energiequelle für unser Gehirn und unsere Muskeln. Nehmen wir sehr wenige Kohlenhydrate zu uns, kann das dazu führen, dass unser Denkvermögen abnimmt oder dass unsere Muskeln nicht mehr mit voller Kraft arbeiten. Meiner Meinung nach sind die meisten kohlenhydratarmen Diäten nicht zum gesunden Abnehmen geeignet und vor allem nicht dazu, diese Gewichtsabnahme langfristig auch zu halten.

Die besten Kohlenhydratquellen sind Nahrungsmittel aus Getreide wie Brot, Haferflocken, Müsli, Reis und Quinoa, vor allem in der jeweiligen Vollkornversion. Diese werden langsamer vom Körper zerlegt und versorgen uns daher lange mit Energie. Andere Kohlenhydratquellen sind Obst, Gemüse, Hülsenfrüchte und fettarme Milchprodukte. Kohlenhydratreiche Nahrungsmittel enthalten auch große Mengen anderer lebenswichtiger Vitamine und Mineralstoffe.

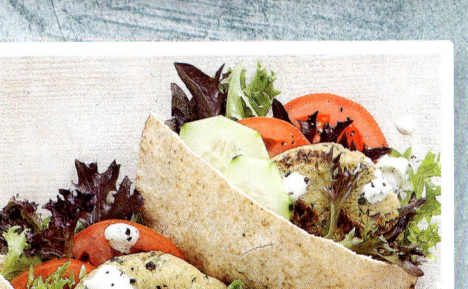

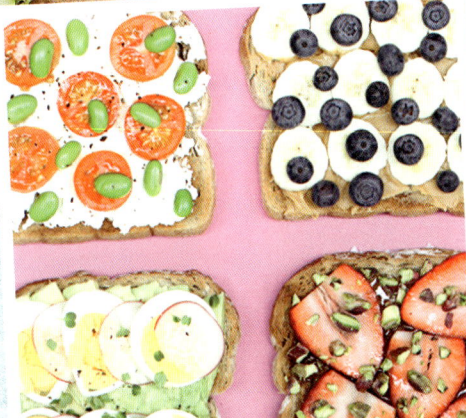

PROTEIN

Was ist Protein?

Protein (Eiweiß) ist wichtig für Wachstum, Instandhaltung und Reparatur der Zellen. Es liefert auch die Bausteine für Muskeln, Hormone, Enzyme (die chemische Reaktionen im Körper vermitteln) und Antikörper (Zellen, die bei der Infektbekämpfung helfen).

Proteine bestehen aus Ketten kleinerer Einheiten, den Aminosäuren. Es gibt 22 Aminosäuren, aus denen sich die meisten Proteine zusammensetzen. Unser Körper ist in der Lage, die meisten davon selbst herzustellen, neun Aminosäuren jedoch können wir nur über die Nahrung aufnehmen. Man nennt sie »essentielle« Aminosäuren. Essentielle Nährstoffe kann der Körper nicht selbst herstellen, sondern muss sie über die Nahrung aufnehmen. Tierische Nahrungsmittel wie rotes Fleisch, Geflügel, Fisch, Milch und Eier enthalten von Natur aus alle dieser neun essentiellen Aminosäuren und gelten daher als vollwertige Proteine. Zwar enthalten auch pflanzliche Nahrungsmittel wie Bohnen, Erbsen und Linsen Proteine, diese werden jedoch nicht als vollwertige Proteine angesehen, weil ihnen jeweils eine oder mehrere essentielle Aminosäuren fehlen.

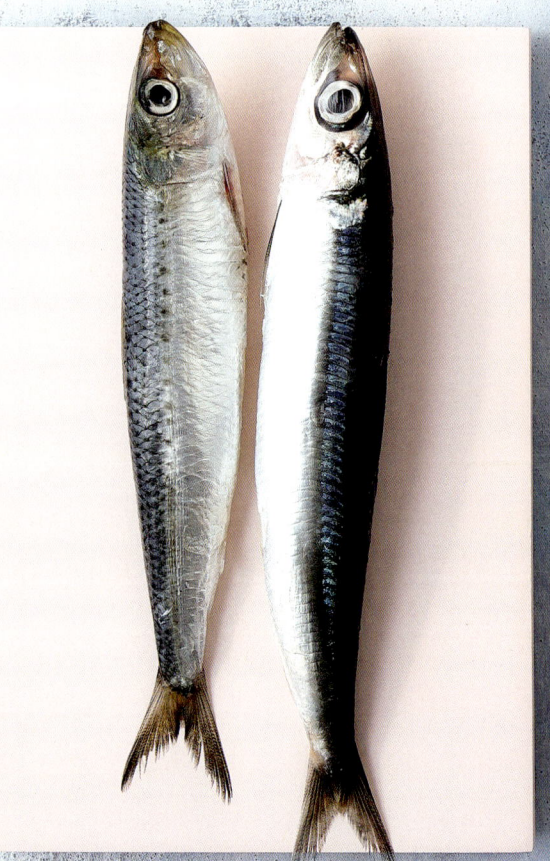

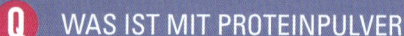
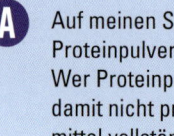

FAQ

Q WAS IST MIT PROTEINPULVER?

A Auf meinen Speiseplänen steht auch Proteinpulver (in geringen Mengen). Wer Proteinpulver verwendet, sollte damit nicht proteinreiche Nahrungsmittel vollständig ersetzen, sondern es nur als Ergänzung einiger Mahlzeiten und Snacks einsetzen. Denk dran, Nahrungsergänzungsmittel wie Proteinpulver sind nur dafür gedacht, eine bereits gesunde Ernährung zusätzlich zu unterstützen.

Proteine versorgen unseren Körper nicht nur mit Aminosäuren, sondern sorgen auch für das Sättigungsgefühl nach einer Mahlzeit. Wie schon erwähnt, machen Proteine in der Regel satter als Kohlenhydrate und Fette; wer also bei jeder Hauptmahlzeit proteinreiche Nahrungsmittel isst, hat zwischendurch weniger Hunger und greift seltener zu ungesunden Snacks. Als Proteinquellen empfehle ich Nahrungsmittel, die wenig gesättigte Fette und Transfette enthalten. Diese sind zwar in einigen Lebensmitteln von Natur aus enthalten, im Rahmen einer gesunden Ernährung sollten wir jedoch möglichst wenig davon zu uns nehmen.

GUT ZU WISSEN

Kein Wunder, dass Eier zu meinen liebsten Proteinquellen zählen! Besonders gern esse ich sie morgens pochiert auf Roggentoast mit Avocado, Tomate und Balsamicocreme.

FETTE

Was sind Fette?

Fette übernehmen eine Reihe wichtiger Funktionen im Körper. Sie polstern die Organe ab, tragen zur Zellstruktur bei, fördern Wachstum und Entwicklung und ermöglichen die Aufnahme der lebenswichtigen Vitamine A, D, E und K.

In den letzten Jahrzehnten sind Fette in Verruf geraten, aber sie spielen eine wesentliche Rolle in unserer Ernährung. Nicht alle Fette sind gleich, daher ist es wichtig, dass wir die richtigen Arten im richtigen Verhältnis zu uns nehmen.

Was sind »gute« und »schlechte« Fette?

»Gute« Fette stammen aus Gemüse, Nüssen, Saaten und Fisch. Diese Fette, die einfach und mehrfach ungesättigten Fettsäuren, tragen wesentlich zur Reduzierung des (schlechten) LDL-Cholesterins bei, senken damit das Risiko für Herz-Kreislauf-Erkrankungen und Schlaganfälle und halten Gehirn und Gelenke gesund. Diese Fette sollten wir in unserer täglichen Fettzufuhr bevorzugen. Transfette und gesättigte Fettsäuren gelten als »schlechte« Fette, und es wird empfohlen, die Zufuhr dieser Fette über die Nahrung einzuschränken. Transfette sind besonders bedenklich, weil sie den (schlechten) LDL-Cholesterinspiegel erhöhen und den (guten) HDL-Cholesterinspiegel senken, was im Zusammenspiel das Risiko für Herzinfarkte oder Schlaganfälle erhöhen kann. Transfette sind in vielen Nahrungsmitteln nicht von Natur aus enthalten, sondern entstehen während der industriellen Verarbeitung. Durch eine Ernährung mit einem hohen Vollwertanteil und ohne stark verarbeitete Nahrungsmittel lassen sich Transfette recht einfach vermeiden. Gesättigte Fettsäuren dagegen finden sich am häufigsten in Fleisch und Milchprodukten. Auch diese Fette stehen im Verdacht, durch das Anheben der (schlechten) LDL-Cholesterinwerte unser Risiko für Herz-Kreislauf-Erkrankungen zu erhöhen; es wird daher empfohlen, auf mageres Fleisch und fettarme Milchprodukte auszuweichen.

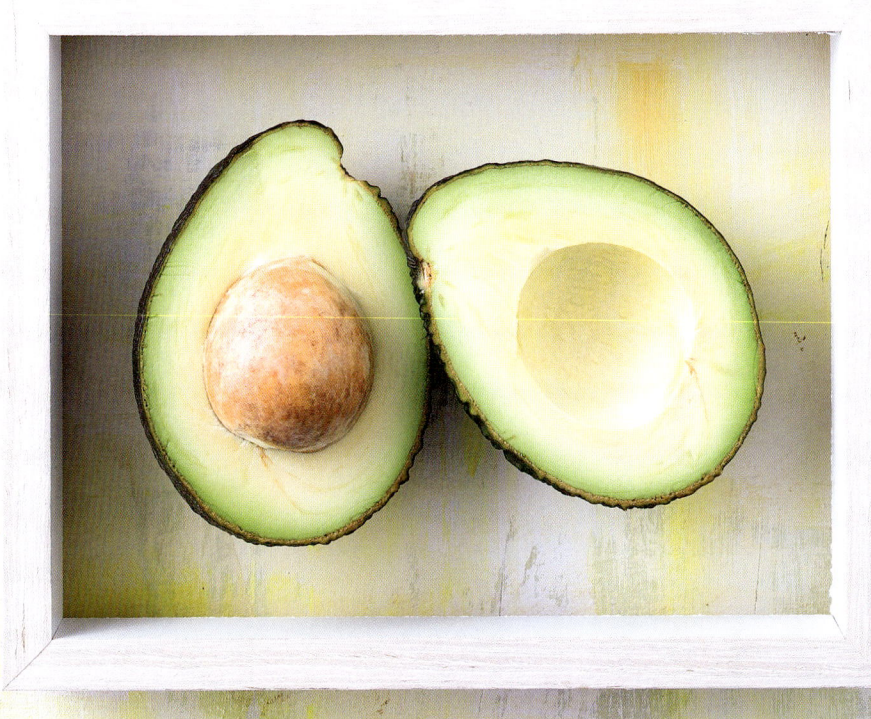

BALLASTSTOFFE

Was sind Ballaststoffe?

Ballaststoffe nennen wir den Teil der pflanzlichen Nahrung, der nicht im Dünndarm, wo ein Großteil der Verdauungsprozesse abläuft, verdaut oder absorbiert werden kann. Stattdessen werden Ballaststoffe erst im Dickdarm zersetzt. Sie versorgen unseren Körper daher zwar nicht mit viel Energie wie Kohlenhydrate, Fette und Proteine, bringen dafür aber zahlreiche andere gesundheitliche Vorteile.

Warum sind Ballaststoffe gesund?

Zahlreiche Studien deuten darauf hin, dass eine ballaststoffreiche Ernährung gegen eine Reihe von Zivilisationserkrankungen schützt.

Unsere Nahrung enthält neben vielen nützlichen Nährstoffen teilweise auch schädliche Substanzen. Da Ballaststoffe eine »reinigende« Wirkung haben und dafür sorgen, dass die Nahrung sich schneller durch unser Verdauungssystem bewegt, verhindern sie, dass die Darmwand diesen Substanzen ausgesetzt wird. Das kann das Risiko für Erkrankungen des Verdauungstrakts wie Darmkrebs senken. Ballaststoffe unterstützen außerdem die Ausscheidung überschüssigen Cholesterins über das Verdauungssystem und senken damit das Risiko für Herz-Kreislauf-Erkrankungen. Da Ballaststoffe eine recht komplexe Struktur haben, brauchen wir nützliche Bakterien in unserem Verdauungstrakt, um sie zu zersetzen. Durch den regelmäßigen Verzehr von Ballaststoffen fördern wir das Wachstum dieser nützlichen Bakterien, die eine wichtige Rolle für unsere Darmgesundheit und unsere Gesundheit allgemein spielen. Ballaststoffe tragen auch zur Regulierung der Freisetzung von Insulin nach dem Essen bei. So fühlen wir uns zwischen den Mahlzeiten satt, essen zwischendurch nicht übermäßig viel und können ein gesundes Gewicht halten.

Wie viele Ballaststoffe sollte man zu sich nehmen?

Die britische Food Standards Agency (Behörde für Lebensmittelsicherheit) empfiehlt für Frauen 30 Gramm Ballaststoffe pro Tag. Dieser Wert lässt sich recht einfach durch eine Ernährung mit viel Obst, Gemüse und Getreide (vor allem Vollkorngetreide) erreichen, die Grundzutaten meiner Wochenmenüs. Wenn du dich ballaststoffreich ernährst, ist es wichtig, viel Wasser zu trinken, damit die Ballaststoffe im Verdauungssystem ihre volle Wirkung entfalten können.

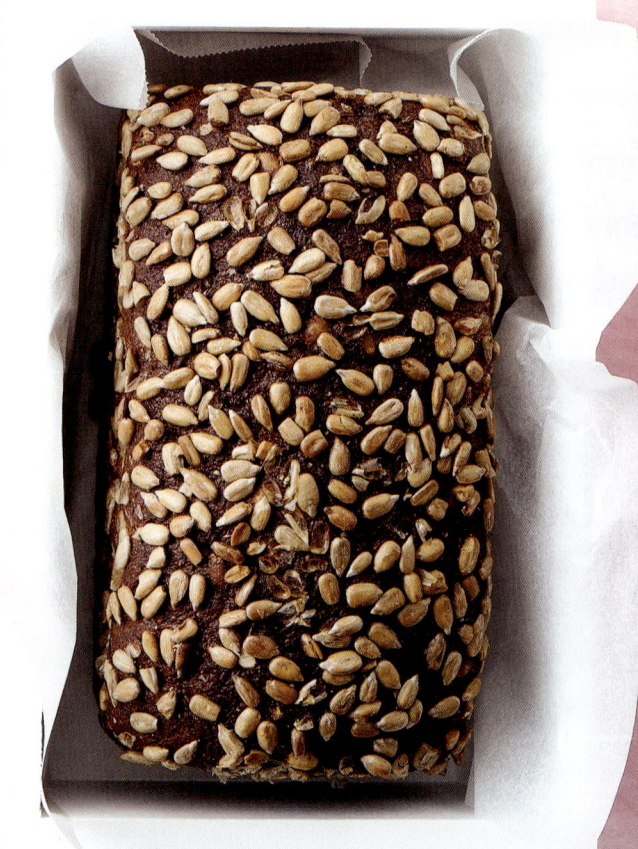

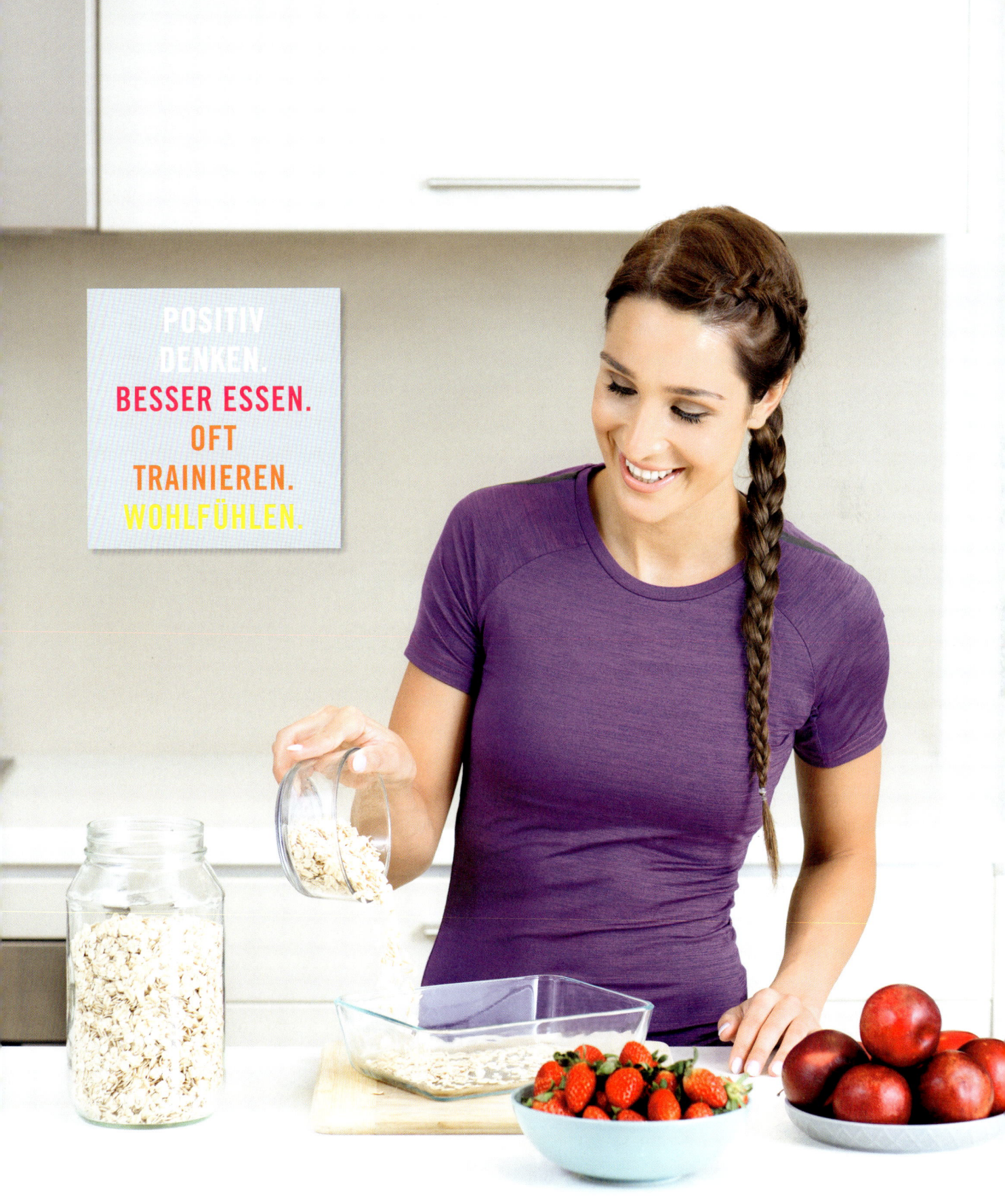

POSITIV
DENKEN.
BESSER ESSEN.
OFT
TRAINIEREN.
WOHLFÜHLEN.

MIKRONÄHRSTOFFE

Was sind Mikronährstoffe?

Die Vorsilbe »Mikro« bedeutet »klein«. Im Vergleich zu den Makronährstoffen brauchen wir Mikronährstoffe nur in kleinen Mengen, und auch die Moleküle selbst sind deutlich kleiner. Aber klein heißt noch lange nicht unwichtig!

Es gibt zwei verschiedene Arten von Mikronährstoffen, die der Körper braucht, um richtig zu funktionieren und langfristig gesund zu bleiben: Vitamine und Mineralstoffe. Es ist sehr wichtig, dass wir über die Nahrung ausreichend Vitamine und Mineralstoffe aufnehmen.

Die beiden Mikronährstoffgruppen übernehmen nicht nur unterschiedliche Funktionen im Körper, sondern unterscheiden sich auch darin, wo sie vorkommen. Grob gesagt, sind Vitamine Substanzen, die von Pflanzen oder Tieren *erzeugt* werden. Mineralstoffe dagegen sind im Boden schon vorhanden und werden dann von Pflanzen *absorbiert* oder von Tieren über die Nahrung aufgenommen.

Die Einnahme von Vitaminpräparaten kann übrigens eine ungesunde Ernährung nicht ausgleichen. Da jede Nahrungsmittelgruppe bestimmte Makronährstoffe (Kohlenhydrate, Proteine und Fette) und Mikronährstoffe (Vitamine und Mineralstoffe) liefert, ist es wichtig, dass wir Nahrungsmittel aus ALLEN Gruppen in ausgewogener Zusammensetzung essen. Schließt man ein Nahrungsmittel aus einer bestimmten Gruppe ganz aus, wird die Ernährung langfristig unausgewogen und ungesund.

Stell deine Gewohnheiten um

Denk positiv, ernähre dich gesund

UND VOR ALLEM: LIEBE DICH SELBST

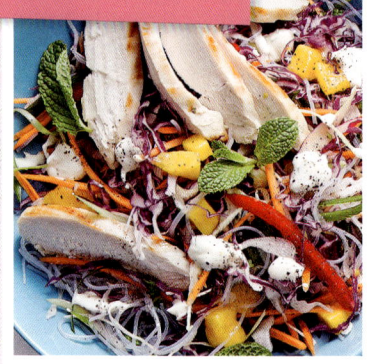

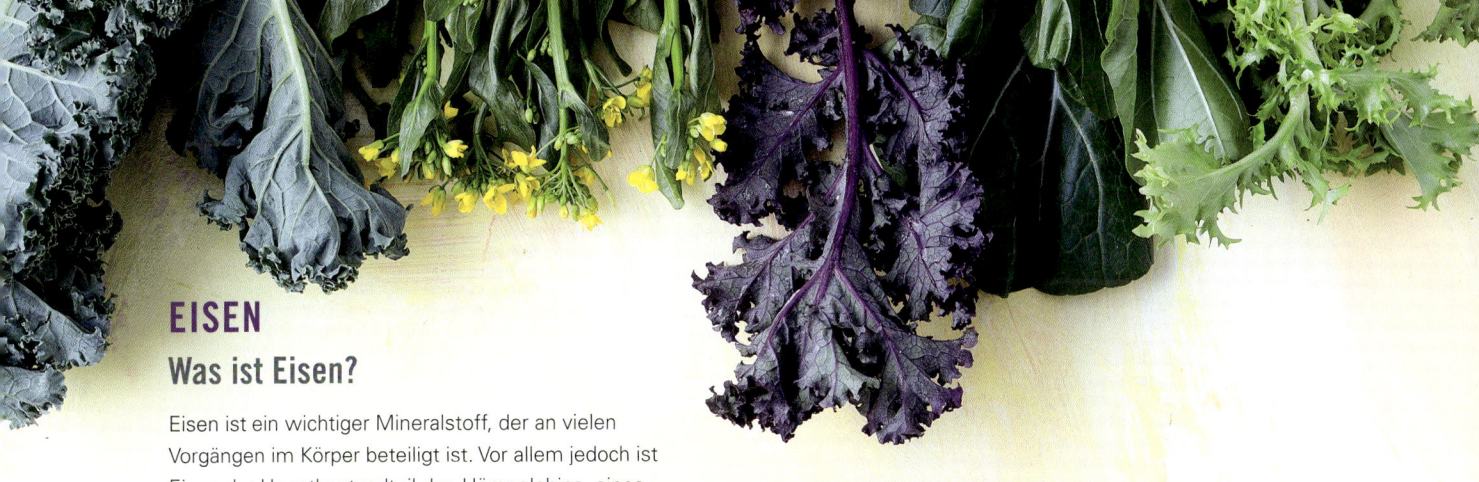

EISEN

Was ist Eisen?

Eisen ist ein wichtiger Mineralstoff, der an vielen Vorgängen im Körper beteiligt ist. Vor allem jedoch ist Eisen der Hauptbestandteil des Hämoglobins, eines Proteins in den roten Blutkörperchen. Hämoglobin verleiht ihnen nicht nur ihre rote Farbe, sondern transportiert auch Sauerstoff durch den Körper. Das restliche Eisen im Körper findet man in sogenannten Eisenspeicherproteinen wie Ferritin.

Eisenmangel gehört zu den häufigsten Mangelerscheinungen bei jungen Frauen. Ein großer Teil des Eisens im Körper wird im Blut gespeichert (im Hämoglobin), und wir verlieren jeden Monat durch die Menstruation eine gewisse Menge davon. Wir müssen unseren Körper täglich mit eisenreicher Nahrung versorgen, damit unsere Eisenwerte im grünen Bereich bleiben.

> WEIL EISEN EINE ZENTRALE ROLLE FÜR DEN SAUERSTOFFTRANSPORT SPIELT, IST FÜR FRAUEN, DIE SEHR AKTIV SIND ODER STARKE MENSTRU-ATIONSBLUTUNGEN HABEN, DIE STETIGE AUFNAHME VON EISEN AUS DER NAHRUNG BESONDERS WICHTIG.

Was passiert, wenn wir nicht ausreichend Eisen bekommen?

Wenn man über längere Zeit nicht genügend Eisen zu sich nimmt, führt das zu einem allmählichen Abbau der Ferritinspeicher im Körper. Sind diese Speicher erst einmal erschöpft, kann auch die Fähigkeit des Körpers zur Hämoglobinerzeugung nachlassen. Niedrige Hämoglobinwerte sind in der Regel ein Anzeichen für fortgeschrittenen Eisenmangel, auch Anämie genannt. Zu den ersten Anzeichen für Anämie gehören Kopfschmerzen, Müdigkeit, Schlappheit, Konzentrationsstörungen und häufige Infektionen.

Welche Nahrungsmittel enthalten Eisen?

Es gibt zwei Arten von Eisen in Nahrungsmitteln: Hämeisen und Nicht-Hämeisen.

1 Hämeisen findet sich in tierischen Nahrungsmitteln, zum Beispiel in rotem Fleisch und in Geflügel. Rotes Fleisch enthält am meisten Hämeisen; gleichzeitig weist es aber auch mehr gesättigte Fettsäuren auf, daher ist es wichtig, möglichst mageres Fleisch zu kaufen. Innereien wie Leber oder Niere sind ebenfalls reich an Eisen. Wenn es dir schmeckt, kannst du Cracker mit entsprechenden Pasteten als leichtes Mittagessen oder Snack essen.

2 Nicht-Hämeisen findet sich in Eiern und pflanzlichen Nahrungsmitteln wie Brot und Getreide, grünem Blattgemüse, Hülsenfrüchten, Nüssen und Nussmus.

Da Hämeisen besser vom Körper aufgenommen wird, müssen wir deutlich mehr Nicht-Hämeisen zu uns nehmen, um dieselbe Menge zu erreichen. Wie viel Eisen du aus der Nahrung absorbierst, hängt von den Bedürfnissen deines Körpers ab. Fehlt dir Eisen, nimmt der Körper in der Regel auch mehr auf.

Wer eisenreiche Nahrungsmittel in seinen Speiseplan aufnehmen möchte, muss außerdem verstehen, wie andere Nahrungsmittel die Fähigkeit des Körpers zur Eisenaufnahme beeinflussen. So kann der Verzehr von Vitamin-C-reichen Nahrungsmitteln in derselben Mahlzeit die Absorption von Nicht-Hämeisen verbessern. Zitrusfrüchte, Beeren, Paprika und grünes Gemüse wie Brokkoli und Grünkohl enthalten viel Vitamin C.

KALZIUM

Warum ist Kalzium wichtig?
Welche Nahrungsmittel enthalten Kalzium?

Kalzium ist ein wichtiger Mineralstoff für die Entwicklung gesunder Knochen und Zähne. Es spielt außerdem eine Rolle bei der Blutgerinnung und für die Funktion unserer Muskeln und Nerven. Die besten Kalziumquellen sind Milch und Milchprodukte wie Käse und Joghurt. In kleinen Mengen findet sich Kalzium auch in pflanzlichen Nahrungsmitteln wie Brokkoli, Kichererbsen, Trockenfrüchten und Nüssen, zum Beispiel in Mandeln und Paranüssen. Wenn du wegen einer Allergie oder Unverträglichkeit keine Milchprodukte essen kannst, findest du auf Seite 51 weitere Informationen über die besten milchfreien Alternativen.

MAGNESIUM

Warum ist Magnesium wichtig?
Welche Nahrungsmittel enthalten Magnesium?

Magnesium ist ein weiterer lebenswichtiger Mineralstoff für gesunde Knochen, Muskeln und Nerven. Während Kalzium wichtig für das Anspannen der Muskeln ist, sorgt Magnesium dafür, dass sie sich wieder entspannen. Deshalb werden Magnesiumpräparate manchmal zur Behandlung von verspannungsbedingten Kopfschmerzen eingesetzt. Magnesium kann auch Regelbeschwerden wie Krämpfe lindern. Die besten Magnesiumquellen sind grünes Blattgemüse, Hülsenfrüchte, Cerealien und Nüsse. Da diese Nahrungsmittel außerdem viele Ballaststoffe enthalten, sind sie gleich doppelt gesund!

GUT ZU WISSEN

Bananen und Feigen sorgen für eine ordentliche (und leckere!) Extraportion Magnesium. Mein *papou* (Großvater) zieht in seinem Garten die besten Feigen der Welt (wir nennen sie *sika*).

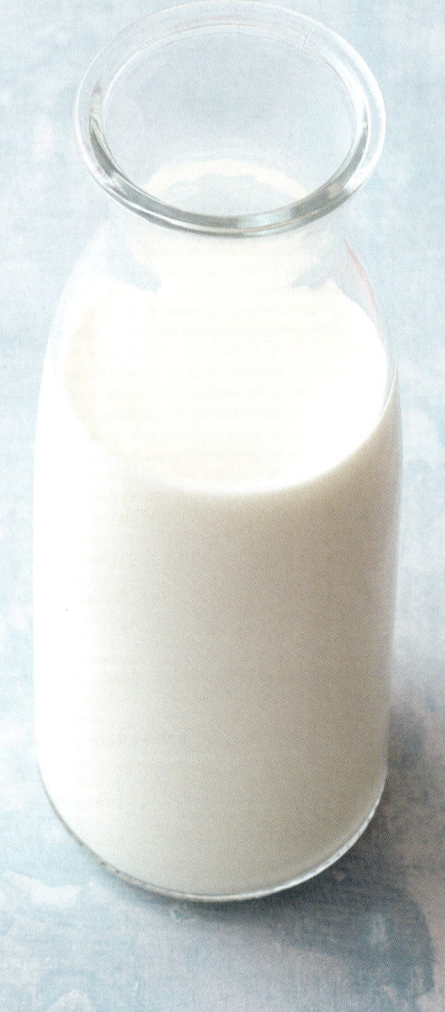

VITAMINE

Einige Vitamine lassen sich anhand ihrer Funktion im Körper zu Gruppen zusammenfassen.

Die unter **Vitamin A** zusammengefassten Vitamine erhalten die Sehfähigkeit und stärken das Immunsystem. Zu den besten Quellen für Vitamin A gehören Eier und Milchprodukte sowie gelbe, orange und grüne Gemüsesorten wie Kürbis, Möhren, Grünkohl und Spinat. (Ob es wohl nur ein Zufall ist, dass eine Möhre im Querschnitt wie ein Auge aussieht? Wer weiß!)

Die **B-Vitamine** helfen dem Körper dabei, Nahrung in Energie umzuwandeln, daher sind sie zahlreich in Multivitaminpräparaten enthalten. B-Vitamine unterstützen außerdem das Nerven- und Verdauungssystem sowie die Herstellung roter Blutkörperchen. Vitamin B ist in Fleisch, Fisch, Geflügel, Eiern und Milchprodukten sowie in Hülsenfrüchten, grünem Blattgemüse und in einigen Obstsorten enthalten.

Vitamin C ist ein sehr wirksames Antioxidans und stärkt das Immunsystem. Es ist jedoch auch an einer Reihe anderer wichtiger Vorgänge beteiligt, zum Beispiel an der Verbesserung der Eisenaufnahme und an der Herstellung von Kollagen, das dafür sorgt, dass unsere Haut straff und jugendlich bleibt. Vitamin-C-reiche Nahrungsmittel sind zum Beispiel Zitrusfrüchte, Beeren, Paprika und grünes Gemüse wie Brokkoli und Grünkohl.

Vitamin D unterstützt die Aufnahme von Kalzium und Phosphor, zwei Mineralstoffen von großer Bedeutung für gesunde Knochen. Vitamin D stärkt auch unser Immunsystem und hebt die Stimmung. Kleine Mengen Vitamin D lassen sich über fetten Fisch und Eier aufnehmen, die beste natürliche Quelle ist jedoch das Sonnenlicht. Deshalb wird Vitamin D auch das »Sonnenscheinvitamin« genannt.

Vitamin E ist ebenfalls ein wirksames Antioxidans und hilft, Schäden durch freie Radikale und Entzündungen im Körper zu bekämpfen. Außerdem fördert es die Gesundheit von Haar und Haut. Zu den besten Vitamin-E-Quellen gehören Nüsse, Samen und Öle.

Vitamin K spielt eine wichtige Rolle bei der Blutgerinnung und der Knochengesundheit. Der Körper kann Vitamin K in kleinen Mengen zwar selbst herstellen, doch wir müssen es zusätzlich über die Nahrung aufnehmen. Vitamin K ist beispielsweise in grünem Blattgemüse und in fermentierten Nahrungsmitteln wie Sauerkraut enthalten.

Wir müssen Nahrungsmittel aus allen Gruppen in ausgewogenen Mengen essen, damit unser Körper optimal funktionieren kann.

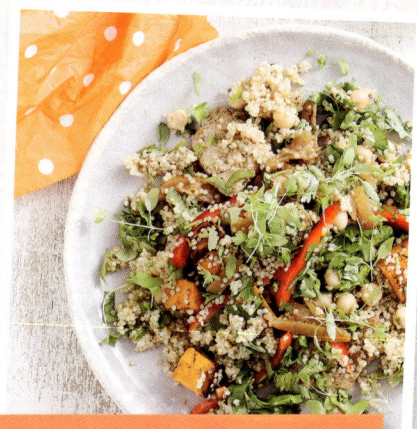

Leuchtend bunte Nahrungsmittel enthalten oft größere Vitaminmengen. Um eine gute und ausgewogene Bandbreite von Vitaminen in meinem Ernährungsplan zu erreichen, nutze ich gern ein Konzept namens »Regenbogen-Essen«. Mehr dazu auf der nächsten Seite!

ISS EINEN REGENBOGEN

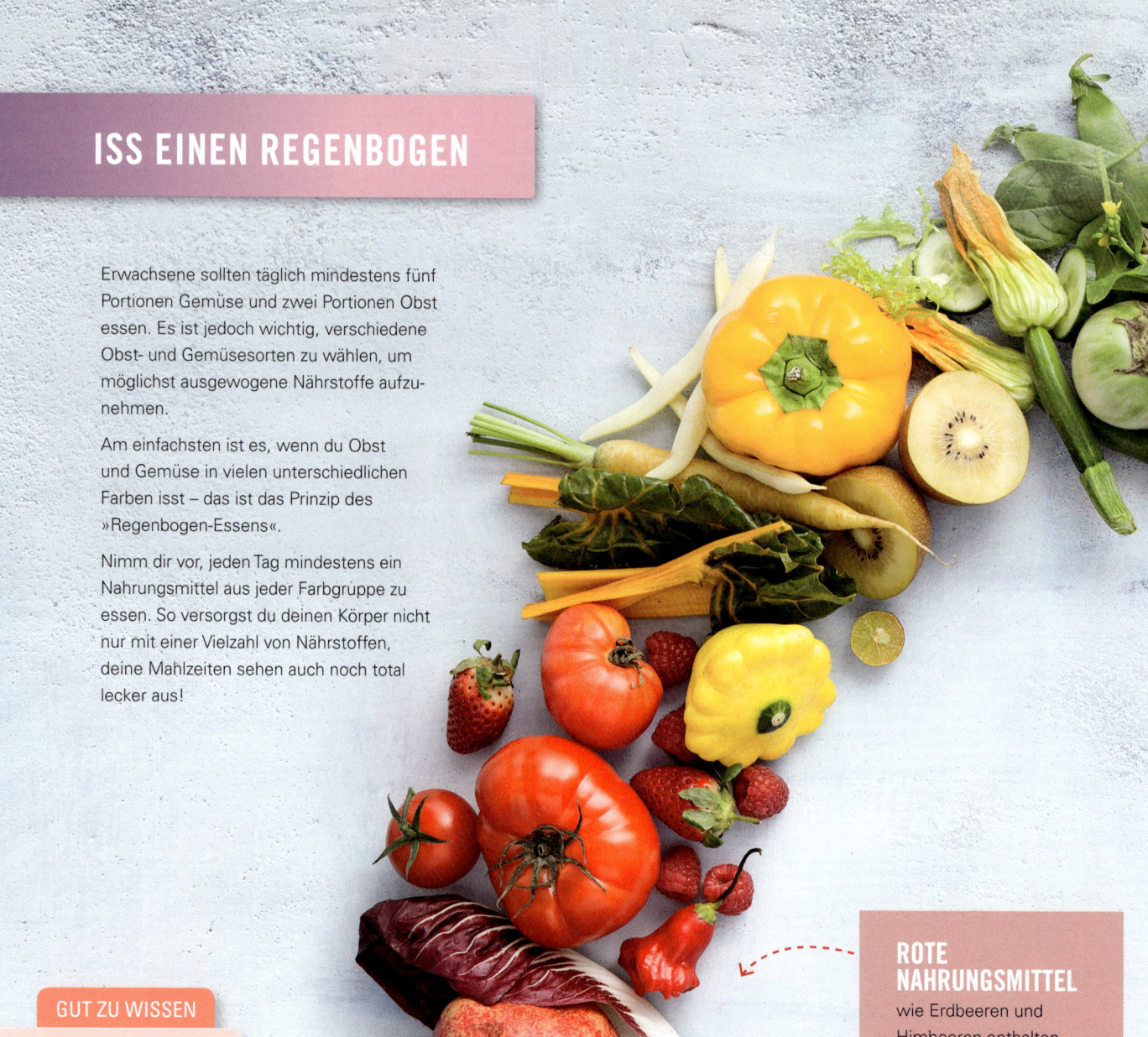

Erwachsene sollten täglich mindestens fünf Portionen Gemüse und zwei Portionen Obst essen. Es ist jedoch wichtig, verschiedene Obst- und Gemüsesorten zu wählen, um möglichst ausgewogene Nährstoffe aufzunehmen.

Am einfachsten ist es, wenn du Obst und Gemüse in vielen unterschiedlichen Farben isst – das ist das Prinzip des »Regenbogen-Essens«.

Nimm dir vor, jeden Tag mindestens ein Nahrungsmittel aus jeder Farbgruppe zu essen. So versorgst du deinen Körper nicht nur mit einer Vielzahl von Nährstoffen, deine Mahlzeiten sehen auch noch total lecker aus!

ROTE NAHRUNGSMITTEL

wie Erdbeeren und Himbeeren enthalten **Lycopin**. Dieses Antioxidans hält das Herz gesund.

GUT ZU WISSEN

Wusstest du, dass die Farben anzeigen, welche Phytochemikalien, also welche »Superkräfte«, bestimmte Nahrungsmittel enthalten?

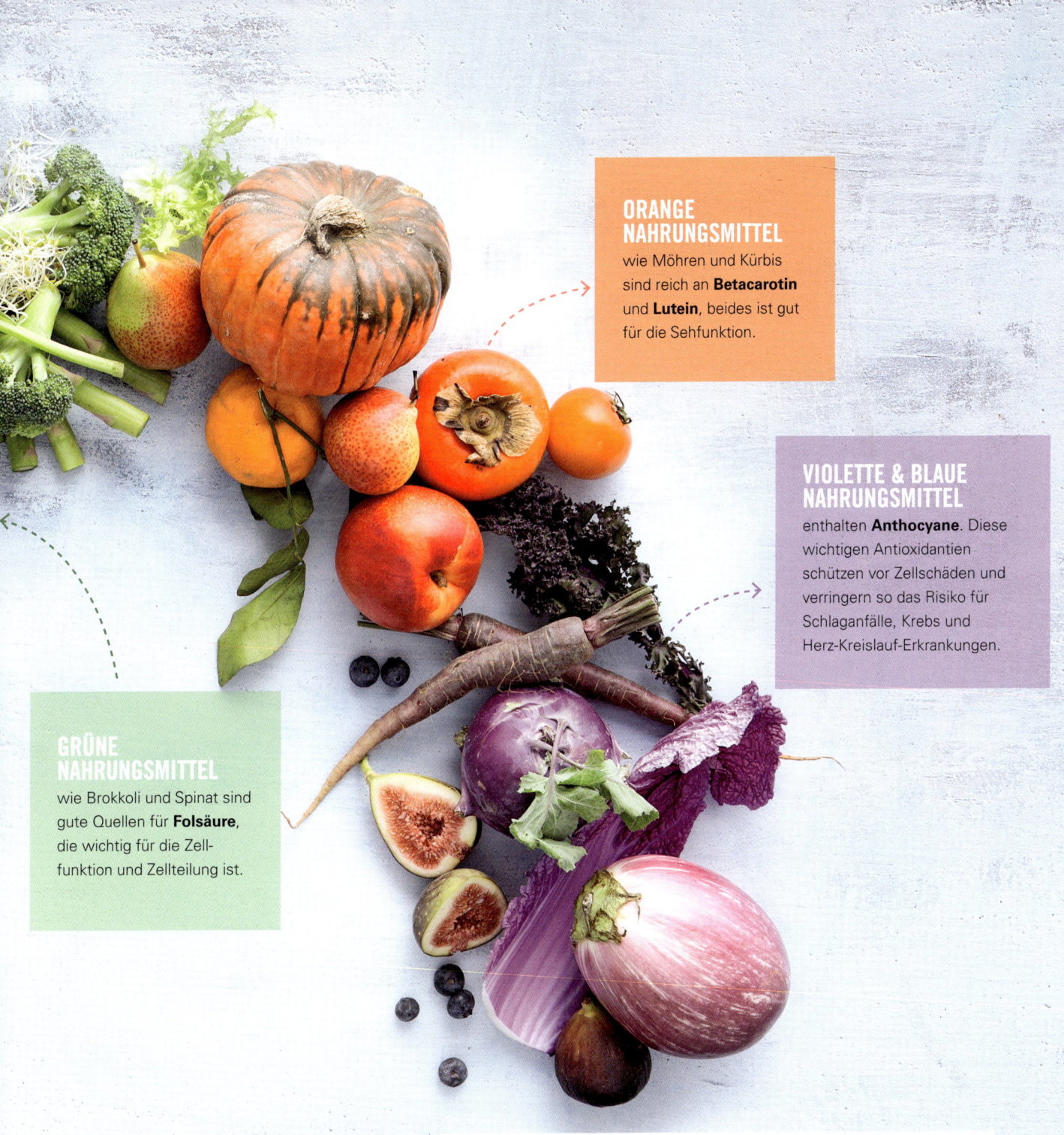

ORANGE NAHRUNGSMITTEL

wie Möhren und Kürbis sind reich an **Betacarotin** und **Lutein**, beides ist gut für die Sehfunktion.

VIOLETTE & BLAUE NAHRUNGSMITTEL

enthalten **Anthocyane**. Diese wichtigen Antioxidantien schützen vor Zellschäden und verringern so das Risiko für Schlaganfälle, Krebs und Herz-Kreislauf-Erkrankungen.

GRÜNE NAHRUNGSMITTEL

wie Brokkoli und Spinat sind gute Quellen für **Folsäure**, die wichtig für die Zellfunktion und Zellteilung ist.

Damit du alle Vitamine und Mineralstoffe aufnimmst, die du brauchst, kannst du auf sogenannte **Superfoods** zurückgreifen, also auf Nahrungsmittel, die größere Mengen davon enthalten als andere. Beispiele findest du auf den folgenden Seiten.

SUPERFOOD BEEREN

Beeren, zum Beispiel Heidelbeeren, Erdbeeren, Himbeeren sowie Goji- und Açai-Beeren, gelten als Superfood wegen ihres von Natur aus hohen Gehalts an Antioxidantien. Zwar liefern die verschiedenen Beeren unterschiedliche Mengen und Arten von Nährstoffen, aber einige Eigenschaften haben sie auch gemeinsam – zum Beispiel lassen sich ihre leuchtenden Farben einem hohen Gehalt an Anthocyanen zuschreiben, einer Gruppe von Antioxidantien, die Zellen und DNA vor Schäden schützen. Beeren sind auch reich an Vitamin C, das das Immunsystem stärkt und unsere Haut jünger aussehen lässt. Außerdem enthalten sie Ballaststoffe, die wichtig für eine gesunde Verdauung sind und Heißhungerattacken zwischen den Mahlzeiten verhindern.

In der Regel findet man Heidelbeeren, Erdbeeren und Himbeeren auf jedem Wochenmarkt, im Supermarkt oder beim Obst- und Gemüsehändler. Goji- und Açai-Beeren dagegen sind gewöhnlich nicht frisch erhältlich, wenn man nicht gerade in der Nähe eines Anbaugebiets wohnt. Stattdessen werden sie oft getrocknet oder püriert oder auch gefriergetrocknet und zu Pulver verarbeitet angeboten. Du bekommst sie in den meisten Bioläden.

HIMBEEREN

Himbeeren schmecken säuerlich mit einer süßen Grundnote.

AÇAI-BEEREN

Açai-Beeren haben eher ein »Rotwein«-Aroma mit schokoladiger Note. Sie enthalten auch essentielle Fettsäuren, die wichtig für die Gesundheit von Herz und Nervensystem sind.

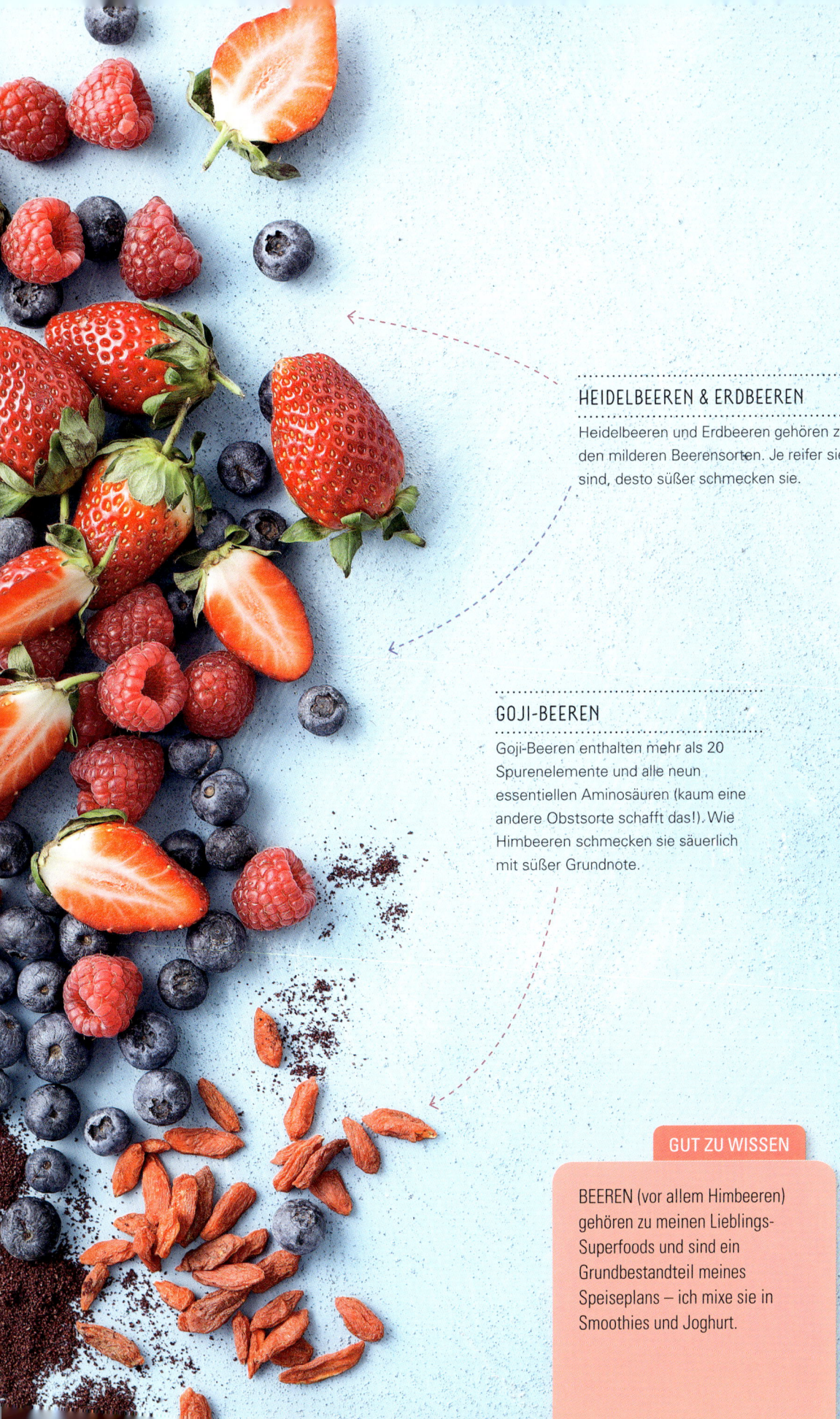

HEIDELBEEREN & ERDBEEREN

Heidelbeeren und Erdbeeren gehören zu den milderen Beerensorten. Je reifer sie sind, desto süßer schmecken sie.

GOJI-BEEREN

Goji-Beeren enthalten mehr als 20 Spurenelemente und alle neun essentiellen Aminosäuren (kaum eine andere Obstsorte schafft das!). Wie Himbeeren schmecken sie säuerlich mit süßer Grundnote.

GUT ZU WISSEN

BEEREN (vor allem Himbeeren) gehören zu meinen Lieblings-Superfoods und sind ein Grundbestandteil meines Speiseplans – ich mixe sie in Smoothies und Joghurt.

SUPERFOOD BLATTGEMÜSE

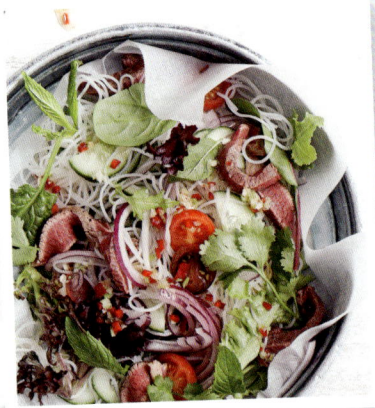

SPINAT

Und Popeye hatte doch recht! Spinat versorgt den Körper mit ähnlichen Nährstoffen wie Grünkohl, enthält aber mehr **Folsäure**, ein Vitamin aus der B-Gruppe, das für die richtige Funktion und Teilung der Zellen sorgt. Vor allem junger Spinat ist sehr mild im Geschmack und lässt sich gut in Säfte und Smoothies mischen, ohne das Aroma allzu sehr zu verändern.

GERSTENGRAS

Wie beim Weizengras wird auch hier der Blattanteil der Gerstenpflanze geerntet, bevor sich die Körner bilden. Sein Vitamin- und Mineralstoffgehalt ähnelt dem von Weizengras, aber Gerstengras ist darüber hinaus bekannt für seine Fähigkeit, den Körper von Toxinen zu reinigen. Es enthält außerdem **Chlorophyll**, die grüne Substanz der Pflanzen, die im Körper wie ein »inneres Deodorant« wirken soll. Sowohl Weizen- als auch Gerstengras sind in Pulverform erhältlich und lassen sich so problemlos in deinen grünen Lieblingssaft rühren.

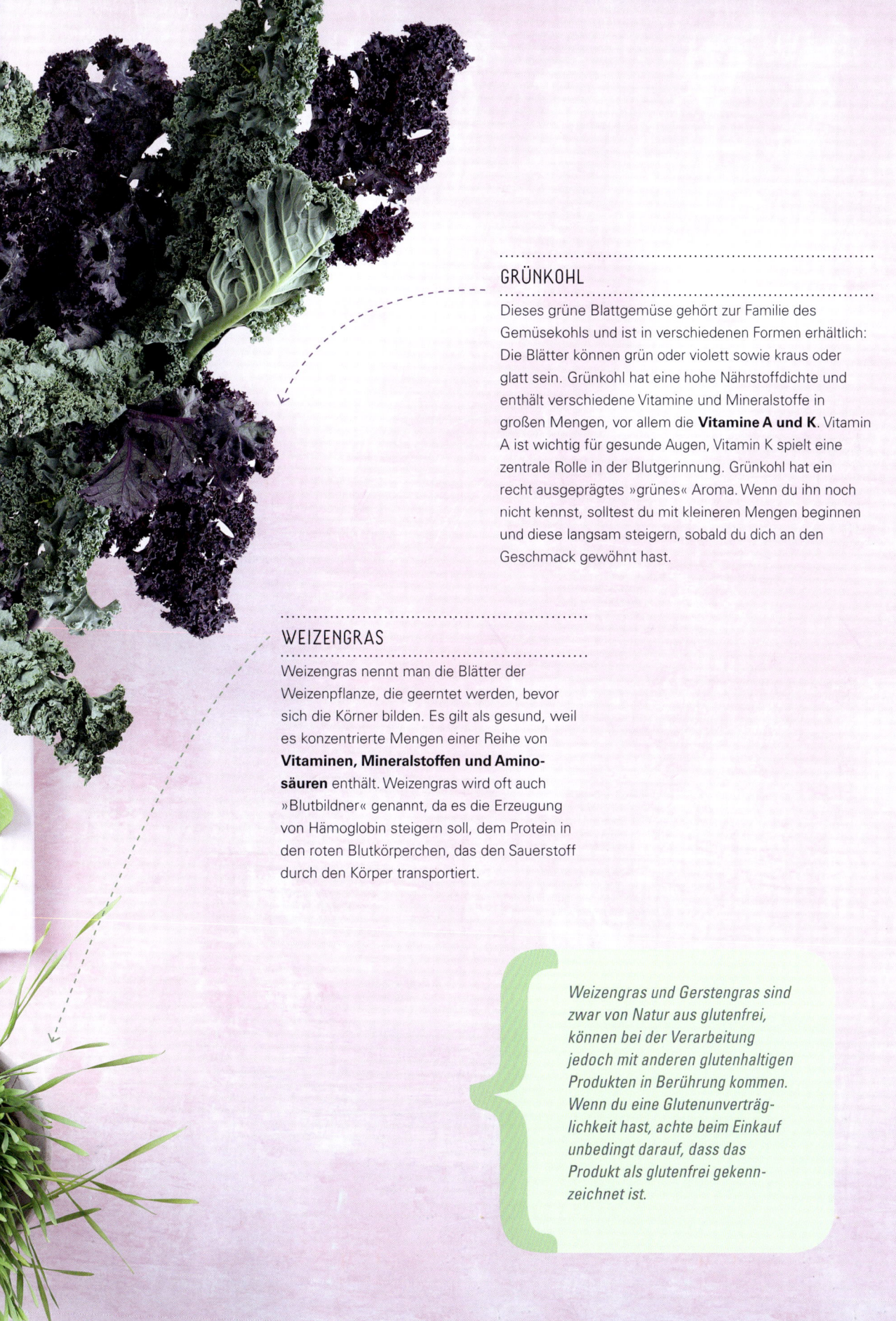

GRÜNKOHL

Dieses grüne Blattgemüse gehört zur Familie des Gemüsekohls und ist in verschiedenen Formen erhältlich: Die Blätter können grün oder violett sowie kraus oder glatt sein. Grünkohl hat eine hohe Nährstoffdichte und enthält verschiedene Vitamine und Mineralstoffe in großen Mengen, vor allem die **Vitamine A und K**. Vitamin A ist wichtig für gesunde Augen, Vitamin K spielt eine zentrale Rolle in der Blutgerinnung. Grünkohl hat ein recht ausgeprägtes »grünes« Aroma. Wenn du ihn noch nicht kennst, solltest du mit kleineren Mengen beginnen und diese langsam steigern, sobald du dich an den Geschmack gewöhnt hast.

WEIZENGRAS

Weizengras nennt man die Blätter der Weizenpflanze, die geerntet werden, bevor sich die Körner bilden. Es gilt als gesund, weil es konzentrierte Mengen einer Reihe von **Vitaminen, Mineralstoffen und Aminosäuren** enthält. Weizengras wird oft auch »Blutbildner« genannt, da es die Erzeugung von Hämoglobin steigern soll, dem Protein in den roten Blutkörperchen, das den Sauerstoff durch den Körper transportiert.

{ *Weizengras und Gerstengras sind zwar von Natur aus glutenfrei, können bei der Verarbeitung jedoch mit anderen glutenhaltigen Produkten in Berührung kommen. Wenn du eine Glutenunverträglichkeit hast, achte beim Einkauf unbedingt darauf, dass das Produkt als glutenfrei gekennzeichnet ist.*

GUT ZU WISSEN

Mit CHIASAMEN in Smoothies, Haferflocken und Salaten sorgst du für mehr Abwechslung.

SUPERFOOD NÜSSE & SAMEN

CHIASAMEN

Chiasamen verleihen Säften und Smoothies nicht nur eine wunderbare Konsistenz, sondern enthalten auch eine Menge **Ballaststoffe**, die sehr wichtig für eine gesunde Verdauung und das Sättigungsgefühl nach den Mahlzeiten sind. In Chiasamen finden sich außerdem **alle neun essentiellen Aminosäuren** plus **Omega-3** (das gute Fett für ein gesundes Herz). Zusätzlich stecken sie voller **Vitamine und Mineralstoffe**. Es gibt schwarze und weiße Chiasamen, sie unterscheiden sich aber nicht im Nährstoffgehalt.

LEINSAMEN

Leinsamen enthalten **Omega-3-Fett-säuren** und viele **Ballaststoffe**. Dadurch tragen sie zur Senkung des Cholesterinspiegels bei, machen länger satt und stabilisieren die Blutzucker-werte. Leinsamen können braun oder goldgelb sein, aber wie bei den Chiasamen wirkt sich das kaum auf ihren Nährstoffgehalt aus.

KÜRBISKERNE

Wenn du leckere Kürbiskerne knabberst, versorgst du deinen Körper mit Proteinen, Vitamin B und Mineralstoffen wie Magnesium, Eisen und Zink. Die kleinen Schätze enthalten zudem eine Aminosäure namens **Tryptophan**, die die Erzeugung von Schlafhormonen ankurbelt.

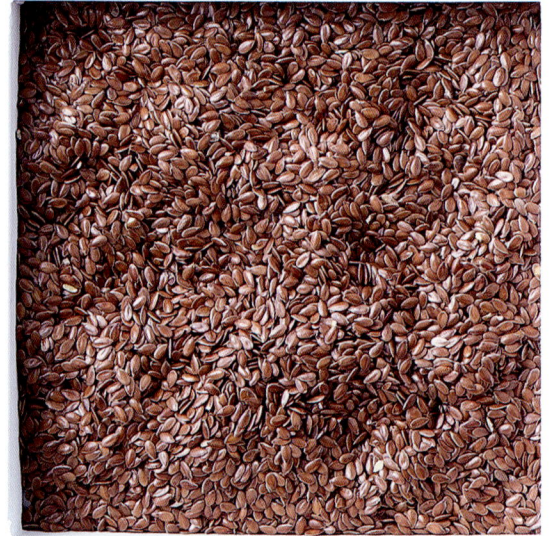

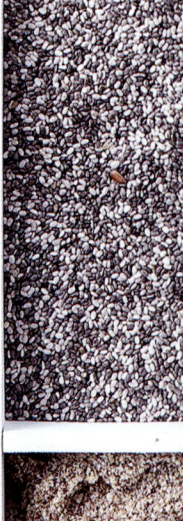

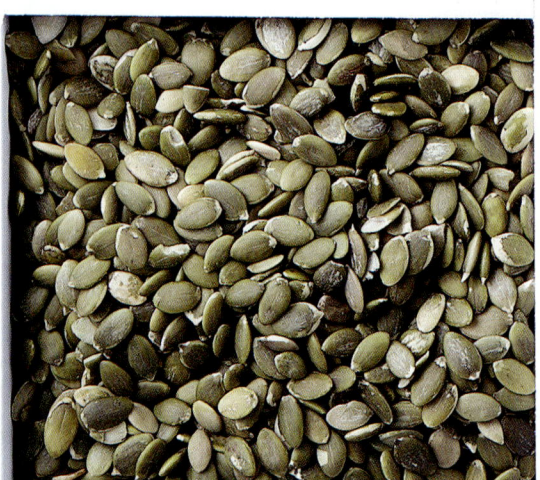

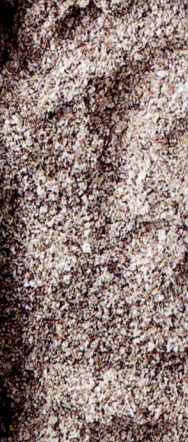

WEIZENKEIME

Weizenkeime sind das winzige, nährstoffreiche Innere des Weizenkorns. Klein, aber
oho! Mit Weizenkeimen erhöhst du die Zufuhr
an **B-Vitaminen**, die deinem Körper dabei
helfen, Energie aus der Nahrung zu gewinnen.
Weizenkeime enthalten auch viele **Ballaststoffe**, die den Appetit im Zaum und das
Verdauungssystem gesund erhalten.

GUT ZU WISSEN

LSM kannst du ganz einfach selbst herstellen: Einfach
100 Gramm Mandeln, 50 Gramm Leinsamen und 50
Gramm Sonnenblumenkerne in einer Küchenmaschine
oder einem Mixer mahlen, bis die Mischung aussieht
wie Paniermehl. Hält sich in einem luftdichten Behälter
im Kühlschrank bis zu zwei Wochen.

LSM

Dieses Pulver besteht aus gemahlenen
Leinsamen, Sonnenblumenkernen und Mandeln
und vereint die Vorteile aller drei Zutaten. LSM
ist besonders reich an Proteinen und kann den
Heißhunger auf Süßes in Schach halten, indem
es die Blutzuckerwerte stabilisiert. Es enthält
außerdem Mineralstoffe wie **Kalzium**.

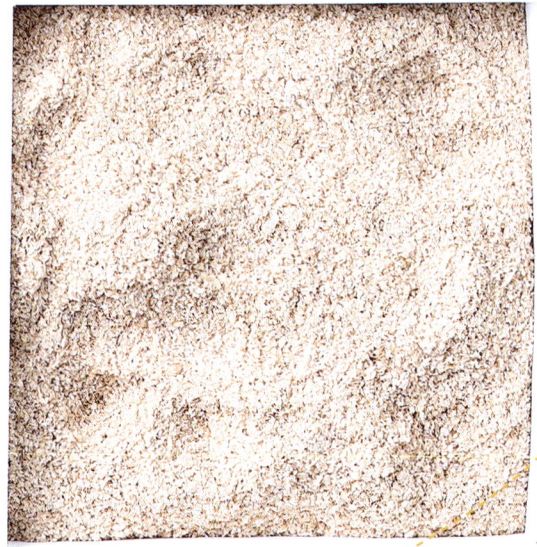

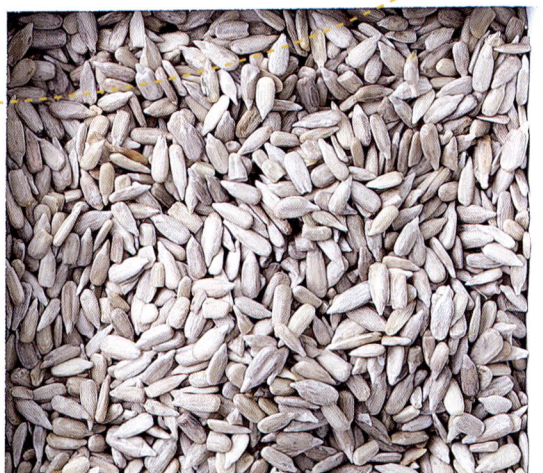

SONNENBLUMENKERNE

Sonnenblumenkerne enthalten
Vitamin E, das entzündungs-
hemmende Eigenschaften aufweist
und Haut und Haare gesund erhält.
Weiterhin sind sie reich an **Proteinen**
und herzgesunden **Fetten**.

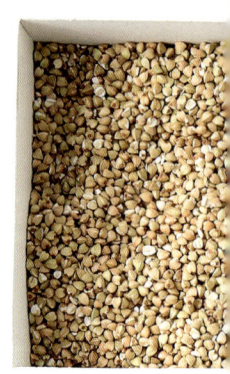

SUPERFOOD GETREIDE

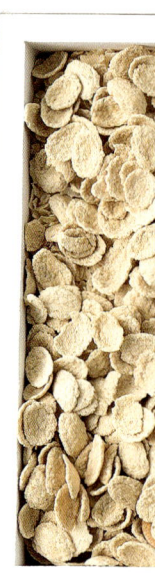

HAFERFLOCKEN

Dieses beliebte Getreide wird weltweit angebaut und steckt voller Vitamine und Mineralstoffe. Haferflocken enthalten sechs der acht **B-Vitamine**, die uns dabei helfen, Nahrung in Energie umzuwandeln. Außerdem enthalten sie von Natur aus **Beta-Glucane**, ein Kohlenhydrat, das erwiesenermaßen die Blutzuckersteuerung und die Cholesterinwerte verbessert. Wegen seines hohen Ballaststoffanteils macht das Supergetreide zudem richtig satt. Haferflocken sind lecker als Porridge, Overnight-Oats oder Müsli, aber auch in Smoothies und Smoothie-Bowls.

QUINOAFLOCKEN

Diese nährstoffreiche alte Getreidesorte stammt aus Südamerika. Quinoaflocken sind gewalzte Quinoakörner und bieten daher dieselben Vorteile wie die Vollkornversion. Quinoa ist vollkommen glutenfrei und gehört zu den wenigen pflanzlichen Nahrungsmitteln, die **alle neun essentiellen Aminosäuren** enthalten. Die Flocken können ähnlich verwendet werden wie Haferflocken: in Müsli oder Porridge sowie in Smoothies oder Smoothie-Bowls.

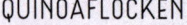

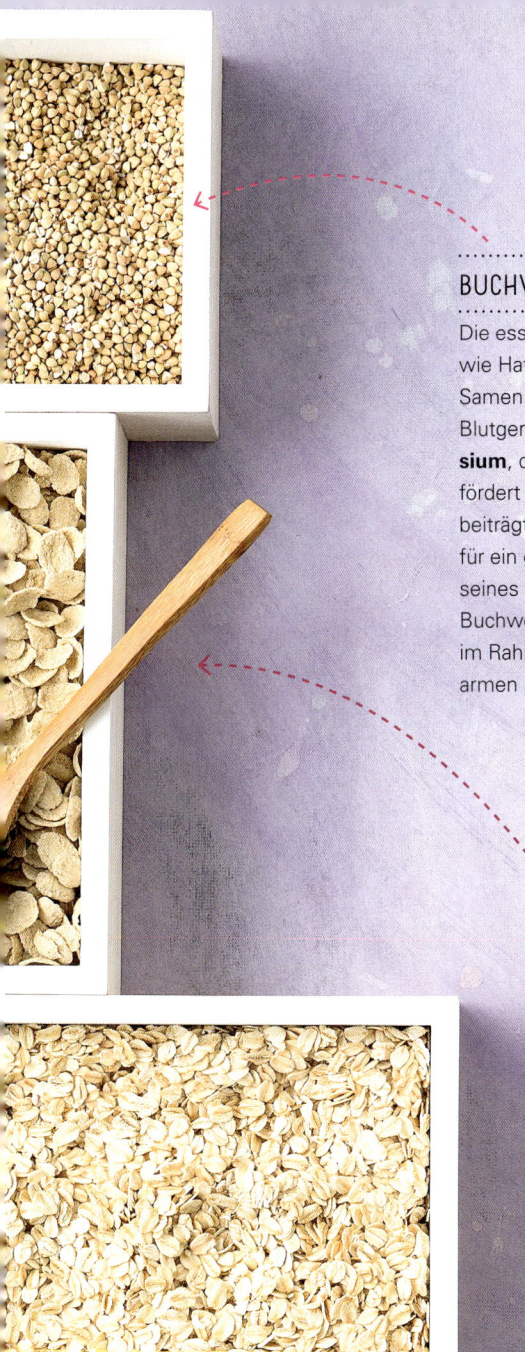

BUCHWEIZEN

Die essbaren Buchweizensamen kannst du wie Hafer, Reis und Quinoa verwenden. Die Samen enthalten **Rutin**, das Blutfluss und Blutgerinnung unterstützt, sowie **Magnesium**, das die Entspannung von Blutgefäßen fördert und so zur Senkung des Blutdrucks beiträgt. Zusammen sorgen diese Nährstoffe für ein gesundes Herz-Kreislauf-System. Trotz seines irreführenden Namens enthält Buchweizen kein Gluten und kann daher auch im Rahmen einer glutenfreien oder glutenarmen Ernährung eingesetzt werden.

REISFLOCKEN

Wie Quinoaflocken bestehen auch Reisflocken aus gedämpften, gewalzten und getrockneten Körnern. Sowohl weißer als auch Naturreis können auf diese Weise verarbeitet werden. Ich empfehle Flocken aus dem ganzen Korn, also Naturreis, da sie in der Regel mehr **Ballaststoffe, Vitamine und Mineralstoffe** enthalten als die stärker verarbeitete weiße Version. Wie normaler Reis enthalten auch Reisflocken kein Gluten und können damit als weitere glutenfreie Alternative zu Haferflocken verwendet werden.

ISS NIEMALS ZUTATEN, DIE DU NICHT AUSSPRECHEN KANNST

AUSSER QUINOA

ISS UNBEDINGT QUINOA

47

SUPERFOOD PULVER

SPIRULINA

Das dunkelgrüne Pulver wird aus Algen hergestellt. Vegetarier und Veganer verwenden es manchmal als natürliches Multivitaminpräparat, da es **alle neun essentiellen Aminosäuren** und viel **Eisen** enthält. Spirulina hat ein kräftiges erdiges Aroma und passt am besten in Gemüse- oder grüne Säfte.

> DU WIRST NICHT FITTER, WEIL DU GEWICHT VER-LIERST, SONDERN WEIL DU LEBENSQUALITÄT GEWINNST!

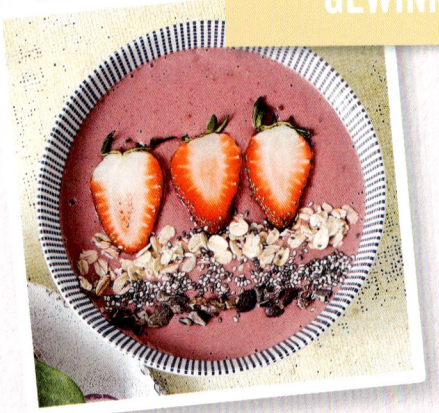

MACA

Dieses in Peru heimische Wurzelgemüse steckt nicht nur voller **Vitamine und Mineralstoffe**, sondern enthält auch eine Reihe einzigartiger **Alkaloide** (natürliche Pflanzenchemikalien), die die Funktion des Hormonsystems verbessern können. Heilpraktiker verwenden Maca als Heilmittel gegen hormonelle Probleme wie Zyklusstörungen, Unfruchtbarkeit, Erschöpfung und Libidoverlust. Maca hat ein erdiges, nussiges Aroma und verleiht Smoothies eine feine Karamell- oder Malznote.

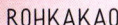

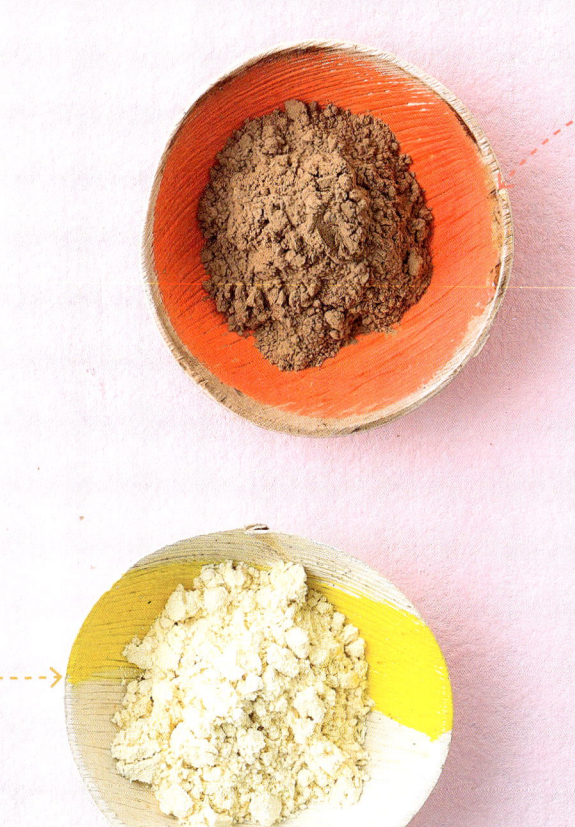

GUT ZU WISSEN

KAKAOPULVER schmeckt kräftig und bitter. Verwende lieber nur kleine Mengen (1 Teelöffel) in Smoothies und Porridge.

ROHKAKAO

Rohkakao ist Schokolade in ihrer ursprünglichsten Form. Er enthält eine Reihe von Mineralstoffen, vor allem **Magnesium**, das wichtig für die Energieerzeugung und die Muskelentspannung ist. Kakao kurbelt die körpereigene Produktion von Serotonin und Dopamin an. Das sind die Neurotransmitter (Hirnchemikalien), die erwiesenermaßen deine Stimmung und dein Wohlbefinden verbessern können. Kakao kann für eine schokoladige Note in Smoothies oder Shakes gerührt werden.

CAROB

Dieses Pulver wird aus den rötlichbraunen essbaren Bohnen gewonnen, die am Johannisbrotbaum wachsen. Carob enthält eine Reihe von **Mineralstoffen** sowie eine Substanz namens **Gallussäure**, die für ihre antibakteriellen, antiviralen und antiseptischen Eigenschaften bekannt ist. Carob enthält weder Gluten noch Koffein, verleiht Desserts und Smoothies eine milde Schokoladennote und ist damit ein hervorragender Ersatz für den etwas bittereren Kakao.

Was ist eine Nahrungsmittelallergie oder Nahrungsmittelunverträglichkeit?

Wenn dein Körper auf den Verzehr eines bestimmten Nahrungsmittels oder Nährstoffes negativ reagiert, spricht man von einer Nahrungsmittelallergie oder-unverträglichkeit. Es ist jedoch sehr wichtig, diese beiden Begriffe nicht zu verwechseln!

Eine **Nahrungsmittelallergie** ist eine abnorme Reaktion auf ein Nahrungsmittel **mit Beteiligung des Immunsystems**. Sie kann sich in Form von Nesselsucht, Hautausschlag und Schwellungen äußern und ist in einigen Fällen sogar lebensbedrohlich (zum Beispiel bei einer Anaphylaxie). Wenn du eine Nahrungsmittelallergie hast, musst du die Nahrungsmittel, auf die du reagierst, unbedingt meiden.

Eine **Nahrungsmittelunverträglichkeit** dagegen ist eine negative Reaktion auf ein Nahrungsmittel **ohne Beteiligung des Immunsystems**. Zu den typischen Symptomen gehören Blähungen und Verdauungsstörungen, die unangenehme und schwere Formen annehmen können, aber in der Regel nicht lebensbedrohlich sind.

ES IST NIE DIE RICHTIGE LÖSUNG, EIN NAHRUNGSMITTEL ODER EINE NAHRUNGSMITTELGRUPPE GANZ VON DEINEM SPEISEPLAN ZU STREICHEN, WENN DU DEINE ERNÄHRUNG AUF EINE UNVERTRÄGLICHKEIT ABSTIMMST.

NICHT JEDER WIRD DEINEN WEG VERSTEHEN, UND DAS IST IN ORDNUNG

DU BIST HIER, UM EIN GESÜNDERER, STÄRKERER UND GLÜCKLICHERER MENSCH ZU WERDEN

KONZENTRIERE DICH NUR AUF DICH!

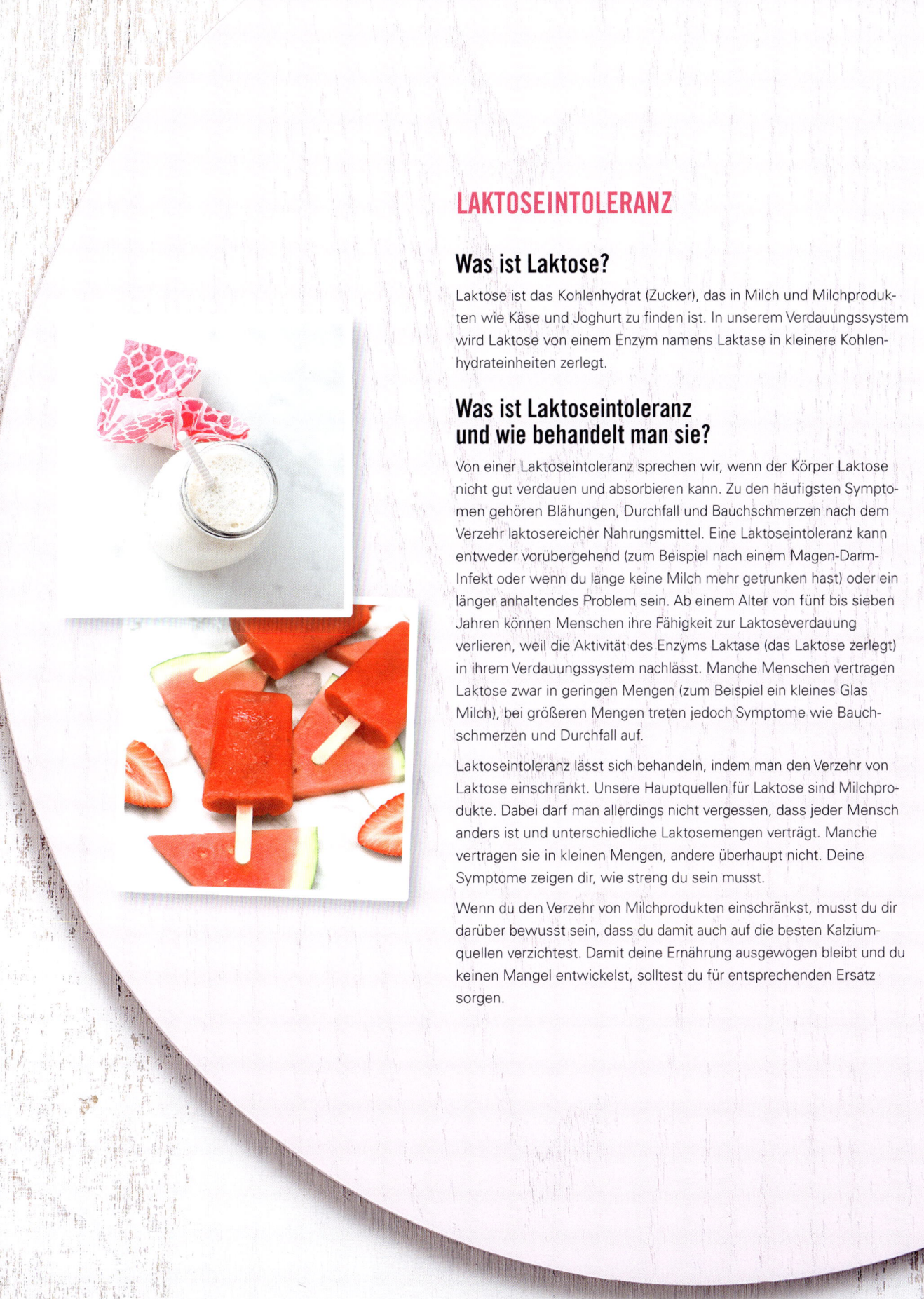

LAKTOSEINTOLERANZ

Was ist Laktose?

Laktose ist das Kohlenhydrat (Zucker), das in Milch und Milchprodukten wie Käse und Joghurt zu finden ist. In unserem Verdauungssystem wird Laktose von einem Enzym namens Laktase in kleinere Kohlenhydrateinheiten zerlegt.

Was ist Laktoseintoleranz und wie behandelt man sie?

Von einer Laktoseintoleranz sprechen wir, wenn der Körper Laktose nicht gut verdauen und absorbieren kann. Zu den häufigsten Symptomen gehören Blähungen, Durchfall und Bauchschmerzen nach dem Verzehr laktosereicher Nahrungsmittel. Eine Laktoseintoleranz kann entweder vorübergehend (zum Beispiel nach einem Magen-Darm-Infekt oder wenn du lange keine Milch mehr getrunken hast) oder ein länger anhaltendes Problem sein. Ab einem Alter von fünf bis sieben Jahren können Menschen ihre Fähigkeit zur Laktoseverdauung verlieren, weil die Aktivität des Enzyms Laktase (das Laktose zerlegt) in ihrem Verdauungssystem nachlässt. Manche Menschen vertragen Laktose zwar in geringen Mengen (zum Beispiel ein kleines Glas Milch), bei größeren Mengen treten jedoch Symptome wie Bauchschmerzen und Durchfall auf.

Laktoseintoleranz lässt sich behandeln, indem man den Verzehr von Laktose einschränkt. Unsere Hauptquellen für Laktose sind Milchprodukte. Dabei darf man allerdings nicht vergessen, dass jeder Mensch anders ist und unterschiedliche Laktosemengen verträgt. Manche vertragen sie in kleinen Mengen, andere überhaupt nicht. Deine Symptome zeigen dir, wie streng du sein musst.

Wenn du den Verzehr von Milchprodukten einschränkst, musst du dir darüber bewusst sein, dass du damit auch auf die besten Kalziumquellen verzichtest. Damit deine Ernährung ausgewogen bleibt und du keinen Mangel entwickelst, solltest du für entsprechenden Ersatz sorgen.

Womit kann ich Milchprodukte ersetzen?

1 MILCH

In einigen Ländern kann man laktosefreie Kuhmilch kaufen. Diesen Produkten setzen die Hersteller bei der Verarbeitung oft kleine Mengen Laktase zu. So muss unser Körper die Laktose nicht mehr selbst verdauen, was bei einer Unverträglichkeit die negativen Nebenwirkungen reduziert.

NICHT JEDE MILCH IST GLEICH

Wenn du keine laktosefreie Kuhmilch findest, kannst du auch auf milchfreie Produkte mit Kalziumzusatz ausweichen. Dazu gehören Reismilch, Hafermilch, Mandelmilch, Sojamilch, Kokosmilch und Quinoamilch. Nicht alle Ausweichprodukte gelten jedoch als gute Alternativen, vor allem im Hinblick auf ihren Kalzium- und Proteingehalt. Das muss man im Hinterkopf behalten, wenn man Ersatzmilch zu Hause selbst herstellt, zum Beispiel Mandelmilch.

Bei der Wahl einer Milchalternative solltest du darauf achten, dass das Produkt mindestens 100 Milligramm Kalzium pro 100 Milliliter enthält. Diese Information findest du bei den Nährstoffangaben auf der Packung. Da verschiedene Marken unterschiedlich viel Kalzium zusetzen, ist es wichtig, vor dem Kauf immer die Nährstoffangaben zu überprüfen.

In Australien betrachten einige Gesundheitsorganisationen mit Kalzium angereicherte Sojamilch als beste Alternative zu Kuhmilch, da sie am meisten Proteine enthält. Andere gute Alternativen sind Reis- und Hafermilch, denen Kalzium zugesetzt wurde. Da Reis und Hafer Getreide sind, enthält die Milch mehr Kohlenhydrate und weniger Proteine als Sojamilch.

Mandel- und Quinoamilch sind keine guten Alternativen, da einige Hersteller nicht genügend oder gar kein Kalzium zusetzen, vor allem bei den Biovarianten. Kokosmilch enthält wesentlich mehr gesättigte Fettsäuren als alle anderen Milchalternativen und häufig nicht genug Kalzium.

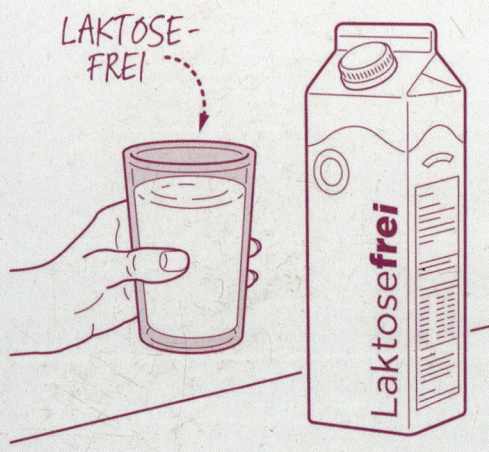

LAKTOSE-FREI

Laktosefrei

❷ KÄSE UND JOGHURT

Es überrascht dich vielleicht zu hören, dass Käse, vor allem Hartkäse, gar nicht viel Laktose enthält. Auch laktoseintolerante Menschen können daher möglicherweise mit kaum oder gar keinen Nebenwirkungen kleine Mengen davon essen. Frischer Joghurt hat zwar einen wesentlich höheren Laktosegehalt als Käse, dieser nimmt jedoch wegen der enthaltenen Bakterien von Tag zu Tag ab. Viele Menschen mit Laktoseintoleranz können daher ohne ausgeprägte oder sogar ganz ohne Nebenwirkungen Joghurt essen.

Man findet im Handel auch laktosefreien Käse und Joghurt oder Sorten aus Sojamilch. Wie alle selteneren Produkte sind sie meist etwas teurer. Vergewissere dich beim Kauf von milchfreien Produkten immer, ob sie mit Kalzium angereichert sind. Wenn du auf Soja verzichten willst, rate ich, die empfohlenen Portionen Milchprodukte durch andere Milchersatzprodukte mit ausreichend zugesetztem Kalzium zu ersetzen.

Sollte ich ein Kalziumpräparat einnehmen, wenn ich laktoseintolerant bin?

Das größte Problem beim Einschränken oder gar Streichen von Milchprodukten ist die Tatsache, dass sie unsere besten Kalziumquellen sind. Wenn du diese Nahrungsmittel durch passende Alternativen ersetzt, kannst du deinen Kalziumbedarf dennoch decken, ohne ein zusätzliches Präparat einnehmen zu müssen. Wenn du laktoseintolerant bist und die Richtlinien nicht befolgen kannst, die ich hier aufgestellt habe, besprichst du am besten mit einem Arzt, ob du auf Kalziumpräparate zurückgreifen solltest.

FAQ

Q DARF ICH TROTZ LAKTOSEINTOLERANZ PROTEINPULVER VERWENDEN?

A Manche Menschen mit Laktoseintoleranz fragen sich, ob sie Molkenproteine verwenden dürfen, weil diese aus Kuhmilch hergestellt werden. Allgemein gilt, dass Molkenproteinisolat sehr wenig Laktose enthält und viele Menschen sie im Rahmen einer laktosearmen Ernährung gut vertragen. Wenn du jedoch eine vollkommen laktosefreie Ernährung anstrebst, kannst du Molkenproteinpulver durch milchfreie Proteinpulver aus Soja-, Reis- oder Erbsenprotein ersetzen.

ANMERKUNG: Molken- und Sojaproteine gelten als vollwertige Proteine, weil sie alle neun Aminosäuren enthalten, die der Körper nicht selbst herstellen kann. Reis- und Erbsenprotein dagegen sind keine vollwertigen Proteine, da sie nicht alle neun Aminosäuren enthalten. Wie bei der Proteinzufuhr für Vegetarier und Veganer gilt auch hier: Wenn du dich bewusst bemühst, über den Tag verteilt Nahrungsmittel aus allen Gruppen in den empfohlenen Mengen zu dir zu nehmen, nimmst du auch ausreichend essentielle Aminosäuren auf.

GLUTENUNVERTRÄGLICHKEIT UND ZÖLIAKIE

Was ist Gluten?

Gluten ist ein Protein in Getreidesorten wie Weizen, Gerste und Roggen.

Was ist Glutenunverträglichkeit?

Eine Glutenunverträglichkeit oder -sensitivität ist eine negative Reaktion deines Körpers auf glutenhaltige Nahrungsmittel. Das äußert sich beispielsweise in Blähungen und Verdauungsstörungen nach dem Verzehr solcher Nahrungsmittel. Diese Symptome können in manchen Fällen zwar schwere Formen annehmen, richten jedoch keinen dauerhaften Schaden im Dünndarm an.

Was ist Zöliakie?

Zöliakie ist eine Erkrankung, bei der das Immunsystem negativ auf Gluten reagiert und dabei Schäden im Dünndarm verursachen kann. Zöliakie stört die Aufnahme von Nährstoffen, was zu Nährstoffmängeln oder in einigen Fällen sogar zu Mangelernährung führen kann. Zöliakie kann man nur mit einer streng glutenfreien Ernährung behandeln.

ANMERKUNG: Zöliakie und Glutenunverträglichkeit sind ganz unterschiedliche Dinge. Wenn du glaubst, auf glutenhaltige Nahrungsmittel zu reagieren, solltest du unbedingt einen Arzt aufsuchen, der weitere Untersuchungen vornehmen kann.

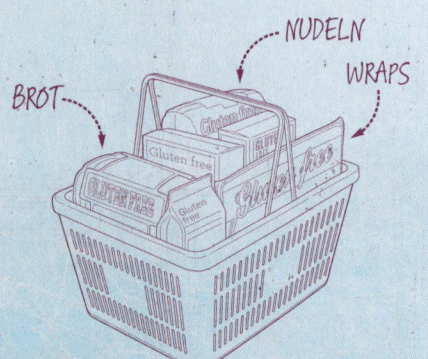

BROT · NUDELN · WRAPS

Wie wirkt es sich auf meine Wochenmenüs aus, wenn ich Gluten meide?

Wenn du eine Glutenunverträglichkeit hast oder Zöliakie diagnostiziert wurde, musst du alle glutenhaltigen Produkte von deinem Plan streichen. Die häufigsten glutenhaltigen Lebensmittel sind Brot, Wraps, Nudeln und Haferflocken; diese kannst du durch viele verschiedene glutenfreie Alternativen ersetzen. Zum Glück sind einige der Getreidesorten, die ich in meine Wochenmenüs eingebaut habe, von Natur aus glutenfrei (zum Beispiel Naturreis und Quinoa), so dass du sie nicht ersetzen musst.

BROT, WRAPS UND NUDELN Viele Supermärkte bieten inzwischen glutenfreie Versionen dieser Nahrungsmittel an. Vergewissere dich vor dem Kauf, dass auf der Verpackung ausdrücklich »glutenfrei« steht.

HAFERFLOCKEN Haferflocken enthalten zwar kein Gluten, dafür aber ein Protein namens Avenin mit ähnlichen Eigenschaften. Es wurde viel darüber diskutiert, ob Menschen mit Zöliakie bedenkenlos Haferflocken essen können, und in verschiedenen Ländern gibt es unterschiedliche Empfehlungen dazu.

Das Hauptproblem ist, dass Haferflocken in verschiedenen Stadien der Herstellung recht häufig mit Weizen in Berührung kommen. Zum Beispiel können die beiden Getreidesorten nebeneinander angebaut, zusammen transportiert oder mit denselben Maschinen verarbeitet werden. Wenn du an Zöliakie leidest, erkundige dich bei der Zöliakievereinigung über den empfohlenen Umgang mit Haferflocken. Manche Menschen mit einer Glutenunverträglichkeit können kleine Mengen unkontaminierte Haferflocken ohne Nebenwirkungen gut vertragen. Wenn du Haferflocken meiden musst, lassen sie sich leicht durch glutenfreie Alternativen wie Reisflocken oder Quinoaflocken ersetzen.

ERDNUSS- UND BAUMNUSSALLERGIE

Was sind das für Allergien?

Erdnuss- und Baumnussallergien sind negative Reaktionen auf Proteine in diesen Nahrungsmitteln, an denen das Immunsystem beteiligt ist. Die Symptome reichen von leichten Verdauungsstörungen über Hautreaktionen bis zum Anschwellen des Gewebes in Mund und Rachen. Die Symptome können innerhalb von 30 Minuten nach Verzehr des Allergens auftreten. In einigen Fällen kann die Reaktion schwer und sogar lebensbedrohlich ausfallen (zum Beispiel bei einer Anaphylaxie) und bereits wenige Minuten nach dem Verzehr einsetzen.

Erdnüsse sind eigentlich gar keine Nüsse, sondern Hülsenfrüchte. Damit unterscheiden sie sich stark von den Baumnüssen (wie Mandeln, Walnüssen, Cashewkernen und Pekannüssen). Mit einer Erdnussallergie bist du möglicherweise nicht allergisch gegen Baumnüsse und umgekehrt. Es kommt jedoch recht häufig vor, dass bei der Verarbeitung dieselben Maschinen benutzt werden, daher wird empfohlen, beide Nussarten zu meiden.

WAS IST MIT ANDEREN EINSCHRÄNKUNGEN MEINES SPEISEPLANS?

Wenn du andere Unverträglichkeiten hast, wegen denen du meine Wochenmenüs nicht befolgen kannst, empfehle ich dir, eine geprüfte Ernährungsberaterin zu besuchen. Sie hilft dir, einen auf deine Bedürfnisse zugeschnittenen Ernährungsplan aufzustellen.

Wie wirken sich Nussallergien auf die Wochenmenüs aus?

Wenn du deine Ernährung an eine Erdnuss- oder Baumnussallergie anpasst, musst du beachten, dass diese Nahrungsmittel unseren Körper mit gesunden Fetten versorgen, darunter auch mit essentiellen Fettsäuren, die der Körper nicht selbst herstellen kann. Statt diese Nahrungsmittel ganz vom Speiseplan zu streichen, empfehle ich daher, Nüsse oder Nussbutter durch nussfreie Alternativen wie Aufstriche aus Kürbis- oder Sonnenblumenkernen zu ersetzen. Du kannst beim Kochen anstelle von Nussöl auch ein anderes pflanzliches Öl verwenden oder Vollkornmehl anstelle gemahlener Mandeln. Es ist auch möglich, Nussmehl durch zusätzliche Portionen gesunder Fette in einer anderen Mahlzeit zu ersetzen, zum Beispiel Avocado zu den Frühstückseiern zu essen oder etwas mehr Olivenöl im Salatdressing zu verwenden. Durch solche kleinen Anpassungen kannst du die empfohlenen Mengen an gesunden Fetten zu dir nehmen und verzichtest dabei nicht auf die Nährstoffe.

Es ist gar nicht so leicht, im Alltag auf Nüsse zu verzichten, vor allem bei abgepackten Lebensmitteln. Glücklicherweise ist es inzwischen vorgeschrieben, dass auf Produkten, die Erdnüsse oder Baumnüsse enthalten oder während der Herstellung damit in Kontakt gekommen sein könnten, diese Information auf der Verpackung deutlich angegeben sein muss.

Studiere also vor dem Kauf von Lebensmitteln die Angaben auf der Verpackung und frage auch in Restaurants nach, damit dein Essen keine allergische Reaktion bei dir auslöst.

MEINE WOCHENMENÜS

Gesunde Ernährung muss nicht kompliziert sein. Meine Wochenmenüs sind flexibel und bestehen aus einer breiten Palette von Nahrungsmitteln aus allen sechs Nahrungsmittelgruppen (weitere Informationen dazu auf Seite 57/58).

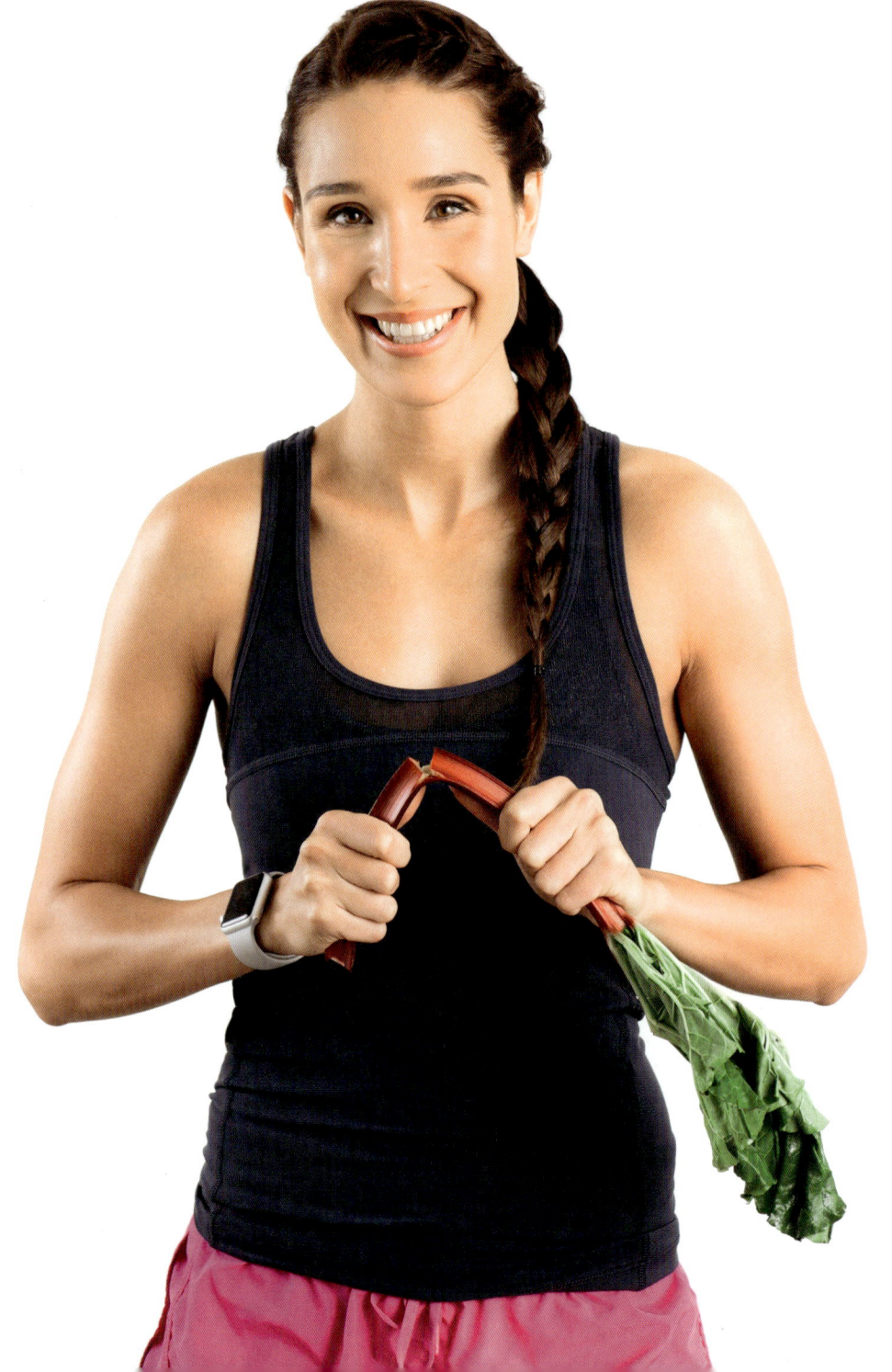

GETREIDE

 PORTIONEN PRO TAG

Getreidehaltige Nahrungsmittel wie Reis, Quinoa, Haferflocken und Brot sind für unseren Körper die wichtigste Quelle für Kohlenhydrate und die bevorzugte Energiequelle. Daneben enthalten sie noch andere wichtige Nährstoffe wie Proteine, Ballaststoffe, B-Vitamine und Mineralstoffe wie Eisen, Zink und Magnesium.

OBST

 PORTIONEN PRO TAG

Obst enthält viele Vitamine, zum Beispiel Vitamin C und Folsäure. Es versorgt uns auch mit Kalium, Ballaststoffen und Kohlenhydraten in Form natürlicher Zuckerarten. (Essbare) Obstschalen sind besonders reich an Ballaststoffen.

MILCHPRODUKTE UND ALTERNATIVEN

 PORTIONEN PRO TAG

Milch, Käse und Joghurt sind besonders reich an Kalzium, einem Mineralstoff, der wichtig für gesunde Knochen und Muskeln ist. Außerdem versorgen uns diese Nahrungsmittel mit Proteinen, Jod, Vitamin A, Vitamin D, Riboflavin (Vitamin B2), Vitamin B12 und Zink.

GESUNDE FETTE

 PORTIONEN PRO TAG

Nahrungsmittel wie Avocados, Nüsse und Samen versorgen uns mit essentiellen Fettsäuren, die der Körper nicht selbst herstellen kann. Diese Fettsäuren liefern uns Energie und tragen zur Struktur und Funktion unserer Zellen bei.

GEMÜSE UND HÜLSENFRÜCHTE

 PORTIONEN PRO TAG

Gemüse ist nährstoffreich und enthält relativ wenig Energie. Das bedeutet, es liefert dem Körper viel Gutes, aber wenige Kalorien – perfekt für alle mit großem Appetit! Besonders wertvoll sind sie wegen der vielen Vitamine und Mineralstoffe, Ballaststoffe und Phytochemikalien (in Pflanzen enthaltene Substanzen, die den Körper bei der Immunabwehr unterstützen). Hülsenfrüchte wie Kichererbsen und Linsen sind eine wertvolle Proteinquelle.

MAGERES FLEISCH, MEERESFRÜCHTE, EIER UND FLEISCHALTERNATIVEN

 PORTIONEN PRO TAG

Zu dieser Gruppe gehören typischerweise rotes Fleisch (Rind und Lamm), Geflügel (Huhn und Pute), Meeresfrüchte, Eier und auch Hülsenfrüchte. Aus diesen Nahrungsmitteln kann der Körper am besten Protein beziehen. Außerdem versorgen sie uns mit vielen Mineralstoffen (darunter Jod, Eisen und Zink), Vitaminen und gesunden Fetten. Für Vegetarier oder Veganer besteht diese Gruppe vor allem aus Eiern, Hülsenfrüchten, Tofu und Tempeh.

NAHRUNGSMITTEL-GRUPPEN	HÄUFIGE NAHRUNGSMITTEL UND BEISPIELPORTIONEN
GETREIDE	1 Scheibe Vollkorntoast ½ Vollkornbrötchen oder Vollkorn-Wrap 30 g Müsli, Haferflocken oder Quinoaflocken 90 g gekochtes Quinoa oder gekochter Reis 90 g gekochte Vollkornnudeln 100 g gekochte Reisnudeln 2 Scheiben Vollkorn-Knäckebrot
GEMÜSE & HÜLSEN-FRÜCHTE	STÄRKEFREIES GEMÜSE 1 große Handvoll Gartensalat, junger Spinat, Rucola oder Grünkohl 1 mittelgroße Möhre, Gurke, Tomate, Zucchini, kleine Zwiebel oder Rote Bete ½ mittelgroße Paprika oder Aubergine 2 Selleriestangen 150 g stückige Tomaten aus der Dose STÄRKEHALTIGES GEMÜSE ½ mittelgroße Kartoffel oder Süßkartoffel ½ Maiskolben oder 60 g Dosen- oder Tiefkühlmais 75 g Hülsenfrüchte, gekocht oder aus der Dose (Kidneybohnen, Kichererbsen, Linsen)
OBST	1 mittelgroße(r) Apfel, Banane, Orange oder Mango oder 1 kleine Birne 170 g gemischte Beeren oder 160 g Heidelbeeren oder Himbeeren 250 g Wassermelone oder Erdbeeren 1 große Handvoll Weintrauben (~ 25 Stück), Kirschen (~ 20 Stück) 25 g Sultaninen oder 30 g getrocknete Goji-Beeren oder Cranberrys 125 ml frisch gepresster Fruchtsaft
MILCH-PRODUKTE & ALTERNATIVEN	250 ml fettarme Milch oder Milch mit Kalziumzusatz 200 g fettarmer Naturjoghurt oder Sojajoghurt 40 g fettarmer (Hart-)Käse 60 g fettarmer salzreduzierter Feta oder 100 g fettarmer Ricotta 120 g fettarmer Hüttenkäse
MAGERES FLEISCH, MEERES-FRÜCHTE, EIER & FLEISCH-ALTERNATIVEN	65 g gegartes mageres rotes Fleisch (Rind und Lamm) 80 g gegartes Huhn oder 90 g gegarte Pute 100 g gegartes Weißfischfilet oder Thunfisch aus der Dose 70 g gegartes Lachsfilet, Räucherlachs oder Lachs aus der Dose 2 große Eier 150 g Hülsenfrüchte, gekocht oder aus der Dose (Kidneybohnen, Kichererbsen, Linsen) 170 g Tofu oder 85 g Tempeh
GESUNDE FETTE	1 ½ TL einfach oder mehrfach ungesättigtes Öl 10 g Nüsse oder 2 TL Nussmus 25 g Avocado (~ 1/8 Avocado)

AUS DIESEN NAHRUNGSMITTELGRUPPEN HABE ICH EINEN UMFASSENDEN 28-TAGE-ERNÄHRUNGSGUIDE AUFGESTELLT, DER ALLE DEINE NÄHRSTOFFBEDÜRFNISSE DECKT.

Wie du siehst, versorgt jede dieser sechs Nahrungs-mittelgruppen unseren Körper mit einem einzigartigen Nährstoff-Cocktail. Daher ist es auch so wichtig, Nahrungsmittel aus allen Gruppen zu essen, und zwar in den richtigen, ausgewogenen Mengen.

Genauso, wie wir die verschiedenen Nährstoffe in unterschiedlichen Mengen benötigen, müssen wir auch unterschiedlich viel aus den einzelnen Gruppen zu uns nehmen. Ich habe Beispielportionen für jede Nahrungs-mittelgruppe zusammengestellt (die häufigsten Nahrungsmittel findest du links, eine vollständige Liste auf den Seiten 374–375).

Es ist wichtig, »Portion« nicht mit »Mahlzeit« zu verwechseln. Sechs Portionen Getreide entsprechen *nicht* sechs Getreidemahlzeiten, sondern der Gesamt-menge an Getreide, die du täglich essen solltest.

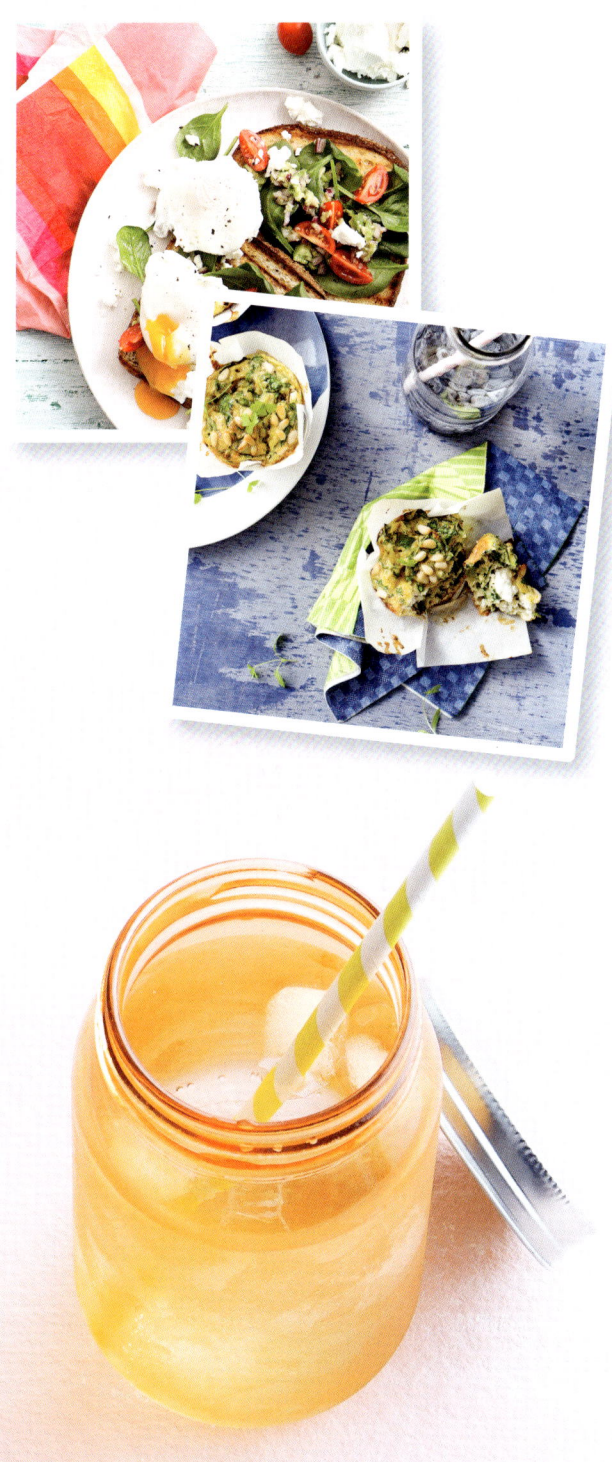

FAQ

Q BRAUCHE ICH NAHRUNGSERGÄNZUNGSMITTEL?

A Meiner Meinung nach gibt es keinen Ersatz für einen gesunden Lifestyle, der sich aus einer ausgewogenen Ernährung und regelmäßigem Sport oder körperli-cher Aktivität zusammensetzt. Wie der Name schon sagt, sollen Nahrungs-ergänzungsmittel eine gesunde Ernährung oder einen gesunden Lifestyle *ergänzen*. Sport kann ungesunde Ernährung nicht ausgleichen und Nahrungsergänzungs-mittel können es auch nicht. Es ist wichtig, dass du Nahrungsmittel aus allen Gruppen in ausgewogenen Mengen zu dir nimmst, damit du ständig mit allen Nährstoffen versorgt bist, die du brauchst.

Falls du allerdings wegen einer Allergie oder Unverträglichkeit keine Nahrungs-mittel aus einer bestimmten Gruppe essen kannst, könnte ein Multivitaminpräparat nötig sein, um eventuelle Nährstoffmängel auszugleichen. In diesem Fall empfehle ich jedoch, vor der Einnahme erst ärztlichen Rat einzuholen.

SO EINFACH WIE A, B, C, D !

Jedes Rezept in diesem Buch
trägt eins der folgenden Symbole:

Wenn du im 28-Tage-Ernährungsguide
über ein Gericht stolperst, das dir nicht
schmeckt, kannst du es durch ein anderes
mit demselben Symbol ersetzen.

Wenn dir zum Beispiel nicht nach
Hafer-Porridge mit pochierter Birne ist
(Frühstücksoption A), kannst du es durch
Passionsfrucht-Parfait oder Eingelegte
Erdbeeren oder jedes andere Frühstück
im Buch mit demselben Symbol
ersetzen.

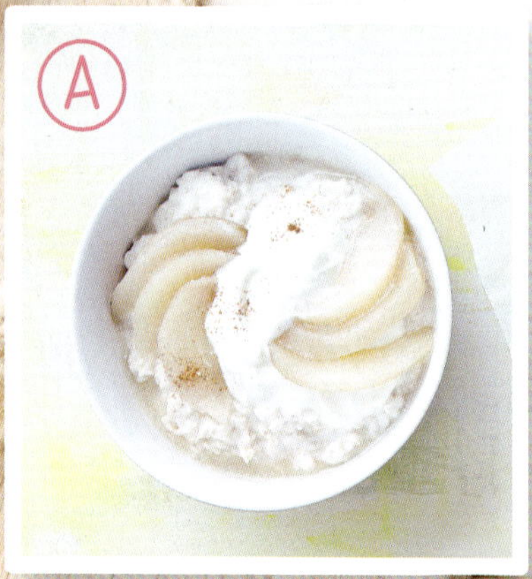

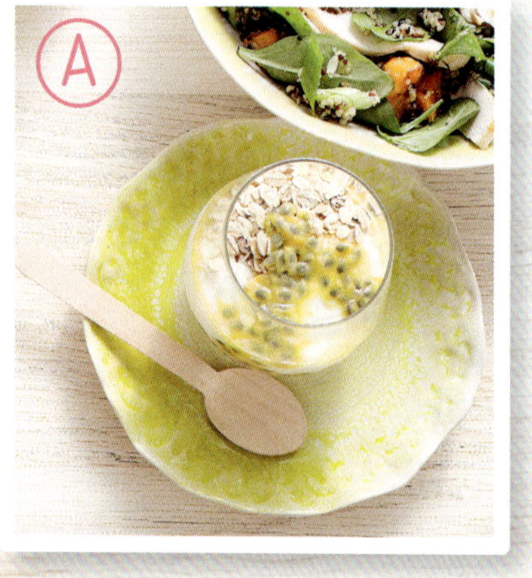

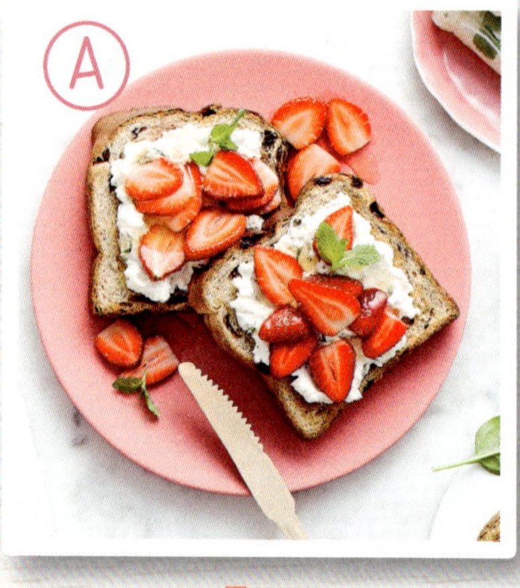

ES IST ZWAR WICHTIG,
DASS DU ÜBER DEN TAG
ALLE EMPFOHLENEN
PORTIONEN AUS DEN
VERSCHIEDENEN GRUP-
PEN ZU DIR NIMMST,
ABER WIE DU DAS
ANSTELLST, BLEIBT DIR
ÜBERLASSEN!

FLEXIBLE VARIANTEN

Geschmäcker sind verschieden. Das Schöne an meiner Methode ist, dass die Wochenmenüs angepasst werden können, **damit es nie langweilig wird**.

Ich habe vier flexible Menüvarianten zusammengestellt – A, B, C und D. Jede Variante enthält dieselbe Anzahl von Mahlzeiten und die erforderliche Anzahl von Portionen aus den großen Nahrungsmittelgruppen. Die Gruppen sind jedoch bei jeder Variante anders auf den Tag verteilt. So kannst du im Laufe der Woche zu verschiedenen Tageszeiten unterschiedliche Arten von Nahrungsmitteln essen, **wie es am besten zu deinen Vorlieben passt**.

	VARIANTE **A**	VARIANTE **B**	VARIANTE **C**	VARIANTE **D**
Frühstück	2 Portionen Getreide 1 Portion Obst 1 Portion Milchprodukte & Alternativen	1 Portion Getreide ½ Portion Gemüse & Hülsenfrüchte 1½ Portionen Obst 1½ Portionen Milchprodukte & Alternativen 1 Portion gesunde Fette	2 Portionen Getreide ½ Portion Obst ¾ Portion Milchprodukte & Alternativen 1½ Portionen gesunde Fette	2 Portionen Getreide 1 Portion Gemüse & Hülsenfrüchte ½ Portion Milchprodukte & Alternativen 1 Portion mageres Fleisch, Meeresfrüchte, Eier & Fleischalternativen 1 Portion gesunde Fette
Vormittagssnack	1 Portion Getreide 1 Portion Gemüse & Hülsenfrüchte ½ Portion mageres Fleisch, Meeresfrüchte, Eier & Fleischalternativen 1 Portion gesunde Fette	½ Portion Obst 1 Portion gesunde Fette	1 Portion Getreide 1½ Portionen Obst 1 Portion Milchprodukte & Alternativen	1 Portion Getreide 1 Portion Obst ½ Portion Milchprodukte & Alternativen
Mittagessen	1 Portion Getreide 2 Portionen Gemüse & Hülsenfrüchte 1 Portion mageres Fleisch, Meeresfrüchte, Eier & Fleischalternativen 1 Portion gesunde Fette	2 Portionen Getreide 1½ Portionen Gemüse & Hülsenfrüchte ½ Portion Milchprodukte & Alternativen 1 Portion mageres Fleisch, Meeresfrüchte, Eier & Fleischalternativen 1 Portion gesunde Fette	2 Portionen Getreide 1½ Portionen Gemüse & Hülsenfrüchte 1 Portion mageres Fleisch, Meeresfrüchte, Eier & Fleischalternativen	1 Portion Getreide 1½ Portionen Gemüse & Hülsenfrüchte ½ Portion Milchprodukte & Alternativen ½ Portion mageres Fleisch, Meeresfrüchte, Eier & Fleischalternativen
Nachmittagssnack	1 Portion Obst 1½ Portionen Milchprodukte & Alternativen	1 Portion Getreide 1 Portion Gemüse & Hülsenfrüchte ½ Portion mageres Fleisch, Meeresfrüchte, Eier & Fleischalternativen	1 Portion Getreide ¼ Portion Milchprodukte & Alternativen	1 Portion Getreide ½ Portion Gemüse & Hülsenfrüchte ½ Portion Milchprodukte & Alternativen
Abendessen	2 Portionen Getreide 2 Portionen Gemüse & Hülsenfrüchte 1 Portion mageres Fleisch, Meeresfrüchte, Eier & Fleischalternativen 2 Portionen gesunde Fette	2 Portionen Getreide 2 Portionen Gemüse & Hülsenfrüchte ½ Portion Milchprodukte & Alternativen 1 Portion mageres Fleisch, Meeresfrüchte, Eier & Fleischalternativen	3½ Portionen Gemüse (1 stärkehaltig) ½ Portion Milchprodukte & Alternativen 1½ Portionen mageres Fleisch, Meeresfrüchte, Eier & Fleischalternativen ½ Portion gesunde Fette	1 Portion Getreide 2 Portionen Gemüse & Hülsenfrüchte 1 Portion Obst ½ Portion Milchprodukte & Alternativen 1 Portion mageres Fleisch, Meeresfrüchte, Eier & Fleischalternativen 1 Portion gesunde Fette

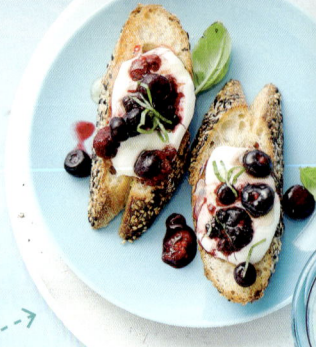

WOCHENMENÜS

Wie du an diesen Wochenmenüs sehen kannst, hat gesunde Ernährung viel mehr zu bieten als nur Hühnchen und Brokkoli!

WOCHE 1

	TAG 1	TAG 2	TAG 3	TAG 4	TAG 5	TAG 6	TAG 7
	A	B	C	D	A	B	C
Frühstück	Quinoa-Porridge mit frischen Feigen (Seite 96)	Grüne Smoothie-Bowl (Seite 100)	Cremige Erdnussbutter mit Banane (Seite 104)	Lachs-Dill-Toast (Seite 108)	Bruschetta mit Beeren & Joghurt (Seite 112)	BeerNane-Smoothie-Bowl (Seite 116)	Haus-gemachtes Granola (Seite 120)
Vormittagssnack	Reiscracker mit Rote-Bete-Dip (Seite 96)	Apfel mit Nussmus (Seite 100)	Beerenmus-Parfait (Seite 104)	Knäckebrot mit Heidel-beeren & Ricotta (Seite 108)	Reiswaffeln mit Thunfisch (Seite 112)	Mandeln & Trauben (Seite 116)	Honigbär-Smoothie (Seite 120)
Mittagessen	Marokka-nische Hähnchen-Pita (Seite 96)	Hähnchen-Gyros mit hausgemach-tem Zaziki (Seite 100)	San Choy Bau (Seite 104)	Caprese-Salat (Seite 108)	Nudelsalat mit gebackenen Tomaten & Blattgemüse (Seite 112)	Quesadilla mit schwarzen Bohnen, Tomaten & Mais (Seite 116)	Schwarzer Reissalat mit Thunfisch (Seite 120)
Nachmittagssnack	Beerentraum (Seite 97)	Knäckebrot mit Hummus & Tomate (Seite 101)	Reiscracker mit Minz-joghurt (Seite 105)	Knäckebrot mit Tomate, Feta & Basilikum (Seite 109)	Kirsch-Smoothie (Seite 113)	Knäckebrot mit Weiße-Bohnen-Dip & Paprika (Seite 117)	Pita-Dreiecke mit Zaziki (Seite 121)
Abendessen	Kokos-Chili-Garnelen mit grünem Gemüse (Seite 97)	Piri-Piri-Huhn mit Reissalat (Seite 101)	Gebackener Fisch nach griechischer Art (Seite 105)	Hähnchen mit asiatischem Krautsalat & Nudeln (Seite 109)	Nasi Goreng mit Ei (Seite 113)	Brötchen mit Pulled Pork & Krautsalat (Seite 117)	Gefüllte Süßkartoffel (Seite 121)

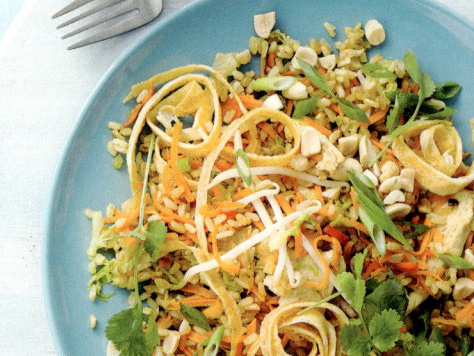

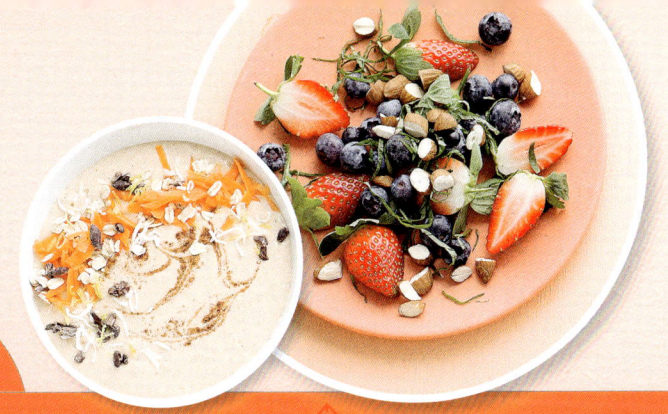

WOCHE 2

	TAG 1	TAG 2	TAG 3	TAG 4	TAG 5	TAG 6	TAG 7
	D	A	B	C	D	A	B
Frühstück	Grünes Ofen-Frühstück mit Ei (Seite 124)	Medjool-Dattel-Parfait (Seite 128)	Möhrenkuchen-Smoothie-Bowl (Seite 132)	Overnight-Oats mit Himbeeren (Seite 136)	Chia-Omelett (Seite 140)	Banane-Ricotta-Wrap (Seite 144)	Grüne Smoothie-Bowl mit Mango (Seite 148)
Vormittagssnack	Beerenjoghurt mit Müsli (Seite 124)	Ofenchips mit Möhren-Hummus (Seite 128)	Beerensalat mit Nüssen (Seite 132)	Pfirsich-Smoothie (Seite 136)	Ahornsirup-Bananen-Joghurt mit Müsli (Seite 140)	Pita-Dreiecke mit Linsen & Tomatenpaste (Seite 144)	Erdbeeren mit Schokosauce (Seite 148)
Mittagessen	Quinoa-Röstgemüse-Salat (Seite 124)	Deftige Crêpe (Seite 128)	Falafel-Pita-Sandwich (Seite 132)	Marokkanischer Hähnchensalat (Seite 136)	Caesar Salad (Seite 140)	Mexikanischer Salat (Seite 144)	Pita mit Zucchini-Puffern (Seite 148)
Nachmittagssnack	Tomaten-Käse-Toastie (Seite 125)	Schmorapfel mit Honig-joghurt (Seite 129)	Reiswaffeln mit Hummus, Tomate & Spinat (Seite 133)	Ricotta auf Roggenbrot (Seite 137)	Reiswaffeln mit halb-getrockneten Tomaten (Seite 141)	Passionsfrucht-Mango-Mousse (Seite 145)	Knäckebrot mit Ei und Gurke (Seite 149)
Abendessen	Gefüllter Tintenfisch (Seite 125)	Hähnchen-Paella (Seite 129)	Fisch-Tacos (Seite 133)	Zucchininudel-Bolognese (Seite 137)	Lamm-Tajine mit Couscous (Seite 141)	Risotto mit Kürbis & weißen Bohnen (Seite 145)	Garnelen-Saganaki mit Spinatreis (Seite 149)

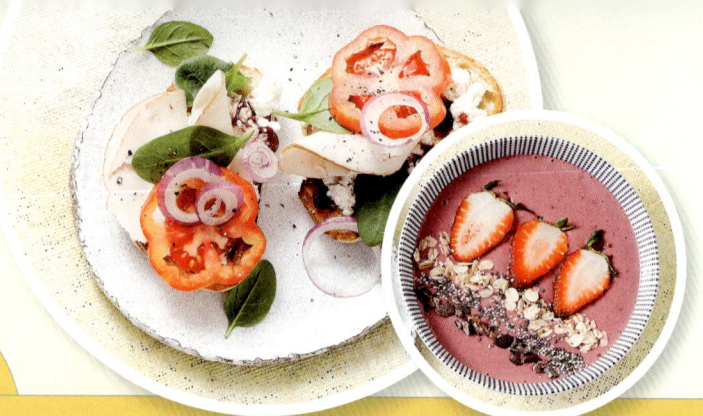

	TAG 1	TAG 2	TAG 3	TAG 4	TAG 5	TAG 6	TAG 7
	C	D	A	B	C	D	A
Frühstück	Ricotta mit Erdbeeren und »Nutella-sauce« auf Toast (Seite 152)	Frühstücks-burrito (Seite 156)	Hafer-Porridge mit pochierter Birne (Seite 160)	Samtrote Smoothie-Bowl (Seite 164)	Chia-Beeren-Joghurt mit Müsli (Seite 168)	Frühstücks-salat (Seite 172)	Passions-frucht-Parfait (Seite 176)
Vormittagssnack	Mango-Tango-Smoothie (Seite 152)	Knäckebrot mit Heidel-beeren & Ricotta (Seite 156)	Knäckebrot mit Räucher-lachs & Gurke (Seite 160)	Banane-Erdnussbutter-Stapel (Seite 164)	Pfirsich-Smoothie (Seite 168)	Aprikosen-Pflaumen-Parfait (Seite 172)	Reiscracker mit Möhren-Hummus (Seite 176)
Mittagessen	Asiatischer Nudelsalat (Seite 152)	Griechischer Nudelsalat (Seite 156)	Sushi-Salat (Seite 160)	Pute-Cranberry-Toast (Seite 164)	Vegetarischer Salat-Wrap (Seite 168)	Toast mit Möhren & Kichererbsen (Seite 172)	Quinoasalat mit Huhn & Kürbis (Seite 176)
Nachmittagssnack	Reiscracker mit Koriander-Knoblauch-Joghurt (Seite 153)	Pita-Dreiecke mit Rote-Bete-Joghurt-Dip (Seite 157)	Süßer Dattel-Smoothie (Seite 161)	Knäckebrot mit Hummus & Tomate (Seite 165)	Reiscracker mit Minz-joghurt (Seite 169)	Reiswaffeln mit halb-getrockneten Tomaten (Seite 173)	Pfirsich-Protein-Smoothie (Seite 177)
Abendessen	Moussaka (Seite 153)	Fish and Chips (Seite 157)	Pad Thai mit Huhn (Seite 161)	Pizza mit Huhn, karamelli-sierten Zwiebeln & Rucola (Seite 165)	Nizza-Salat (Seite 169)	Naturreissalat mit Huhn und Orange (Seite 173)	Rindfleisch-pfanne (Seite 177)

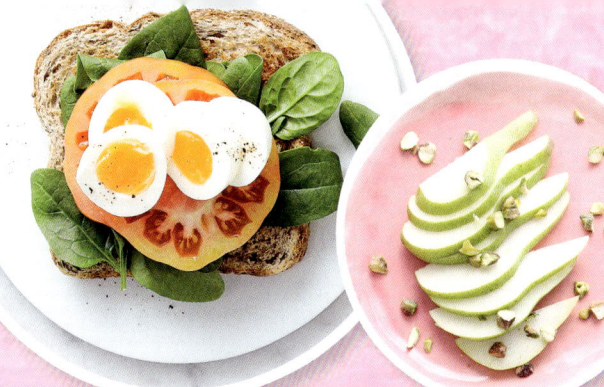

WOCHE 4

	TAG 1	TAG 2	TAG 3	TAG 4	TAG 5	TAG 6	TAG 7
	B	C	D	A	B	C	D
Frühstück	Tropical-Smoothie-Bowl (Seite 180)	Gesundes Bircher-Müesli (Seite 184)	Pilz-Bruschetta (Seite 188)	Eingelegte Erdbeeren (Seite 192)	Kürbiskuchen-Smoothie-Bowl (Seite 196)	Beeren-Crumble (Seite 200)	Frühstücks-stapel mit Dukka (Seite 204)
Vormittagssnack	Obstsalat mit Chia-Dressing (Seite 180)	Schoko-Himbeer-Smoothie (Seite 184)	Knäckebrot mit Heidel-beeren & Ricotta (Seite 188)	Ei auf Toast mit Spinat (Seite 192)	Birne & Pistazien (Seite 196)	Honigbär-Smoothie (Seite 200)	Apfel-Rhabarber-Kompott mit Müsli (Seite 204)
Mittagessen	Taco-Salat (Seite 180)	Italienischer Nudelsalat (Seite 184)	Naturreissalat mit Thunfisch (Seite 188)	Vietname-sische Hähnchenrol-len (Seite 192)	Sandwich mit Pute & Regenbogen-salat (Seite 196)	Pikanter Thunfisch-Wrap (Seite 200)	Toast mit Lachs (Seite 204)
Nachmittagssnack	Knäckebrot mit Weiße-Bohnen-Dip & Paprika (Seite 181)	Ricotta auf Roggenbrot (Seite 185)	Tomaten-Käse-Toastie (Seite 189)	Toffee-Apfel-Smoothie (Seite 193)	Reiswaffeln mit Hummus, Tomate & Spinat (Seite 197)	Reiscracker mit haus-gemachtem Zaziki (Seite 201)	Pita-Dreiecke mit Rote-Bete-Joghurt-Dip (Seite 205)
Abendessen	Rote-Bete-Risotto mit Lachs (Seite 181)	Griechische Hähnchen-spieße (Seite 185)	Hähnchen-Enchiladas (Seite 189)	Massaman-Rindfleisch-curry (Seite 193)	Spaghetti Marinara (Seite 197)	Falafel & Salat mit geröstetem Kürbis (Seite 201)	Jerk-Hähnchen mit Reis & Bohnen (Seite 205)

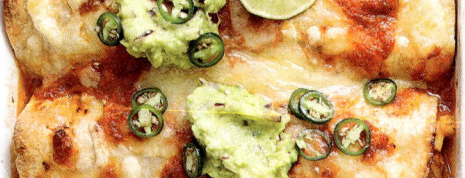

GESUNDES ESSEN & GESUNDER LIFESTYLE

Meiner Erfahrung nach gelingt es Menschen, die ihre Gesundheit
ganzheitlich betrachten, wesentlich besser, ihre Ziele zu erreichen.
Ganzheitlich bedeutet, alle Aspekte deiner Gesundheit im Auge zu haben
und sie im Gleichgewicht zu halten. In diesem Kapitel verrate ich dir,
wie du Gleichgewicht in deine Ernährung und deinen Lifestyle bringst.

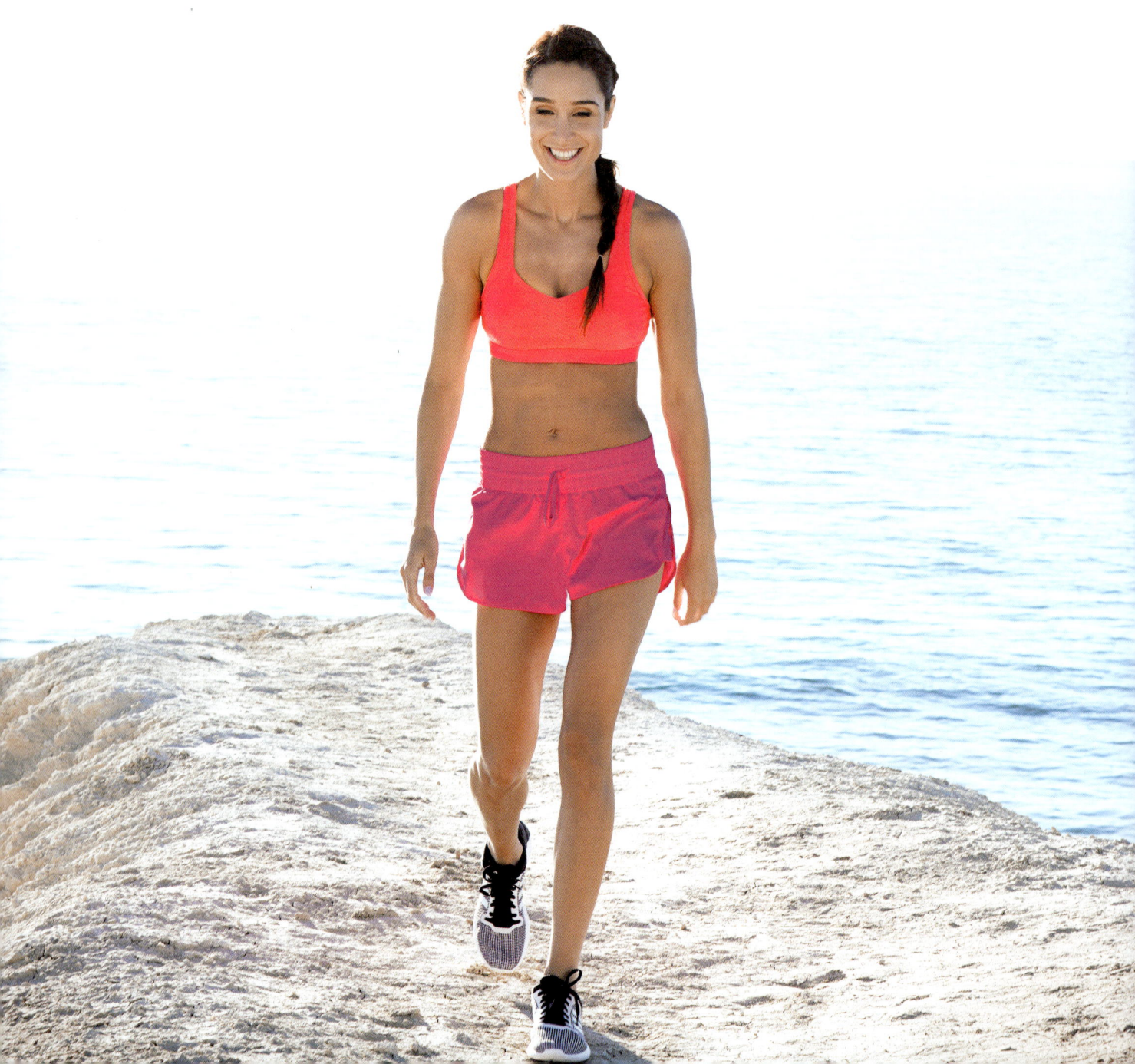

CHEAT-MEALS

Was ist ein »Cheat-Meal«?

Ein Cheat-Meal ist eine Leckerei, die man sich einmal pro Woche gönnt. Soweit ich weiß, entstand das Konzept im Bodybuilding, wo Cheat-Meals vorsätzlich zum Ankurbeln der Hormonaktivität eingesetzt wurden, um die nachhaltige Fettabnahme zu unterstützen.

Oft hört man, dass man mit Cheat-Meals seine Fitnessziele viel schneller erreicht, aber ich habe die Erfahrung gemacht, dass sie für den stetigen Fortschritt nicht unbedingt nötig sind.

Andererseits haben viele Leute nach einer Ernährungsumstellung mit Heißhungerattacken auf ihr Lieblingsessen oder ihr Lieblingsgetränk zu kämpfen. Wenn du dich gerade an eine neue Ernährungsweise und einen neuen Trainingsplan gewöhnst, kommt es recht häufig vor, dass du dich nach den Mahlzeiten nicht satt fühlst. Durch ein wöchentliches Cheat-Meal konnten viele meiner Klientinnen ihre Fortschritte beibehalten, ohne mehrmals pro Woche zu sündigen. Meiner Erfahrung nach funktionieren Cheat-Meals weniger aus ernährungswissenschaftlichen Gründen als vielmehr, weil sie effektiv psychologischen Stress abbauen und damit meinen Klientinnen ermöglichen, langfristig ihren gesunden Lifestyle beizubehalten.

TIPPS RUND UM DAS CHEAT-MEAL

Beachte Folgendes, wenn du dir ein Cheat-Meal gönnst:

1. Es heißt »Cheat-Meal«, nicht »Cheat-Day«. Ein durchschnittliches Abendessen dauert 45–60 Minuten, daran solltest du dich orientieren.

2. Zwing dich nicht, mehr zu essen als üblich. Es hat überhaupt keinen Sinn, dich zu einem üppigen Cheat-Meal zu zwingen.

3. Keine Reue! Es ist völlig in Ordnung, ab und zu über die Stränge zu schlagen, also bestraf dich nicht dafür.

Viele meiner Klientinnen berichten, dass sie 24–48 Stunden nach einem Cheat-Meal mehr Wasser im Körper einlagern. Ob das körperliche oder psychologische Ursachen hat, lässt sich schwer sagen. Auf jeden Fall brauchst du dir deswegen keine Sorgen zu machen – es ist normal, wenn dein Körper nach einer großen Mahlzeit etwas aufgeschwemmt ist.

GESUND ZU LEBEN BEDEUTET NICHT, STÄNDIG ZU VERZICHTEN – AB UND ZU DARFST DU DIR RUHIG ETWAS GÖNNEN, WENN DEINE ERNÄHRUNG AUSGEWOGEN IST. DESHALB HABE ICH IM KAPITEL »RICHTIG SÜNDIGEN« (SIEHE SEITE 335) GESÜNDERE VERSIONEN DEINER LIEBLINGS-SCHLEMMEREIEN ZUSAMMENGETRAGEN. DIESE GERICHTE SIND IDEAL, UM DEN HEISSHUNGER AUF SÜSSES ZU BEKÄMPFEN.

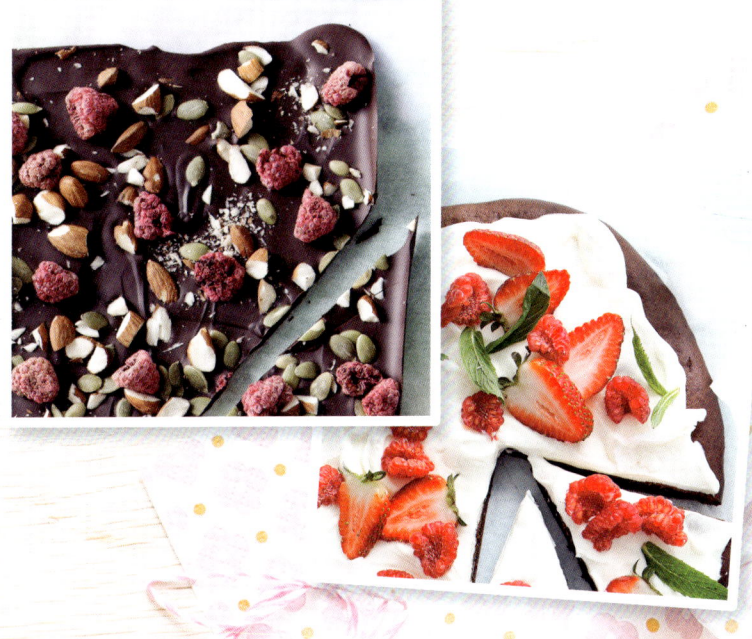

ALKOHOL

Seien wir ehrlich: Alkohol ist kein Nährstoff, den dein Körper zum Überleben braucht! In einigen Ländern spielt er jedoch eine wichtige kulturelle Rolle, und es kann schwer sein, sich dem Gruppenzwang zu entziehen, wenn die Freunde zusammen ein Gläschen trinken. Ich muss an dieser Stelle aber betonen, dass ich den Konsum von Alkohol und Drogen weder unterstütze noch gutheiße.

Alkohol wird als Makronährstoff betrachtet, da er dem Körper sieben Kalorien pro Gramm zuführt – fast DOPPELT so viel also wie Proteine und Kohlenhydrate. Das bedeutet, dass Alkohol selbst in kleinen Mengen die Anzahl der aufgenommenen Kalorien an diesem Tag drastisch erhöhen kann, vor allem, wenn er in Drinks steckt, die viel raffinierten Zucker enthalten.

Die Verstoffwechselung (Zerlegung) von Alkohol stört außerdem die Verstoffwechselung anderer Nährstoffe. Das bedeutet, Alkohol drängelt sich quasi vor, um zuerst zerlegt zu werden, während Kohlenhydrate, Proteine und Fette warten müssen. Das kommt daher, dass Alkohol anders als andere Makronährstoffe nicht zur späteren Verwendung im Körper gespeichert werden kann; daher bemüht sich dein Körper verbissen, ihn als Erstes wieder loszuwerden.

Die Abbauprodukte des Alkoholstoffwechsels können sehr schädlich für deinen Körper sein, vor allem für deine Leber, wo dieser Prozess zum größten Teil stattfindet. Alkohol vergiftet bei regelmäßigem Konsum deinen Körper. Aus diesem Grund empfehle ich meinen Klientinnen, lieber ganz darauf zu verzichten.

AUSWÄRTS ESSEN

Auf deinem Weg zu einem gesunden Lifestyle wirst du wahrscheinlich immer wieder
in Situationen kommen, in denen du deine
Mahlzeiten nicht selbst zubereiten kannst.
Falls du regelmäßig essen gehst, macht es einen großen
Unterschied, welche Gerichte du bestellst. Die folgenden
fünf Tipps sollen dir helfen, deinen neuen Lifestyle nicht
aus den Augen zu verlieren.

❶ DU MUSST NICHT UNBEDINGT EIN CHEAT-MEAL BESTELLEN

Nur weil du essen gehst, musst du noch lange nicht
sündigen – es gibt eine Menge Möglichkeiten, regelmäßig essen zu gehen und sich trotzdem gesund zu
ernähren. Ich empfehle, ein Gericht zu wählen, das in
etwa dem entspricht, was du dir selbst zu dieser
Tageszeit normalerweise zubereitet hättest. Wenn du
zum Beispiel oft frühstücken gehst, bestell etwas mit
Eiern oder das hausgemachte Granola. Wenn du eher
mittags oder abends essen gehst, halte dich zum
Beispiel an Proteine, leichte Saucen, Gemüse und Salate.

Wenn du andererseits selten außer Haus isst und das
Essengehen als besondere Gelegenheit siehst, mal
rauszukommen und Spaß zu haben, hast du vielleicht
mehr Lust auf Essen, das du sonst selten isst. Das ist
auch vollkommen in Ordnung! Im Leben geht es vor
allem um das richtige Gleichgewicht, und eine kleine
Schlemmerei von Zeit zu Zeit gehört unbedingt dazu. Wie
wir alle wissen, schmeckt es sowieso immer viel besser,
wenn jemand anders kocht und hinterher aufräumt!

❷ WÄHLE DAS RICHTIGE RESTAURANT

Wenn du essen gehen willst (und kein Cheat-Meal im
Sinn hast), wähle das Restaurant mit Bedacht. Auf der
Speisekarte in der Kneipe um die Ecke stehen wahr-
scheinlich jede Menge paniertes, gebratenes und
übersalzenes Fleisch und kaum gesunde Alternativen.
In einem Restaurant mit asiatischer oder mediterraner
Küche dagegen findest du eher das Richtige, weil hier
meistens mehr frische Zutaten verwendet werden.

Ich weiß, dass du das Restaurant manchmal nicht selbst
aussuchen kannst. Statt aber aufzugeben und gleich das
Fettigste auf der Speisekarte zu bestellen, solltest du
versuchen, das Beste daraus zu machen! Wenn du zum
Beispiel das Hähnchen bestellen möchtest, könntest du
darum bitten, dass es gegrillt statt gebraten wird. Oder
wenn du mit deinen Freunden Pizza bestellst, kannst du
eine mit dünnerem Boden und als Belag frisches
Gemüse und magere statt verarbeiteter Proteine wählen.
Das Auswechseln der Zutaten kann viel ausmachen.

❸ NIMM DIE RICHTIGE SAUCE

Beschränke die Saucen auf ein Minimum und versuche,
möglichst eine gesunde Variante zu wählen. Nimm zum
Beispiel lieber eine rote statt einer weißen Sauce –
weiße Saucen enthalten oft viel mehr Öl und andere
Fette. Wir brauchen zwar auch Fett in der Ernährung,
aber einige Restaurants gehen damit sehr großzügig um.
Ein weiterer Tipp: Lass dir die Sauce extra servieren.
So kannst du (und nur du!) selbst entscheiden, wie viel
du nimmst.

❹ ISS DICH AN DEN GUTEN SACHEN SATT

Nimm als Beilage statt Weißbrot mit Butter oder einer
Schüssel Kartoffelspalten lieber etwas Leichteres. Das
kann eine Suppe sein, ein kleiner Salat oder gedämpftes
Gemüse. Solche Nahrungsmittel enthalten nützliche
Nährstoffe und sehr wenig Kalorien. Außerdem stecken
sie voller Ballaststoffe – so merkst du besser, wenn du
satt bist, und isst nicht einfach weiter!

❺ ACHTE AUF DIE PORTIONSGRÖSSE

Behalte deine Portion im Auge und entscheide selbst,
wann du aufhören solltest. Nur weil ein großer Teller mit
Essen vor dir steht, musst du ihn noch lange nicht
vollkommen leeressen. Mach dir klar, dass die meisten
Restaurantportionen größer sind als nötig, und dass es in
deiner Verantwortung liegt, auf deinen Körper zu hören
und zu entscheiden, wann Schluss ist. Es kann etwas
länger dauern, bis dein Magen erkennt, dass er voll
ist – daher ist es wichtig, langsam zu essen. Wenn dir
das Essen richtig gut schmeckt und du nicht willst, dass
der Rest im Müll landet, kannst du den Kellner bitten, dir
den Rest einzupacken (in Australien nennen wir das
»Doggie Bag«). So musst du am nächsten Tag eine
Mahlzeit weniger zubereiten!

HEISSHUNGER

Wir alle kennen Heißhungerattacken. Ob du eher auf Süßes oder auf Salziges stehst, ganz sicher hattest du schon mal urplötzlich einen unbezähmbaren Appetit auf etwas Bestimmtes. Wenn wir diesen Attacken nachgeben, fühlen wir uns manchmal schuldig, weil wir mit unseren gesunden Gewohnheiten gebrochen haben.

WAS VIELE NICHT WISSEN: MEISTENS HABEN HEISSHUNGERATTACKEN NICHT UNBEDINGT ETWAS MIT HUNGER ZU TUN, SONDERN MIT EINER KOMBINATION AUS PSYCHOLOGISCHEN UND BIOLOGISCHEN FAKTOREN.

Dein Körper verhält sich bei Hunger und bei Heißhunger jeweils unterschiedlich.

Wenn du Hunger hast, signalisiert dein Körper dem Gehirn, dass es Zeit zum Essen ist. Das ist eine natürliche Reaktion, die dafür sorgt, dass wir am Leben bleiben und jeden Tag richtig funktionieren. Wenn dein Blutzuckerspiegel sinkt, setzt der Körper ein Hormon namens Ghrelin frei, das dem Gehirn meldet, dass du Nahrung brauchst. Ein anderes Hormon, das Leptin, sorgt dafür, dass wir aufhören zu essen, sobald das Sättigungsgefühl einsetzt. Im Fall von Heißhunger jedoch ist es etwas komplizierter; hier geht es nicht einfach darum, den Körper mit etwas zu versorgen, was er braucht (wie Essen, Wasser oder Schlaf) …

Warum also verspüren wir Heißhunger?

① WOHLBEFINDEN UND BELOHNUNG

Der menschliche Geist ist komplex. Wenn du auf etwas Heißhunger verspürst, dann nicht unbedingt deshalb, weil du es zum Überleben brauchst. Man nimmt an, dass im Hirn die Bereiche Inselrinde, Hippocampus und Nucleus caudatus für Heißhunger verantwortlich sind. Hier entstehen Kurzzeit- und Langzeitgedächtnis sowie die sozialen Emotionen. Es ist auch der Sitz des Dopamin-Belohnungssystems (Dopamin ist ein Glückshormon, das mit dem Wohlbefinden und manchmal auch mit Abhängigkeiten verknüpft ist).

Wenn du bisher beim Essen von Schokoladenkuchen immer nur Schönes erlebt hast, ist es vollkommen verständlich, wenn dein Gehirn dir sagt, dass du dich besser fühlst, wenn du welchen isst!

② FRUSTESSEN

Deine Gefühle, vor allem Stress, können eine große Rolle bei Heißhungerattacken spielen. Wenn du Nahrungsmittel isst, die raffinierte Kohlenhydrate, Salz und Zucker enthalten, kann dein Körper Glückshormone wie Dopamin ausschütten; das führt dazu, dass du immer und immer wieder Heißhunger auf diese Nahrungsmittel bekommst. Dieselben Hormone wirken entspannend, deswegen greifst du eher zur Schokolade als zur Möhre, wenn du gestresst bist.

Es ist wichtig zu erkennen, was deinen Heißhunger verursacht, weil du ihn dann besser in Schach halten kannst. Wenn du ständig unter großem Stress stehst, ist es vielleicht nicht die beste Lösung für dich, jeden Tag zu Junkfood oder Fast Food zu greifen. Stattdessen kannst du versuchen, deinen Stress auf andere Weise loszuwerden: Ein langer, entspannender Spaziergang, Yoga oder Lesen sind nur ein paar der Strategien, mit denen du deinen Geist beschäftigen kannst.

③ NÄHRSTOFFDEFIZITE

Damit unser Körper optimal funktioniert, müssen wir ihn mit den richtigen Nährstoffen in der richtigen Menge versorgen. Wenn dir bestimmte Nährstoffe fehlen, reagiert dein Körper möglicherweise mit Heißhunger auf Nahrungsmittel, die diese enthalten. Deshalb bekommen so viele Leute heftigen Heißhunger, wenn sie extreme oder »Mode«-Diäten machen. Möglicherweise vermittelt dein Körper dir so, dass ihm bestimmte Nährstoffe fehlen – vor allem, wenn du gerade eine oder mehrere Nahrungsmittelgruppen meidest.

Wie bekämpfe ich Heißhunger?

Wenn du Heißhungerattacken bekommst, sobald du dich traurig oder gestresst fühlst oder deine Regel bekommst, musst du lernen, diese Verhaltensweisen zu erkennen und Strategien zu entwickeln, damit umzugehen. Mach dir klar, dass du aus einem bestimmten Grund Heißhunger verspürst, und nimm dir die Zeit, ein wenig genauer zu erforschen, warum du dich zu einer bestimmten Zeit so oder so fühlst.

Gegen Nährstoffmangel hilft am besten eine vollwertige, ausgewogene Ernährung. Sorge dafür, dass du die wichtigen Nährstoffe möglichst alle aus deiner Nahrung bekommst und nicht aus Zusatzpräparaten, und wähle immer Nahrungsmittel, die möglichst wenig verarbeitet sind.

Wenn du häufig unter Heißhungerattacken leidest, entferne die entsprechenden Nahrungsmittel aus deinen Vorräten. Wenn du immer Schokolade im Haus hast, hast du zu schnell Zugriff darauf, sobald du Heißhunger bekommst. Fülle Kühlschrank und Vorratsschränke stattdessen mit gesunden Snacks und anderen Nahrungsmitteln, die dich satt machen und deinen Heißhunger verschwinden lassen!

DENK DRAN: ES IST IN ORDNUNG, AB UND ZU EIN WENIG ZU SCHLEMMEN. QUÄL DICH NICHT UND VERBIETE DIR NICHTS. MACH DIR NUR KLAR, WAS DU DEINEM KÖRPER ZUFÜHRST UND WIE DU DICH DANACH FÜHLST.

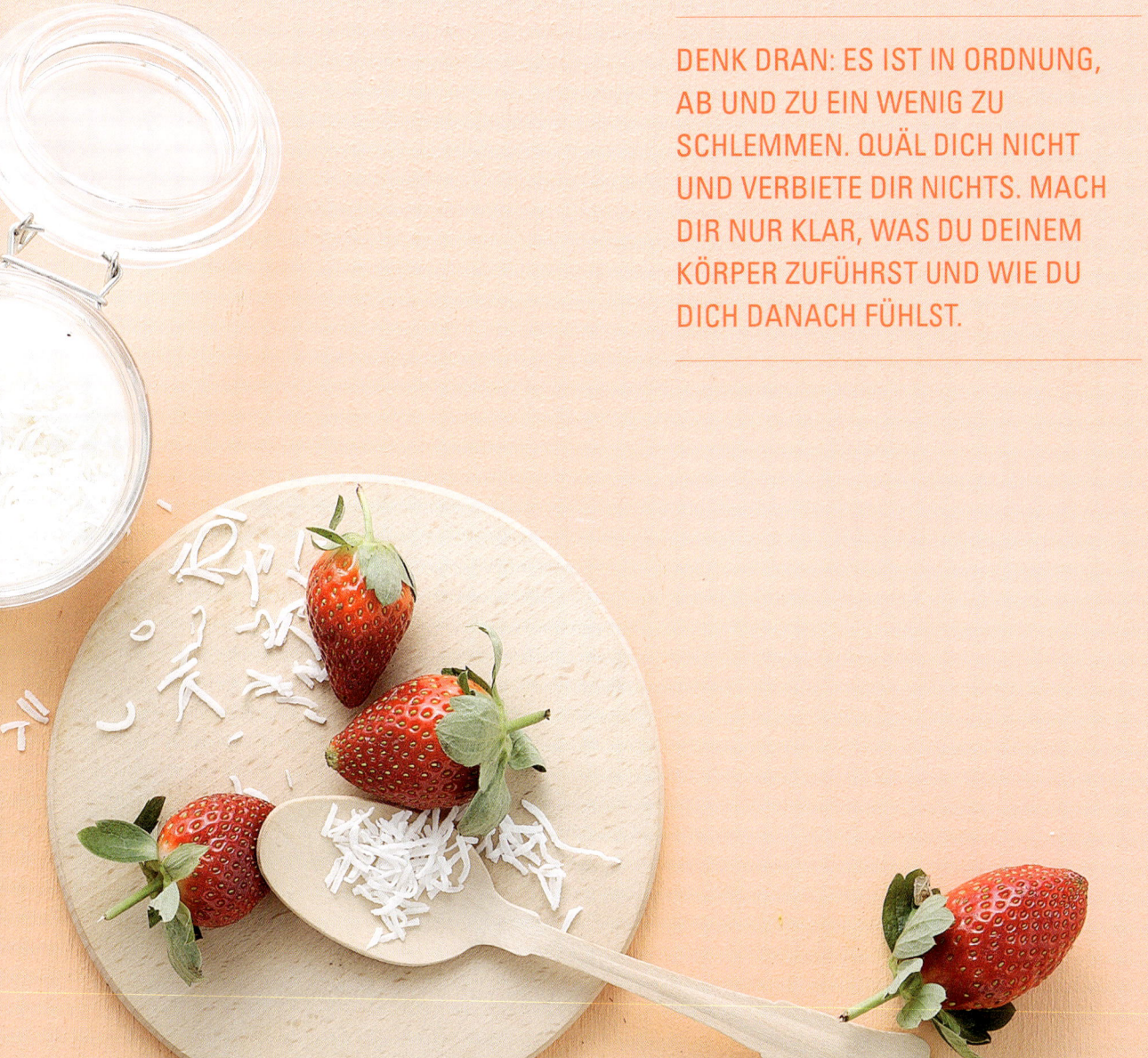

WASSER

Wenn du deine Gesundheit ganzheitlich betrachtest, musst du dich bewusst bemühen, den ganzen Tag über ausreichend zu trinken.

Warum ist Wasser so wichtig?

Jeder weiß, dass wir wochenlang ohne Essen überleben können, aber nur wenige Tage ohne Wasser. Zwar liefert Wasser uns keine Energie, aber es gilt als essentieller Nährstoff, den wir an jedem einzelnen Tag in großen Mengen benötigen.

Wenn wir nicht genügend Wasser trinken, werden wir durstig. Durch diesen eingebauten Mechanismus erkennen wir, dass wir mehr Flüssigkeit brauchen. Wenn der Körper große Mengen an Wasser verliert und diese nicht ersetzt werden, kann es zur Dehydrierung kommen. Sie kann sich in Verwirrung, Kopfschmerzen, Kraftverlust und Erschöpfung äußern und damit deine Fähigkeit beeinträchtigen, Sport zu treiben. Wenn du beispielsweise mehr als 5 Prozent deines Körpergewichts an Wasser verlierst, kann das deine Fähigkeit, dich zu bewegen und zu arbeiten, um bis zu 30 Prozent verringern.

> Es ist wichtig, dass wir jeden Tag ausreichend Wasser trinken, damit wir nicht dehydriert werden und unser Körper optimal funktioniert.

Wie viel müssen wir trinken?

Allgemein wird empfohlen, pro Tag etwa acht Gläser Wasser zu trinken (rund 2 Liter). Jedoch beeinflussen viele Faktoren, wie viel du tatsächlich trinken musst. Wenn du zum Beispiel ein Workout durchziehst, brauchst du mehr Wasser als an einem Ruhetag. Oder wenn es draußen richtig heiß ist, benötigt dein Körper mehr Wasser als an einem kalten Wintertag. Körperliche Aktivität, Hitze und Feuchtigkeit entziehen dem Körper zusätzlich Wasser.

> ALS FAUSTREGEL EMPFEHLE ICH, PRO 30 MINUTEN SPORT EIN BIS ZWEI GLÄSER EXTRA ZU TRINKEN.

Ich habe *immer* eine Trinkflasche dabei, damit ich den Tag über ausreichend trinke. Es ist auch sehr wichtig, dass du bei jedem Workout eine Trinkflasche zur Hand hast, damit du vorher, währenddessen und hinterher immer mal wieder einen Schluck Wasser trinken kannst. Das bedeutet allerdings auch, dass mein Auto oft vor leeren Flaschen überquillt!

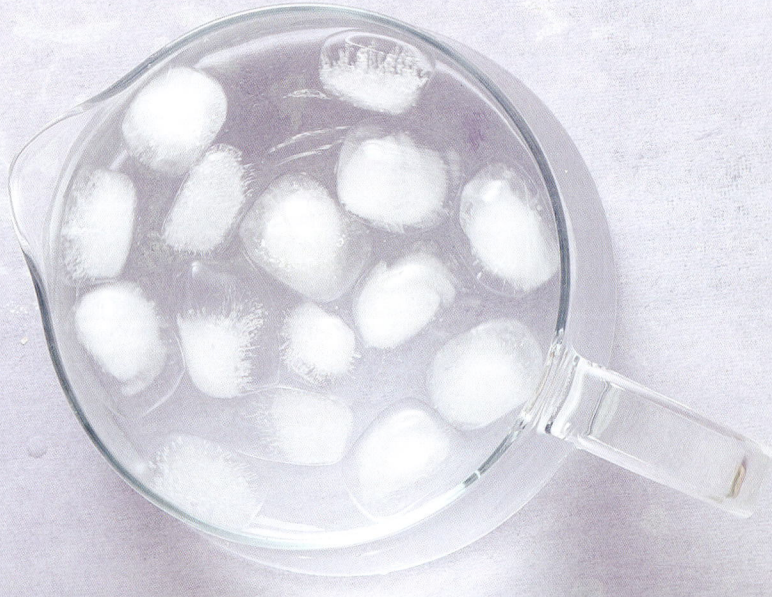

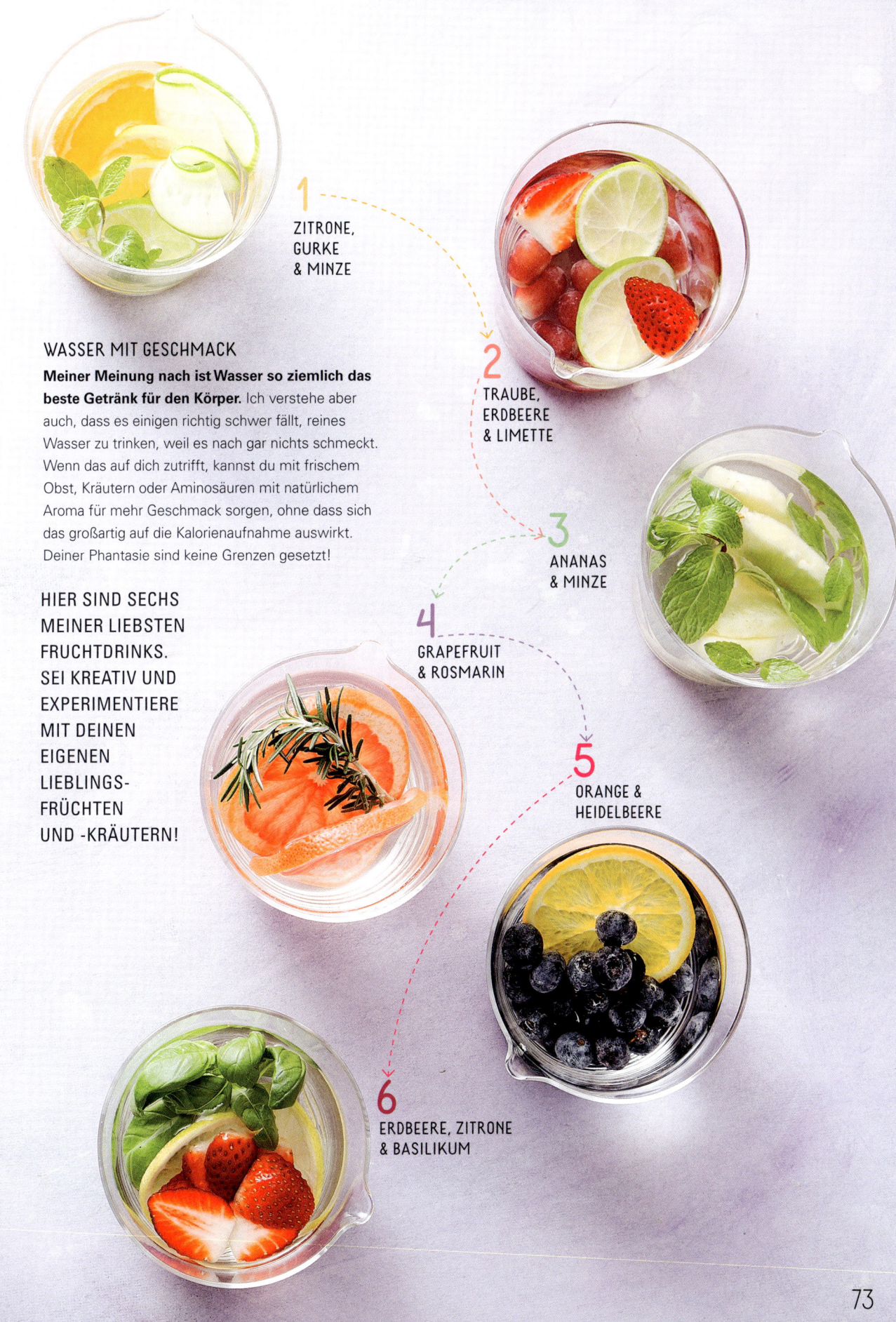

1
ZITRONE,
GURKE
& MINZE

2
TRAUBE,
ERDBEERE
& LIMETTE

3
ANANAS
& MINZE

4
GRAPEFRUIT
& ROSMARIN

5
ORANGE &
HEIDELBEERE

6
ERDBEERE, ZITRONE
& BASILIKUM

WASSER MIT GESCHMACK

Meiner Meinung nach ist Wasser so ziemlich das beste Getränk für den Körper. Ich verstehe aber auch, dass es einigen richtig schwer fällt, reines Wasser zu trinken, weil es nach gar nichts schmeckt. Wenn das auf dich zutrifft, kannst du mit frischem Obst, Kräutern oder Aminosäuren mit natürlichem Aroma für mehr Geschmack sorgen, ohne dass sich das großartig auf die Kalorienaufnahme auswirkt. Deiner Phantasie sind keine Grenzen gesetzt!

HIER SIND SECHS MEINER LIEBSTEN FRUCHTDRINKS. SEI KREATIV UND EXPERIMENTIERE MIT DEINEN EIGENEN LIEBLINGS-FRÜCHTEN UND -KRÄUTERN!

Was kann ich noch trinken?

Gelegentlich kann man reines Wasser auch durch Mineralwasser, Kräutertee, schwarzen Tee oder Kaffee ersetzen.

Bei der Auswahl von Wasseralternativen sollte man berücksichtigen, ob der Ersatz Zusatzstoffe oder Chemikalien enthält. Koffein zum Beispiel ist eine natürliche Chemikalie, die sich in Schwarztee und Kaffeebohnen findet. Es macht uns nicht nur munter, sondern kann auch harntreibend wirken, wodurch der Körper mehr Wasser verliert. Softdrinks und sogar Fruchtsäfte können eine Menge Zucker und künstliche Zusatzstoffe enthalten, die keinen großen Nährwert haben. Das bedeutet nicht, dass du keinen Kaffee oder keine Softdrinks trinken darfst, sondern vielmehr, dass du sie nicht regelmäßig als Ersatz für Wasser ansehen solltest.

KRÄUTERTEE

PFEFFERMINZE

Dieser Tee beruhigt den Magen, wenn du unter Völlegefühl oder Blähungen leidest. Ich trinke abends gern Pfefferminztee, weil er die Verdauung unterstützt und ich mich danach wie neu fühle.

ZITRONENGRAS

Dieser Tee mit der zitronigen Note steckt voller heilender Eigenschaften. Er besänftigt den Magen nach dem Essen, beruhigt das Nervensystem und verringert Angstgefühle.

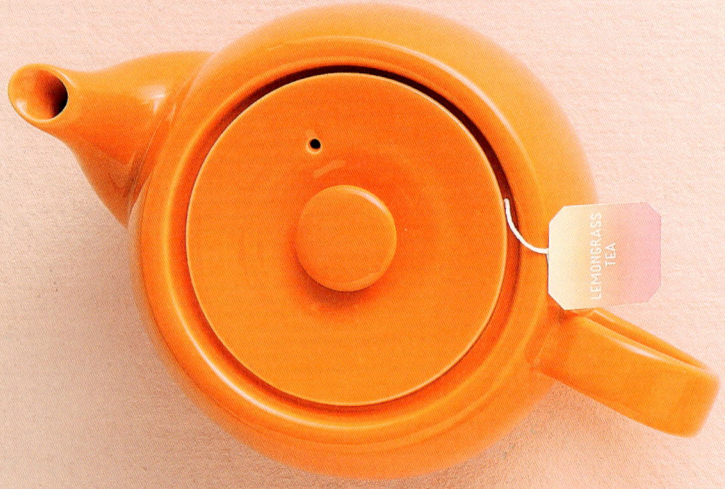

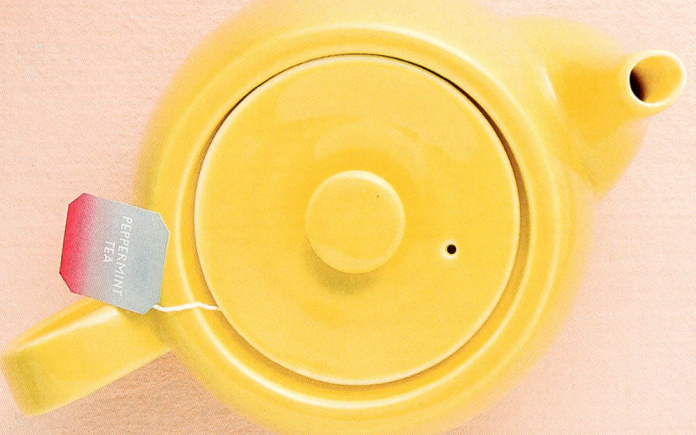

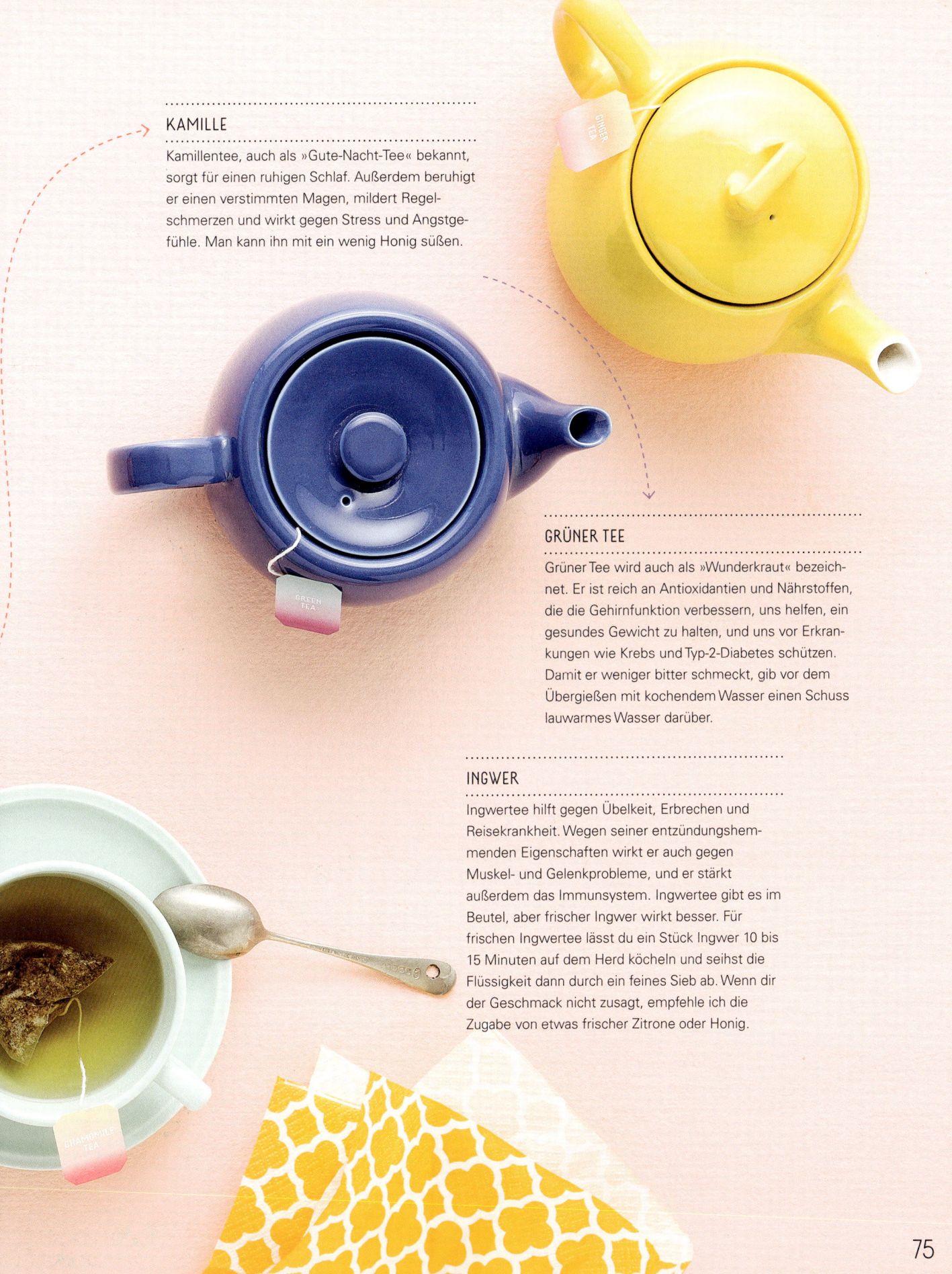

KAMILLE

Kamillentee, auch als »Gute-Nacht-Tee« bekannt, sorgt für einen ruhigen Schlaf. Außerdem beruhigt er einen verstimmten Magen, mildert Regelschmerzen und wirkt gegen Stress und Angstgefühle. Man kann ihn mit ein wenig Honig süßen.

GRÜNER TEE

Grüner Tee wird auch als »Wunderkraut« bezeichnet. Er ist reich an Antioxidantien und Nährstoffen, die die Gehirnfunktion verbessern, uns helfen, ein gesundes Gewicht zu halten, und uns vor Erkrankungen wie Krebs und Typ-2-Diabetes schützen. Damit er weniger bitter schmeckt, gib vor dem Übergießen mit kochendem Wasser einen Schuss lauwarmes Wasser darüber.

INGWER

Ingwertee hilft gegen Übelkeit, Erbrechen und Reisekrankheit. Wegen seiner entzündungshemmenden Eigenschaften wirkt er auch gegen Muskel- und Gelenkprobleme, und er stärkt außerdem das Immunsystem. Ingwertee gibt es im Beutel, aber frischer Ingwer wirkt besser. Für frischen Ingwertee lässt du ein Stück Ingwer 10 bis 15 Minuten auf dem Herd köcheln und seihst die Flüssigkeit dann durch ein feines Sieb ab. Wenn dir der Geschmack nicht zusagt, empfehle ich die Zugabe von etwas frischer Zitrone oder Honig.

TIPPS & TRICKS BEIM KOCHEN

Mit ein bisschen Organisation kann ein gesunder Lifestyle ganz leicht sein.
In diesem Kapitel findest du ein paar einfache Tricks zur Verarbeitung von
Nahrungsmitteln, zur Organisation von Kühlschrank und Gefriertruhe und
zur Vorratshaltung!

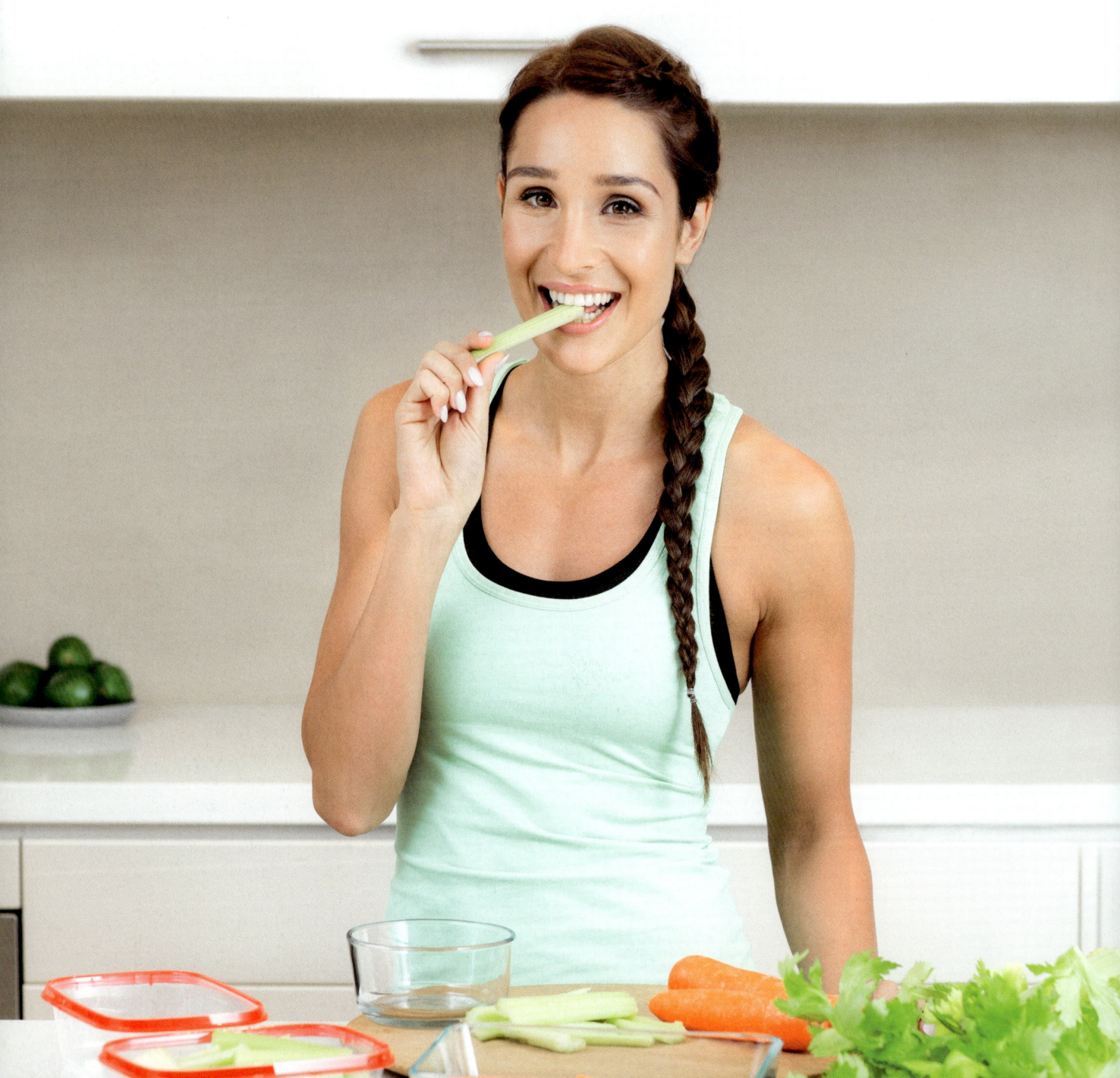

WUSSTEST DU, DASS SICH BEIM GAREN DAS GEWICHT VON NAHRUNGSMITTELN VERÄNDERT?

Wenn du Rezepte nach deinen Geschmacksvorlieben anpasst oder Nahrungsmittel austauschst, um ein Wochenmenü auf deine Bedürfnisse zuzuschneiden, musst du verstehen, welche Auswirkungen das Garen auf das Gewicht einer Zutat hat. Besonders wichtig ist das bei Getreide und proteinreichen Nahrungsmitteln (wie Fleisch oder Bohnen), **da die Portionsgrößen für diese Nahrungsmittel auf ihrem Gargewicht basieren**.

Reis absorbiert beim Kochen das Wasser oder die Flüssigkeit, in der er gekocht wird, und wird dadurch schwerer. Fleisch verliert im Garprozess Wasser und wird dadurch leichter.

Faustregel:

- **Das Gewicht von Getreide verdoppelt oder verdreifacht sich beim Garen.**
- **Das Gewicht von Fleisch nimmt beim Garen um 20–30% ab.**

Beispiel: 1 Portion Getreide entspricht 90 Gramm gekochtem Naturreis oder Quinoa. Wenn du also 1 Portion Reis essen willst, darfst du nicht 90 Gramm ungekochten Reis in den Topf geben – das wird zu viel!

In diesem Buch habe ich für die meisten getreide- und proteinhaltigen Nahrungsmittel das Rohgewicht angegeben. Wenn du eins meiner Rezepte abwandelst oder nach den Portionsempfehlungen ein eigenes kreierst, musst du die Gewichtsveränderung der betreffenden Zutaten in dieser Mahlzeit berücksichtigen. Um dir dabei zu helfen, habe ich auf den Seiten 376–377 eine Umrechnungstabelle eingefügt.

ZUTATENTAUSCH LEICHT GEMACHT

Wenn du ein bestimmtes Nahrungsmittel nicht magst, kannst du es durch ein anderes aus derselben Nahrungsmittelgruppe ersetzen. Wenn du zum Beispiel keine Äpfel magst, kannst du für das Rezept *Apfel mit Nussmus* auf Seite 100 anstelle eines mittelgroßen Apfels eine mittelgroße Banane nehmen und das Ganze in *Banane mit Nussmus* umtaufen. Auf den Seiten 374–375 findest du Beispielportionen für jede der großen Nahrungsmittelgruppen.

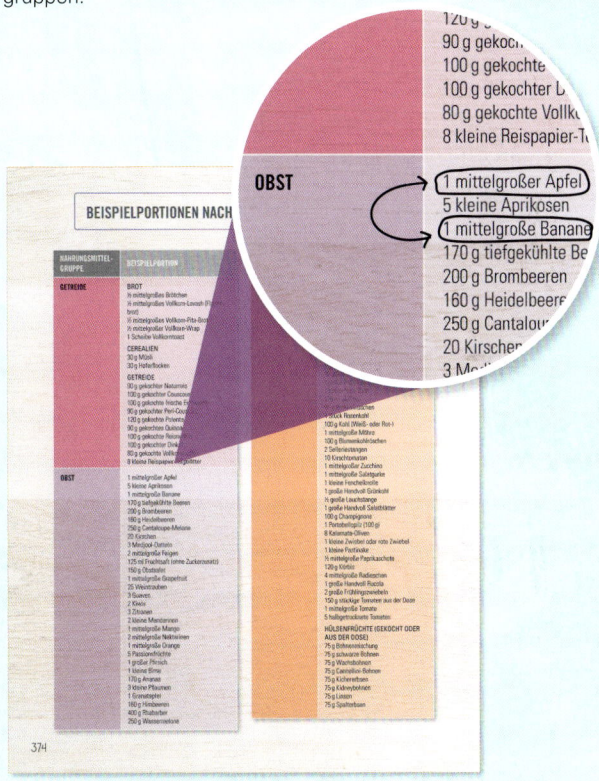

Erinnerst du dich an den Spruch weiter vorn im Buch: »Nicht planen heißt, den Misserfolg zu planen«? Das mag etwas hart klingen, aber es stimmt auf jeden Fall, wenn es um gesundes Essen geht. Die meisten von uns haben im Alltag wenig Zeit. Ob du Mutter bist, studierst, Vollzeit arbeitest oder alles zusammen – es kann schwer sein, jeden Tag alle Mahlzeiten zu Hause zuzubereiten. Die geschickte Vorbereitung – unter Foodies auch »Meal-Prep« genannt – wird da schnell zu deinem besten Freund! Wenn du nach einem vollen Tag so richtig Kohldampf schiebst und so gar keine Lust hast, dich lange in die Küche zu stellen, hilft dir das Meal-Prepping dabei, den Griff zu Junkfood oder Fertiggerichten zu vermeiden.

Was genau ist denn nun Meal-Prep?

Meal-Prep nennt man jede Art der Vorbereitung von Nahrungsmitteln. Das reicht vom einfachen Zusammenstellen und Aufbewahren von Zutaten in einem Behälter im Kühlschrank über Zerkleinern im Voraus bis zum Kochen ganzer Mahlzeiten. Wie weit du deine Mahlzeiten vorbereitest, hängt von deinem Lifestyle ab.

Wenn du dir zum Beispiel morgens immer ein Croissant beim Bäcker kaufst, aber alle anderen Mahlzeiten gerne selbst zubereitest, brauchst du vielleicht nur das Frühstück vorzubereiten.

Wenn dieses Konzept dir relativ neu ist, wirst du dich vielleicht erst mal herantasten müssen. Vergiss nicht, dass es keine richtige und keine falsche Art des Meal-Prepping gibt – wie viel oder wie wenig du machst, bleibt vollkommen dir überlassen!

Wie funktioniert das?

❶ INVESTIERE IN EIN PAAR GUTE BEHÄLTER

Der erste Schritt zum erfolgreichen Meal-Prepping ist die Anschaffung einiger hochwertiger luftdicht schließender Behälter zum Lagern der Nahrungsmittel. Sie können entweder aus Glas oder aus Plastik sein (idealerweise BPA-frei und mikrowellengeeignet, falls du dein Essen darin aufwärmst). Wenn du Essen für mehrere Tage gleichzeitig vorbereiten willst, solltest du außerdem Behälter derselben Größe kaufen, damit sie sich leicht im Kühlschrank oder im Vorratsschrank stapeln lassen. Niemand hat Lust auf eine spontane Tetrispartie, wenn er in Eile ist!

DENK DRAN: ES GIBT KEINE REGELN BEIM MEAL-PREPPING! ES GEHT DARUM, EINEN ABLAUF UND EIN SYSTEM ZU ENTWICKELN, DIE FÜR *DICH* UND *DEINEN LIFESTYLE* FUNKTIONIEREN.

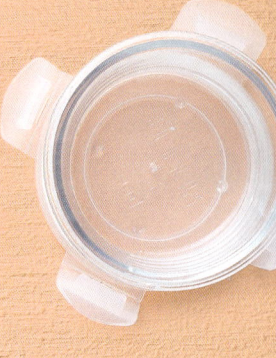

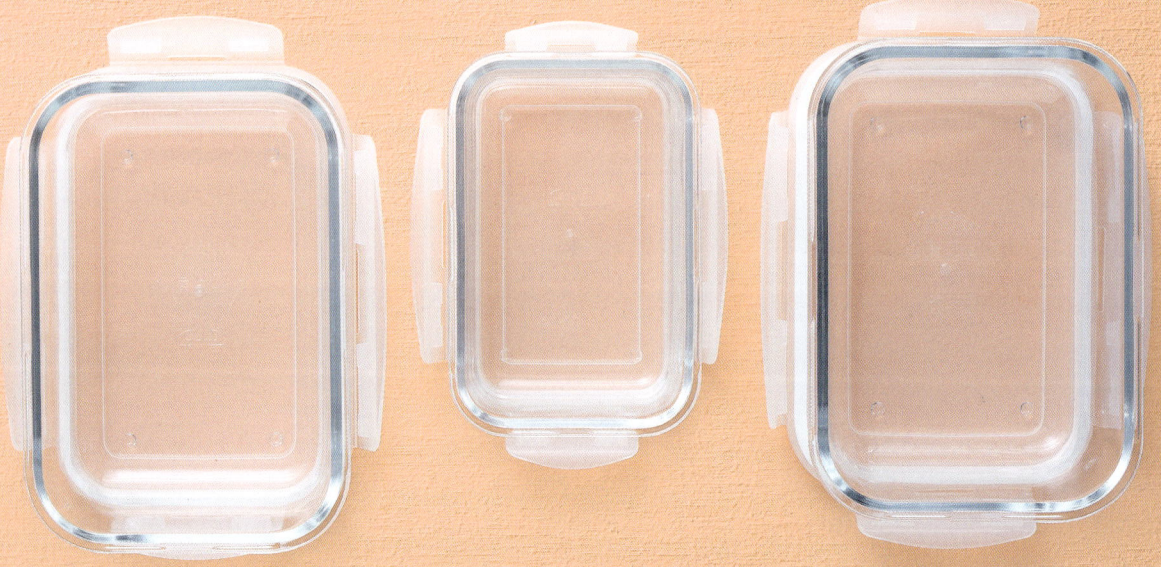

❷ SCHREIB EINE EINKAUFSLISTE

Wenn du die Behälter besorgt hast, schreibst du als Nächstes eine Einkaufsliste. Es hat keinen Sinn, in den Supermarkt zu gehen, irgendwas in den Einkaufswagen zu werfen und zu hoffen, dass es schon hinhaut! Ich empfehle, den Namen jedes Frühstücks, Mittagessens, Abendessens und/oder Snacks zu notieren, die du vorbereiten willst, und die Mahlzeiten dann auf Zutaten und Mengen herunterzubrechen. Sobald du das für jedes Gericht getan hast, kannst du eine Einkaufsliste schreiben.

Noch mal: Wenn du noch keine Erfahrung mit Meal-Prep hast, kann das Organisieren der Mahlzeiten für eine ganze Woche erst mal ziemlich aufwendig wirken. Versuch dann lieber, erst mal nur ein paar Tage zu planen. Halte dich außerdem an bewährte Rezepte, vor allem, wenn du mehrere Gerichte im Voraus kochen willst. Es gibt nichts Nervigeres, als Geld und Zeit in Nahrungsmittel zu investieren, die du dann gar nicht so recht magst!

EINKAUFSLISTE

GRÜNE SMOOTHIE-BOWL

1 kleine Handvoll junger Spinat

1 gefrorene Banane gehackt

65 g Erdbeeren

200 g fettarmer Naturjoghurt

125 ml fettarme Milch

¼ TL Matcha-Pulver (nach Belieben)

30 g Müsli

1½ TL Goji-Beeren

2 TL Chiasamen

❸ ACHTUNG – FERTIG – VORBEREITEN!

Sobald du alle Zutaten hast, kommt das eigentliche Vorbereiten. Manchmal bestimmt die Art der Mahlzeit, wie viel du vorbereiten kannst. Zum Beispiel schmecken Salate und Gemüsesticks am besten frisch; statt sie drei Tage im Voraus schon zu schneiden, lege ich sie nur zusammen in einem Behälter in den Kühlschrank und schneide sie morgens an dem Tag, an dem ich sie brauche. Für kompliziertere Gerichte wie Currys oder Pfannengerichte zerkleinere ich das Gemüse, das ich dazu brauche, und stelle es in einem Behälter in den Kühlschrank, so dass ich es später direkt beim Kochen verwenden kann (außer Zutaten, die nach dem Schneiden braun werden, wie Kartoffeln oder Süßkartoffeln – die schneide ich erst in letzter Minute).

Wichtig ist es auch, bei der Vorbereitung an die Lebensmittelsicherheit zu denken. Manche Nahrungsmittel wie Reis oder Fleisch sollten nach dem Garen nicht allzu lang im Kühlschrank gelagert werden. Ich koche so etwas zwar manchmal vor, aber immer nur für wenige Tage, um Lebensmittelvergiftungen zu vermeiden.

❹ VORBEREITETES ESSEN RICHTIG LAGERN

Wenn du mit den Vorbereitungen fertig bist, musst du die Gerichte auf jeden Fall richtig lagern. Frisches Obst, Gemüse und gekochte Mahlzeiten sollten im Kühlschrank aufbewahrt und nach der Entnahme so bald wie möglich verzehrt werden. Wenn du Pastasaucen oder Suppen in großen Mengen vorgekocht hast, friere nach dem Abkühlen ein, was du nicht innerhalb weniger Tage isst.

❺ GENIESS DIE FRÜCHTE DEINER ARBEIT!

Was du über die Vorbereitung von Gemüse wissen musst, findest du auf den Seiten 82 bis 83.

AUF DER NÄCHSTEN SEITE VERRATE ICH DIR WIE ICH DIE GERICHTE FÜR EINEN TAG MEINES MENÜPLANS VORBEREITE...

So würde ich die Mahlzeiten eines typischen Tages aus meinem Wochenmenü vorbereiten

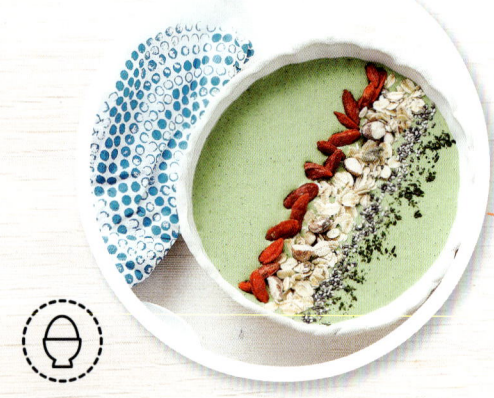

FRÜHSTÜCK

GRÜNE SMOOTHIE-BOWL

Wenn ich zu Hause und nicht besonders in Eile wäre, würde ich die Smoothie-Bowl frisch zubereiten. Um mir die Sache etwas zu erleichtern, würde ich alle Zutaten vorher zusammen in einem Behälter verstauen, damit ich sie nur noch in den Mixer werfen muss (die Banane würde ich allerdings erst kurz vorher schälen, damit sie nicht braun wird). Die Toppings würde ich abmessen, damit ich sie nach dem Pürieren sofort darüberstreuen kann. Wenn ich nur ganz wenig Zeit hätte, würde ich die Zutaten für die Smoothie-Bowl am Abend vorher pürieren und in einem Behälter in den Kühlschrank stellen.* Dann würde ich die Toppings abwiegen und zusammen in einen Behälter schütten, damit ich sie am nächsten Morgen direkt auf die Smoothie-Bowl streuen kann.

* Einige Zutaten der Smoothie-Bowl wie Spinat oder Beeren verlieren mit der Zeit ihre leuchtende Farbe, daher kann deine Bowl am nächsten Morgen etwas anders aussehen. Das heißt aber nicht, dass sie nicht mehr genießbar ist, sie sieht vielleicht nur nicht mehr so hübsch aus!

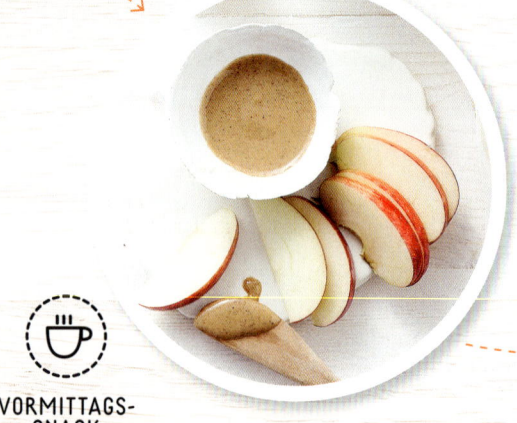

VORMITTAGS-SNACK

APFEL mit NUSSBUTTER

Ich würde den Apfel gründlich waschen und mit einem Küchentuch abtrocknen. Da Äpfel nach dem Schneiden schnell braun werden, würde ich ihn erst in letzter Minute in Spalten schneiden, wenn ich die Zeit habe. Wenn nicht, würde ich ihn klein schneiden, bevor ich das Haus verlasse, und ihn mit einem Spritzer frischem Zitronensaft in einen Behälter legen, damit der natürliche Bräunungsprozess verlangsamt wird. Die Nussbutter würde ich im Voraus abwiegen und in einem Behälter in den Kühlschrank stellen.

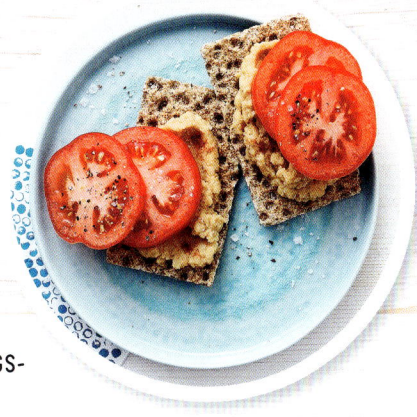

NACHMITTAGS-
SNACK

KNÄCKEBROT mit HUMMUS und TOMATE

Wenn ich es für mehrere Mahlzeiten brauche, würde ich Hummus (genauso wie Zaziki) in größeren Mengen zubereiten und abgewogen in kleinen Behältern aufbewahren. Die Tomate würde ich waschen und abtrocknen, zusammen mit dem Knäckebrot in einem Behälter in den Kühlschrank stellen und direkt vor dem Servieren in Scheiben schneiden.

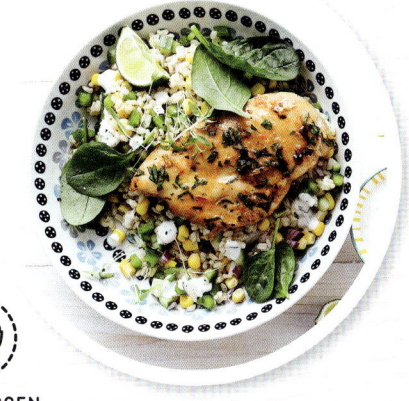

ABENDESSEN

PIRI-PIRI-HUHN mit REISSALAT

Naturreis ist für mich eine Grundzutat, daher koche ich ihn in größeren Mengen und lagere ihn im Kühlschrank. **Aber Vorsicht: Gekochter Reis sollte nicht länger als einige Tage aufbewahrt werden. Ich würde nicht empfehlen, ihn für die ganze Woche vorzukochen.** Das Huhn würde ich schon mal marinieren und einfrieren, bis ich es brauche. Damit der Reissalat leichter vorzubereiten ist, würde ich Paprika, Zwiebel und Gurke zusammen in einem Behälter in den Kühlschrank stellen, sie aber erst in letzter Minute kleinschneiden, bevor ich Mais und Spinat dazugebe. Das Joghurtdressing lässt sich gut am Vorabend zubereiten oder auch frisch am selben Tag.

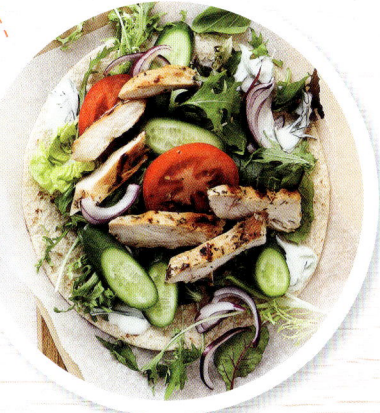

MITTAGESSEN

HÄHNCHEN-GYROS

Zaziki esse ich ständig – zum Dippen mit Gemüsesticks, als Sauce für Gyros, in einem Wrap oder zu meinen gegarten Lieblingsproteinen. Da er sich ein paar Tage im Kühlschrank hält, bereite ich eine große Menge zu und wiege die Portionen für die einzelnen geplanten Mahlzeiten in kleinen Behältern ab. Das Hähnchen würde ich im Voraus in Scheiben schneiden und marinieren, garen und in einem Behälter über Nacht im Kühlschrank aufbewahren. Kurz vor dem Servieren muss ich es dann nur noch kurz in die Mikrowelle stellen. Wenn das Gericht jedoch erst in ein paar Tagen auf dem Plan steht, würde ich die marinierten Hähnchenscheiben einfrieren und am Vorabend wieder auftauen. Das Gemüse würde ich in einen Behälter füllen und erst am Morgen oder kurz vor dem Servieren schneiden. Dieses Gericht ist ein hervorragendes Beispiel dafür, wie flexibel Meal-Prep sein kann. Es ist nicht immer möglich, alle Mahlzeiten im Voraus vorzubereiten, daher ist es wichtig, die Schritte je nach Gericht anzupassen oder je nachdem, wie viel du zu tun hast.

Du siehst: Wenn du dir ein bisschen Zeit für die Vorbereitung nimmst, ist es ganz einfach, gesund zu essen!

GEMÜSEZUBEREITUNG: TECHNIKEN

Etwas in **SCHEIBEN ODER STICKS** zu schneiden ist normalerweise die erste Schneidetechnik, die wir lernen. Das Gemüse wird dabei in der gewünschten Stärke quer oder längs geschnitten. Das ist auch immer der erste Schritt für andere Techniken. In Scheiben oder Sticks geschnittenes Gemüse eignet sich zum Beispiel super für Sandwiches und Salate.

JULIENNE schneiden heißt, etwas in dünne, lange, streichholzartige Sticks zu schneiden. Am besten funktioniert das bei härterem Gemüse wie Möhren, Roter Bete und Paprika.

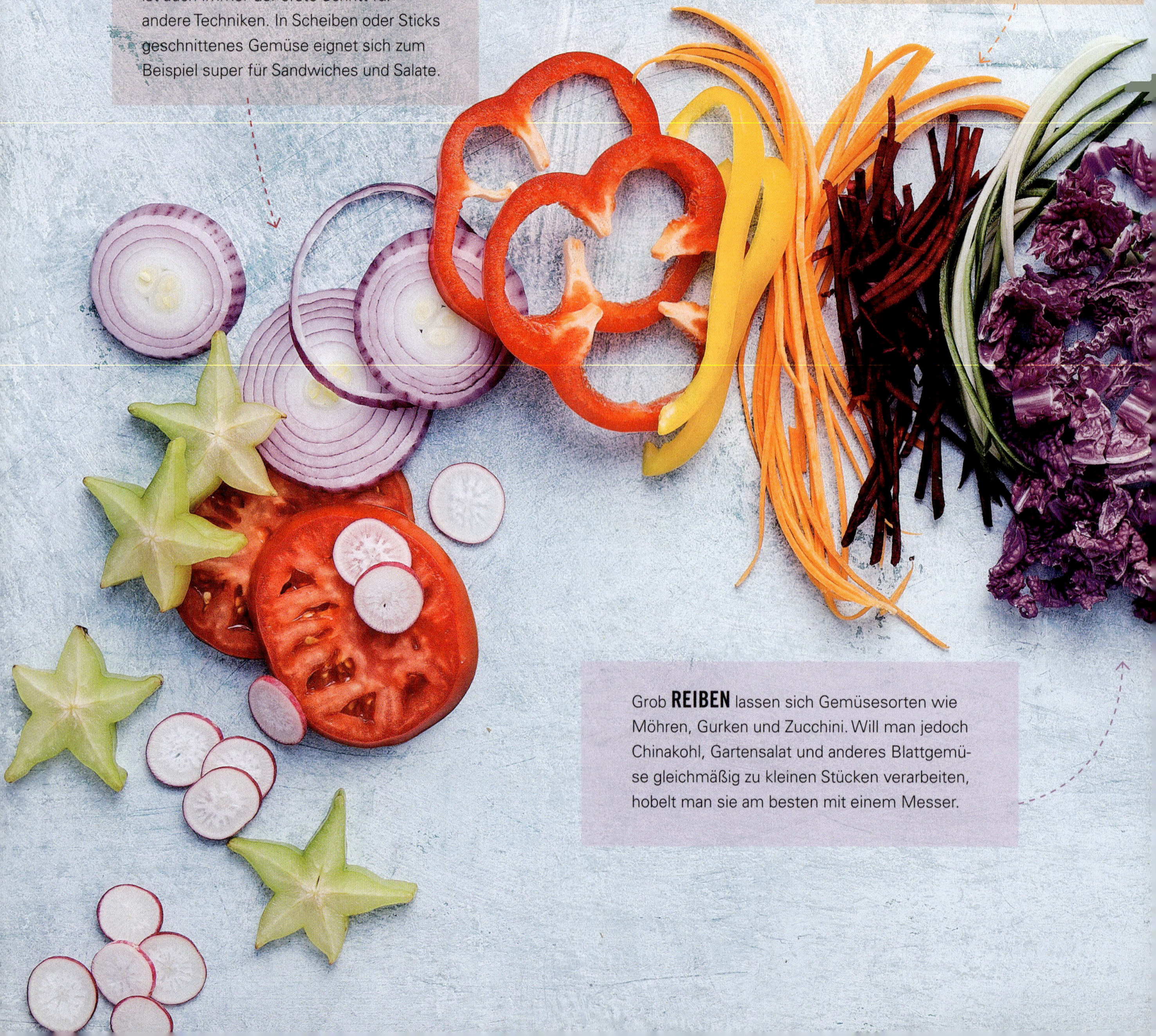

Grob **REIBEN** lassen sich Gemüsesorten wie Möhren, Gurken und Zucchini. Will man jedoch Chinakohl, Gartensalat und anderes Blattgemüse gleichmäßig zu kleinen Stücken verarbeiten, hobelt man sie am besten mit einem Messer.

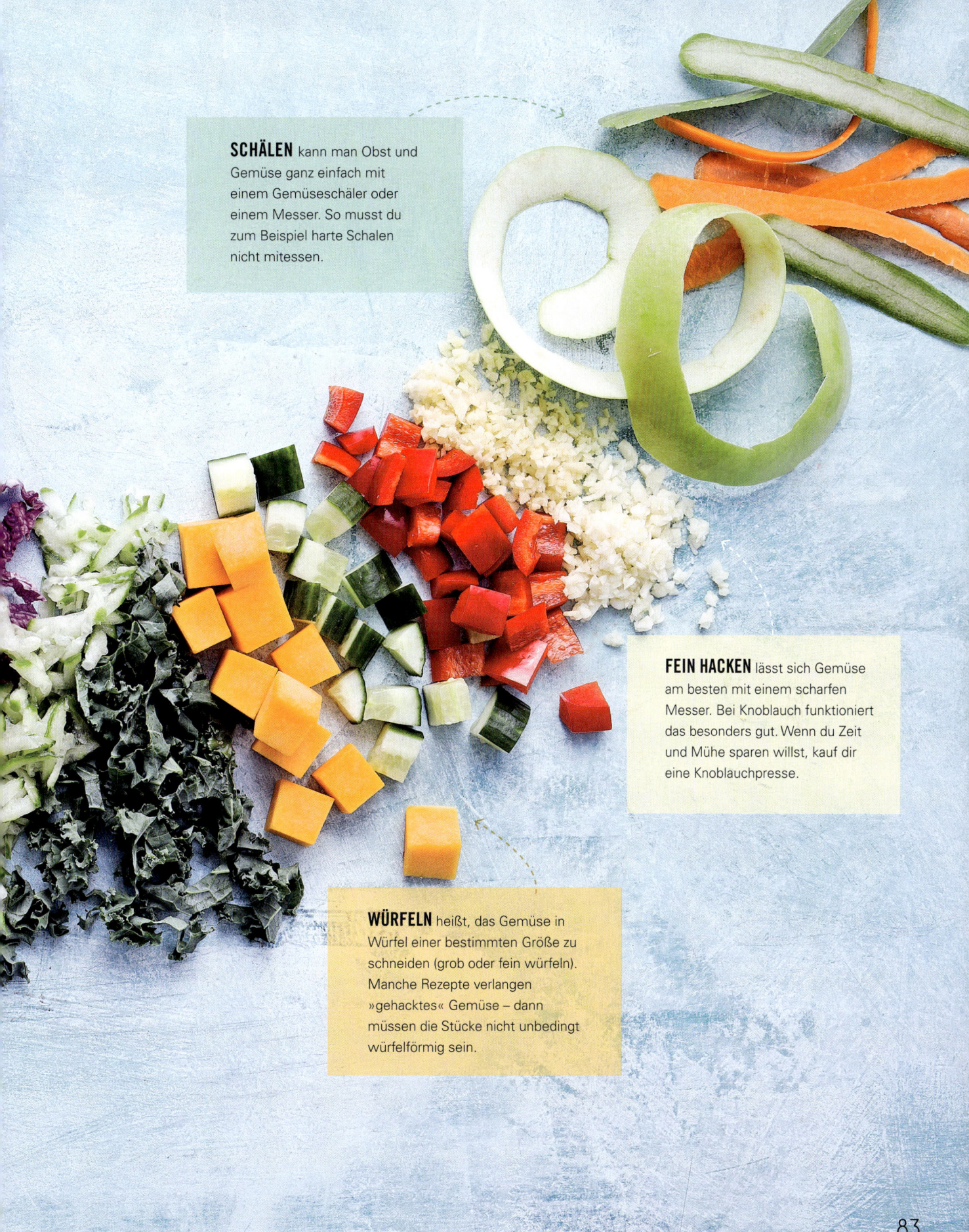

SCHÄLEN kann man Obst und Gemüse ganz einfach mit einem Gemüseschäler oder einem Messer. So musst du zum Beispiel harte Schalen nicht mitessen.

FEIN HACKEN lässt sich Gemüse am besten mit einem scharfen Messer. Bei Knoblauch funktioniert das besonders gut. Wenn du Zeit und Mühe sparen willst, kauf dir eine Knoblauchpresse.

WÜRFELN heißt, das Gemüse in Würfel einer bestimmten Größe zu schneiden (grob oder fein würfeln). Manche Rezepte verlangen »gehacktes« Gemüse – dann müssen die Stücke nicht unbedingt würfelförmig sein.

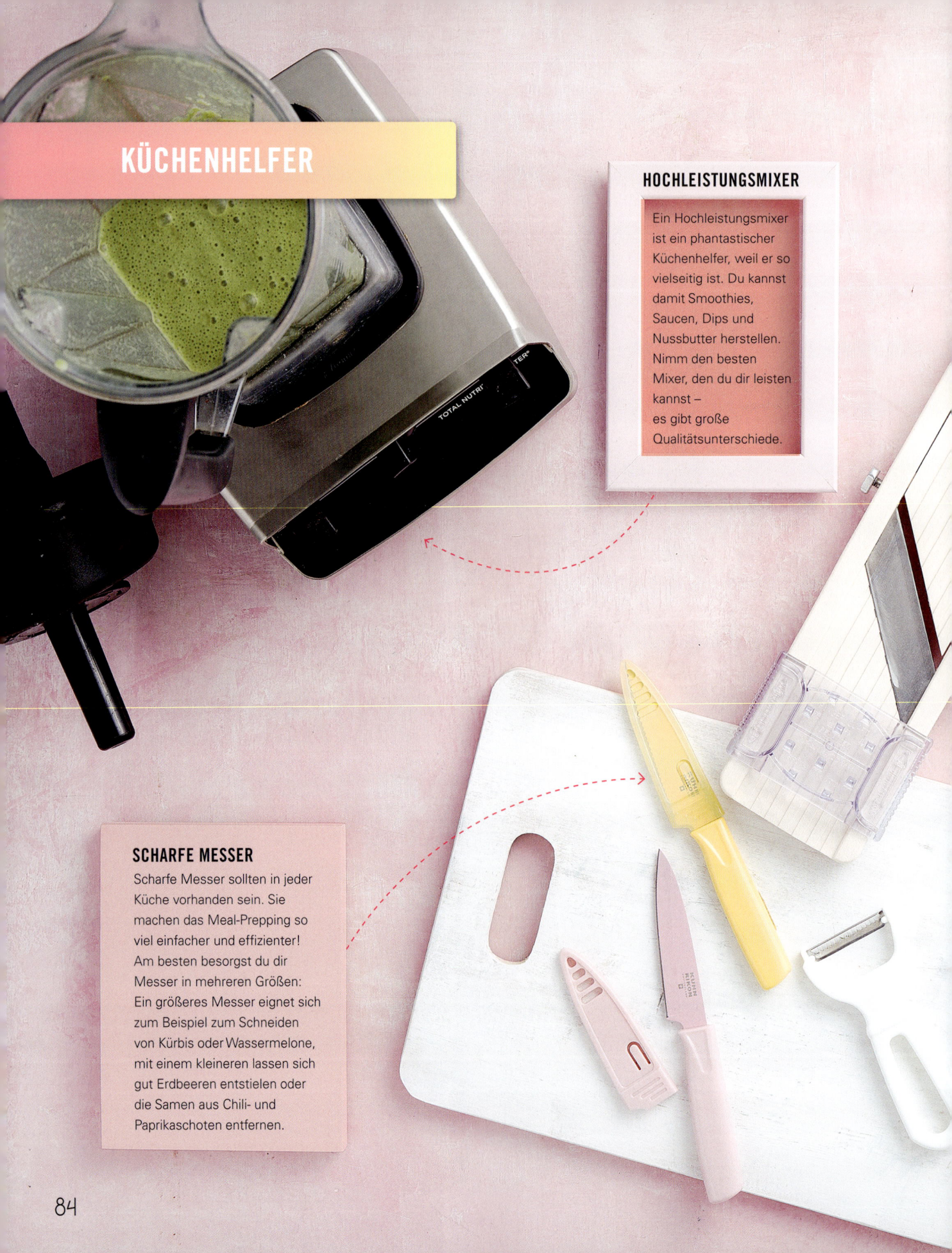

HOCHLEISTUNGSMIXER

Ein Hochleistungsmixer ist ein phantastischer Küchenhelfer, weil er so vielseitig ist. Du kannst damit Smoothies, Saucen, Dips und Nussbutter herstellen. Nimm den besten Mixer, den du dir leisten kannst – es gibt große Qualitätsunterschiede.

SCHARFE MESSER

Scharfe Messer sollten in jeder Küche vorhanden sein. Sie machen das Meal-Prepping so viel einfacher und effizienter! Am besten besorgst du dir Messer in mehreren Größen: Ein größeres Messer eignet sich zum Beispiel zum Schneiden von Kürbis oder Wassermelone, mit einem kleineren lassen sich gut Erdbeeren entstielen oder die Samen aus Chili- und Paprikaschoten entfernen.

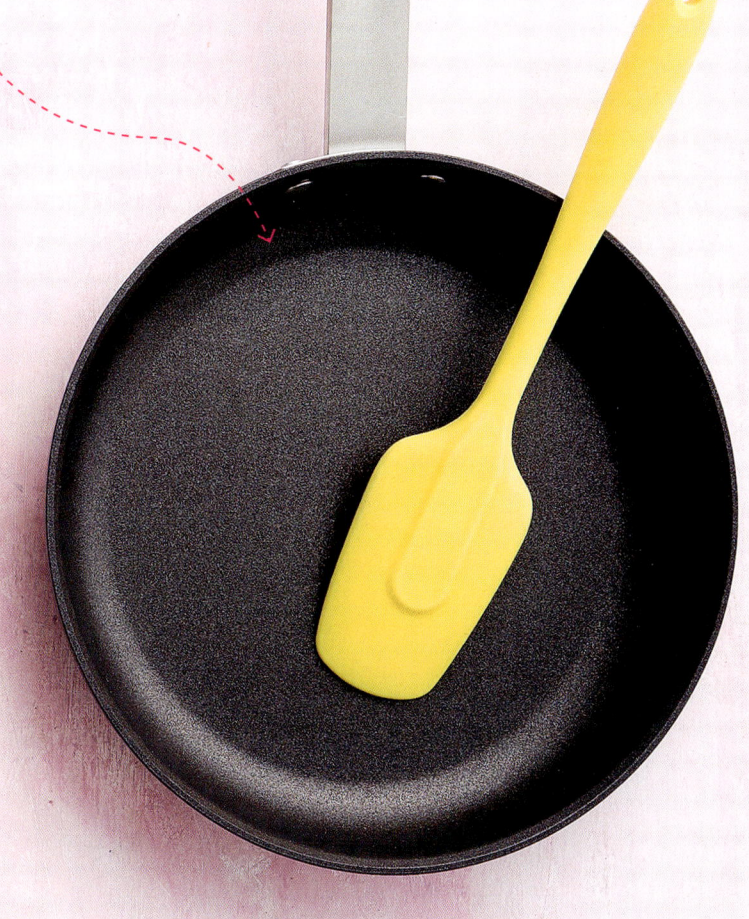

ANTIHAFTBESCHICHTETE PFANNE

Auf eine hochwertige antihaftbeschichtete Pfanne könnte ich in meiner Küche niemals verzichten. Durch die Antihaftbeschichtung sparst du beim Braten Öl oder andere Fette. In einer guten Pfanne gart das Essen gleichmäßig. Außerdem ist sie leichter zu reinigen.

GEMÜSEHOBEL UND JULIENNESCHNEIDER

Diese praktischen Küchenutensilien können dir eine Menge Zeit sparen! Mit einem Gemüsehobel schneidest du im Nullkommanichts Obst und Gemüse in hauchdünne Scheiben. Die meisten Gemüsehobel haben einen zusätzlichen Julienne-Einsatz – im Handumdrehen hast du damit einen Salat zum Beispiel aus Gurken, Möhren und Roter Bete zubereitet.

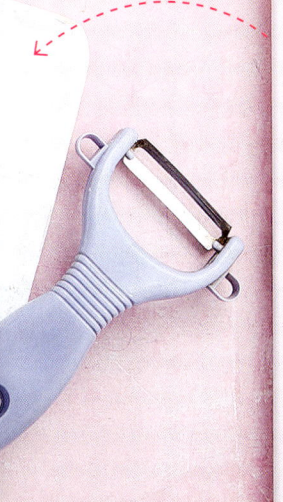

SCHNEIDBRETTER

Schneidbretter gehören ebenfalls in jede Küche. Ich empfehle, getrennte Bretter für Fleisch und für frisches Obst und Gemüse zu verwenden. Holzbretter eignen sich wunderbar, da sie natürliche antibakterielle Eigenschaften besitzen und bei richtiger Pflege sehr lange halten. Außerdem nutzen sich auf Holzbrettern die Messer weniger schnell ab. Plastikbretter sind billig, daher bietet es sich an, mehrere in verschiedenen Farben für verschiedene Anwendungsgebiete zu haben (und da sie so billig sind, lassen sie sich leicht ersetzen, wenn sie abgenutzt aussehen). Glas- oder Marmorbretter sehen gut aus, lassen jedoch Messer schneller stumpf werden und bieten wenig Halt beim Schneiden.

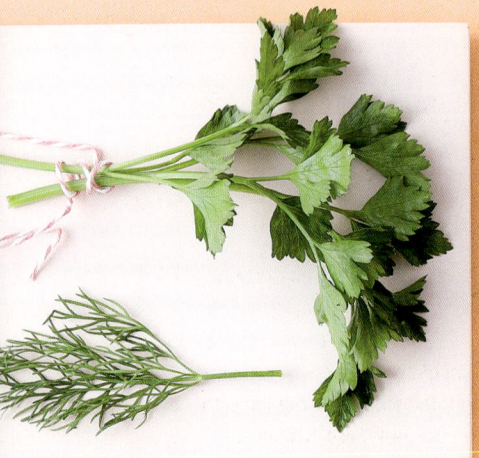

KRÄUTER und GEWÜRZE

Kräuter (getrocknet oder frisch) und Gewürze verleihen deinen Mahlzeiten mehr Aroma. Diese hier verwende ich am liebsten:

BASILIKUM macht Nudelsaucen aromatisch. Ein paar Basilikumblätter peppen auch jeden Wrap auf.

....

CHILIPULVER sorgt für etwas mehr Pep auf dem Teller. Fang mit kleinen Mengen an und steigere sie je nach Geschmack.

....

ZIMT passt gut zu süßen wie zu herzhaften Gerichten. Du kannst ihn einfach über deinen Toast oder fettarmen Joghurt streuen. Besonders lecker schmeckt Zimt in Gerichten mit gegartem Obst. In Kombination mit anderen Gewürzen kann er auch zu Eintöpfen und Chilis hinzugegeben werden.

....

KREUZKÜMMEL sorgt zusammen mit **CHILIPULVER** und **KNOBLAUCH** in Gemüsegerichten und mexikanischen Rezepten für das perfekte Aroma.

....

DILL passt toll zu Gemüse und Lachs. Besonders gut schmeckt er zu Gurken, daher kann man ihn sehr gut unter Zaziki rühren.

....

GETROCKNETER ODER FRISCHER THYMIAN schmeckt besonders lecker zu Bohnen oder Eiergerichten. Du kannst ihn auch mit etwas Öl vor dem Rösten über Gemüse (zum Beispiel Kartoffeln) streuen. Hervorragend auch in Kombination mit Zitrone.

....

Aus **MINZE** kann man Eistee oder heißen Tee herstellen. Mit Trockenfrüchten und Nüssen passt sie aber auch in Getreidesalate oder wird zusammen mit frischen Beeren zu einem erfrischenden und gesunden Nachtisch.

....

OREGANO schmeckt besonders gut in Gerichten auf Tomatenbasis. Du kannst ihn auch in Suppen rühren oder Gemüse vor dem Braten oder Rösten damit bestreuen. Auch sehr lecker auf selbstgemachter Pizza.

....

PETERSILIE kann eine Hauptzutat von Salaten wie Taboulé sein oder als Garnierung zusätzliches Aroma bringen. Tipp: Natur- oder Wildreis mit Petersilie und einem Schuss Zitronensaft mischen. Passt auch gut zu Suppen, Nudelgerichten, Eiern oder Salaten.

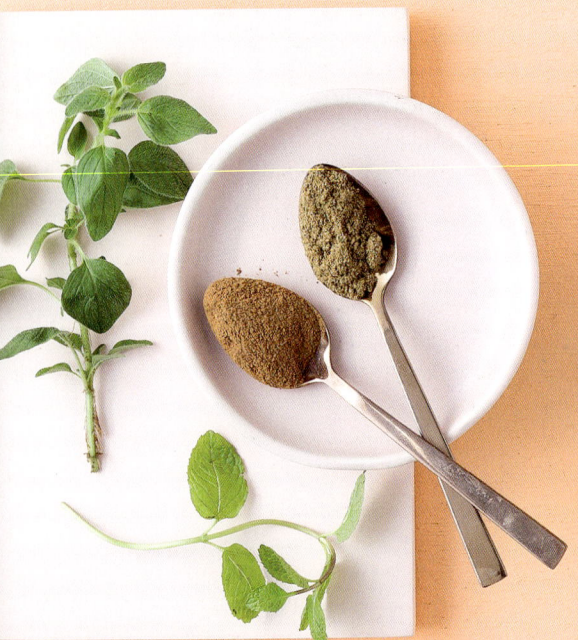

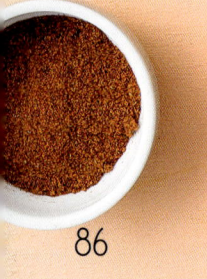

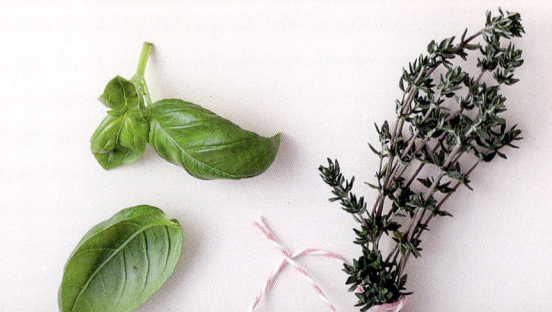

SPEISEÖLE

Es gibt viele verschiedene Öle auf dem Markt, und vielen Leuten ist gar nicht klar, dass einige sich für bestimmte Garmethoden besser eignen als andere. Mit manchen Ölen kann man gut auf hoher Temperatur garen, während andere am besten gar nicht erhitzt werden und besser als Aromaträger in Dressings verwendet werden sollten. Unabhängig davon, welches Öl du nimmst, solltest du immer daran denken, dass Öle eine hohe Kaloriendichte haben und daher in Maßen verwendet werden sollten.

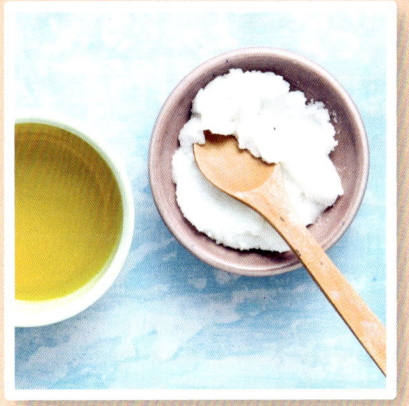

Diese Öle eignen sich für das Garen bei hoher Hitze:

AVOCADOÖL Dieses Öl steckt voller gesunder Fette und ist sehr vielseitig beim Kochen – es eignet sich zum Sautieren, Braten und Backen. Wegen seines milden Geschmacks passt es auch hervorragend in Dressings.

ERDNUSSÖL Erdnussöl hat ein kräftiges Nussaroma und eignet sich ideal für Wokgerichte und asiatische Rezepte. Es enthält Phytosterine (essentielle pflanzliche Fettsäuren), die den Cholesterinspiegel senken und das Herz gesund halten.

REISÖL Reisöl wird aus dem Keim des Reiskorns gewonnen. Es eignet sich für jede Garmethode. Reisöl ist reich an Antioxidantien, Vitamin E und Phytosterinen.

Diese Öle zerfallen leichter bei Kontakt mit Licht, Hitze und Luft und sind daher nicht die beste Wahl zum Braten:

CHIAÖL Dieses Öl ist reich an Omega-3-Fettsäuren, die eine wesentliche Rolle in der allgemeinen Erhaltung der Gesundheit und bei der Bekämpfung von Entzündungen im Körper spielen. Wegen seines neutralen Aromas eignet es sich besonders gut für Dressings und Smoothies. Chiaöl sollte man am besten im Kühlschrank aufbewahren.

LEINÖL Auch dieses Öl ist ein hervorragender Lieferant von Omega-3-Fettsäuren. Es schmeckt gut in Salatdressings oder über gedämpftes Gemüse geträufelt. Auch Leinöl hält sich am besten im Kühlschrank.

Einige Öle sind wegen ihres Nährstoffgehalts sehr gesund, eignen sich aber nicht unbedingt zum Garen bei starker Hitze, da sie schnell zerfallen (oxidieren) und dabei möglicherweise ungesunde Transfette erzeugen. Die folgenden Öle eignen sich vor allem für das Garen bei geringer bis mittlerer Hitze.

OLIVENÖL Olivenöl gilt als herzgesund, weil es den Gehalt an (gutem) HDL-Cholesterin erhöht und den an (schlechtem) LDL-Cholesterin senkt. Man kann damit kochen, zum Beispiel auf schwacher Hitze braten, aber am besten kommt es in Salatdressings, kalten Gerichten oder über gedämpftes Gemüse geträufelt zur Geltung. Vielleicht ist dir schon mal aufgefallen, dass es unterschiedliche Arten von Olivenöl gibt. Natives Olivenöl extra enthält in der Regel mehr Antioxidantien und schmeckt kräftiger als die anderen Sorten.

KOKOSÖL Kokosöl eignet sich zum Backen oder Braten. Wegen seines recht intensiven Aromas wirkt es sich auch auf den Geschmack des Gerichts aus. Das Kokosaroma passt zum Beispiel gut zu Suppen, Eintöpfen, Currys und Gebäck sowie zu ungegarten Nachtischen. Kokosöl hält sich monatelang in der Speisekammer.

SESAMÖL Es gibt zwei Sorten Sesamöl: helles (aus ungerösteter Sesamsaat) und dunkles (aus gerösteter Sesamsaat). Man vermutet, dass Sesamöl den Blutdruck senken und das Risiko für Herz-Kreislauf-Erkrankungen verringern kann. Es hat zwar ein recht kräftiges Aroma, passt damit aber sehr gut als Dressing zu bestimmten Salaten und zu asiatischen Saucen.

EIN ORGANISIERTER KÜHLSCHRANK SORGT FÜR MAXIMALE FRISCHE

Wer gesund lebt, weiß, wie mühsam es sein kann, frisches Obst und Gemüse zu verarbeiten, bevor es schlecht wird. Die meisten Leute haben keine Zeit, alle zwei bis drei Tage einkaufen zu gehen; also besorgen sie beim Wocheneinkauf alles auf einmal und hoffen, dass es nicht verdirbt, bevor sie es brauchen. Manchmal kommt etwas dazwischen und wir schaffen es nicht, alles zu essen, also schmeißen wir immer mal wieder etwas weg. Wenn du weißt, wie man Nahrungsmittel im Kühlschrank richtig lagert, minimierst du dieses Problem, und frische Lebensmittel bleiben VIEL länger genießbar!

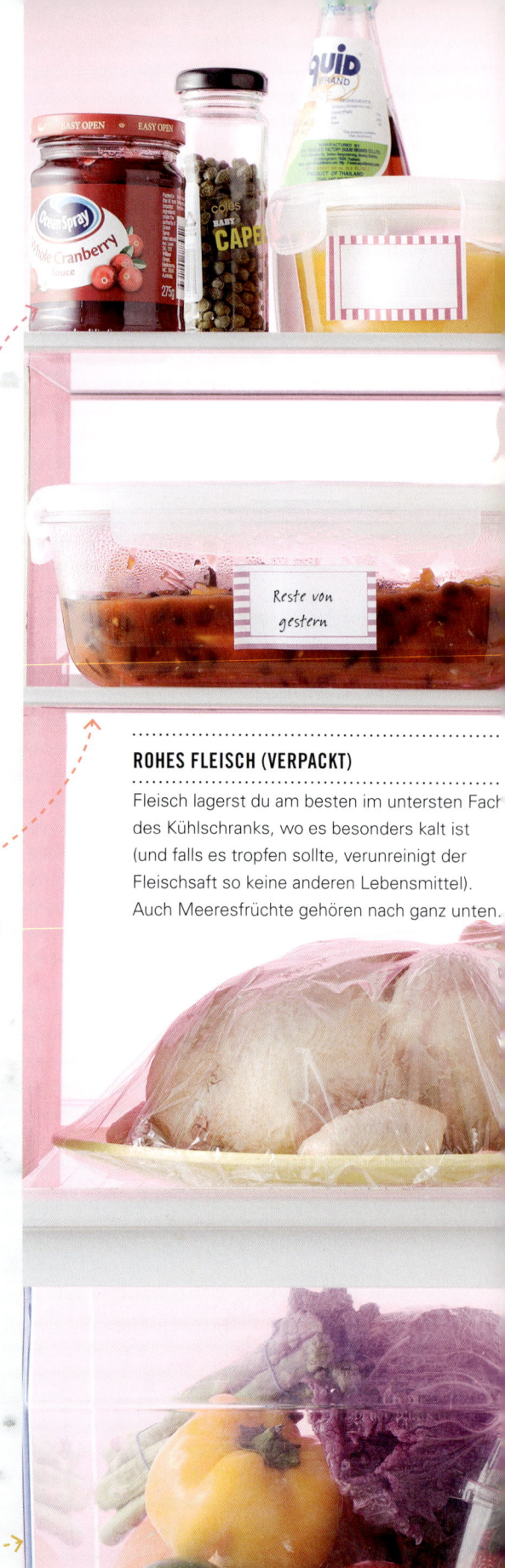

Reste von gestern

WÜRZMITTEL

Würzmittel wie Saucen und Dressings solltest du in der Kühlschranktür aufbewahren, weil sie am wenigsten verderblich sind und die Tür der wärmste Teil des Kühlschranks ist. Du kannst auch Getränke hier lagern, nur keine auf Milchbasis.

RESTE UND VERZEHRFERTIGES ESSEN

Reste, Hummus und anderes verzehrfertiges Essen lagerst du am besten oben. Hier ist auch ein guter Platz für Getränke und frische Kräuter in einem Glas mit Wasser.

OBST UND GEMÜSE

Ungeschnittenes Obst und Gemüse gehört ins Gemüsefach. Manchmal hat es mehrere Fächer, so dass du das Gemüse auf der Seite lagern kannst, wo es weniger feucht ist, und das Obst auf der anderen. Lass beides möglichst in ihrer Original-verpackung oder in einer Plastiktüte. Wenn dein Gemüsefach keine Fächer hat, lege Obst und Gemüse am besten nicht direkt nebeneinander – viele Früchte enthalten eine Chemikalie namens Ethylen, die den Reifeprozess beschleunigt und sich ungünstig auf das Gemüse auswirken kann.

ROHES FLEISCH (VERPACKT)

Fleisch lagerst du am besten im untersten Fach des Kühlschranks, wo es besonders kalt ist (und falls es tropfen sollte, verunreinigt der Fleischsaft so keine anderen Lebensmittel). Auch Meeresfrüchte gehören nach ganz unten.

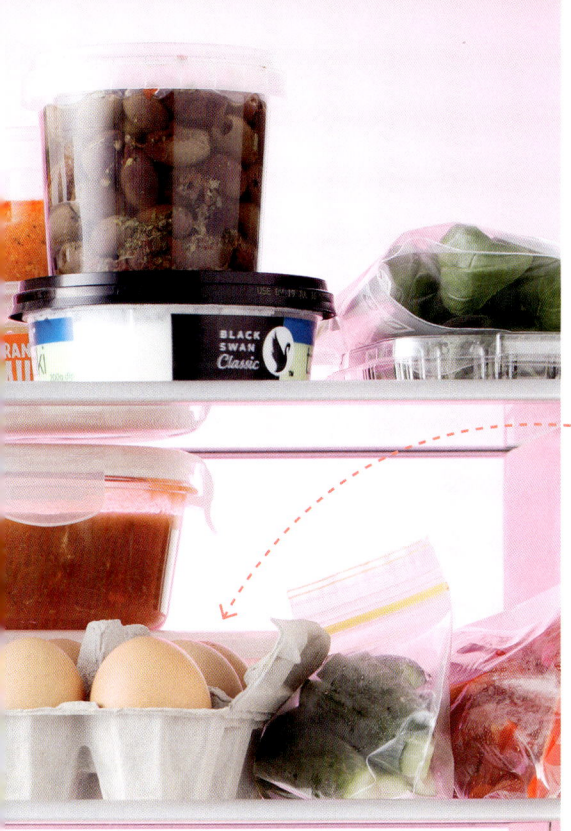

EIER

Eier halten sich am besten dort, wo die
Temperatur am beständigsten ist, und das ist
nicht die Kühlschranktür! Stell sie im Karton
ins mittlere Fach und nicht in die Eierhalter in
der Tür.

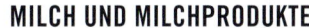

MILCH UND MILCHPRODUKTE

Milch gehört ins unterste Fach, wo es am
kältesten ist, und zwar am besten ganz nach
hinten. Das gilt auch für Joghurt, Hüttenkäse
und ähnliche Nahrungsmittel.

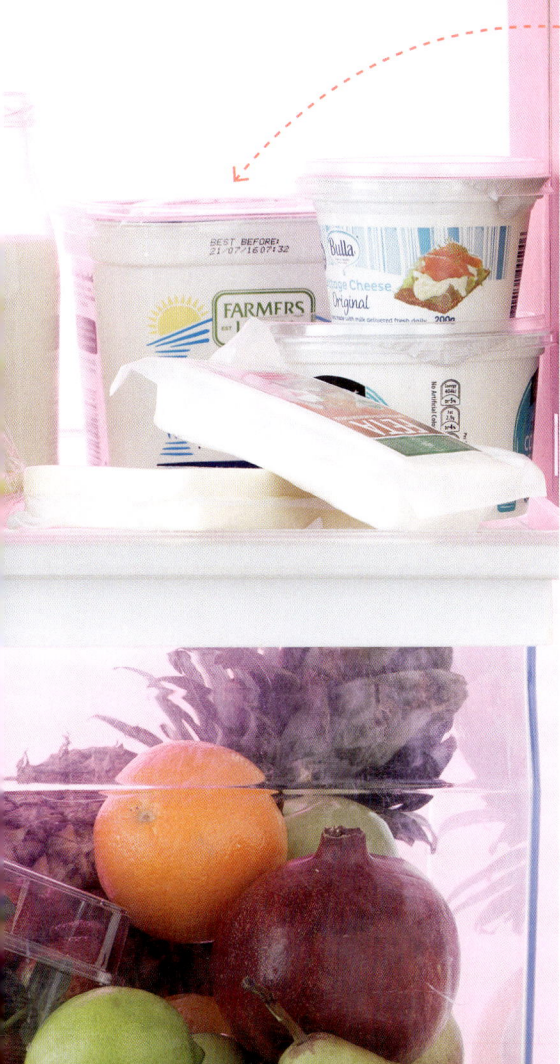

WAS NICHT IN DEN KÜHLSCHRANK GEHÖRT

Manche Nahrungsmittel sollten gar nicht im Kühlschrank gelagert werden, auch wenn sie in eine der
oben genannten Kategorien gehören. Kartoffeln,
Zwiebeln und Kürbis sollten an einem kühlen, dunklen
Ort mit geringer Luftfeuchtigkeit aufbewahrt werden,
zum Beispiel in einem Schrank oder in der Speisekammer. Auch Tomaten gehören nicht in den Kühlschrank
und sollten bei Raumtemperatur gelagert werden.

ORDNUNG IM GEFRIERSCHRANK

Damit du nach dem Auftauen nicht eine Woche lang dasselbe essen musst, solltest du deine Gerichte in kleinen Portionen für jeweils eine Mahlzeit einfrieren. So kannst du immer nur so viel herausnehmen, wie du brauchst. Leider hält sich nichts ewig, daher ist es wichtig, die empfohlenen Lagerzeiten zu beachten.

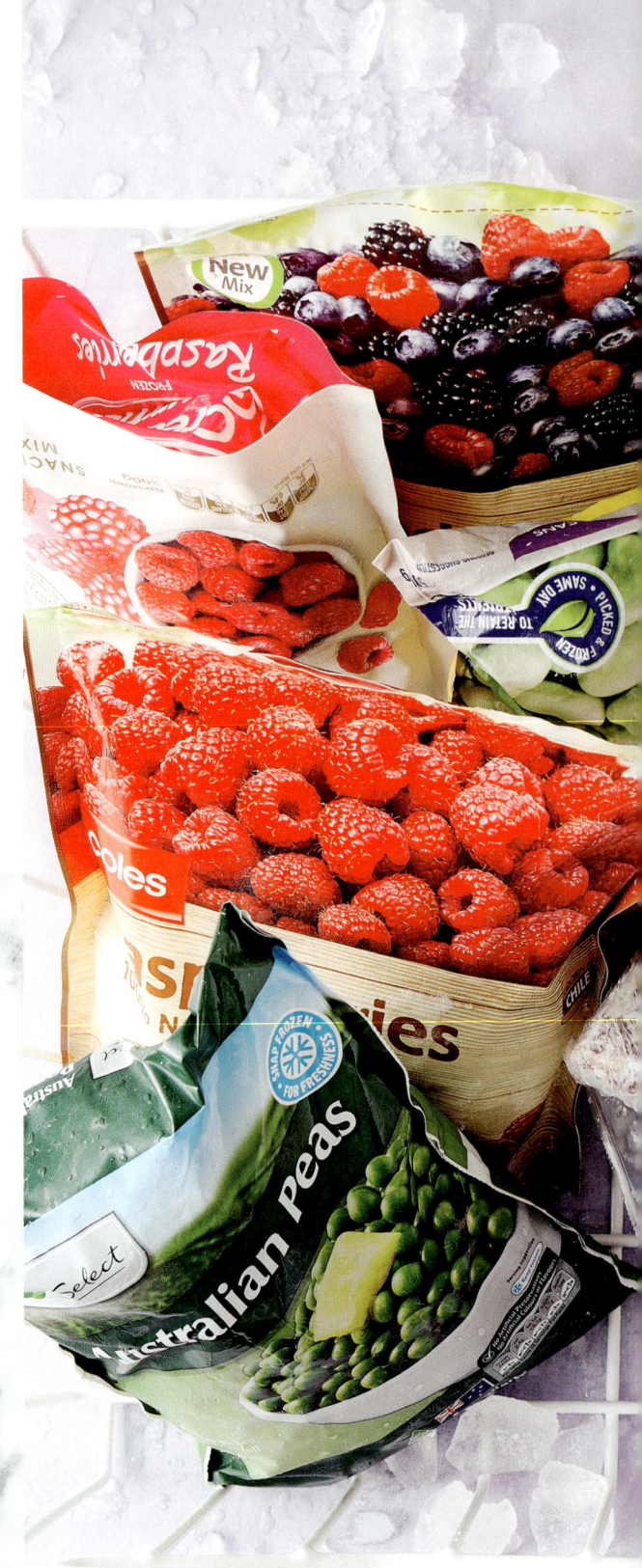

ROTES FLEISCH (FRISCH)	4–12 MONATE, JE NACH SORTE
ROTES FLEISCH (GEGART)	2–3 MONATE
GEFLÜGEL (FRISCH)	9–12 MONATE
GEFLÜGEL (GEGART)	4–6 MONATE
FISCH UND MEERESFRÜCHTE	2–6 MONATE, JE NACH SORTE
RESTE (SUPPEN, EINTÖPFE UND AUFLÄUFE)	2–3 MONATE

AUFTAUEN

Tiefgekühltes Fleisch wie Huhn oder Rind taust du am besten in einem Behälter im untersten Kühlschrankfach auf. Achte darauf, dass das Fleisch ganz aufgetaut ist, bevor du es weiterverarbeitest. Nach dem Herausnehmen aus dem Gefrierschrank kann das ein bis zwei Tage dauern!

Reste lässt du ebenfalls wie oben im Kühlschrank auftauen. Wichtig: Einmal tiefgekühltes und wieder aufgetautes Essen nie ein zweites Mal einfrieren! Nur so lassen sich Lebensmittelvergiftungen durch schädliche Bakterien zuverlässig vermeiden.

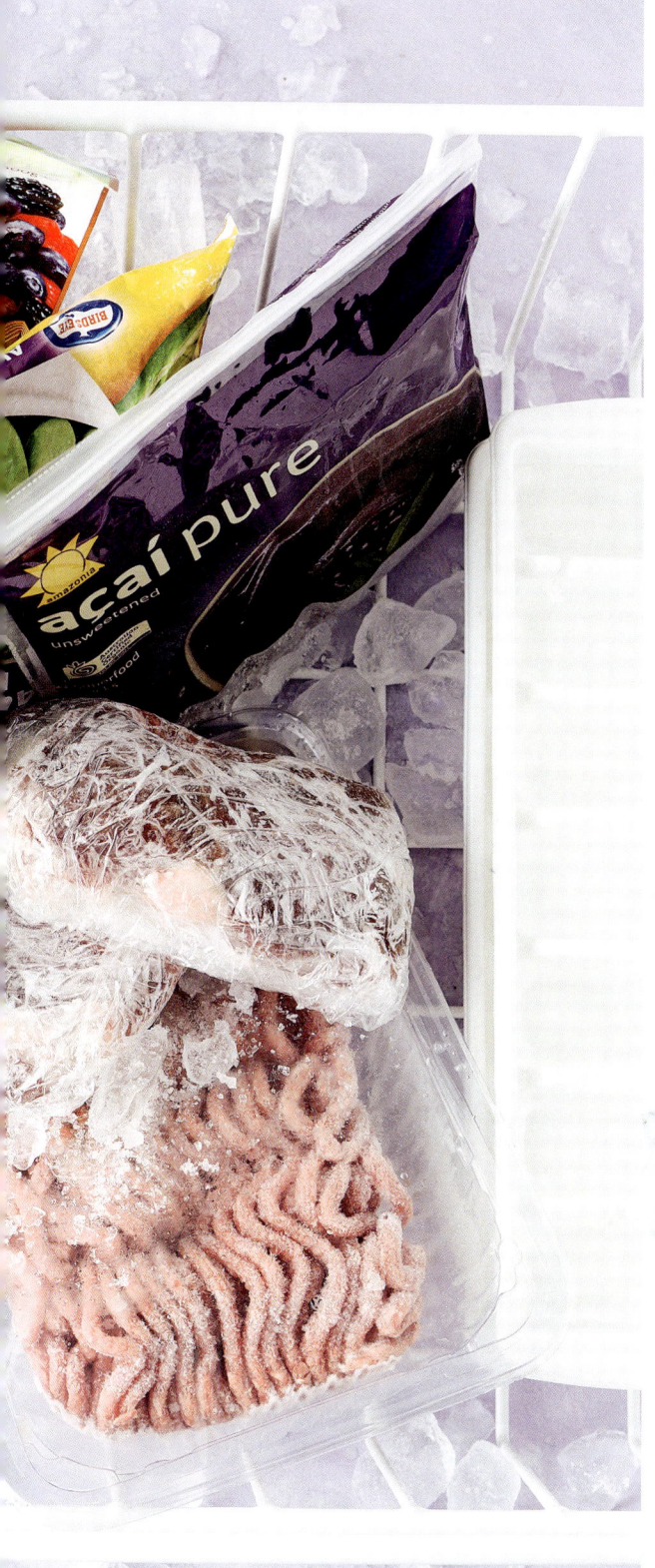

VERSORGE DEINEN KÖRPER MIT VOLLWERTIGER NAHRUNG UND TREIBE REGELMÄSSIG SPORT.

Du verdienst es, dich toll zu fühlen!

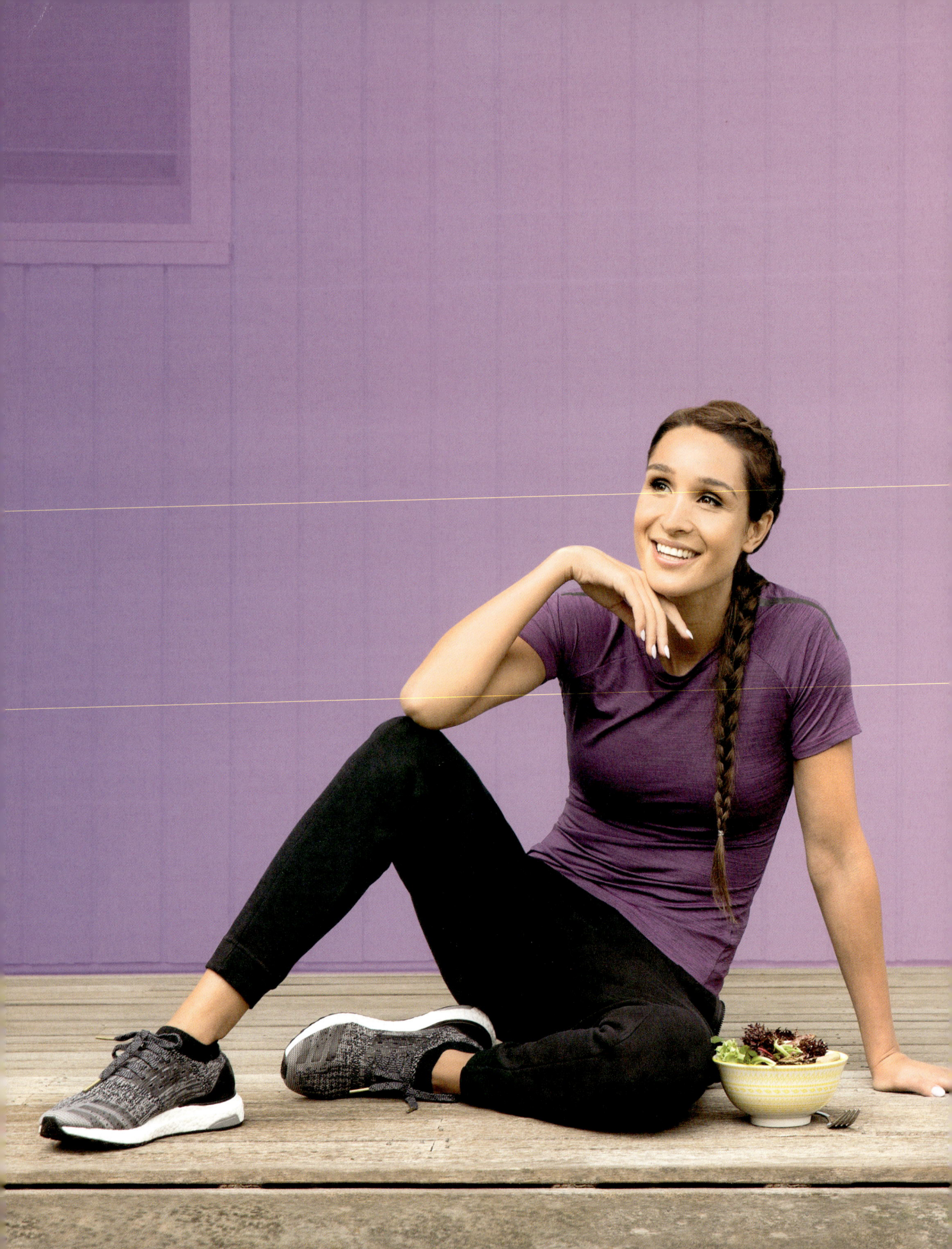

2 TEIL

REZEPTE FÜR DEN 28-TAGE-ERNÄHRUNGS-GUIDE

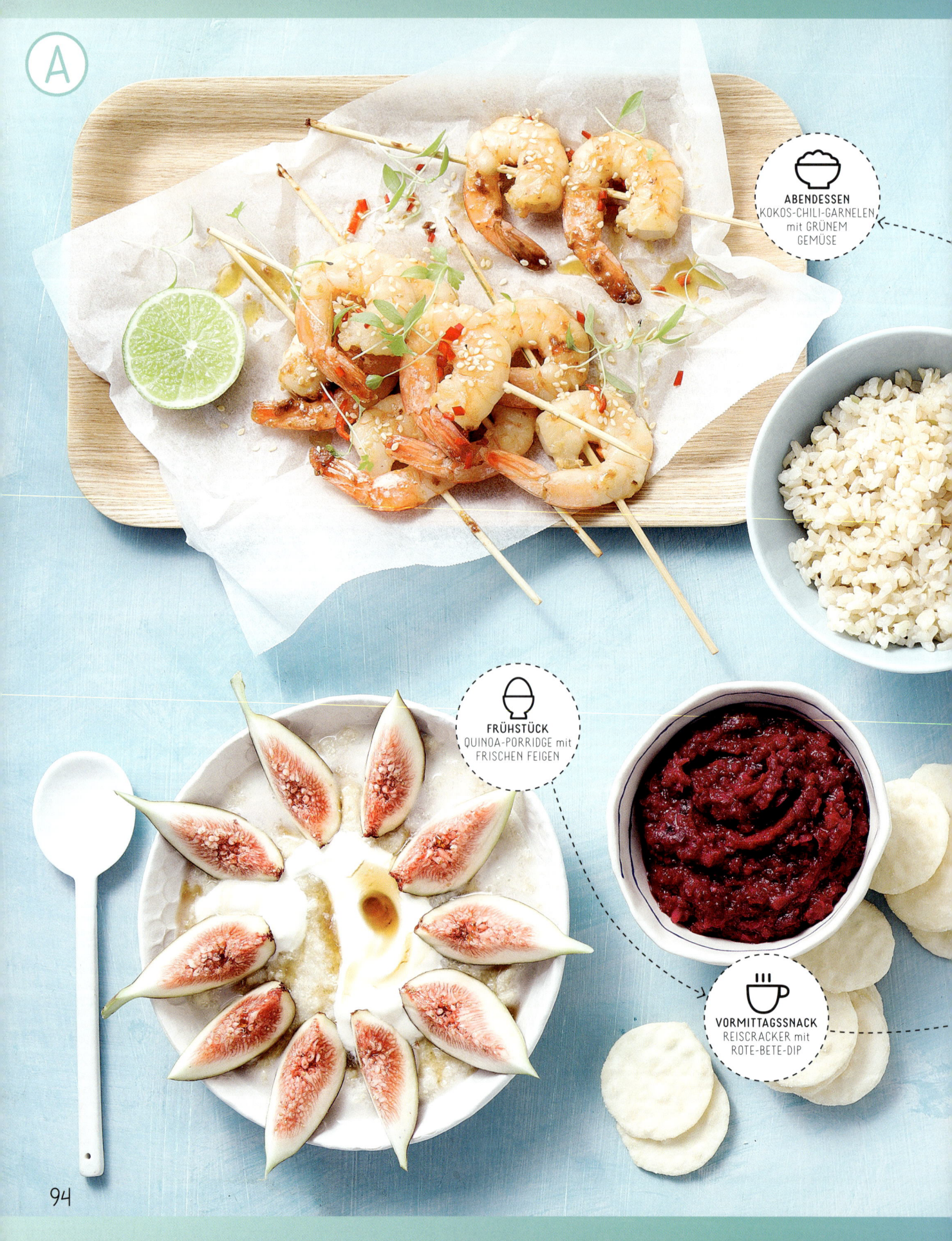

A

ABENDESSEN
KOKOS-CHILI-GARNELEN
mit GRÜNEM
GEMÜSE

FRÜHSTÜCK
QUINOA-PORRIDGE mit
FRISCHEN FEIGEN

VORMITTAGSSNACK
REISCRACKER mit
ROTE-BETE-DIP

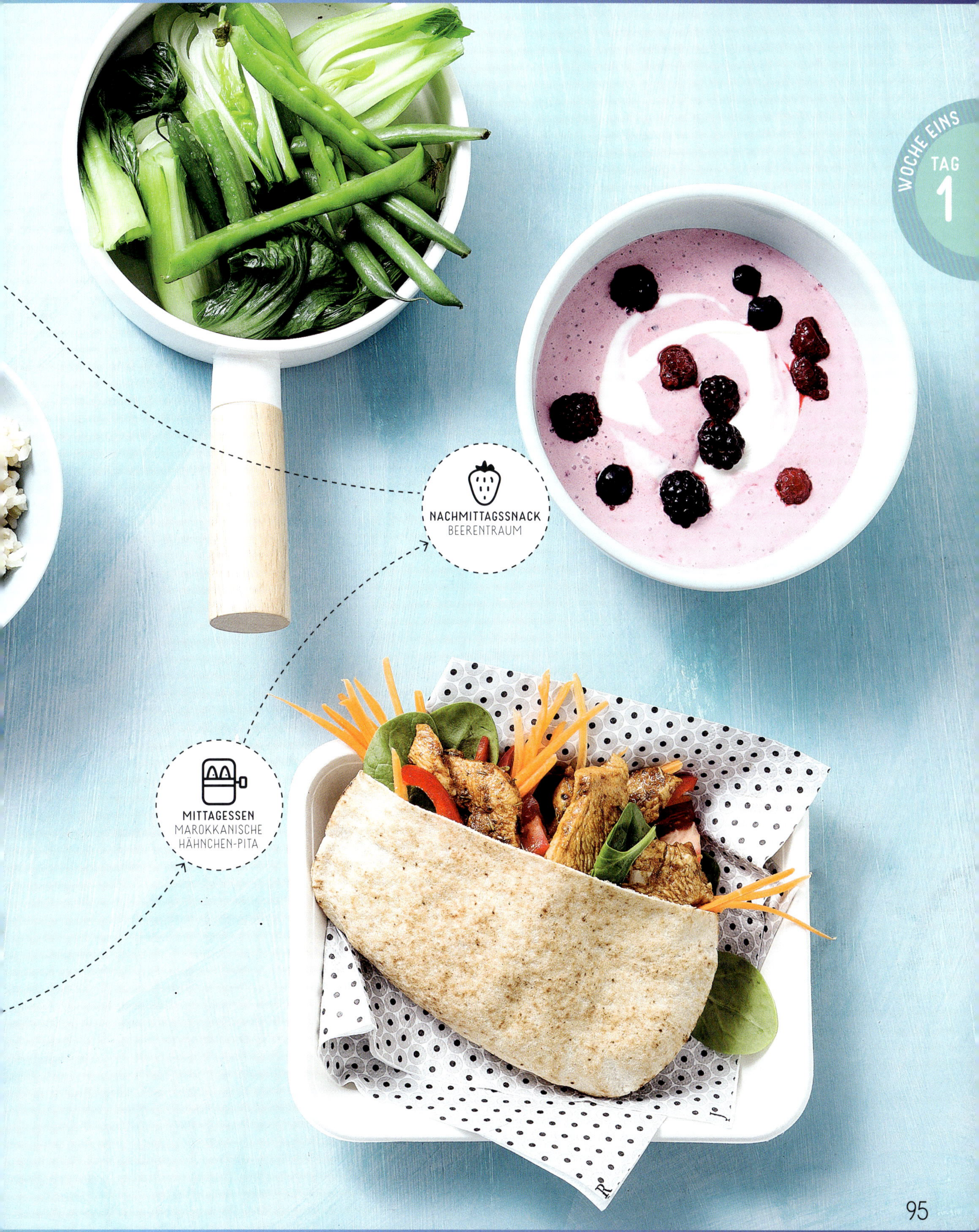

WOCHE EINS
TAG 1
NACHMITTAGSSNACK
BEERENTRAUM
MITTAGESSEN
MAROKKANISCHE HÄHNCHEN-PITA

QUINOA-PORRIDGE mit FRISCHEN FEIGEN

FRÜHSTÜCK FÜR 1 PERSON | ZUBEREITUNGSZEIT 5 MINUTEN | GARZEIT 5 MINUTEN | SCHWIERIGKEITSGRAD EINFACH

½ TL Vanilleextrakt

125 ml fettarme Milch

60 g Quinoaflocken

100 g fettarmer Naturjoghurt

2 TL Ahornsirup

2 mittelgroße Feigen,
in Scheiben geschnitten

125 ml Wasser mit dem Vanilleextrakt und der Hälfte der Milch in einem kleinen Topf zum Kochen bringen. Die Quinoaflocken zufügen. Bei schwacher Hitze 5 Minuten unter gelegentlichem Rühren eindicken lassen.

Inzwischen Joghurt und Ahornsirup in einer kleinen Schüssel gut verrühren.

Zum Servieren den Quinoa-Porridge in eine Schüssel füllen. Mit der restlichen Milch aufgießen und mit Feigenscheiben und Ahornjoghurt garnieren.

REISCRACKER mit ROTE-BETE-DIP

VORMITTAGS-SNACK FÜR 1 PERSON | ZUBEREITUNGSZEIT 5 MINUTEN | SCHWIERIGKEITSGRAD EINFACH

1 kleine Rote Bete, gebürstet und gerieben

75 g Cannellini-Bohnen aus der Dose, abgetropft und abgespült

¼ Knoblauchzehe, zerdrückt

1 Prise gemahlener Koriander

1 Prise gemahlener Kreuzkümmel

1 Prise edelsüßes Paprikapulver

Zitronensaft

Meersalz und gemahlener schwarzer Pfeffer

12 Reiscracker (natur)

Rote Bete, Cannellini-Bohnen, Knoblauch, Koriander, Kreuzkümmel, Paprikapulver und 2 Teelöffel Wasser in einer Küchenmaschine glatt pürieren. Falls gewünscht, mit Zitronensaft, Salz und Pfeffer würzen.

Den Rote-Bete-Dip in eine kleine Schüssel füllen und mit den Reiscrackern servieren.

MAROKKANISCHE HÄHNCHEN-PITA

MITTAGESSEN FÜR 1 PERSON | ZUBEREITUNGSZEIT 10 MINUTEN + 30 MINUTEN MARINIERZEIT | GARZEIT 8 MINUTEN | SCHWIERIGKEITSGRAD EINFACH

¼ TL Cayennepfeffer

¼ TL Zimt

½ TL gemahlener Kreuzkümmel

½ TL gemahlener Koriander

½ TL geräuchertes Paprikapulver

1 TL Meersalz

½ Knoblauchzehe, zerdrückt

Saft von ½ Zitrone

100 g Hähnchenbrustfilet, in dünne Streifen geschnitten

Öl aus dem Zerstäuber

1 kleine Handvoll junger Spinat

¼ mittelgroße rote Paprika, Samen entfernt und in dünne Streifen geschnitten

½ mittelgroße Möhre, gerieben

½ mittelgroße Tomate, gehackt

½ Vollkorn-Pita-Brot

Cayennepfeffer, Zimt, Kreuzkümmel, Koriander, Paprikapulver, Salz, Knoblauch und Zitronensaft in einer kleinen Schüssel gründlich verrühren. Das Hähnchen in die Schüssel legen und mit der Gewürzmischung einreiben. Darauf achten, dass das Fleisch überall bedeckt ist. Mit Klarsichtfolie abdecken und 30 Minuten im Kühlschrank marinieren.

Eine antihaftbeschichtete Bratpfanne auf mittlerer Hitze heiß werden lassen und leicht mit Öl einsprühen. Die Hähnchenstreifen hineingeben und von jeder Seite 3–4 Minuten braten, bis sie angebräunt und gar sind. Vom Herd nehmen und beiseitestellen.

Zum Servieren nacheinander Fleisch, Spinat, Paprika, Möhre und Tomate in die Pita-Hälfte füllen.

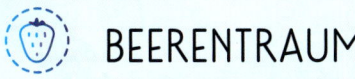

BEERENTRAUM

NACHMITTAGS-SNACK | FÜR 1 PERSON | ZUBEREITUNGSZEIT 5 MINUTEN | SCHWIERIGKEITSGRAD EINFACH

170 g tiefgekühlte gemischte Beeren, aufgetaut

300 g fettarmer Naturjoghurt

Die Hälfte der Beeren und die Hälfte des Joghurts in einem Hochleistungsmixer glatt pürieren.

Zum Servieren den restlichen Joghurt in eine Schüssel füllen. Den Beerenjoghurt darauf verteilen und mit einem Löffel spiralförmig unterrühren. Mit den restlichen Beeren garnieren.

KOKOS-CHILI-GARNELEN mit GRÜNEM GEMÜSE

ABENDESSEN | FÜR 2 PERSONEN | ZUBEREITUNGSZEIT 15 MINUTEN + 1 BIS 2 STUNDEN MARINIERZEIT | GARZEIT 35 MINUTEN | SCHWIERIGKEITSGRAD EINFACH

120 ml fettarme Kokosmilch

fein abgeriebene Schale und Saft von 1 Limette

1 Knoblauchzehe, zerdrückt

1 frische lange rote Chilischote, fein gehackt

2 TL Fischsauce

2 TL salzreduzierte Tamari- oder Sojasauce

20 mittelgroße rohe Garnelen, ausgelöst und Darmfäden entfernt, Schwänze intakt

120 g Naturreis

240 g Pak Choi, gehackt

15 g grüne Bohnen, halbiert und Enden abgeschnitten

80 g Zuckerschoten, Enden abgeschnitten

1 EL gehacktes frisches Koriandergrün

20 g Sesamsamen

Limettenspalten zum Servieren

Kokosmilch, Limettenschale und -saft, Knoblauch, Chilischoten, Fischsauce und Tamari- oder Sojasauce in einer großen Schüssel mit dem Schneebesen verrühren. Die Garnelen hineingeben und alles gut mischen. Mit Klarsichtfolie abdecken und möglichst 1–2 Stunden im Kühlschrank marinieren.

10 Holzspieße 30 Minuten in kaltem Wasser einweichen, damit sie beim Grillen nicht anbrennen.

Den Reis mit 300 ml Wasser in einem kleinen Topf unter gelegentlichem Rühren zum Kochen bringen. Deckel aufsetzen und auf schwache bis mittlere Hitze reduzieren. 20–25 Minuten köcheln lassen, bis die Flüssigkeit absorbiert und der Reis weich ist. Vom Herd nehmen und mit Deckel 5 Minuten stehen lassen.

Grillblech oder Grillpfanne auf mittlerer bis starker Hitze heiß werden lassen. Die Garnelen auf die Spieße stecken. Von jeder Seite etwa 3 Minuten bis zum gewünschten Garzustand grillen. Die gegrillten Garnelen erneut mit der Marinade bestreichen.

Einen Topf 5 cm hoch mit Wasser füllen und einen Dämpfkorb hineinstellen. Deckel aufsetzen und das Wasser auf starker Hitze zum Kochen bringen, dann auf mittlere Hitze reduzieren. Pak Choi und grüne Bohnen in den Dämpfkorb hineingeben und 3 Minuten bei geschlossenem Deckel dämpfen. Die Zuckerschoten dazugeben und weitere 2–3 Minuten dämpfen, bis das Gemüse weich, aber noch bissfest ist.

Zum Servieren Reis, Garnelenspieße und gedämpftes Gemüse auf zwei Teller verteilen. Mit Sesamsaat und Koriandergrün bestreuen. Dazu die Limettenscheiben servieren.

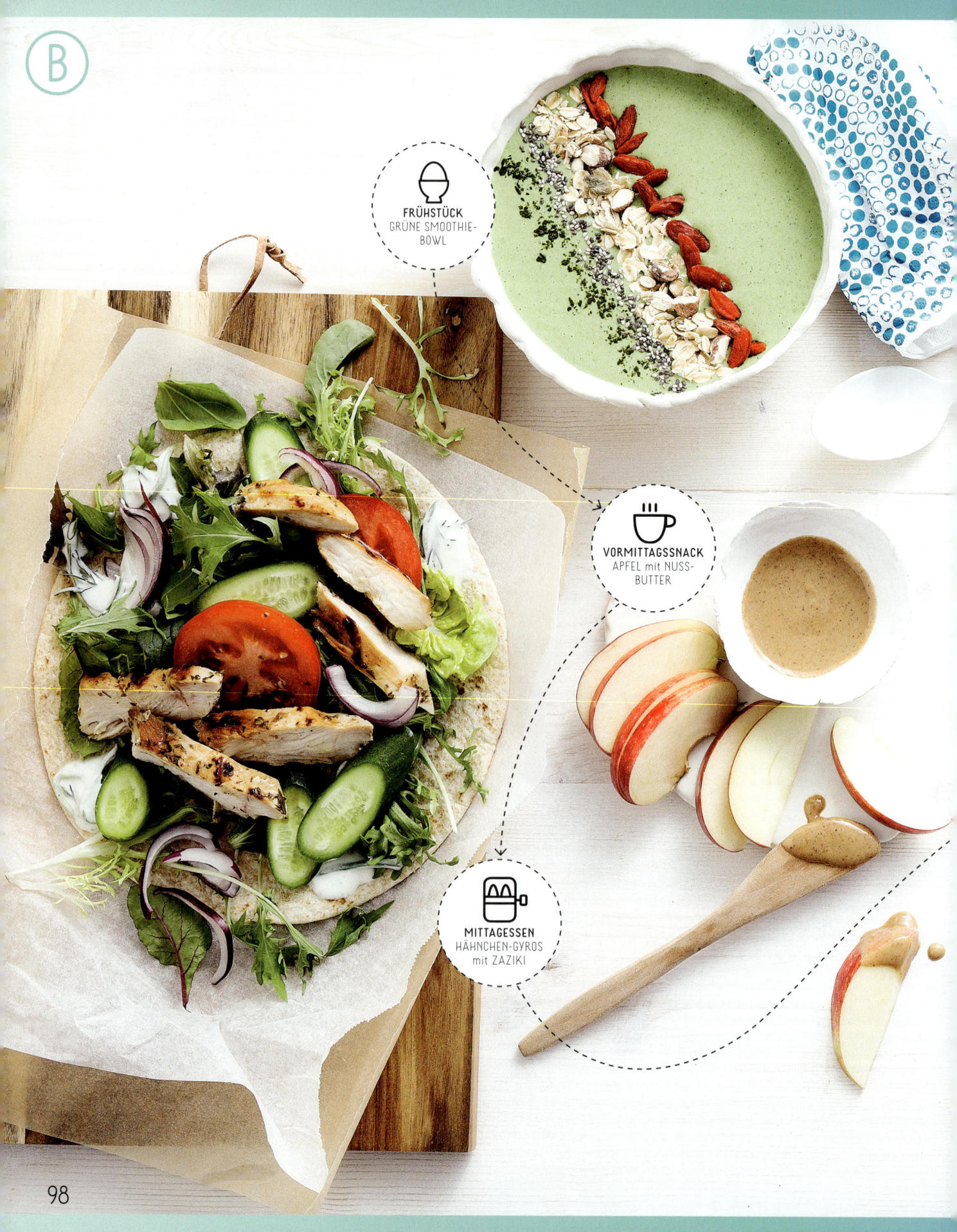

B

FRÜHSTÜCK
GRÜNE SMOOTHIE-
BOWL

VORMITTAGSSNACK
APFEL mit NUSS-
BUTTER

MITTAGESSEN
HÄHNCHEN-GYROS
mit ZAZIKI

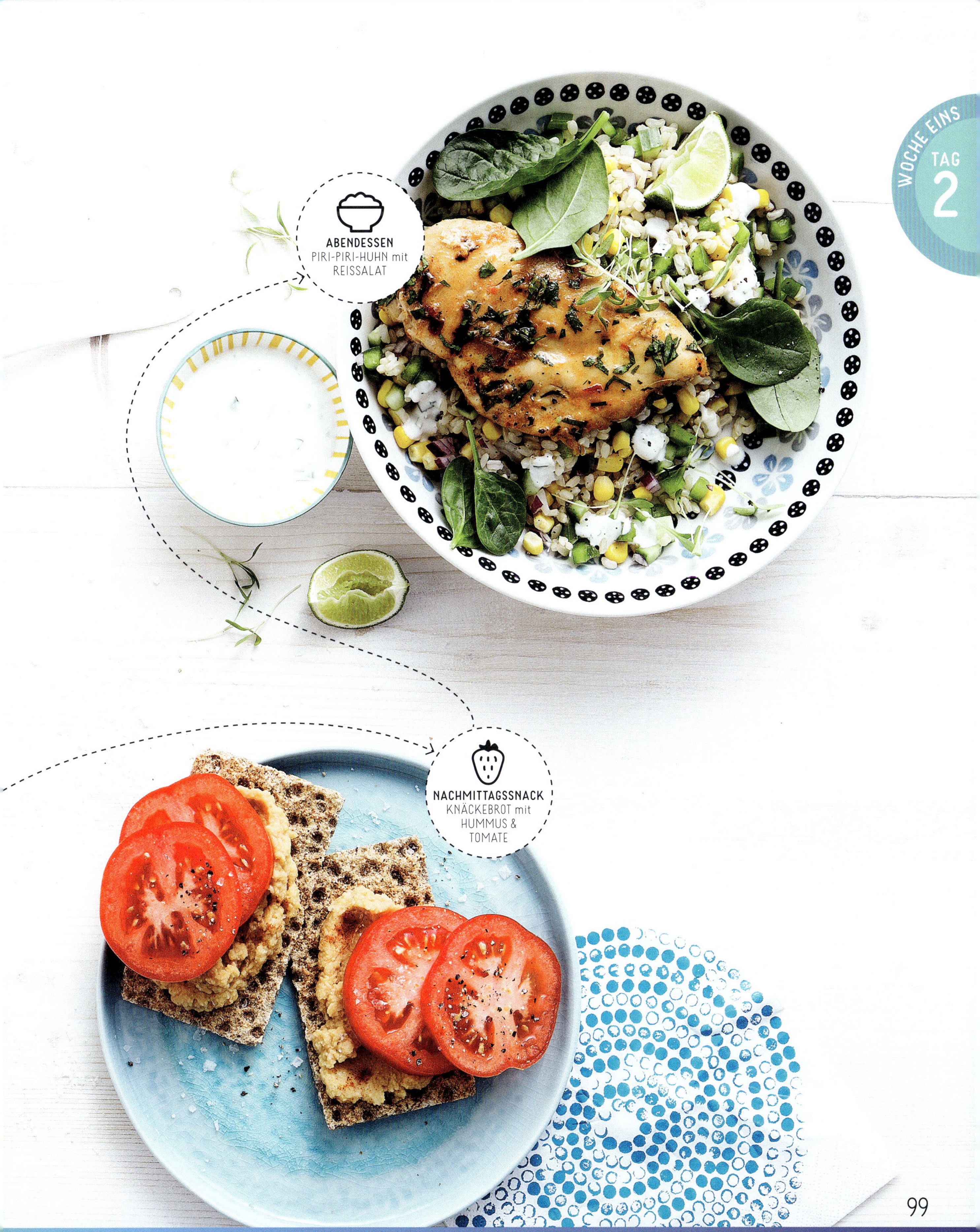

WOCHE EINS
TAG 2
ABENDESSEN
PIRI-PIRI-HUHN mit REISSALAT
NACHMITTAGSSNACK
KNÄCKEBROT mit HUMMUS & TOMATE

GRÜNE SMOOTHIE-BOWL

FRÜHSTÜCK | FÜR 1 PERSON | ZUBEREITUNGSZEIT 5 MINUTEN | SCHWIERIGKEITSGRAD EINFACH

1 kleine Handvoll junger Spinat

1 tiefgekühlte mittelgroße Banane, gehackt

65 g Erdbeeren

200 g fettarmer Naturjoghurt

125 ml fettarme Milch

¼ TL Matcha-Pulver (Grüner-Tee-Pulver) nach Belieben

TOPPINGS

30 g Müsli

1 ½ TL Goji-Beeren

2 TL Chiasamen

Spinat, Banane, Erdbeeren, Joghurt, Milch und Matcha (falls verwendet) in einem Hochleistungsmixer glatt pürieren.

Zum Servieren den Smoothie in eine Schüssel gießen und mit Müsli, Goji-Beeren und Chiasamen garnieren.

APFEL mit NUSSMUS

VORMITTAGS-SNACK | FÜR 1 PERSON | ZUBEREITUNGSZEIT 2 MINUTEN | SCHWIERIGKEITSGRAD EINFACH

2 TL reines Nussmus nach Wahl

½ mittelgroßer Apfel, Kerngehäuse entfernt und in Scheiben geschnitten

Zum Servieren das Nussmus auf die Apfelscheiben streichen.

HÄHNCHEN-GYROS mit ZAZIKI

MITTAGESSEN | FÜR 1 PERSON | ZUBEREITUNGSZEIT 15 MINUTEN + 30 MINUTEN MARINIERZEIT | GARZEIT 8–12 MINUTEN | SCHWIERIGKEITSGRAD EINFACH

100 g Hähnchenbrustfilet, in mundgerechte Stücke geschnitten

1 Vollkorn-Wrap

100 g Zaziki (siehe Seite 254)

½ mittelgroße Tomate, in Scheiben geschnitten

¼ mittelgroße Salatgurke, in Scheiben geschnitten

¼ kleine rote Zwiebel, in dünne Scheiben geschnitten

1 kleine Handvoll Salatblätter

MARINADE

½ Knoblauchzehe, zerdrückt

1 TL Zitronensaft

½ TL fein gehackter frischer Rosmarin

½ TL fein gehackter frischer Oregano

Für die Marinade Knoblauch, Zitronensaft, Rosmarin und Oregano in einer mittelgroßen Schüssel mit dem Schneebesen verrühren.

Das Hähnchen in die Schüssel mit der Marinade legen und alles verrühren. Mit Klarsichtfolie abdecken und 30 Minuten im Kühlschrank marinieren.

Eine antihaftbeschichtete Pfanne auf mittlerer bis starker Hitze heiß werden lassen und leicht mit Öl einsprühen. Das Fleisch hineingeben und 8–12 Minuten braten, bis es gar ist. In eine ofenfeste Schüssel legen und beiseitestellen. Um Zeit zu sparen, kann das Hähnchen auch am Vorabend mariniert und gebraten und in einem luftdichten Behälter im Kühlschrank gelagert werden.

Zum Servieren den Wrap auf einen Teller legen. Die Hälfte des Zaziki auf dem Wrap verteilen und Hähnchen, Tomate, Gurke, Zwiebel und Salat in der Mitte längs verteilen. Den unteren Rand nach oben schlagen und den Wrap aufrollen. Den restlichen Zaziki darüberträufeln.

NACHMITTAGS-SNACK

KNÄCKEBROT mit HUMMUS & TOMATE

FÜR 1 PERSON | ZUBEREITUNGSZEIT 5 MINUTEN | SCHWIERIGKEITSGRAD EINFACH

75 g Hummus (siehe Seite 254)

2 Roggen-Knäckebrotscheiben

1 mittelgroße Tomate, in Scheiben geschnitten

schwarzer Pfeffer nach Geschmack

Zum Servieren den Hummus auf die Knäckebrote streichen. Mit den Tomatenscheiben belegen und mit Pfeffer würzen, falls gewünscht.

ABENDESSEN

PIRI-PIRI-HUHN mit REISSALAT

FÜR 2 PERSONEN | ZUBEREITUNGSZEIT 15 MINUTEN + 1 STUNDE MARINIERZEIT | GARZEIT 35 MINUTEN | SCHWIERIGKEITSGRAD EINFACH

200 g Hähnchenbrustfilet

Öl aus dem Zerstäuber

Limettenspalten zum Servieren

MARINADE

2 Knoblauchzehen, zerdrückt

1 Stück (2 cm) frischer Ingwer, geschält und gerieben

Saft von 1 Zitrone

2 TL Honig

½ TL Chiliflocken

½ TL edelsüßes Paprikapulver

2 EL gehackte frische Petersilie

Meersalz und schwarzer Pfeffer nach Geschmack

REISSALAT

120 g Naturreis

½ mittelgroße grüne Paprikaschote, fein gewürfelt

½ kleine rote Zwiebel, fein gewürfelt

1 mittelgroße Salatgurke, fein gewürfelt

60 g tiefgekühlter Mais, aufgetaut

1 kleine Handvoll junge Spinatblätter, in feine Streifen geschnitten

DRESSING

200 g fettarmer Naturjoghurt

Limettensaft nach Geschmack

1 EL gehacktes frisches Koriandergrün

Für die Marinade Knoblauch, Ingwer, Zitronensaft, Honig, Chiliflocken, Paprikapulver, Petersilie, Salz, Pfeffer und 4 Teelöffel Wasser in einer kleinen Schüssel mit dem Schneebesen verrühren.

Das Hähnchen in die Schüssel legen und mit der Marinade einreiben. Mit Klarsichtfolie abdecken und 1 Stunde im Kühlschrank marinieren.

Für den Reissalat den Reis mit 300 ml Wasser in einen kleinen Topf geben und auf starker Hitze unter gelegentlichem Rühren zum Kochen bringen. Deckel aufsetzen und auf schwache bis mittlere Hitze reduzieren. 20–25 Minuten köcheln lassen, bis die Flüssigkeit absorbiert und der Reis weich ist. Vom Herd nehmen und mit Deckel 5 Minuten ruhen lassen. Zum Abkühlen beiseitestellen.

Reis, Paprika, Zwiebel, Gurke, Mais und Spinat in eine Schüssel geben und vorsichtig mischen.

Für das Dressing Joghurt, Limettensaft und Koriander in einer kleinen Schüssel mit dem Schneebesen verrühren.

Eine antihaftbeschichtete Pfanne auf mittlerer Hitze heiß werden lassen und leicht mit Öl einsprühen. Das Fleisch hineingeben und von jeder Seite 4–6 Minuten gar werden lassen. Beiseitestellen und etwas abkühlen lassen.

Zum Servieren den Reissalat auf zwei Teller verteilen und das Piri-Piri-Hähnchen darauflegen. Mit dem Joghurtdressing beträufeln und dazu Limettenspalten servieren.

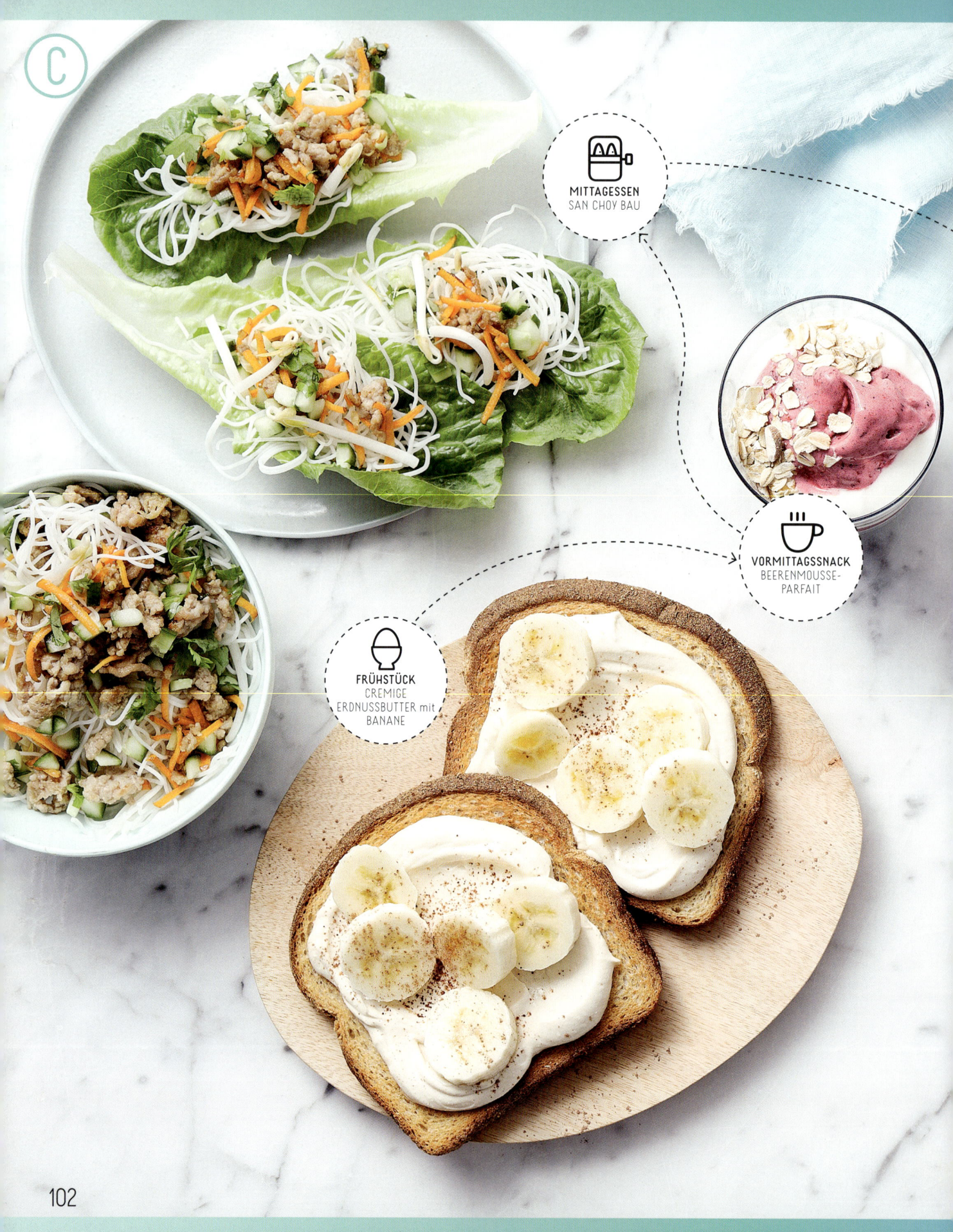

C

MITTAGESSEN
SAN CHOY BAU

VORMITTAGSSNACK
BEERENMOUSSE-
PARFAIT

FRÜHSTÜCK
CREMIGE
ERDNUSSBUTTER mit
BANANE

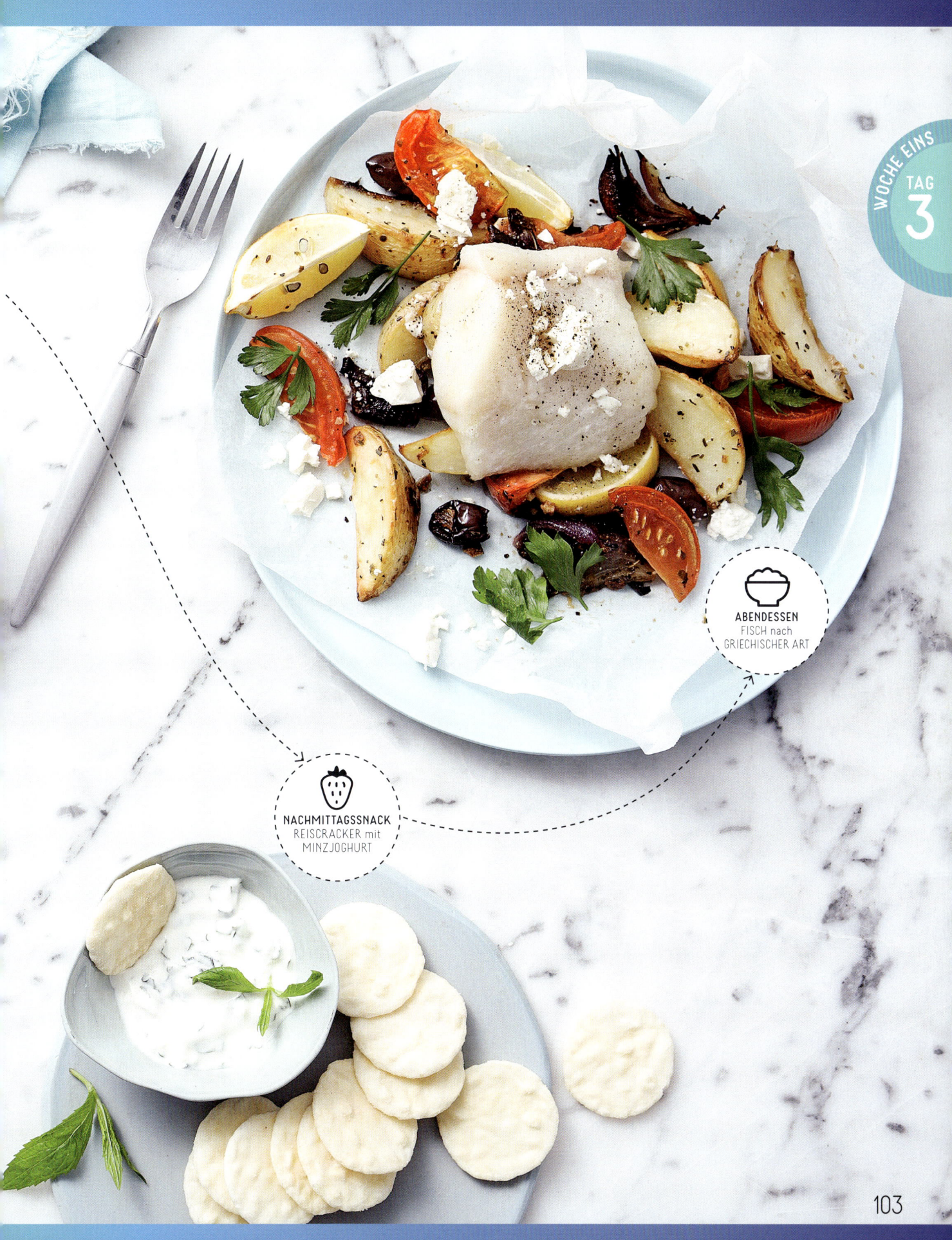

ABENDESSEN
FISCH nach
GRIECHISCHER ART

NACHMITTAGSSNACK
REISCRACKER mit
MINZJOGHURT

CREMIGE ERDNUSSBUTTER mit BANANE

FRÜHSTÜCK | FÜR 1 PERSON | ZUBEREITUNGSZEIT 5 MINUTEN | GARZEIT 2 MINUTEN | SCHWIERIGKEITSGRAD EINFACH

2 Scheiben Vollkorntoast

½ mittelgroße Banane, geschält und in Scheiben geschnitten

½ TL Kakaopulver (siehe Seite 49; nach Belieben)

CREMIGE ERDNUSSBUTTER

1 EL reines Erdnussmus

150 g fettarmer Naturjoghurt

Das Brot nach Belieben toasten.

Für die cremige Erdnussbutter Erdnussmus und Joghurt in eine kleine Schüssel geben. Mit einem elektrischen Handrührgerät leicht und luftig aufschlagen.

Zum Servieren die cremige Erdnussbutter auf den Toast streichen und mit den Bananenscheiben belegen. Falls gewünscht, leicht mit Kakaopulver bestäuben.

BEERENMOUSSE-PARFAIT

VORMITTAGS-SNACK | FÜR 1 PERSON | ZUBEREITUNGSZEIT 5 MINUTEN + 10 MINUTEN KÜHLZEIT | SCHWIERIGKEITSGRAD EINFACH

200 g fettarmer Naturjoghurt

250 g tiefgekühlte gemischte Beeren, aufgetaut

30 g Müsli

Die Hälfte des Joghurts und die Hälfte der Beeren in einem Hochleistungsmixer glatt pürieren.

Beerenjoghurt, restlichen Naturjoghurt, Müsli und restliche Beeren in ein Glas schichten.

10 Minuten in den Kühlschrank stellen, dann servieren.

SAN CHOY BAU

MITTAGESSEN | FÜR 1 PERSON | ZUBEREITUNGSZEIT 15 MINUTEN + 10 MINUTEN EINWEICHZEIT | GARZEIT 10 MINUTEN | SCHWIERIGKEITSGRAD EINFACH

100 g Reisnudeln

Öl aus dem Zerstäuber

½ Knoblauchzehe, zerdrückt

1 cm frischer Ingwer, geschält und gerieben

85 g mageres Schweinehack

¼ mittelgroße Salatgurke, fein gewürfelt

1 kleine Handvoll Sojasprossen

¼ mittelgroße Möhre, gerieben

1 EL gehacktes frisches Koriandergrün

½ TL salzreduzierte Tamari- oder Sojasauce

½ TL Fischsauce

2 TL Limettensaft

½ TL Honig

3 große Blätter Romana-Salat, ganz, Strunk abgeschnitten

Die Nudeln in eine ofenfeste Schüssel geben und mit kochendem Wasser bedecken. 10 Minuten stehen lassen, dann die Nudeln mit einer Gabel lockern. Abgießen und unter fließendem kaltem Wasser abschrecken. Gut abtropfen lassen und beiseitestellen, bis sie etwas abgekühlt sind. Sobald man sie anfassen kann, in kleinere Stücke schneiden.

Eine antihaftbeschichtete Pfanne auf mittlerer bis starker Hitze heiß werden lassen und leicht mit Öl einsprühen. Knoblauch, Ingwer und Hackfleisch hineingeben und 5–7 Minuten braten, bis das Hackfleisch braun ist, dabei häufig mit einem Holzlöffel umrühren, um das Hackfleisch zu trennen. In eine ofenfeste Schüssel füllen und beiseitestellen. Nudeln, Gurke, Sojasprossen, Möhre und Koriandergrün in die Schüssel mit dem Fleisch geben und alles vorsichtig mischen.

Tamari- oder Sojasauce, Fischsauce, Limettensaft und Honig in einer kleinen Schüssel mit dem Schneebesen verrühren. Über die Hackfleisch-Nudel-Mischung gießen und vorsichtig untermischen.

Zum Servieren die Salatblätter auf einen Teller legen und mit der Mischung füllen.

REISCRACKER mit MINZJOGHURT

NACHMITTAGS-SNACK FÜR 1 PERSON | ZUBEREITUNGSZEIT 5 MINUTEN | SCHWIERIGKEITSGRAD EINFACH

12 Reiscracker (natur)

MINZJOGHURT

50 g fettarmer Naturjoghurt

2 EL gehackte frische Minze

¼ Knoblauchzehe, zerdrückt

Zitronensaft nach Geschmack

Meersalz und schwarzer Pfeffer nach Geschmack

Für den Minzjoghurt Joghurt, Minze, Knoblauch, Zitronensaft, Salz und Pfeffer in einer kleinen Schüssel mit dem Schneebesen verrühren. Um Zeit zu sparen, kann der Minzjoghurt schon am Vorabend zubereitet und in einem luftdichten Behälter im Kühlschrank aufbewahrt werden.

Die Cracker mit dem Minzjoghurt servieren.

GEBACKENER FISCH nach GRIECHISCHER ART

ABENDESSEN FÜR 2 PERSONEN | ZUBEREITUNGSZEIT 15 MINUTEN | GARZEIT 50 MINUTEN | SCHWIERIGKEITSGRAD EINFACH

1 ½ mittelgroße Kartoffeln, geschält und in Spalten geschnitten

1 kleine rote Zwiebel, halbiert und in Scheiben geschnitten

2 Knoblauchzehen, zerdrückt

1 TL getrockneter Oregano

1 ½ TL Olivenöl

Meersalz und schwarzer Pfeffer nach Geschmack

1 Zitrone, in Spalten geschnitten

2 mittelgroße Tomaten, in Spalten geschnitten

8 Kalamata-Oliven

2 Weißfisch-Filets à 185 g

1 kleine Handvoll frische Petersilie, gehackt

60 g salzreduzierter fettarmer Feta, zerkrümelt

Den Ofen auf 200 °C (Umluft: 180 °C) vorheizen und eine Auflaufform mit Backpapier auslegen.

Kartoffeln, Zwiebel, Knoblauch, Oregano, Öl, Salz und Pfeffer in eine große Schüssel geben und alles vorsichtig mischen, bis das Gemüse überall leicht benetzt ist.

Die Gemüsemischung in die Auflaufform geben und 15 Minuten im Ofen backen. Kartoffeln und Zwiebel wenden und weitere 15 Minuten backen. Zitrone, Tomaten und Oliven zufügen und 10 Minuten weiterbacken. Die Fischfilets dazugeben und in weiteren 10 Minuten gar backen.

Zum Servieren das Gemüse auf zwei Teller verteilen und den gebackenen Fisch darauflegen. Mit Petersilie und Feta bestreuen.

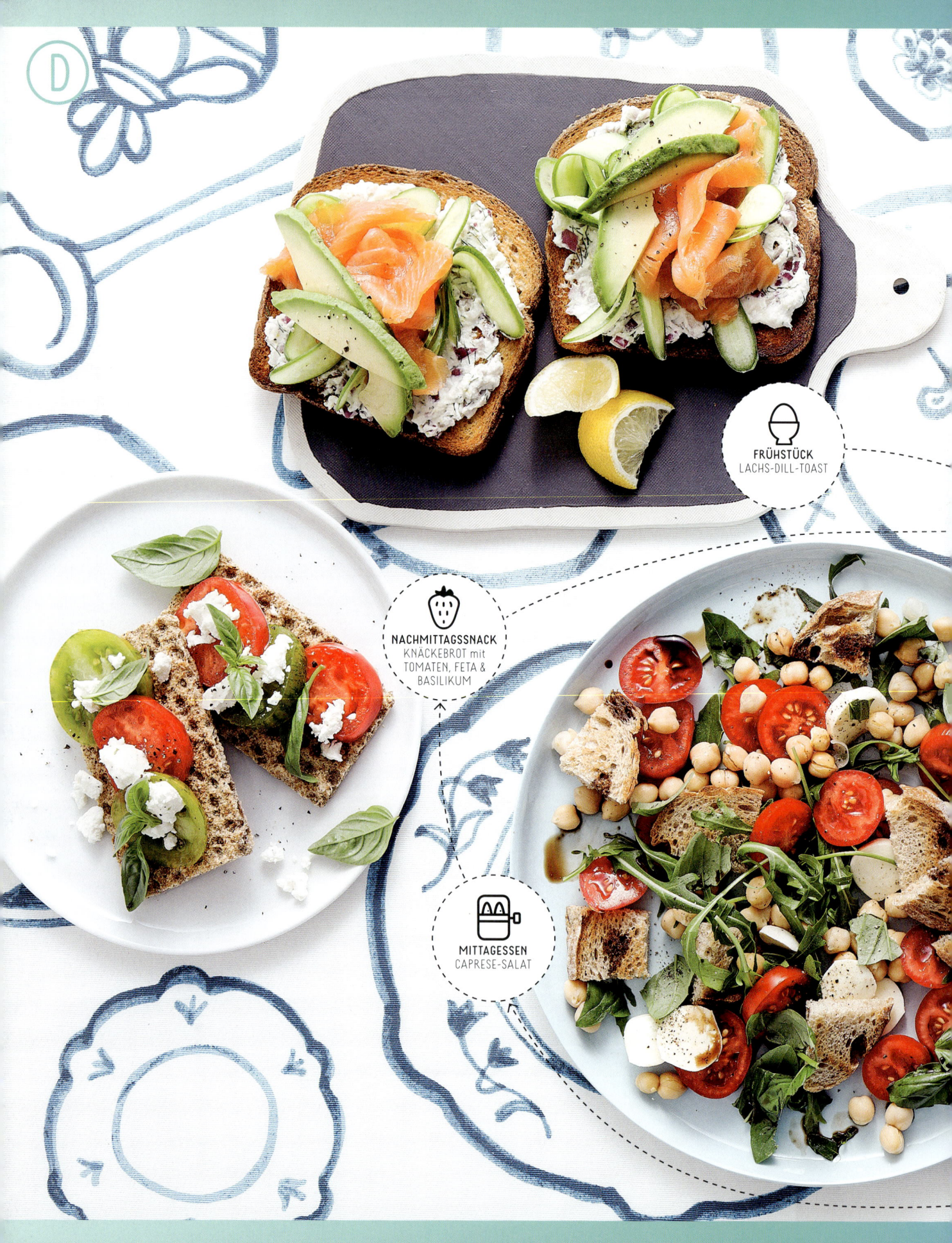

D

FRÜHSTÜCK
LACHS-DILL-TOAST

NACHMITTAGSSNACK
KNÄCKEBROT mit
TOMATEN, FETA &
BASILIKUM

MITTAGESSEN
CAPRESE-SALAT

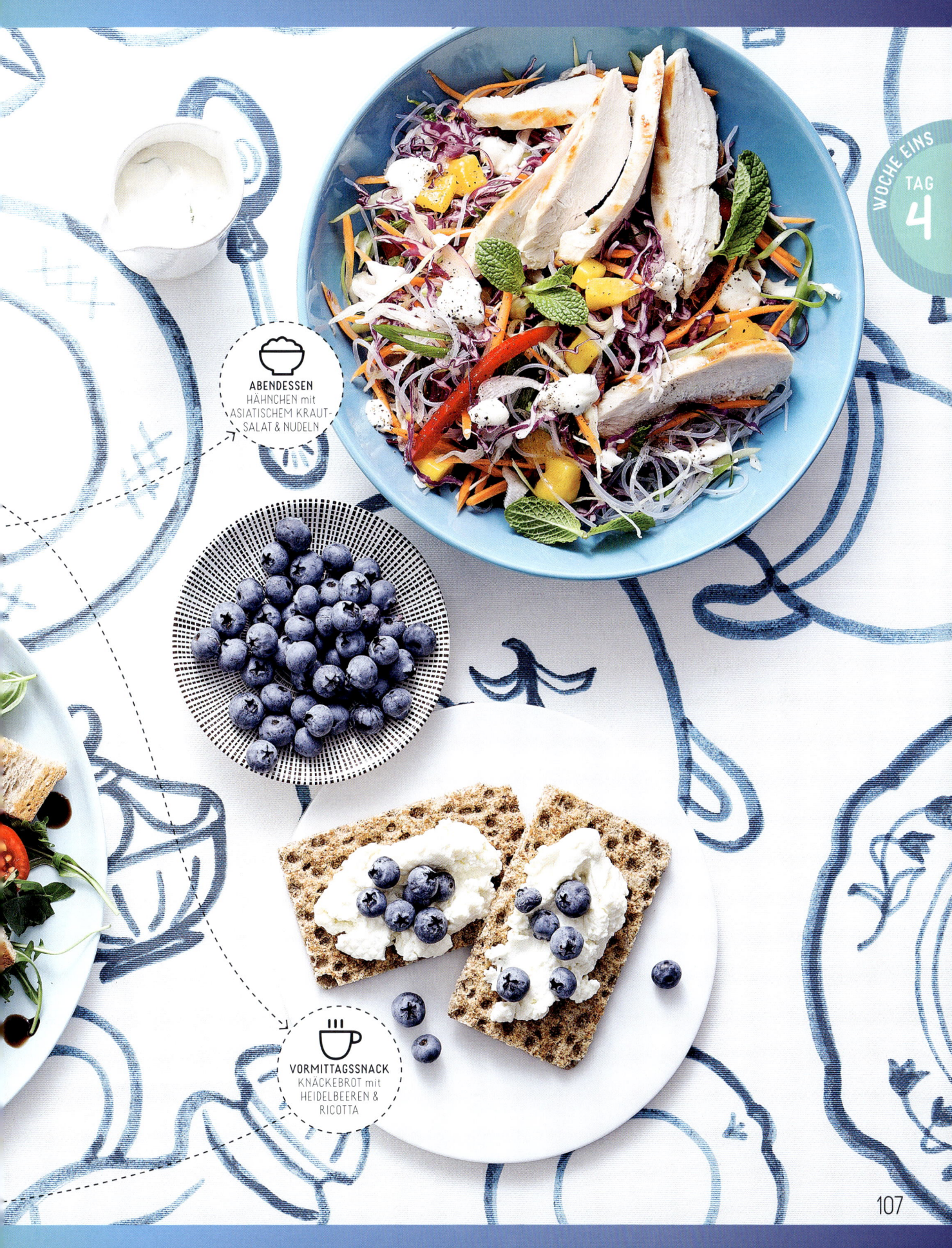

ABENDESSEN
HÄHNCHEN mit
ASIATISCHEM KRAUT-
SALAT & NUDELN

VORMITTAGSSNACK
KNÄCKEBROT mit
HEIDELBEEREN &
RICOTTA

LACHS-DILL-TOAST

FRÜHSTÜCK **FÜR** 1 PERSON | **ZUBEREITUNGSZEIT** 10 MINUTEN | **GARZEIT** 2 MINUTEN | **SCHWIERIGKEITSGRAD** EINFACH

2 Scheiben Vollkorntoast

50 g fettarmer Ricotta

¼ kleine rote Zwiebel, fein gewürfelt

2 TL fein gehackter frischer Dill

fein abgeriebene Zitronenschale und Zitronensaft nach Geschmack

3/4 einer mittelgroßen Salatgurke, in Scheiben geschnitten

70 g Räucherlachs

25 g Avocado

Das Brot nach Geschmack toasten.

Ricotta, Zwiebel, Dill, Zitronenschale und Zitronensaft in einer kleinen Schüssel gründlich verrühren.

Zum Servieren die Ricottamasse auf den Toast streichen. Mit Gurke, Räucherlachs und in Scheiben geschnittener Avocado belegen.

KNÄCKEBROT mit HEIDELBEEREN & RICOTTA

VORMITTAGS-SNACK **FÜR** 1 PERSON | **ZUBEREITUNGSZEIT** 2 MINUTEN | **SCHWIERIGKEITSGRAD** EINFACH

50 g fettarmer Ricotta

2 Scheiben Roggen-Knäckebrot

160 g Heidelbeeren

Zum Servieren den Ricotta auf die Knäckebrote streichen und mit den Heidelbeeren belegen.

CAPRESE-SALAT

MITTAGESSEN **FÜR** 1 PERSON | **ZUBEREITUNGSZEIT** 10 MINUTEN | **GARZEIT** 2 MINUTEN | **SCHWIERIGKEITSGRAD** EINFACH

1 Scheibe Vollkorntoast

½ TL Balsamicoessig

1 kleine Handvoll Rucola

10 Kirschtomaten, halbiert

20 g Bocconcini (Mini-Mozzarella), geviertelt

75 g Kichererbsen aus der Dose, abgetropft und abgespült

gehacktes frisches Basilikum

Das Brot nach Geschmack toasten. In kleine Quadrate schneiden und beiseitestellen.

Den Essig in einer kleinen Schüssel mit 1 Teelöffel Wasser verrühren.

Zum Servieren Rucola, Tomaten, Bocconcini, Kichererbsen und Basilikum in eine Schüssel geben. Mit dem Dressing beträufeln und alles vorsichtig mischen. Mit den Croutons bestreuen.

KNÄCKEBROT mit TOMATE, FETA & BASILIKUM

NACHMITTAGS-SNACK FÜR 1 PERSON | ZUBEREITUNGSZEIT 2 MINUTEN | SCHWIERIGKEITSGRAD EINFACH

2 Roggen-Knäckebrotscheiben

½ mittelgroße Tomate, in Scheiben geschnitten

30 g salzreduzierter fettarmer Feta, zerkrümelt

frische Basilikumblätter zum Servieren

Zum Servieren die Knäckebrote mit Tomate, Feta und Basilikumblättern belegen.

HÄHNCHEN mit ASIATISCHEM KRAUTSALAT & NUDELN

ABENDESSEN FÜR 2 PERSONEN | ZUBEREITUNGSZEIT 20 MINUTEN + 10 MINUTEN EINWEICHZEIT | GARZEIT 10 MINUTEN | SCHWIERIGKEITSGRAD EINFACH

100 g Reisnudeln

Öl aus dem Zerstäuber

200 g Hähnchenbrustfilet, in dicke Streifen geschnitten

JOGHURT-LIMETTE-DRESSING

200 g fettarmer Naturjoghurt

2 EL gehackter frischer Koriander

2 TL Limettensaft

1 EL Sesamöl

2 TL salzreduzierte Tamari- oder Sojasauce

2 TL Honig

1 Prise gemahlener Ingwer

ASIATISCHER KRAUTSALAT

1 mittelgroße Möhre, gerieben

50 g Weißkohl, gehobelt

50 g Rotkohl, gehobelt

2 Frühlingszwiebeln, in dünne Scheiben geschnitten

½ mittelgroße rote Paprikaschote, Samen entfernt und in dünne Streifen geschnitten

1 mittelgroße Mango, geschält und das Fleisch in Scheiben geschnitten

25 g Sultaninen

2 EL gehackte frische Minze

Die Nudeln in eine ofenfeste Schüssel geben und mit kochendem Wasser bedecken. 10 Minuten stehen lassen, dann mit einer Gabel auflockern. Abgießen und unter fließendem kaltem Wasser abschrecken. Gut abtropfen lassen und zum Abkühlen beiseitestellen.

Eine große antihaftbeschichtete Pfanne auf mittlerer Hitze heiß werden lassen und leicht mit Öl einsprühen. Die Hähnchenstreifen hineingeben und von jeder Seite 3–4 Minuten braten, bis sie gar sind. Auf einen Teller legen und ruhen lassen.

Für das Dressing Joghurt, Koriander, Limettensaft, Sesamöl, Tamari- oder Sojasauce, Honig und Ingwer in einer kleinen Schüssel mit dem Schneebesen verrühren.

Für den Krautsalat Möhre, Weißkohl, Rotkohl, Frühlingszwiebel, Paprika, Mango, Sultaninen und Minze in eine große Schüssel geben. Die Nudeln zufügen. Die Hälfte des Dressings darüberträufeln und alles vorsichtig mischen.

Zum Servieren den Krautsalat auf zwei Teller verteilen. Die Hähnchenstreifen darauflegen und mit dem restlichen Dressing beträufeln.

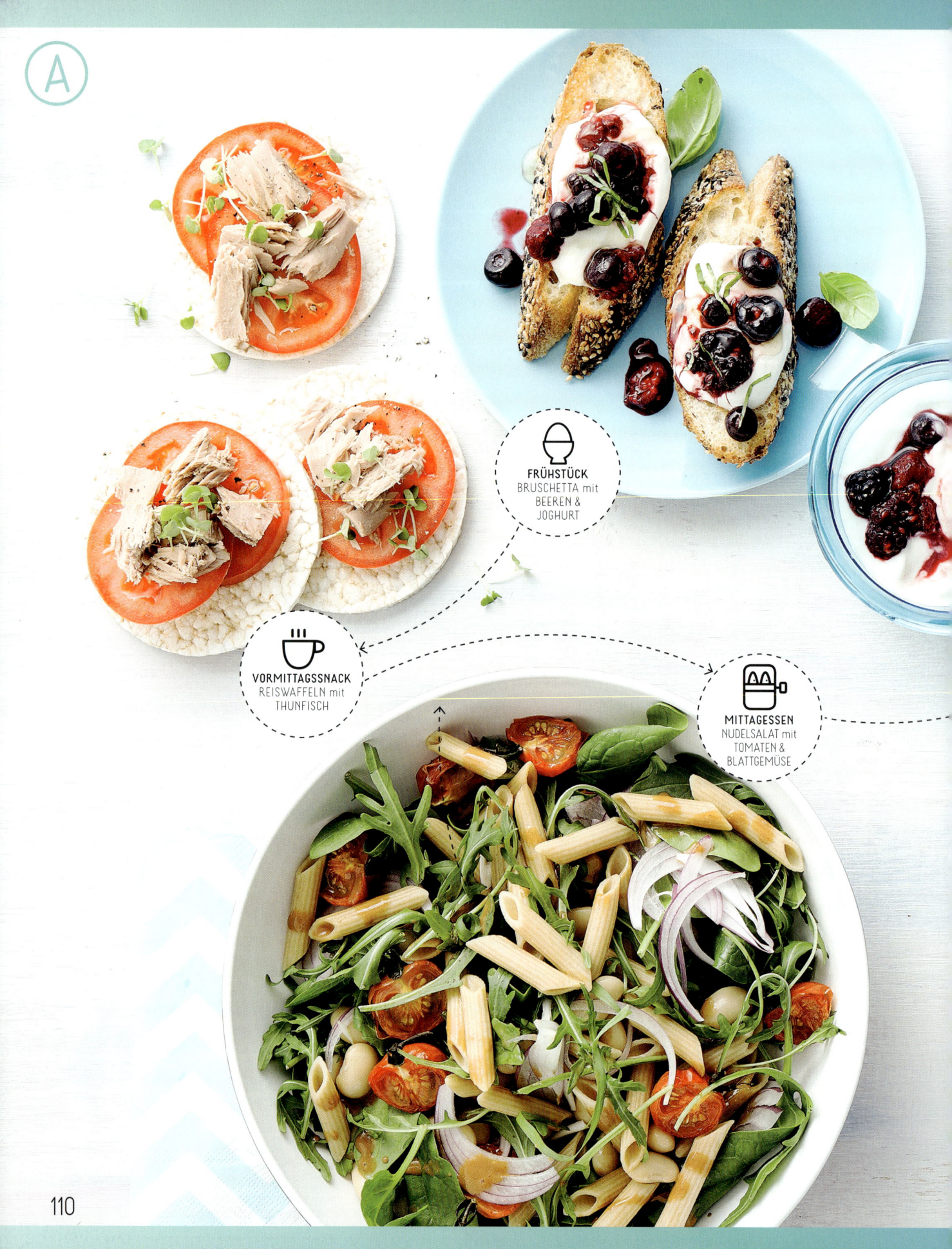

FRÜHSTÜCK
BRUSCHETTA mit
BEEREN &
JOGHURT

VORMITTAGSSNACK
REISWAFFELN mit
THUNFISCH

MITTAGESSEN
NUDELSALAT mit
TOMATEN &
BLATTGEMÜSE

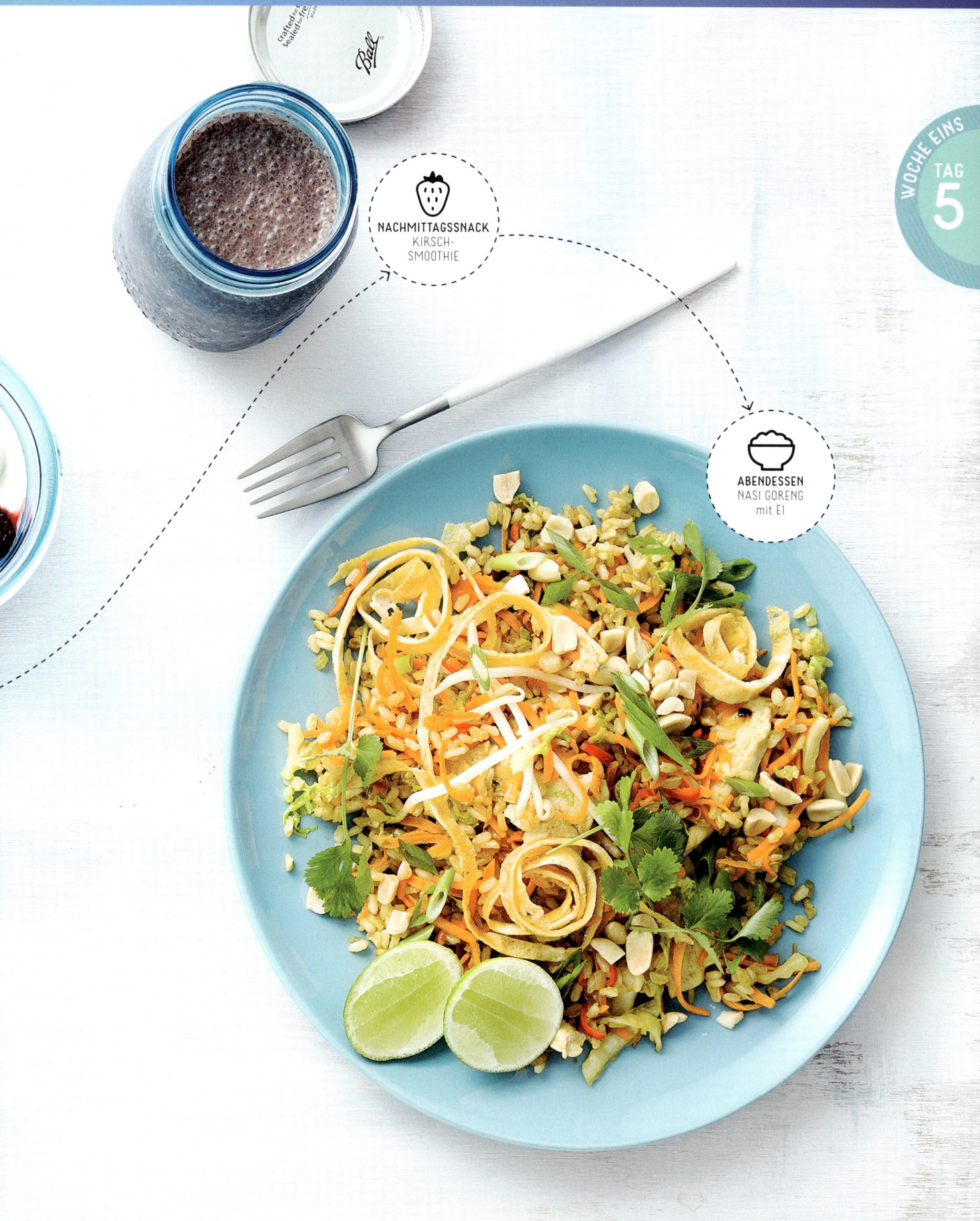

NACHMITTAGSSNACK
KIRSCH-
SMOOTHIE

ABENDESSEN
NASI GORENG
mit Ei

BRUSCHETTA mit BEEREN & JOGHURT

FRÜHSTÜCK **FÜR** 1 PERSON | **ZUBEREITUNGSZEIT** 5 MINUTEN | **GARZEIT** 2 MINUTEN | **SCHWIERIGKEITSGRAD** EINFACH

200 g fettarmer Naturjoghurt

2 TL Honig

¼ TL Vanilleextrakt

170 g tiefgekühlte gemischte Beeren, aufgetaut

2 TL fein gehacktes frisches Basilikum

2 Scheiben Vollkornbrot

Joghurt, Honig und Vanilleextrakt in einer kleinen Schüssel gründlich verrühren.

Die Beeren in eine kleine Schüssel geben und leicht mit einer Gabel zerdrücken. Das Basilikum unterrühren.

Das Brot nach Geschmack toasten.

Zum Servieren die Joghurtmischung auf den Toast streichen und mit der Beerenmischung garnieren.

REISWAFFELN mit THUNFISCH

VORMITTAGS-SNACK **FÜR** 1 PERSON | **ZUBEREITUNGSZEIT** 2 MINUTEN | **SCHWIERIGKEITSGRAD** EINFACH

3 Reiswaffeln

1 mittelgroße Tomate, in Scheiben geschnitten

50 g Thunfisch in Wasser aus der Dose, abgetropft

Meersalz und schwarzer Pfeffer nach Geschmack

Zum Servieren die Reiswaffeln mit Tomatenscheiben und Thunfisch belegen. Falls gewünscht, salzen und pfeffern.

NUDELSALAT mit GEBACKENEN TOMATEN & BLATTGEMÜSE

MITTAGESSEN **FÜR** 1 PERSON | **ZUBEREITUNGSZEIT** 10 MINUTEN | **GARZEIT** 15 MINUTEN | **SCHWIERIGKEITSGRAD** EINFACH

40 g Vollkornnudeln

8 Kirschtomaten, halbiert

Öl aus dem Zerstäuber

1 Prise getrockneter Oregano

1 Prise getrockneter Thymian

Meersalz und schwarzer Pfeffer nach Geschmack

1 kleine Handvoll junge Spinatblätter

1 kleine Handvoll Rucola

¼ kleine rote Zwiebel, in dünne Scheiben geschnitten

150 g Wachsbohnen aus der Dose, abgetropft und abgespült

DRESSING

1 TL Balsamicoessig

½ TL Dijonsenf

Den Ofen auf 200 °C (Umluft: 180 °C) vorheizen und ein Backblech mit Backpapier auslegen.

Einen großen Topf mit Wasser füllen, eine Prise Salz zufügen und zum Kochen bringen. Die Nudeln hineingeben und al dente kochen (siehe empfohlene Garzeit auf der Packung). Abtropfen lassen und zum Abkühlen beiseitestellen.

Inzwischen die Tomaten mit der Schnittseite nach oben auf das Backblech legen und leicht mit Öl besprühen. Mit Oregano und Thymian bestreuen und mit Salz und Pfeffer würzen, falls gewünscht. 10–15 Minuten im Ofen weich werden lassen, dann zum Abkühlen beiseite stellen. Um Zeit zu sparen, können die Nudeln und Tomaten auch am Vorabend gegart und in einem luftdichten Behälter im Kühlschrank aufbewahrt werden.

Für das Dressing Essig, Senf und 4 Teelöffel Wasser in einer kleinen Schüssel mit dem Schneebesen verrühren.

Zum Servieren Nudeln, Tomaten, Spinat, Rucola, Zwiebel und Wachsbohnen in eine Schüssel geben. Mit dem Dressing beträufeln und alles vorsichtig mischen.

KIRSCH-SMOOTHIE

NACHMITTAGS-SNACK | FÜR 1 PERSON | ZUBEREITUNGSZEIT 5 MINUTEN | SCHWIERIGKEITSGRAD EINFACH

20 Kirschen, entsteint

1 Löffel (30 g) Proteinpulver, Schokoladengeschmack (nach Belieben)

250 ml fettarme Milch

100 g fettarmer Naturjoghurt

1 TL rohes Kakaopulver (siehe Seite 49)

Kirschen, Proteinpulver (falls verwendet), Milch, Joghurt und Kakaopulver in einen Hochleistungsmixer füllen und glatt pürieren.

Zum Servieren in ein Glas oder einen Shaker füllen.

NASI GORENG mit Ei

ABENDESSEN | FÜR 2 PERSONEN | ZUBEREITUNGSZEIT 15 MINUTEN | GARZEIT 30 MINUTEN | SCHWIERIGKEITSGRAD MITTEL

120 g Naturreis

Öl aus dem Zerstäuber

2 große Eier, verrührt

1 EL Sesamöl

½ kleine Zwiebel, fein gewürfelt

1 Knoblauchzehe, zerdrückt

1 cm Ingwer, geschält und gerieben

¼ TL gemahlener Kurkuma

½ TL gemahlener Kreuzkümmel

100 g Hähnchenbrustfilet, in dünne Scheiben geschnitten

1 frische lange rote Chilischote, Samen entfernt und in dünne Ringe geschnitten

4 TL salzreduzierte Tamari- oder Sojasauce

1 mittelgroße Möhre, gerieben

1 große Handvoll Sojasprossen

100 g Chinakohl, gehobelt

1 EL frisches Koriandergrün

1 Frühlingszwiebel, in Scheiben geschnitten

20 g ungesalzene Erdnüsse, gehackt

Limettenspalten zum Servieren

Den Reis mit 300 ml Wasser in einem Topf unter gelegentlichem Rühren zum Kochen bringen. Deckel aufsetzen und auf schwache bis mittlere Hitze reduzieren. 20–25 Minuten köcheln lassen, bis die Flüssigkeit absorbiert und der Reis weich ist. Vom Herd nehmen und mit Deckel 5 Minuten stehen lassen.

Inzwischen eine kleine antihaftbeschichtete Pfanne auf mittlerer Hitze heiß werden lassen und leicht mit Öl einsprühen. Die Eier hineingeben und die Pfanne schwenken, bis der Boden bedeckt ist. 1–2 Minuten braten, bis das Ei gestockt ist. Das Omelett auf einen Teller legen und zum Abkühlen beiseitestellen. Sobald man es anfassen kann, in dünne Streifen schneiden.

Das Öl in einer großen antihaftbeschichteten Pfanne auf mittlerer Hitze heiß werden lassen. Die Zwiebel hineingeben und in 5 Minuten weich und glasig braten. Knoblauch, Ingwer, Kurkuma und Kreuzkümmel zufügen und 1 Minute mitbraten, bis die Mischung duftet.

Das Fleisch zufügen und 5 Minuten braten, bis es von beiden Seiten leicht gebräunt ist. Reis, Chilischote und Tamari- oder Sojasauce zufügen und alles vorsichtig mischen. Möhre, Sojasprossen und Kohl zufügen und 3–4 Minuten braten, bis das Gemüse weich ist.

Zum Servieren das Nasi Goreng auf zwei Teller verteilen und mit Ei, Koriander, Frühlingszwiebel und Erdnüssen garnieren. Dazu Limettenspalten servieren.

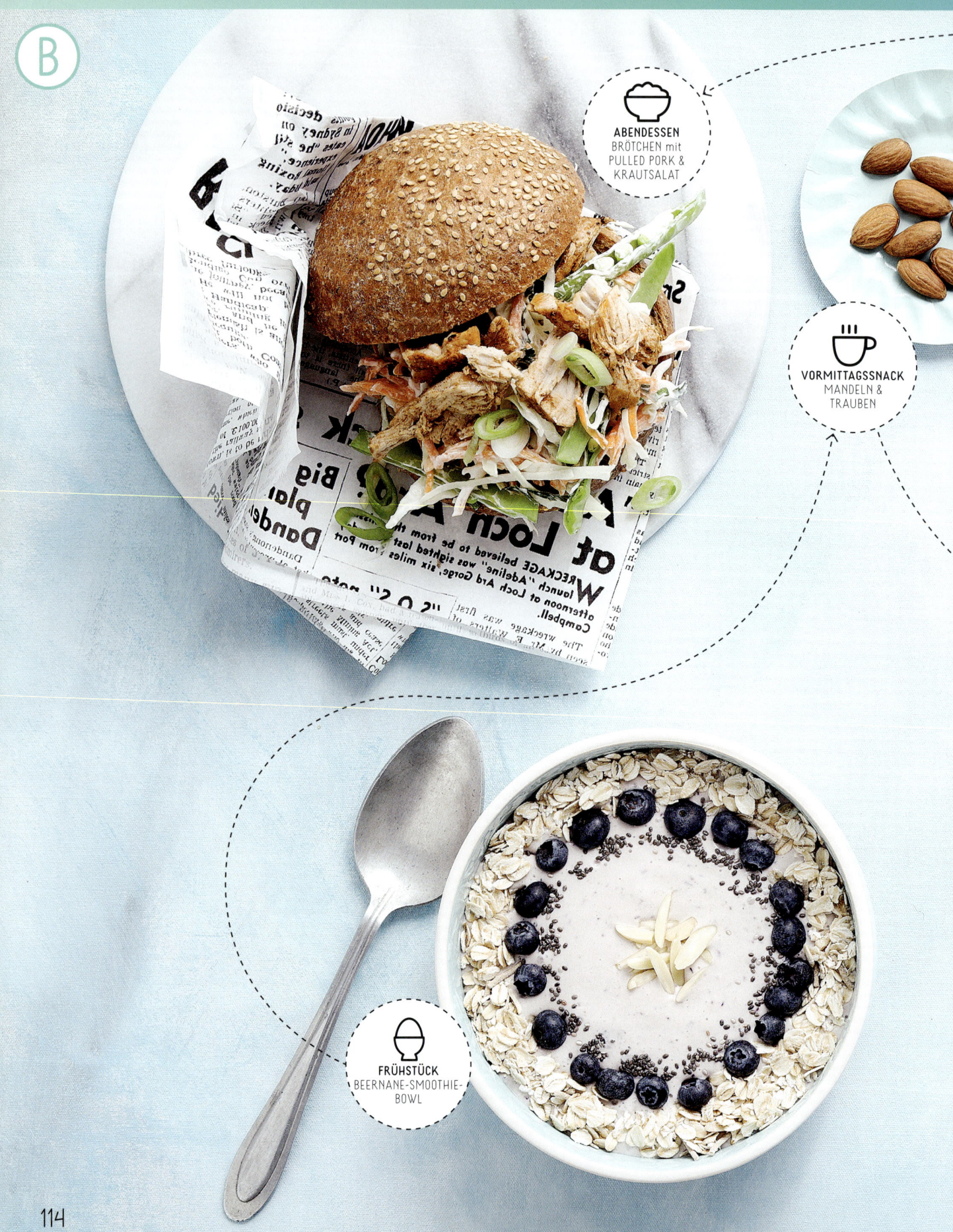

B

ABENDESSEN
BRÖTCHEN mit
PULLED PORK &
KRAUTSALAT

VORMITTAGSSNACK
MANDELN &
TRAUBEN

FRÜHSTÜCK
BEERNANE-SMOOTHIE-
BOWL

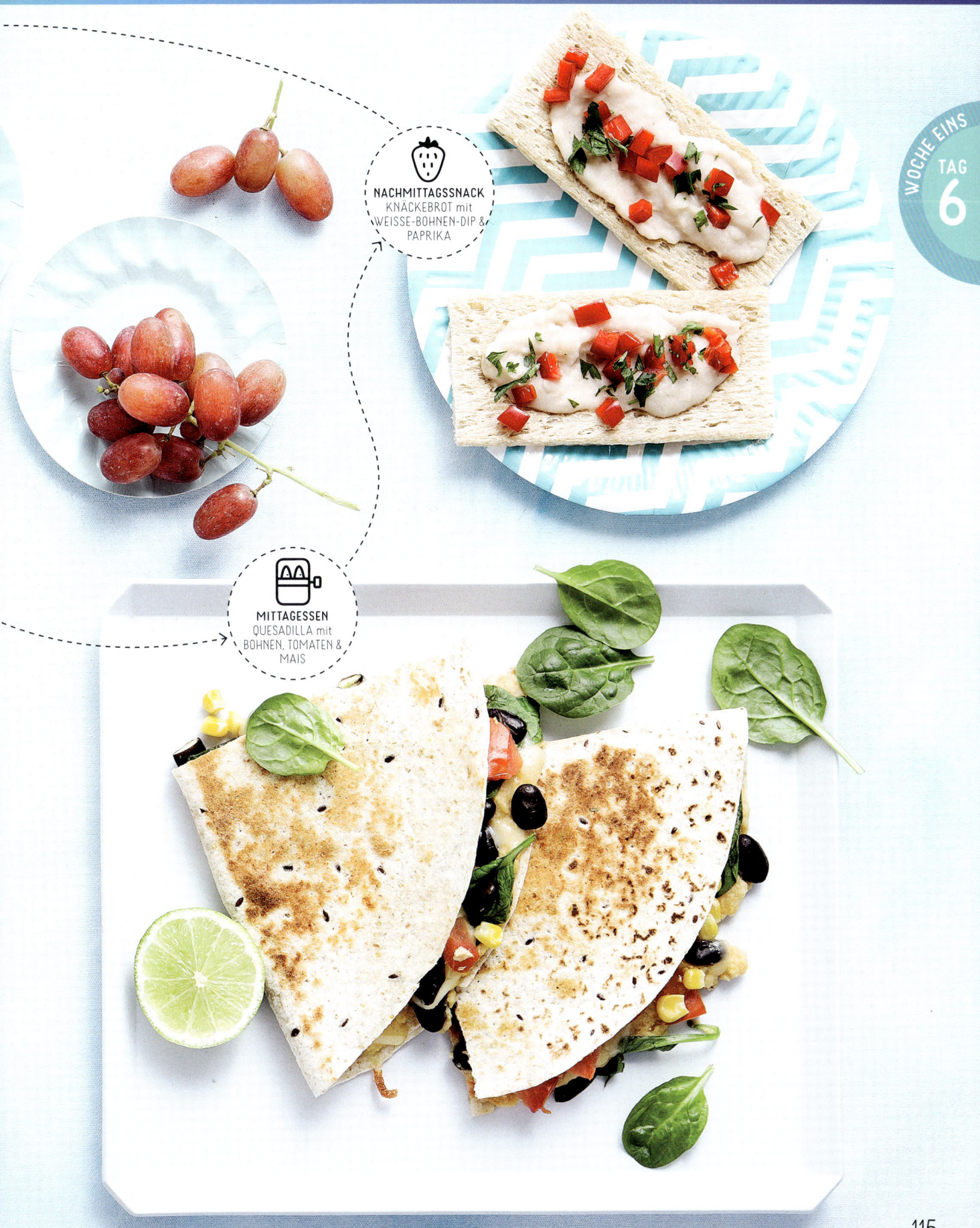

NACHMITTAGSSNACK
KNÄCKEBROT mit
WEISSE-BOHNEN-DIP &
PAPRIKA

MITTAGESSEN
QUESADILLA mit
BOHNEN, TOMATEN &
MAIS

BEERNANE-SMOOTHIE-BOWL

FRÜHSTÜCK | FÜR 1 PERSON | ZUBEREITUNGSZEIT 5 MINUTEN | SCHWIERIGKEITSGRAD EINFACH

60 g Heidelbeeren

1 tiefgekühlte mittelgroße Banane, gehackt

1 kleine Handvoll junger Spinat

2 TL Açai-Beeren-Pulver (nach Belieben)

200 g fettarmer Naturjoghurt

125 ml fettarme Milch

TOPPINGS

30 g Müsli

20 g Heidelbeeren

1 TL Chiasamen

1 TL Mandelstifte

Heidelbeeren, Banane, Spinat, Açai-Beeren-Pulver (falls verwendet), Joghurt und Milch in einem Hochleistungsmixer gründlich mischen.

Zum Servieren die Smoothie-Mischung in eine Schüssel gießen und mit Müsli, Heidelbeeren, Chiasamen und Mandeln garnieren.

MANDELN & TRAUBEN

VORMITTAGS-SNACK | FÜR 1 PERSON | ZUBEREITUNGSZEIT 2 MINUTEN | SCHWIERIGKEITSGRAD EINFACH

10 g Mandeln

12 Weintrauben

Zum Servieren Mandeln und Trauben in eine kleine Schüssel geben.

QUESADILLA MIT SCHWARZEN BOHNEN, TOMATEN & MAIS

MITTAGESSEN | FÜR 1 PERSON | ZUBEREITUNGSZEIT 10 MINUTEN | GARZEIT 5 MINUTEN | SCHWIERIGKEITSGRAD EINFACH

75 g schwarze Bohnen aus der Dose, abgetropft und abgespült

½ mittelgroße Tomate, gewürfelt

30 g Mais aus der Dose, abgetropft und abgespült

75 g Hummus (siehe Seite 254)

1 Vollkorn-Wrap

1 kleine Handvoll junge Spinatblätter

20 g fettarmer Cheddar, gerieben

Sandwicheisen vorheizen.

Schwarze Bohnen, Tomatenwürfel und Mais in einer kleinen Schüssel gründlich mischen.

Hummus auf einer Wrap-Hälfte verteilen und den Wrap auf das Sandwicheisen legen. Mit Spinat, Bohnenmischung und Käse belegen. Die andere Hälfte überschlagen und den Deckel sanft nach unten drücken.

3–5 Minuten rösten, bis der Wrap kross und goldbraun ist. Die Quesadilla aus dem Sandwicheisen nehmen und auf einen Teller legen. Servieren.

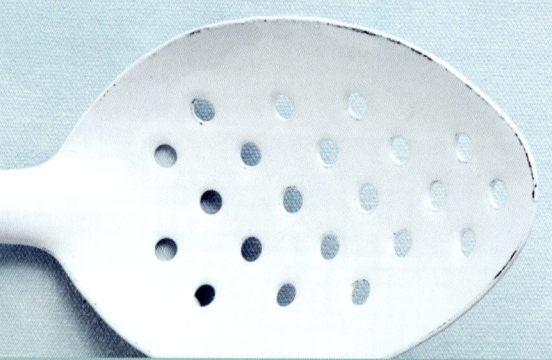

KNÄCKEBROT mit WEISSE-BOHNEN-DIP & PAPRIKA

NACHMITTAGS-SNACK | FÜR 1 PERSON | ZUBEREITUNGSZEIT 5 MINUTEN | SCHWIERIGKEITSGRAD EINFACH

2 Roggen-Knäckebrotscheiben

½ mittelgroße rote Paprika, Samen entfernt und in Streifen geschnitten

gehackte frische Petersilie zum Garnieren (nach Belieben)

WEISSE-BOHNEN-DIP

75 g Cannellini-Bohnen aus der Dose, abgetropft und abgespült

¼ Knoblauchzehe, zerdrückt

Zitronensaft nach Geschmack

2 TL gehackte frische Petersilie

Meersalz und schwarzer Pfeffer nach Geschmack

Für den Dip Bohnen, Knoblauch, Zitronensaft, Petersilie, Salz, Pfeffer und 4 Teelöffel Wasser in eine Küchenmaschine geben und mit der Intervallschaltung zu einer glatten, cremigen Masse verarbeiten.

Zum Servieren den Dip auf die Knäckebrote streichen und mit Paprika und Petersilie (falls verwendet) belegen.

BRÖTCHEN mit PULLED PORK & KRAUTSALAT

ABENDESSEN | FÜR 2 PERSONEN | ZUBEREITUNGSZEIT 20 MINUTEN | GARZEIT 45 MINUTEN | SCHWIERIGKEITSGRAD EINFACH

Öl aus dem Zerstäuber

170 g Steaks aus der Schweineschulter

½ TL geräuchertes Paprikapulver

½ TL gemahlener Kreuzkümmel

1 Prise Zimt

2 TL Ahornsirup

Meersalz und schwarzer Pfeffer nach Geschmack

125 ml salzreduzierte Gemüsebrühe

2 Vollkornbrötchen

KRAUTSALAT

200 g fettarmer Naturjoghurt

½ TL Dijonsenf

1 EL gehackte frische Petersilie

100 g Weißkohl, fein gehobelt

1 mittelgroße Möhre, gerieben

80 g Zuckerschoten, in dünne Streifen geschnitten

2 Frühlingszwiebeln

Den Ofen auf 150 °C (Umluft: 130 °C) vorheizen und eine ofenfeste Auflaufform mit Backpapier auslegen.

Eine große antihaftbeschichtete Pfanne auf mittlerer bis starker Hitze heiß werden lassen und leicht mit Öl einsprühen. Das Fleisch hineingeben und von jeder Seite 3–4 Minuten anbräunen. Vom Herd nehmen.

Paprikapulver, Kreuzkümmel, Zimt und Ahornsirup in einer Schüssel verrühren. Die Steaks in die Schüssel legen und mit der Gewürzmischung einreiben. In die Auflaufform legen und mit Salz und Pfeffer würzen, falls gewünscht. Die Brühe zugießen und abdecken. 20–35 Minuten im Ofen schmoren, bis das Fleisch gar ist.

Inzwischen für den Krautsalat Joghurt, Senf und Petersilie in einer kleinen Schüssel verrühren. Weißkohl, Möhre, Zuckerschoten und in dünne Scheiben geschnittene Frühlingszwiebel in eine Schüssel geben. Das Joghurtdressing darüberträufeln und alles vorsichtig mischen.

Das Fleisch auf ein sauberes Schneidbrett legen und mit zwei Gabeln grob zerteilen.

Zum Servieren die Brötchen halbieren und in einem Toaster oder unter dem heißen Ofengrill leicht toasten. Auf die eine Brötchenhälfte jeweils Fleisch und Krautsalat schichten. Die andere Hälfte darauflegen.

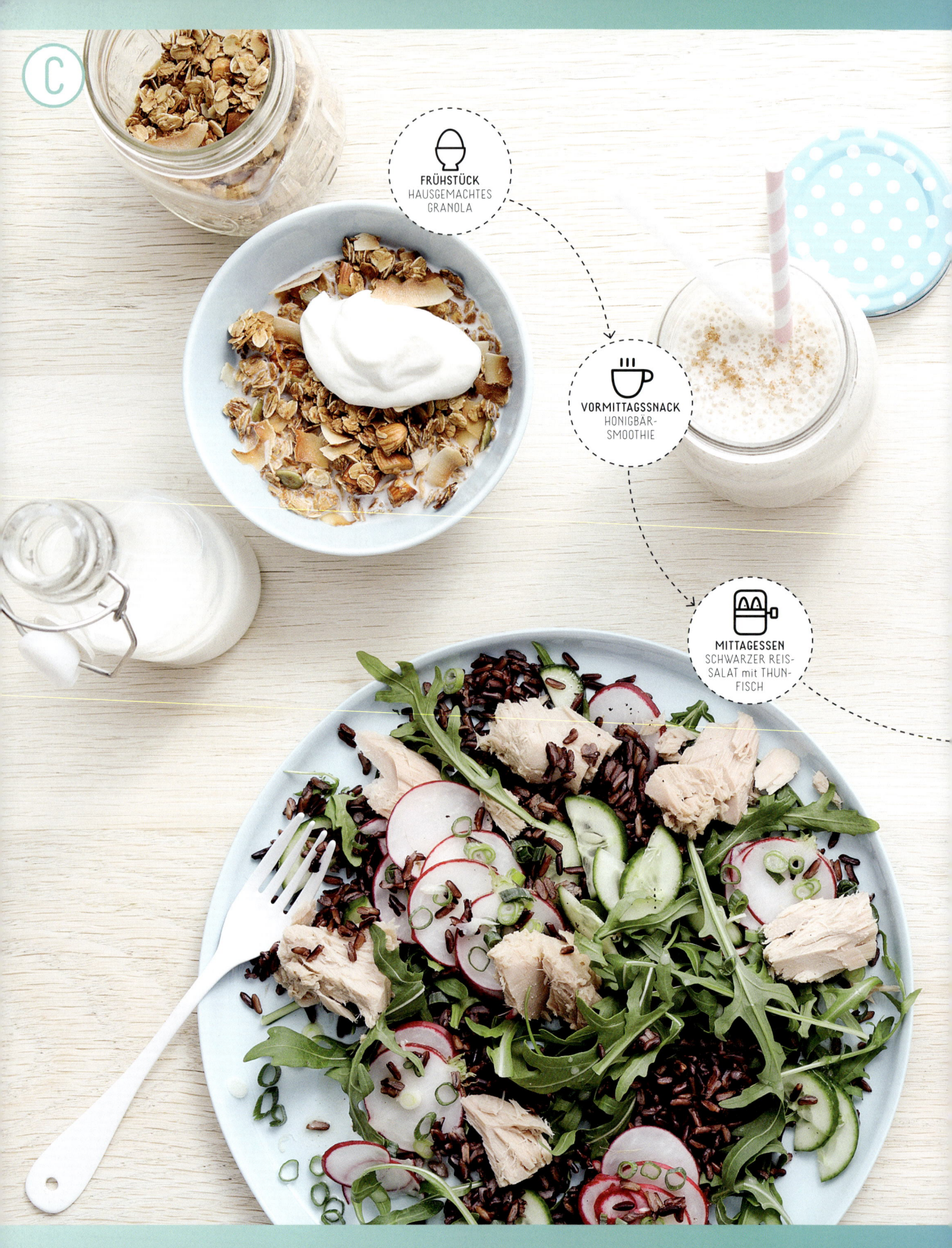

C

FRÜHSTÜCK
HAUSGEMACHTES
GRANOLA

VORMITTAGSSNACK
HONIGBÄR-
SMOOTHIE

MITTAGESSEN
SCHWARZER REIS-
SALAT mit THUN-
FISCH

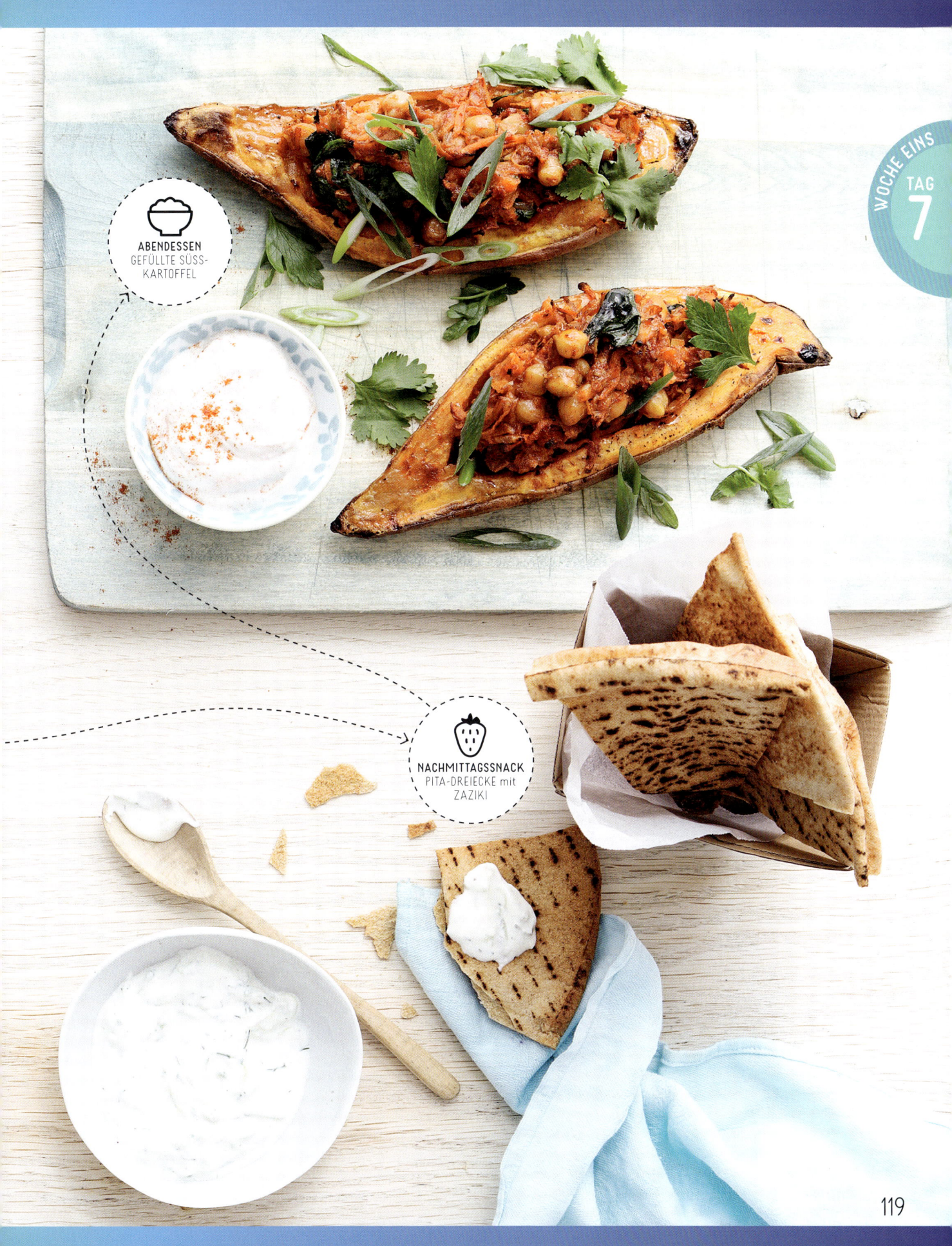

ABENDESSEN
GEFÜLLTE SÜSS-
KARTOFFEL

NACHMITTAGSSNACK
PITA-DREIECKE mit
ZAZIKI

HAUSGEMACHTES GRANOLA

ERGIBT 500 G (6 PORTIONEN) | **ZUBEREITUNGSZEIT** 10 MINUTEN | **GARZEIT** 30 MINUTEN | **SCHWIERIGKEITSGRAD** EINFACH

2 ½ EL Honig

125 ml Ahornsirup

1 TL Vanilleextrakt

360 g Haferflocken

35 g Mandeln, gehackt

25 g Kürbiskerne

30 g Kokoschips

40 g Sultaninen

45 g getrocknete Cranberrys

ZUM SERVIEREN

125 ml fettarme Milch

50 g fettarmer Naturjoghurt

Den Ofen auf 150 °C (Umluft: 130 °C) vorheizen und zwei Backbleche mit Backpapier auslegen.

Honig, Ahornsirup und Vanille in einer großen Schüssel mit dem Schneebesen verrühren. Haferflocken, Mandeln und Kürbiskerne zufügen und alles gut mischen. Alle Zutaten müssen mit der Ahornsirupmischung überzogen sein.

Das Granola gleichmäßig in einer dünnen Schicht auf die beiden Bleche verteilen. 15 Minuten backen, dann die Kokoschips unterrühren. Erneut gleichmäßig in dünner Schicht verteilen.

Weitere 10–15 Minuten backen, bis die Mischung goldbraun und geröstet ist, dabei alle 3–4 Minuten durchmischen. Die getrockneten Früchte über beide Bleche streuen und vermengen. Die Bleche beiseitestellen, bis das Granola vollkommen ausgekühlt und knusprig ist.

1 Portion Granola in eine Schüssel geben und mit Milch und Joghurt auffüllen. Das restliche Granola in einem luftdichten Behälter aufbewahren.

HONIGBÄR-SMOOTHIE

FÜR 1 PERSON | **ZUBEREITUNGSZEIT** 5 MINUTEN | **SCHWIERIGKEITSGRAD** EINFACH

30 g Haferflocken

1 ½ mittelgroße Bananen, geschält und gehackt

190 ml fettarme Milch

50 g fettarmer Naturjoghurt

2 TL Honig

¼ TL Zimt

Eiswürfel

Haferflocken, Banane, Milch, Joghurt, Honig, Zimt und Eiswürfel in einem Hochleistungsmixer glatt pürieren.

Zum Servieren in ein Glas oder einen Shaker füllen.

SCHWARZER REISSALAT mit THUNFISCH

FÜR 1 PERSON | **ZUBEREITUNGSZEIT** 5 MINUTEN | **GARZEIT** 35 MINUTEN | **SCHWIERIGKEITSGRAD** EINFACH

60 g schwarzer Reis

100 g Thunfisch in Wasser aus der Dose, abgetropft

1 kleine Handvoll Rucola

½ mittelgroße Salatgurke, in dünne Scheiben geschnitten

½ Frühlingszwiebel, in dünne Scheiben geschnitten

1 Radieschen, halbiert und in dünne Scheiben geschnitten

DRESSING

¼ Knoblauchzehe, zerdrückt

2 TL Weißweinessig

¼ TL Dijonsenf

Meersalz und schwarzer Pfeffer nach Geschmack

Den Reis mit 250 ml Wasser in einen kleinen Topf geben und unter gelegentlichem Rühren zum Kochen bringen. Deckel aufsetzen und auf schwache bis mittlere Hitze reduzieren. 35–40 Minuten köcheln lassen, bis die Flüssigkeit absorbiert und der Reis weich ist. Vom Herd nehmen und mit Deckel 5 Minuten stehen lassen. Zum Abkühlen beiseitestellen.

Für das Dressing Knoblauch, Senf, Salz, Pfeffer und 2 Teelöffel Wasser in einer kleinen Schüssel mit dem Schneebesen verrühren.

Zum Servieren Thunfisch, Rucola, Gurke, Frühlingszwiebel, Radieschen und schwarzen Reis in eine Schüssel geben. Das Dressing darüberträufeln und vorsichtig mischen.

PITA-DREIECKE mit ZAZIKI

NACHMITTAGS-SNACK | **FÜR** 1 PERSON | **ZUBEREITUNGSZEIT** 5 MINUTEN | **GARZEIT** 12 MINUTEN | **SCHWIERIGKEITSGRAD** EINFACH

½ Vollkorn-Pita-Brot, in 4 Tortenstücke geschnitten

Öl aus dem Zerstäuber

50 g Zaziki (siehe Seite 254)

Den Ofen auf 200 °C (Umluft: 180 °C) vorheizen und ein Backblech mit Backpapier auslegen.

Die Pitastücke in einer Schicht auf dem Backblech verteilen und leicht mit Öl besprühen. 5 Minuten im Ofen backen, bis sie leicht braun sind. Die Dreiecke wenden und weitere 5–8 Minuten backen, bis beide Seiten leicht gebräunt sind, dann zum Abkühlen beiseitestellen.

Pita-Dreiecke mit Zaziki servieren.

GEFÜLLTE SÜSSKARTOFFEL

ABENDESSEN | **FÜR** 2 PERSONEN | **ZUBEREITUNGSZEIT** 15 MINUTEN | **GARZEIT** 50 MINUTEN | **SCHWIERIGKEITSGRAD** EINFACH

1 mittelgroße Süßkartoffel, gewaschen, abgetrocknet und längs halbiert

1½ TL Sonnenblumenöl

Meersalz und schwarzer Pfeffer nach Geschmack

Öl aus dem Zerstäuber

½ kleine Zwiebel, fein gehackt

1 mittelgroße Möhre, gerieben

2 Knoblauchzehen, zerdrückt

¼ TL gemahlener Kreuzkümmel

¼ TL gemahlener Ingwer

1 Prise Zimt

1 Prise gemahlenes Piment

1 Prise Cayennepfeffer

380 g Kichererbsen aus der Dose, abgetropft und abgespült

1 TL Ahornsirup

150 g stückige Tomaten aus der Dose

2 große Handvoll junger Spinat, in feine Streifen geschnitten

2 EL gehacktes frisches Koriandergrün

1 großes Ei, leicht verrührt

1 Frühlingszwiebel, in dünne Scheiben geschnitten

PIKANTES JOGHURT-DRESSING

200 g fettarmer Naturjoghurt

1 Prise edelsüßes Paprikapulver

Zitronensaft nach Geschmack

Den Ofen auf 200 °C (Umluft: 180 °C) vorheizen und ein Backblech mit Backpapier auslegen.

Süßkartoffel, Öl, Salz und Pfeffer in einer mittelgroßen Schüssel so mischen, dass die gesamte Kartoffel mit Öl benetzt ist. Die Süßkartoffel mit der Schnittseite nach oben auf das Backblech legen und 30–35 Minuten im Ofen backen, bis sie weich ist. Etwas abkühlen lassen.

Inzwischen eine antihaftbeschichtete Pfanne auf mittlerer Hitze heiß werden lassen und leicht mit Öl einsprühen. Zwiebel und Möhre hineingeben und unter gelegentlichem Rühren 3–4 Minuten garen, bis die Zwiebel weich wird. Knoblauch, Kreuzkümmel, Ingwer, Zimt, Piment und Cayennepfeffer zufügen und 1 Minute weiterbraten, bis die Mischung duftet. Kichererbsen, Ahornsirup und Tomaten zufügen und 5 Minuten unter häufigem Rühren heiß werden lassen. Spinat und die Hälfte des Korianders unterrühren. Beiseitestellen.

Das Fleisch der Süßkartoffel so herauslöffeln, dass die Schale intakt bleibt, und in eine Schüssel füllen. Grob mit einer Gabel zerdrücken. Ei und Süßkartoffelbrei zur Kichererbsen-Tomaten-Mischung geben und alles gründlich verrühren.

Süßkartoffel-Kichererbsen-Masse in die Süßkartoffelschalen löffeln und wieder auf das Blech mit dem Backpapier legen. Von oben leicht mit Öl besprühen und 15 Minuten backen, bis die gefüllten Süßkartoffeln eine hellgoldbraune Färbung haben.

Für das Dressing Joghurt, Paprikapulver und Zitronensaft in einer Schüssel mit dem Schneebesen verrühren.

Zum Servieren die gefüllten Süßkartoffelhälften auf eine Servierplatte legen. Mit den Frühlingszwiebeln bestreuen und mit dem pikanten Joghurt-Dressing beträufeln.

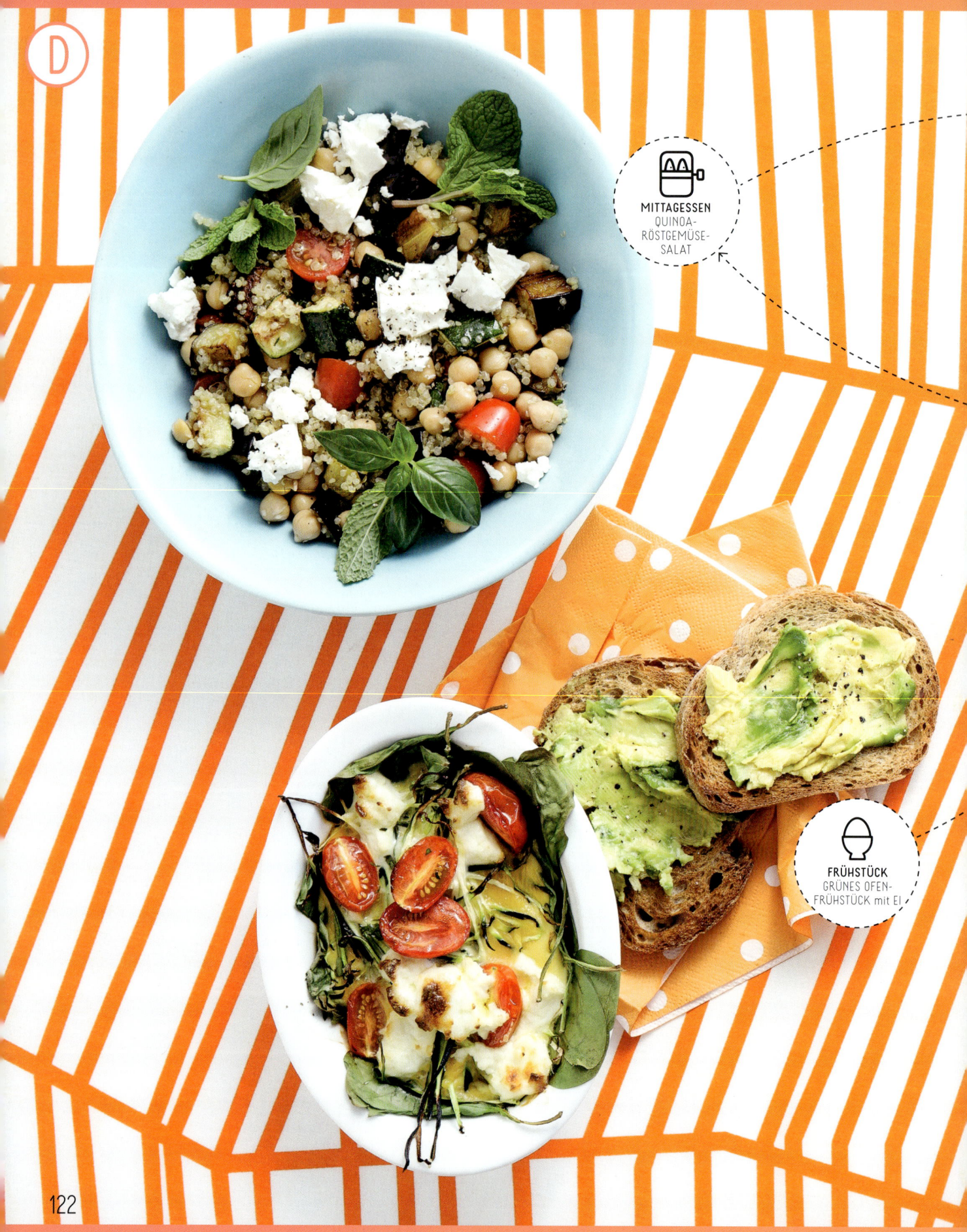

D

MITTAGESSEN
QUINOA-
RÖSTGEMÜSE-
SALAT

FRÜHSTÜCK
GRÜNES OFEN-
FRÜHSTÜCK mit EI

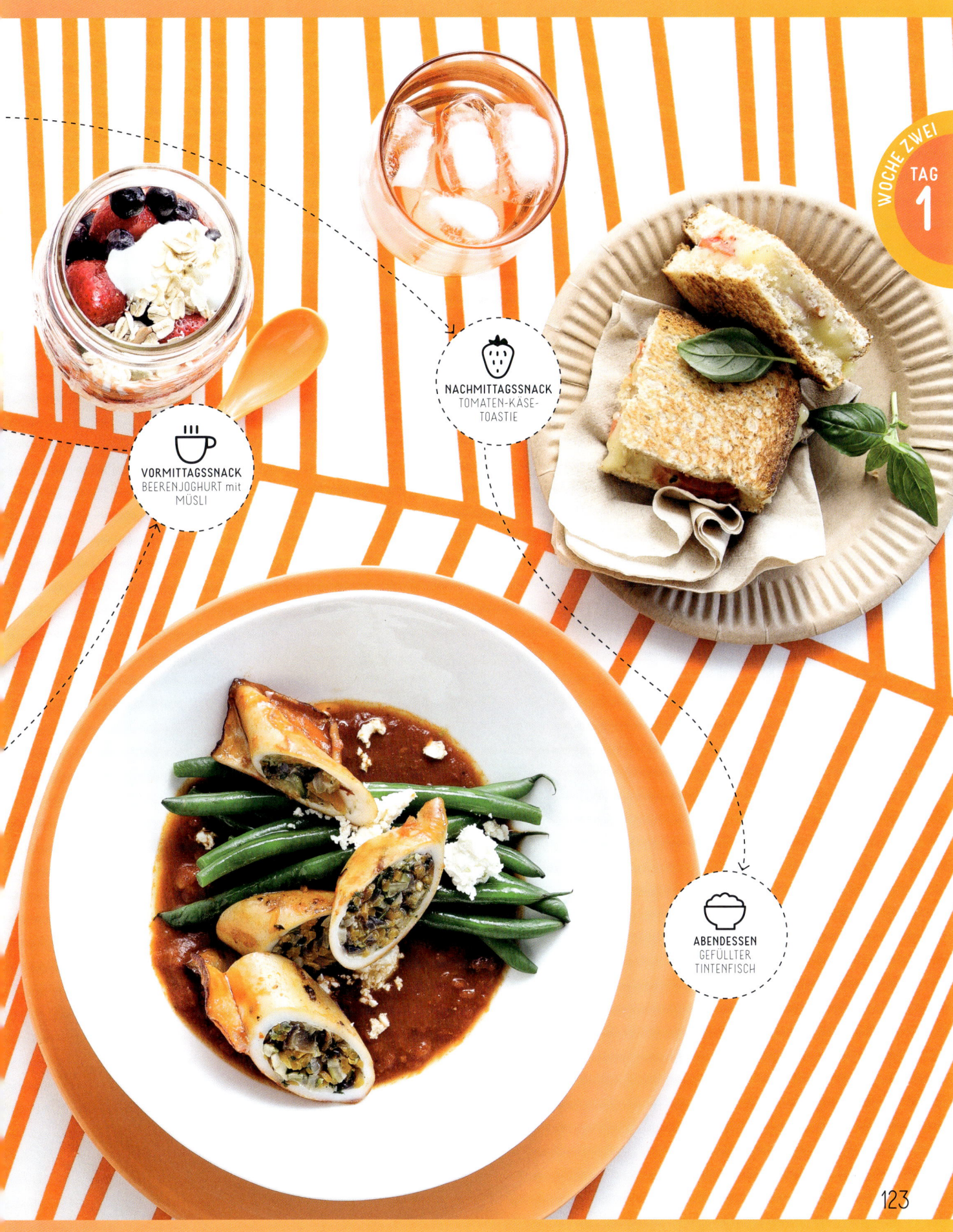

VORMITTAGSSNACK
BEERENJOGHURT mit MÜSLI

NACHMITTAGSSNACK
TOMATEN-KÄSE-TOASTIE

ABENDESSEN
GEFÜLLTER TINTENFISCH

GRÜNES OFEN-FRÜHSTÜCK mit EI

FÜR 1 PERSON | ZUBEREITUNGSZEIT 10 MINUTEN | GARZEIT 20 MINUTEN | SCHWIERIGKEITSGRAD EINFACH

Öl aus dem Zerstäuber

¼ mittelgroßer Zucchino, gerieben

1 kleine Handvoll junger Spinat

50 g fettarmer Ricotta

2 große Eier

Meersalz und schwarzer Pfeffer nach Geschmack

3 Kirschtomaten, halbiert

2 Scheiben Vollkornbrot

25 g Avocado, zerdrückt

Den Ofen auf 180 °C (Umluft: 160 °C) vorheizen und eine Soufflèform von 10 cm Durchmesser leicht mit Öl einsprühen.

Eine antihaftbeschichtete Pfanne auf mittlerer Hitze heiß werden lassen und leicht mit Öl einsprühen. Zucchini und Spinat hineingeben und 3–4 Minuten braten, bis die Zucchini weich sind und der Spinat zusammenfällt. In die vorbereitete Soufflèform geben und den Ricotta darauf verteilen.

Eier, Salz und Pfeffer in einer weiteren kleinen Schüssel mit dem Schneebesen verrühren. In die Form gießen und mit den Kirschtomaten belegen. 10–15 Minuten im Ofen backen, bis das Ei knapp gestockt ist.

Inzwischen das Brot nach Geschmack toasten. Die Avocado daraufstreichen und mit den gebackenen Eiern servieren.

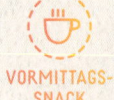

BEERENJOGHURT mit MÜSLI

FÜR 1 PERSON | ZUBEREITUNGSZEIT 2 MINUTEN | SCHWIERIGKEITSGRAD EINFACH

100 g fettarmer Naturjoghurt

170 g tiefgekühlte gemischte Beeren, aufgetaut

30 g Müsli

Zum Servieren Joghurt und Beeren in eine kleine Schüssel oder in ein Glas geben und mit dem Müsli garnieren.

QUINOA-RÖSTGEMÜSE-SALAT

FÜR 1 PERSON | ZUBEREITUNGSZEIT 10 MINUTEN | GARZEIT 35 MINUTEN | SCHWIERIGKEITSGRAD EINFACH

¼ mittelgroße Aubergine, in 2 cm große Würfel geschnitten

½ mittelgroßer Zucchino, in 2 cm große Würfel geschnitten

Öl aus dem Zerstäuber

Meersalz und schwarzer Pfeffer nach Geschmack

30 g Quinoa

75 g Kichererbsen aus der Dose, abgetropft und abgespült

5 Kirschtomaten, halbiert

2 TL gehacktes frisches Basilikum

2 TL gehackte frische Minze

30 g salzreduzierter fettarmer Feta, zerkrümelt

DRESSING

4 TL Zitronensaft

¼ Knoblauchzehe, zerdrückt

Den Ofen auf 200 °C (Umluft: 180 °C) vorheizen und ein Backblech mit Backpapier auslegen. Aubergine und Zucchino auf dem Blech verteilen und leicht mit Öl einsprühen. Falls gewünscht, mit Salz und Pfeffer würzen. 10 Minuten im Ofen rösten, dann wenden und weitere 10 Minuten rösten, bis das Gemüse weich und leicht gebräunt ist. Beiseitestellen.

Quinoa mit 125 ml Wasser in einen Topf geben und auf starker Hitze unter gelegentlichem Rühren zum Kochen bringen. Deckel aufsetzen und auf schwache Hitze reduzieren. 10–12 Minuten köcheln lassen, bis die Quinoakörner weich sind. Überschüssige Flüssigkeit abgießen und zum Abkühlen beiseitestellen.

Für das Dressing Zitronensaft, Knoblauch und 4 Teelöffel Wasser in einer kleinen Schüssel mit dem Schneebesen verrühren.

Zum Servieren Röstgemüse, Quinoa, Kichererbsen, Tomaten, Basilikum und Minze in eine Schüssel geben. Mit dem Dressing beträufeln und alles vorsichtig mischen. Mit Feta garnieren.

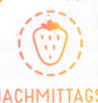

TOMATEN-KÄSE-TOASTIE

NACHMITTAGS-SNACK | FÜR 1 PERSON | ZUBEREITUNGSZEIT 5 MINUTEN | GARZEIT 5 MINUTEN | SCHWIERIGKEITSGRAD EINFACH

1 Scheibe Vollkorntoast, halbiert

½ mittelgroße Tomate, in Scheiben geschnitten

20 g fettarmer Cheddar, in Scheiben geschnitten

Meersalz und schwarzer Pfeffer nach Geschmack

frische Basilikumblätter zum Servieren

Ein Sandwicheisen vorheizen.

Eine Toasthälfte auf ein sauberes Schneidbrett legen und mit Tomate und Käse belegen. Falls gewünscht, mit Salz und Pfeffer würzen. Die andere Toasthälfte darauflegen.

Das Sandwich in das Sandwicheisen legen und den Deckel sanft herunterdrücken. 3–5 Minuten toasten, bis der Käse geschmolzen und das Sandwich goldbraun ist. Mit Basilikum garnieren und servieren.

GEFÜLLTER TINTENFISCH

ABENDESSEN | FÜR 2 PERSONEN | ZUBEREITUNGSZEIT 20 MINUTEN | GARZEIT 1 STUNDE | SCHWIERIGKEITSGRAD MITTEL

1 EL Olivenöl

Saft von 2 Orangen

70 g Couscous

½ kleine Zwiebel, fein gewürfelt

3 Knoblauchzehen, zerdrückt

½ mittelgroße Möhre, gerieben

½ mittelgroßer Zucchino, gerieben

190 g stückige Tomaten aus der Dose

Meersalz und schwarzer Pfeffer nach Geschmack

½ TL Chiliflocken

gehackte frische Petersilie

300 g Tintenfisch (2 Tuben), gesäubert

4 TL Tomatenmark

125 ml salzreduzierte Gemüsebrühe

12 grüne Bohnen, Enden abgeschnitten

60 g salzreduzierter fettarmer Feta, zerkrümelt

In einem kleinen Topf ¼ Teelöffel Öl, Orangensaft und 3 ½ Esslöffel Wasser zum Kochen bringen. Den Couscous hineingeben und vom Herd nehmen. Mit Deckel 2–3 Minuten stehen lassen, dann mit einer Gabel auflockern.

Die Hälfte des restlichen Öls in einem mittelgroßen Topf auf mittlerer Hitze heiß werden lassen. Die Zwiebel und 2 Knoblauchzehen hineingeben und unter ständigem Rühren 1–2 Minuten anbraten, bis alles duftet. Möhre und Zucchini zufügen und unter gelegentlichem Rühren 3–4 Minuten weiterbraten, bis das Gemüse weich ist.

Ein Viertel der stückigen Tomaten, Salz, Pfeffer und Chiliflocken (falls verwendet) zufügen und auf schwache bis mittlere Hitze reduzieren. 7–10 Minuten unter gelegentlichem Rühren heiß werden lassen. Vom Herd nehmen und Couscous und Petersilie unterrühren.

Die Tintenfischtuben mit der Tomaten-Couscous-Masse füllen und mit einem Zahnstocher verschließen. Die Tuben überall mit der Spitze eines scharfen Messers einschneiden.

Das restliche Öl in einem mittelgroßen Topf auf mittlerer Hitze heiß werden lassen. Tintenfischtuben hineingeben und von jeder Seite 3 Minuten leicht anbräunen. Die restliche Knoblauchzehe und die restlichen Tomaten, Tomatenmark und Brühe zufügen und auf schwache bis mittlere Hitze reduzieren. 35–40 Minuten köcheln lassen, bis der Tintenfisch weich und gar ist, dabei gelegentlich wenden.

Einen Topf 5 cm hoch mit Wasser füllen und einen Dämpfkorb hineinstellen. Deckel aufsetzen und das Wasser auf starker Hitze zum Kochen bringen, dann auf mittlere Hitze reduzieren. Die Bohnen hineingeben und 2–3 Minuten mit Deckel dämpfen, bis sie weich, aber noch bissfest sind. Unter fließendem kaltem Wasser abschrecken.

Zum Servieren die Tomatensauce auf zwei Schüsseln verteilen. Erst die grünen Bohnen, dann den gefüllten Tintenfisch und den Feta darauf anrichten.

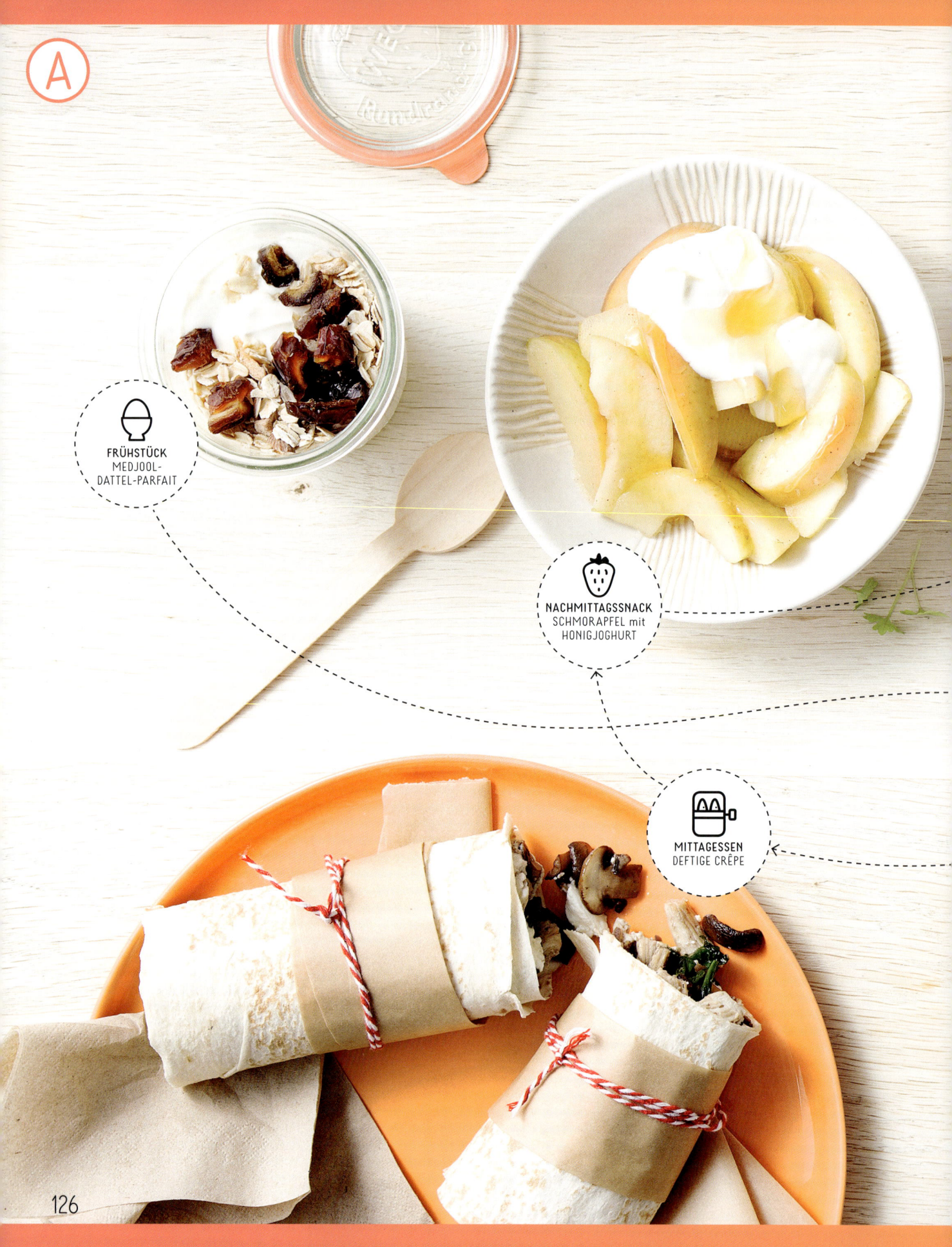

Ⓐ

FRÜHSTÜCK
MEDJOOL-
DATTEL-PARFAIT

NACHMITTAGSSNACK
SCHMORAPFEL mit
HONIGJOGHURT

MITTAGESSEN
DEFTIGE CRÊPE

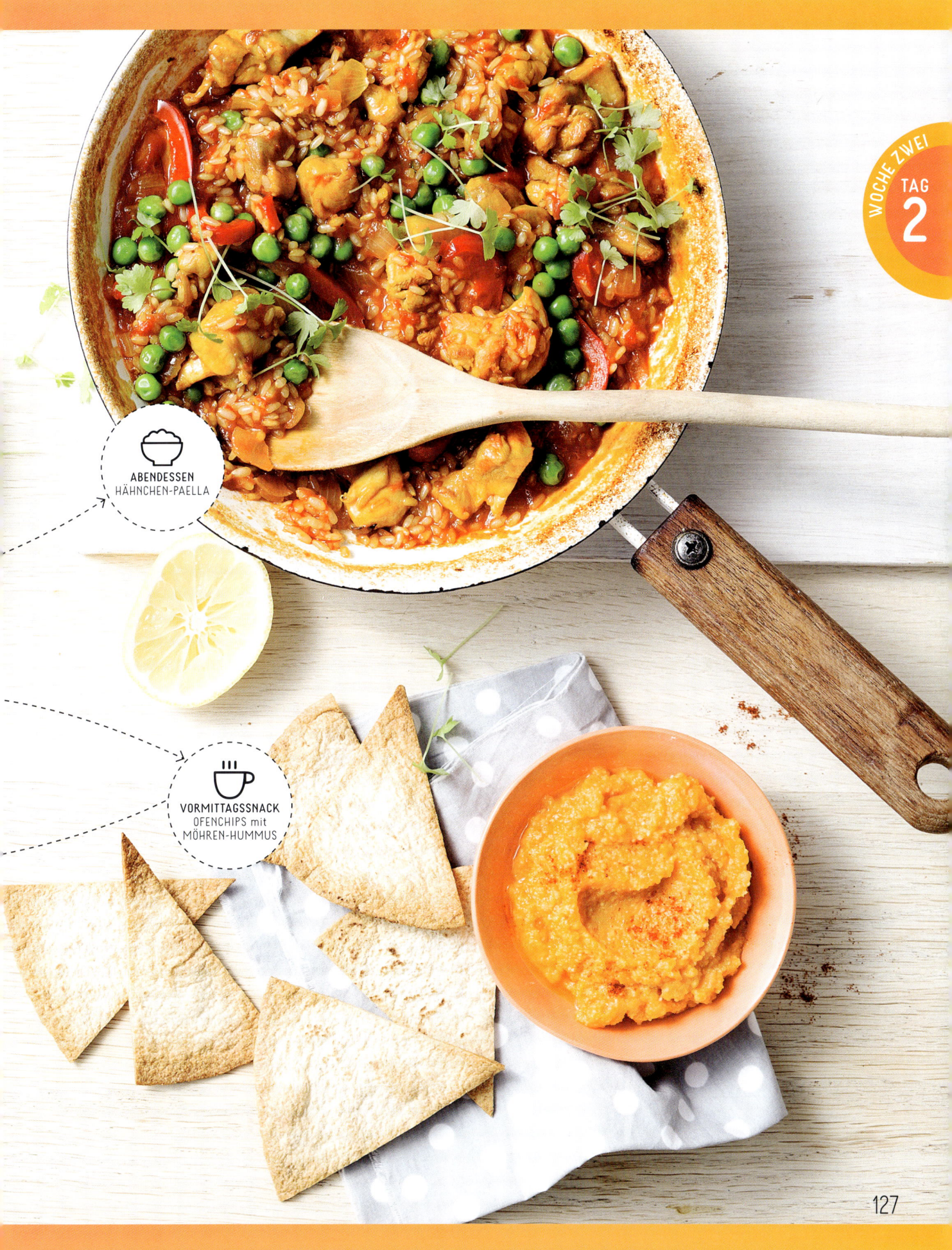

ABENDESSEN
HÄHNCHEN-PAELLA

VORMITTAGSSNACK
OFENCHIPS mit
MÖHREN-HUMMUS

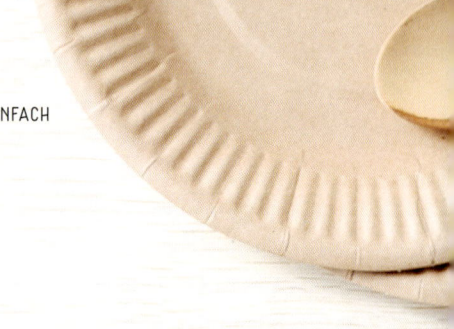

MEDJOOL-DATTEL-PARFAIT

FRÜHSTÜCK | FÜR 1 PERSON | ZUBEREITUNGSZEIT 5 MINUTEN + 10 MINUTEN KÜHLZEIT | SCHWIERIGKEITSGRAD EINFACH

200 g fettarmer Naturjoghurt

60 g Müsli

3 Medjool-Datteln, entsteint und gewürfelt

Joghurt, Müsli und Datteln in ein Glas schichten.

10 Minuten in den Kühlschrank stellen. Servieren.

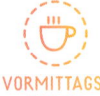

OFENCHIPS mit MÖHREN-HUMMUS

VORMITTAGS-SNACK | FÜR 1 PERSON | ZUBEREITUNGSZEIT 5 MINUTEN | GARZEIT 30 MINUTEN | SCHWIERIGKEITSGRAD EINFACH

½ Vollkorn-Wrap, in 4–6 Dreiecke geschnitten

MÖHREN-HUMMUS

1 mittelgroße Möhre, grob gehackt

75 g Kichererbsen aus der Dose, abgetropft und abgespült

¼ Knoblauchzehe, zerdrückt

Zitronensaft nach Geschmack

1 Prise geräuchertes Paprikapulver

Meersalz nach Geschmack

Für das Möhren-Hummus die Möhre in einen kleinen Topf geben und mit kaltem Wasser knapp bedecken. Das Wasser zum Kochen bringen, dann auf schwache bis mittlere Hitze reduzieren. In 15–20 Minuten weich köcheln. Abtropfen lassen und zum Abkühlen beiseitestellen.

Möhre, Kichererbsen, Knoblauch, Zitronensaft, Paprikapulver und Salz in eine Küchenmaschine geben und mit der Intervallschaltung zu einer glatten, cremigen Masse verarbeiten. Um Zeit zu sparen, kann das Möhren-Hummus auch am Vorabend zubereitet und in einem luftdichten Behälter im Kühlschrank gelagert werden.

Den Ofen auf 180 °C vorheizen und ein Backblech mit Backpapier auslegen.

Die Wrap-Dreiecke auf dem Blech verteilen und 3 Minuten im Ofen backen, bis sie zu bräunen beginnen. Wenden und 3–5 Minuten weiterbacken, bis beide Seiten leicht gebräunt sind. Zum Abkühlen beiseitestellen.

Die Ofenchips mit dem Möhren-Hummus servieren.

DEFTIGE CRÊPE

MITTAGESSEN | FÜR 1 PERSON | ZUBEREITUNGSZEIT 5 MINUTEN | GARZEIT 10 MINUTEN | SCHWIERIGKEITSGRAD EINFACH

Öl aus dem Zerstäuber

¼ kleine rote Zwiebel, in dünne Scheiben geschnitten

125 g Pilze, in Scheiben geschnitten

80 g gekochtes Hühnerbrustfilet, grob zerkleinert

1 kleine Handvoll junge Spinatblätter

Meersalz und schwarzer Pfeffer nach Geschmack

½ großes Vollkorn-Lavash (Fladenbrot)

Eine antihaftbeschichtete Pfanne auf mittlerer Hitze heiß werden lassen und leicht mit Öl einsprühen. Zwiebel, Pilze und Hähnchen hineingeben und unter gelegentlichem Rühren 5 Minuten braten, bis die Zwiebel weich und das Hähnchen heiß ist.

Spinat zufügen und unter gelegentlichem Rühren 1–2 Minuten mitbraten, bis er zusammenfällt. Mit Salz und Pfeffer würzen, falls gewünscht.

Das Lavash in einer trockenen Pfanne auf mittlerer Hitze 30 Sekunden anwärmen. Vom Herd nehmen und halbieren.

Zum Servieren die Fladenbrothälften auf einen Teller legen und die Hähnchen-Pilz-Masse mittig längs verteilen. Die Enden darüberschlagen und das Brot so aufrollen, dass die Füllung eingeschlossen ist.

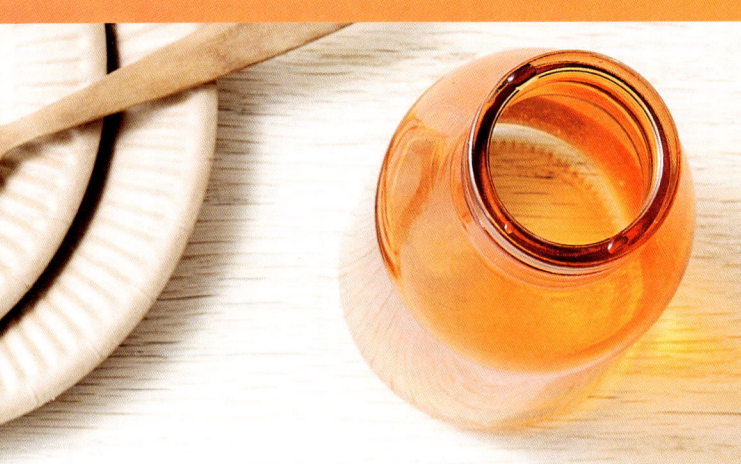

SCHMORAPFEL mit HONIGJOGHURT

NACHMITTAGS-SNACK | **FÜR** 1 PERSON | **ZUBEREITUNGSZEIT** 5 MINUTEN | **GARZEIT** 5 MINUTEN | **SCHWIERIGKEITSGRAD** EINFACH

1 mittelgroßer Apfel, Kerngehäuse entfernt und in Spalten geschnitten

Zimt nach Geschmack

300 g fettarmer Naturjoghurt

1 TL Honig

Einen kleinen Topf auf mittlerer Hitze heiß werden lassen. Apfel, Zimt und 2 ½ Esslöffel Wasser hineingeben und mit Deckel 5 Minuten unter gelegentlichem Rühren schmoren, bis der Apfel weich ist.

Joghurt und Honig in einer kleinen Schüssel gründlich verrühren.

Zum Servieren den geschmorten Apfel mit dem Honigjoghurt garnieren.

HÄHNCHEN-PAELLA

ABENDESSEN | **FÜR** 2 PERSONEN | **ZUBEREITUNGSZEIT** 10 MINUTEN | **GARZEIT** 50 MINUTEN | **SCHWIERIGKEITSGRAD** EINFACH

¼ TL Safranfäden

1 EL Olivenöl

200 g Hähnchenbrustfilet, in mundgerechte Stücke geschnitten

Meersalz und schwarzer Pfeffer nach Geschmack

½ kleine Zwiebel, gewürfelt

1 Knoblauchzehe, zerdrückt

2 TL edelsüßes Paprikapulver

300 ml salzreduzierte Gemüsebrühe

120 g Naturreis

½ mittelgroße Paprikaschote, Samen entfernt und in Streifen geschnitten

150 g stückige Tomaten aus der Dose

45 g tiefgekühlte Erbsen

2 TL gehackte frische Petersilie

4 TL Pinienkerne

Zitronenspalten zum Servieren

Die Safranfäden mit 2 Teelöffeln kochendem Wasser in eine kleine Schüssel geben und beiseitestellen.

Die Hälfte des Öls in einer großen antihaftbeschichteten Pfanne auf mittlerer Hitze heiß werden lassen. Das Fleisch hineingeben und 5–6 Minuten anbräunen. In eine ofenfeste Schüssel legen und zum Ruhen beiseitestellen. Mit Salz und Pfeffer würzen.

Das restliche Öl auf mittlerer Hitze in der Pfanne heiß werden lassen. Die Zwiebel zufügen und 3–4 Minuten braten, bis sie weich und glasig ist. Den Knoblauch zufügen und 1 Minute unter häufigem Rühren mitbraten. Das Paprikapulver zufügen und 2 Minuten unter häufigem Rühren weiterbraten. Das Fleisch wieder in die Pfanne geben. 100 ml Brühe zugießen und auf schwache bis mittlere Hitze reduzieren. 10 Minuten unter gelegentlichem Rühren köcheln lassen, bis die Flüssigkeit fast verdampft ist.

Reis, Safranwasser, Pfeffer, Paprika, Tomatenstücke und 150 ml Brühe in den Topf geben. 15 Minuten unter gelegentlichem Rühren köcheln lassen, bis die Flüssigkeit fast vollständig absorbiert ist.

Erbsen und restliche Brühe zufügen und 5–8 Minuten weiterköcheln lassen, bis die Brühe absorbiert und der Reis weich ist. Wenn die Brühe aufgebraucht und der Reis noch nicht fertig ist, 60 ml heißes Wasser zufügen (ggf. mehrmals), bis der Reis gar ist. Petersilie und Pinienkerne unterrühren. Mit Salz und Pfeffer würzen, falls gewünscht.

Zum Servieren die Hähnchen-Paella auf zwei Schüsseln verteilen. Dazu die Zitronenspalten reichen.

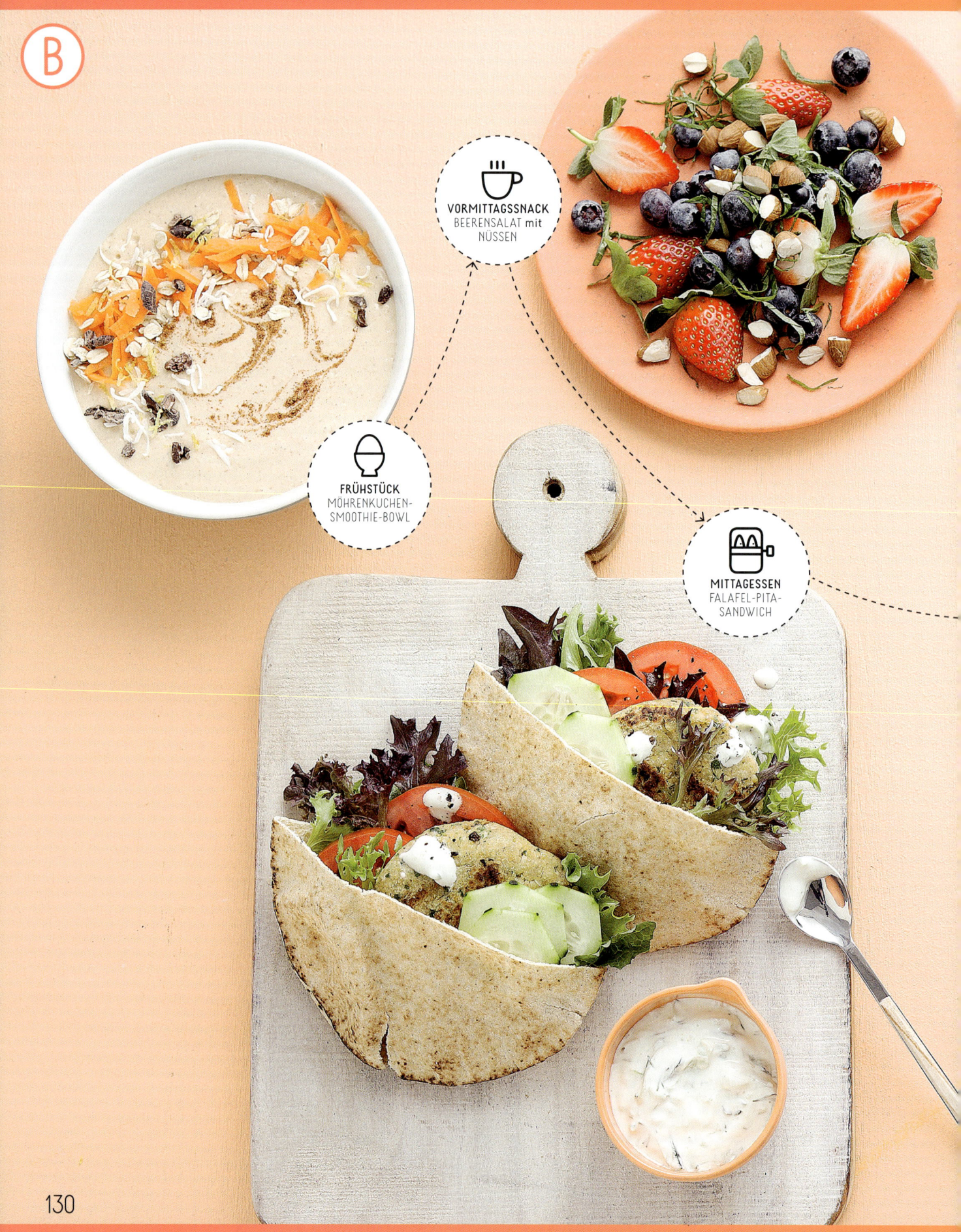

(B)

VORMITTAGSSNACK
BEERENSALAT mit NÜSSEN

FRÜHSTÜCK
MÖHRENKUCHEN-SMOOTHIE-BOWL

MITTAGESSEN
FALAFEL-PITA-SANDWICH

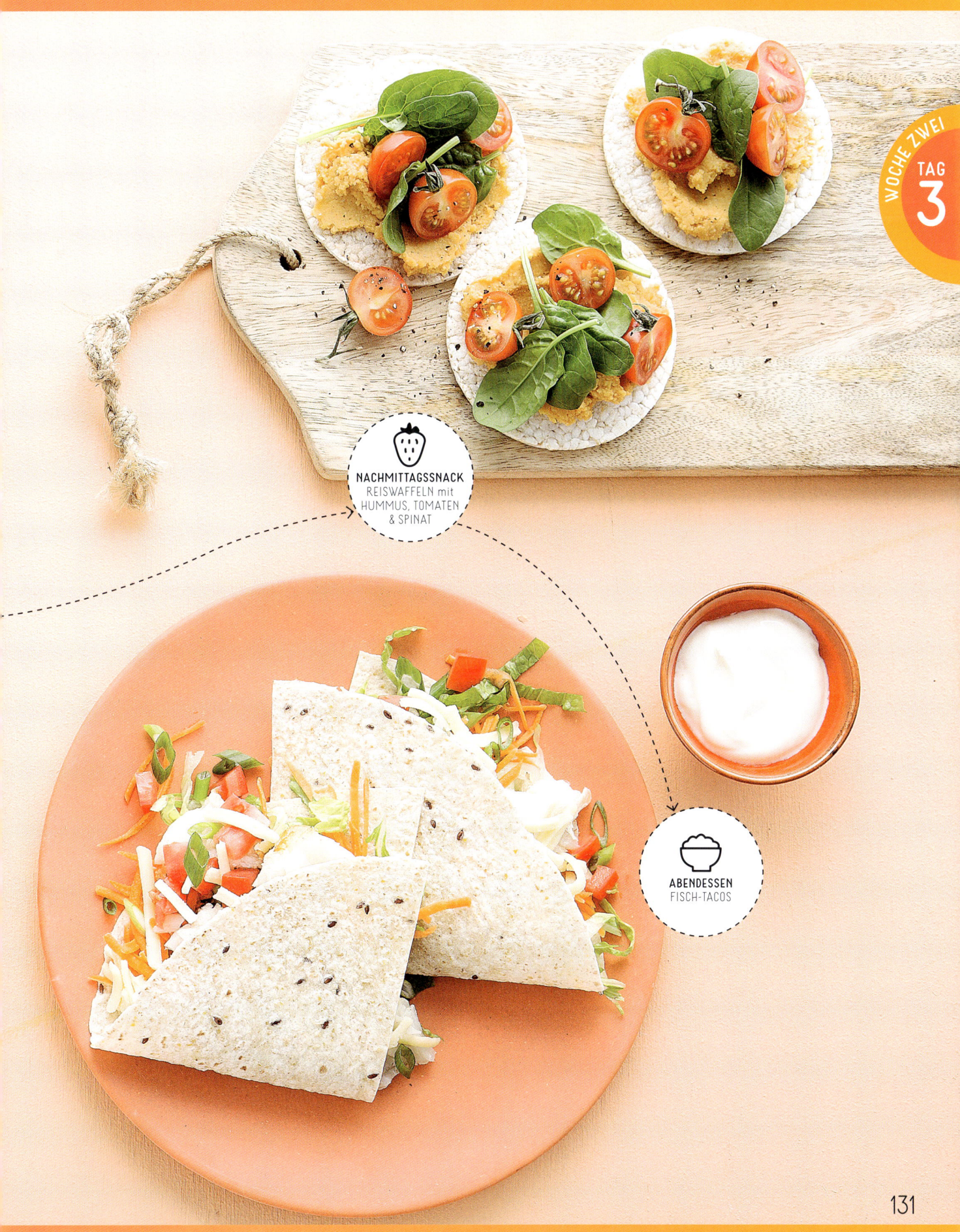

NACHMITTAGSSNACK
REISWAFFELN mit
HUMMUS, TOMATEN
& SPINAT

ABENDESSEN
FISCH-TACOS

MÖHRENKUCHEN-SMOOTHIE-BOWL

FRÜHSTÜCK | **FÜR** 1 PERSON | **ZUBEREITUNGSZEIT** 5 MINUTEN + 30 MINUTEN EINWEICHZEIT | **SCHWIERIGKEITSGRAD** EINFACH

1 ½ Medjool-Datteln, entsteint

½ mittelgroße Möhre, grob gehackt

1 mittelgroße Banane, geschält und in Scheiben geschnitten

200 g fettarmer Naturjoghurt

125 ml fettarme Milch

½ TL Zimt

½ TL gemahlener Ingwer

1 TL Maca-Pulver (siehe Seite 48; nach Belieben)

TOPPINGS

30 g Müsli

1 EL Kokosraspeln

1 EL rohe Kakao-Nibs

fein abgeriebene Schale von ½ Zitrone

1 EL fein geriebene Möhre (nach Belieben)

Die Datteln in einer ofenfesten Schüssel mit kochendem Wasser bedecken und 30 Minuten einweichen. Abtropfen lassen.

Möhre, Banane, Joghurt, Milch, Datteln, Zimt, Ingwer und Maca-Pulver (falls verwendet) in einem Hochleistungsmixer glatt pürieren.

Zum Servieren den Smoothie in eine Schüssel gießen und mit Müsli, Kokosraspeln, Kakao-Nibs, Zitronenschale und geriebener Möhre (falls verwendet) garnieren.

BEERENSALAT mit NÜSSEN

VORMITTAGS-SNACK | **FÜR** 1 PERSON | **ZUBEREITUNGSZEIT** 5 MINUTEN | **SCHWIERIGKEITSGRAD** EINFACH

65 g Erdbeeren, halbiert oder geviertelt

40 g Heidelbeeren

3–4 frische Minzeblätter, gehackt

10 g Mandeln, gehackt

Zum Servieren Erdbeeren, Heidelbeeren und Minze in eine kleine Schüssel geben und vorsichtig mischen. Die Mandeln darüberstreuen.

FALAFEL-PITA-SANDWICH

MITTAGESSEN | **FÜR** 1 PERSON | **ZUBEREITUNGSZEIT** 15 MINUTEN + 30 MINUTEN KÜHLZEIT | **GARZEIT** 10 MINUTEN | **SCHWIERIGKEITSGRAD** EINFACH

150 g Kichererbsen aus der Dose, abgetropft und abgespült

¼ kleine Zwiebel, grob gehackt

½ Knoblauchzehe

¼ TL gemahlener Kreuzkümmel

¼ TL gemahlener Koriander

1 EL gehackte frische Petersilie

2 TL Vollkornmehl

Meersalz und schwarzer Pfeffer nach Geschmack

Öl aus dem Zerstäuber

100 g Zaziki (siehe Seite 254)

1 Vollkorn-Pita-Brot, halbiert

1 kleine Handvoll Salatblätter

½ mittelgroße Tomate, in Scheiben geschnitten

½ mittelgroße Salatgurke, in Scheiben geschnitten

Kichererbsen, Zwiebel, Knoblauch, Kreuzkümmel, Koriander, Petersilie, Mehl, Salz und Pfeffer in einer Küchenmaschine zu einer fast glatten Paste verarbeiten. Aus der Masse zwei gleich große Pattys formen. Auf einen Teller legen, mit Klarsichtfolie abdecken und 30 Minuten in den Kühlschrank stellen.

Eine antihaftbeschichtete Pfanne auf mittlerer Hitze heiß werden lassen und leicht mit Öl einsprühen. Die Falafel hineingeben und von jeder Seite 4–5 Minuten braten. Um Zeit zu sparen, können die Falafel auch am Vorabend zubereitet und in einem luftdichten Behälter im Kühlschrank gelagert werden.

Zum Servieren die Hälfte des Zaziki im Inneren des Pita-Brots verstreichen. Mit Salat, Tomatenscheiben, Gurkenscheiben und Falafel füllen. Den restlichen Zaziki darüberträufeln.

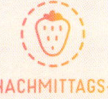

REISWAFFELN mit HUMMUS, TOMATE & SPINAT

NACHMITTAGS-SNACK | **FÜR** 1 PERSON | **ZUBEREITUNGSZEIT** 2 MINUTEN | **SCHWIERIGKEITSGRAD** EINFACH

75 g Hummus (siehe Seite 254)

3 Reiswaffeln

1 kleine Handvoll junge Spinatblätter

5 Kirschtomaten, halbiert

Zum Servieren das Hummus auf die Reiswaffeln streichen.

Mit Spinat und Tomaten belegen.

FISCH-TACOS

ABENDESSEN | **FÜR** 2 PERSONEN | **ZUBEREITUNGSZEIT** 10 MINUTEN | **GARZEIT** 10 MINUTEN | **SCHWIERIGKEITSGRAD** EINFACH

Öl aus dem Zerstäuber

250 g Weißfisch-Filet

Meersalz und schwarzer Pfeffer nach Geschmack

2 Vollkorn-Wraps

1 große Handvoll Romana-Salat, in feine Streifen geschnitten

1 mittelgroße Tomate, gewürfelt

1 mittelgroße Möhre, gerieben

2 Frühlingszwiebeln, in Scheiben geschnitten

20 g fettarmer Cheddar, gerieben

DRESSING

100 g fettarmer Naturjoghurt

Zitronensaft nach Geschmack

Eine antihaftbeschichtete Pfanne auf mittlerer bis starker Hitze heiß werden lassen und leicht mit Öl einsprühen.

Das Fischfilet mit Salz und Pfeffer würzen, dann in die Pfanne legen und in 2–3 Minuten goldbraun braten. Vorsichtig wenden und weitere 2–3 Minuten braten, bis der Fisch überall undurchsichtig ist und sich leicht teilen lässt.

Den Fisch auf einen Teller legen und mit zwei Gabeln in große Stücke teilen.

Für das Dressing Joghurt und Zitronensaft in einer kleinen Schüssel mit dem Schneebesen verrühren.

Inzwischen die Wraps in einer großen Pfanne ohne Öl auf mittlerer bis starker Hitze von jeder Seite 30 Sekunden anwärmen. Vom Herd nehmen und halbieren.

Zum Servieren die Wrap-Hälften auf zwei Teller legen. Mit Salat, Tomate, Möhre, Frühlingszwiebeln, Käse und Fisch belegen. Mit dem Dressing beträufeln und zur Hälfte falten.

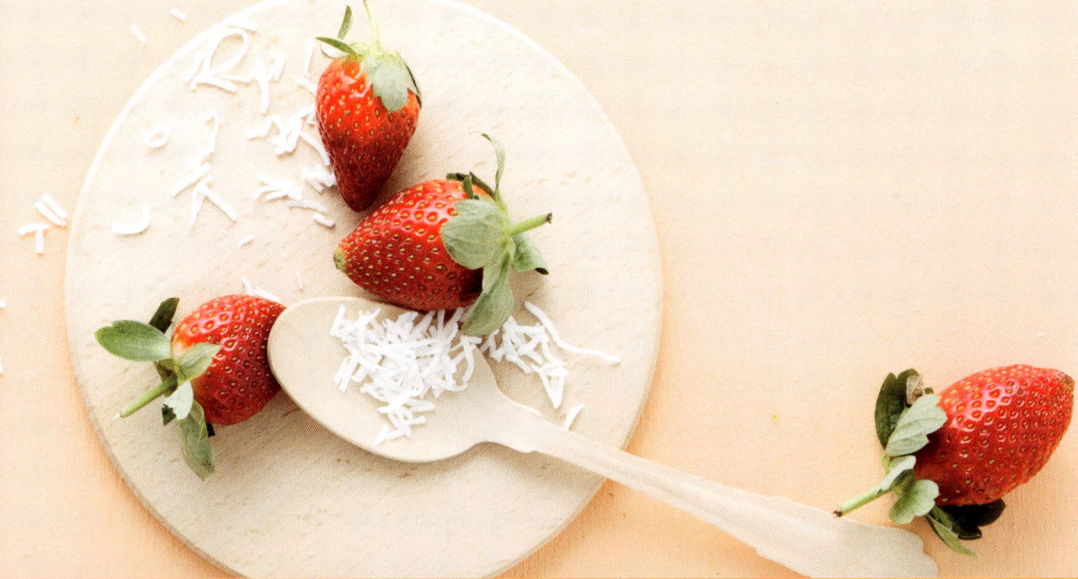

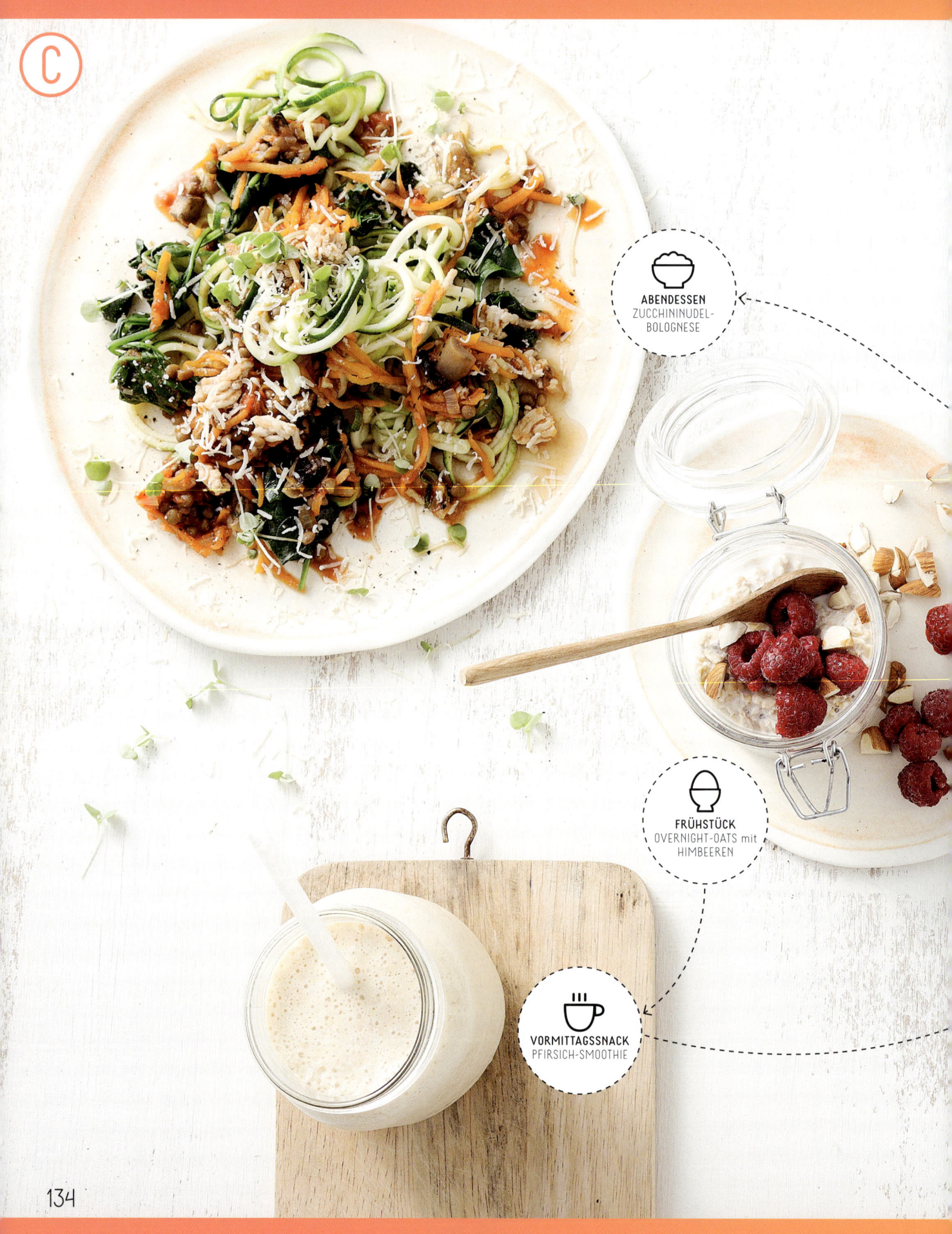

ABENDESSEN
ZUCCHININUDEL-
BOLOGNESE

FRÜHSTÜCK
OVERNIGHT-OATS mit
HIMBEEREN

VORMITTAGSSNACK
PFIRSICH-SMOOTHIE

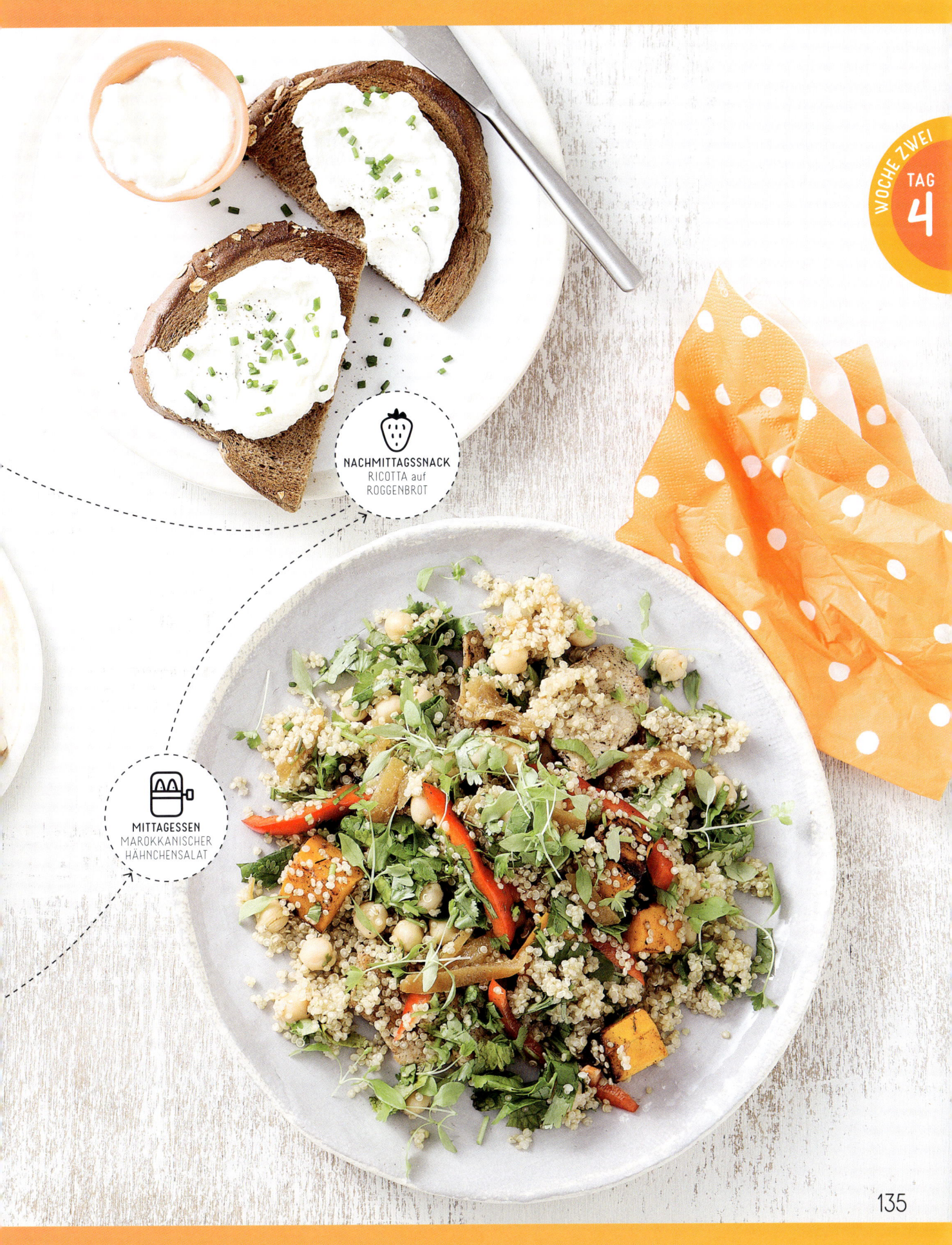

NACHMITTAGSSNACK
RICOTTA auf
ROGGENBROT

MITTAGESSEN
MAROKKANISCHER
HÄHNCHENSALAT

OVERNIGHT-OATS mit HIMBEEREN

FRÜHSTÜCK | FÜR 1 PERSON | ZUBEREITUNGSZEIT 5 MINUTEN + KÜHLZEIT ÜBER NACHT | SCHWIERIGKEITSGRAD EINFACH

60 g Haferflocken

125 ml fettarme Milch

50 g fettarmer Naturjoghurt

1 TL Ahornsirup

1 TL Chiasamen

80 g tiefgekühlte Himbeeren, aufgetaut

10 g Mandeln, gehackt

Haferflocken, Milch, Joghurt, Ahornsirup, Chiasamen und 60 g Himbeeren in einer Schüssel gut verrühren. Die Mischung in eine Schüssel oder ein Glas füllen. Mit Klarsichtfolie abdecken und über Nacht in den Kühlschrank stellen.

Zum Servieren Overnight-Oats umrühren und mit den restlichen Himbeeren und den Mandeln garnieren.

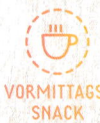

PFIRSICH-SMOOTHIE

VORMITTAGS-SNACK | FÜR 1 PERSON | ZUBEREITUNGSZEIT 5 MINUTEN | SCHWIERIGKEITSGRAD EINFACH

30 g Haferflocken

1 großer Pfirsich, ohne Stein und gehackt

½ mittelgroße Banane, geschält und gehackt

190 ml fettarme Milch

50 g fettarmer Naturjoghurt

Eiswürfel

Haferflocken, Pfirsich, Banane, Milch, Joghurt und Eiswürfel in einem Hochleistungsmixer glatt pürieren.

Zum Servieren in ein Glas oder einen Shaker gießen.

MAROKKANISCHER HÄHNCHENSALAT

MITTAGESSEN | FÜR 1 PERSON | ZUBEREITUNGSZEIT 10 MINUTEN | GARZEIT 35 MINUTEN | SCHWIERIGKEITSGRAD EINFACH

60 g Quinoa

60 g Kürbis, geschält und in 1,5 cm große Würfel geschnitten

Öl aus dem Zerstäuber

100 g Hähnchenbrustfilet, in Scheiben geschnitten

40 g Kichererbsen in Dosen, abgetropft und abgespült

¼ mittelgroße rote Paprika, Samen entfernt und in Streifen geschnitten

1 kleine Handvoll frisches Koriandergrün, gehackt

Saft von 1 Zitrone

fein abgeriebene Schale von ½ Zitrone

Meersalz und schwarzer Pfeffer nach Geschmack

MAROKKANISCHE GEWÜRZMISCHUNG

¼ TL Cayennepfeffer

¼ TL Zimt

¼ TL gemahlener Kreuzkümmel

¼ TL gemahlener Koriander

¼ TL geräuchertes Paprikapulver

1 TL Meersalz

½ Knoblauchzehe, zerdrückt

Saft von ½ Zitrone

Für die Gewürzmischung die gemahlenen Gewürze, Salz, Knoblauch und Zitronensaft in einer kleinen Schüssel mit dem Schneebesen verrühren.

Quinoa mit 160 ml Wasser in einem Topf unter gelegentlichem Rühren auf starker Hitze zum Kochen bringen. Deckel aufsetzen und Hitze reduzieren. 10–12 Minuten köcheln lassen, bis die Flüssigkeit absorbiert ist und die Quinoakörner weich sind. Abkühlen lassen.

Den Kürbis mit 1 Teelöffel Gewürzmischung in eine kleine Schüssel geben und alles vorsichtig mischen, bis alle Kürbiswürfel leicht mit den Gewürzen überzogen sind.

Eine antihaftbeschichtete Pfanne auf mittlerer Hitze heiß werden lassen und leicht mit Öl einsprühen. Den Kürbis hineingeben und unter gelegentlichem Wenden in 3–4 Minuten von allen Seiten leicht anbräunen. Das Fleisch dazugeben und 3–4 Minuten weiterbraten, bis Kürbis und Hähnchen gar sind. Zum Abkühlen beiseitestellen.

Zum Servieren Kürbis, Fleisch, Quinoa, Kichererbsen, Paprika, Koriandergrün, Zitronensaft und-schale in eine Schüssel füllen. Mit Salz und Pfeffer würzen, falls gewünscht, und alles vorsichtig mischen.

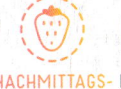

RICOTTA auf ROGGENBROT

NACHMITTAGS-SNACK | **FÜR** 1 PERSON | **GARZEIT** 5 MINUTEN | **SCHWIERIGKEITSGRAD** EINFACH

1 Scheibe Roggenbrot

25 g fettarmer Ricotta

1 EL Schnittlauchröllchen

Brot nach Geschmack toasten.

Zum Servieren den Ricotta auf das Brot streichen und mit Schnittlauchröllchen garnieren.

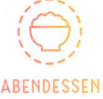

ZUCCHININUDEL-BOLOGNESE

ABENDESSEN | **FÜR** 2 PERSONEN | **ZUBEREITUNGSZEIT** 20 MINUTEN | **GARZEIT** 45 MINUTEN | **SCHWIERIGKEITSGRAD** EINFACH

1½ TL Olivenöl

220 g Puten- oder Hähnchenhackfleisch (oder 170 g hochwertiges Rinderhackfleisch)

½ kleine Zwiebel, fein gewürfelt

1 Knoblauchzehe, zerdrückt

1 mittelgroße Möhre, gerieben

100 g Pilze, gehackt

2½ EL Tomatenmark

220 g Tomaten aus der Dose, zerdrückt

150 g braune Linsen aus der Dose, abgetropft und abgespült

2 mittelgroße Zucchini

Öl aus dem Zerstäuber

1 kleine Handvoll junger Spinat

Meersalz und schwarzer Pfeffer nach Geschmack

40 g Parmesan, gerieben

gehacktes frisches Basilikum zum Servieren

Das Öl in einer antihaftbeschichteten Pfanne auf mittlerer Hitze heiß werden lassen. Hackfleisch hineingeben und in 10 Minuten bräunen, dabei häufig mit einem Holzlöffel durchrühren. In eine ofenfeste Schüssel füllen und beiseitestellen.

Die Zwiebel zufügen und in 5 Minuten weich und glasig braten. Den Knoblauch zufügen und unter häufigem Rühren 1 Minute mitbraten. Möhre und Pilze zufügen und weitere 3–4 Minuten braten, bis sie weich sind. Das Tomatenmark zufügen und weitere 2 Minuten mitgaren, bis die Sauce leicht eingedickt ist.

Die Tomaten zufügen und alles zum Kochen bringen. Auf schwache bis mittlere Hitze reduzieren und unter gelegentlichem Rühren 15–20 Minuten köcheln lassen. Die Linsen zufügen und 5 Minuten weiterköcheln lassen, bis die Linsen warm sind.

Inzwischen die Zucchini mit einem Spiralschneider zu breiten Nudeln verarbeiten. Eine große antihaftbeschichtete Pfanne auf mittlerer Hitze heiß werden lassen und leicht mit Öl einsprühen. Zucchininudeln und Spinat zufügen und 2–3 Minuten braten, bis die Zucchini weich sind und der Spinat zusammengefallen ist. Mit Salz und Pfeffer würzen, falls gewünscht.

Zum Servieren die Zucchininudeln auf zwei Schüsseln verteilen und die Bolognese-Sauce darüberlöffeln. Mit Parmesan und Basilikum bestreuen.

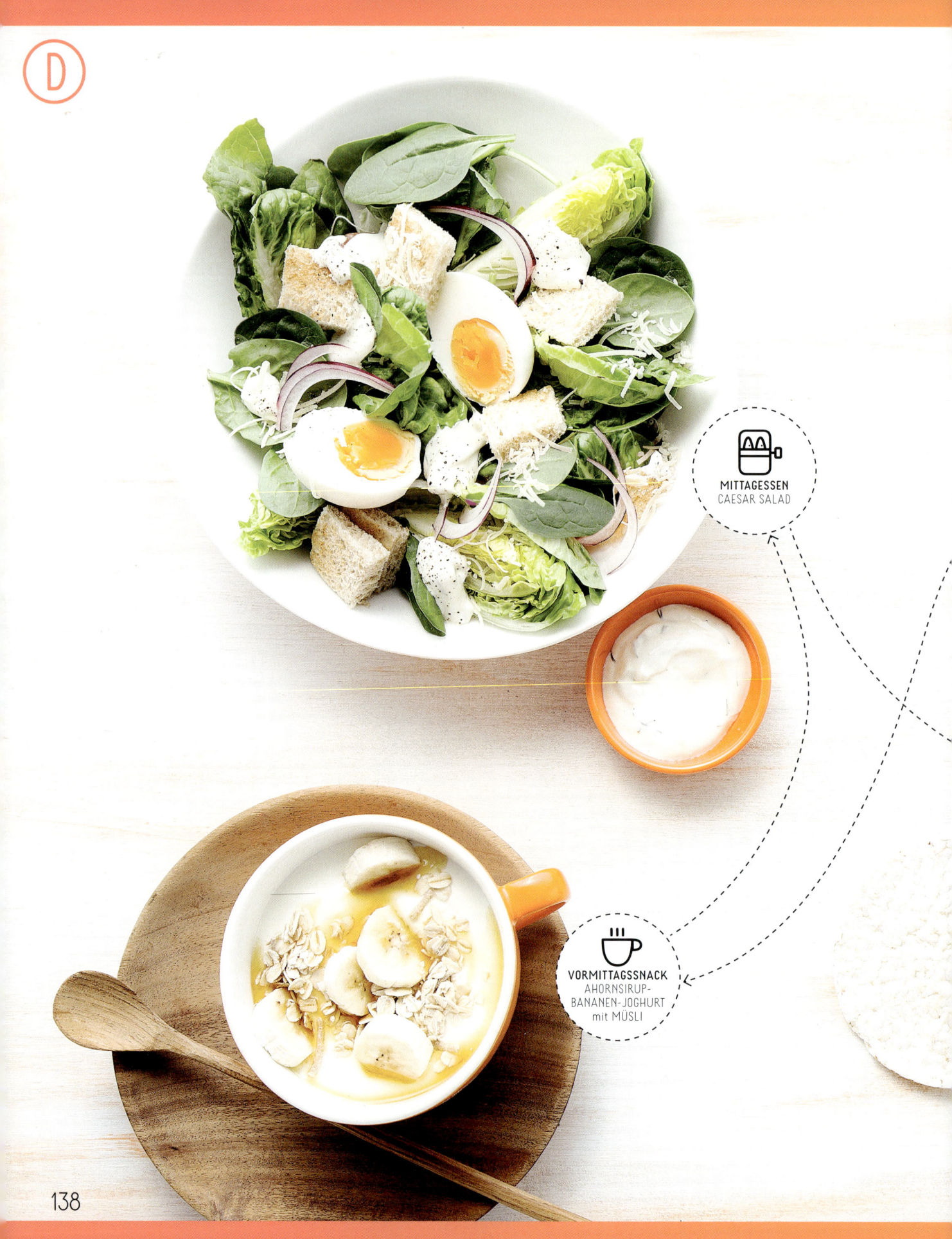

MITTAGESSEN
CAESAR SALAD

VORMITTAGSSNACK
AHORNSIRUP-
BANANEN-JOGHURT
mit MÜSLI

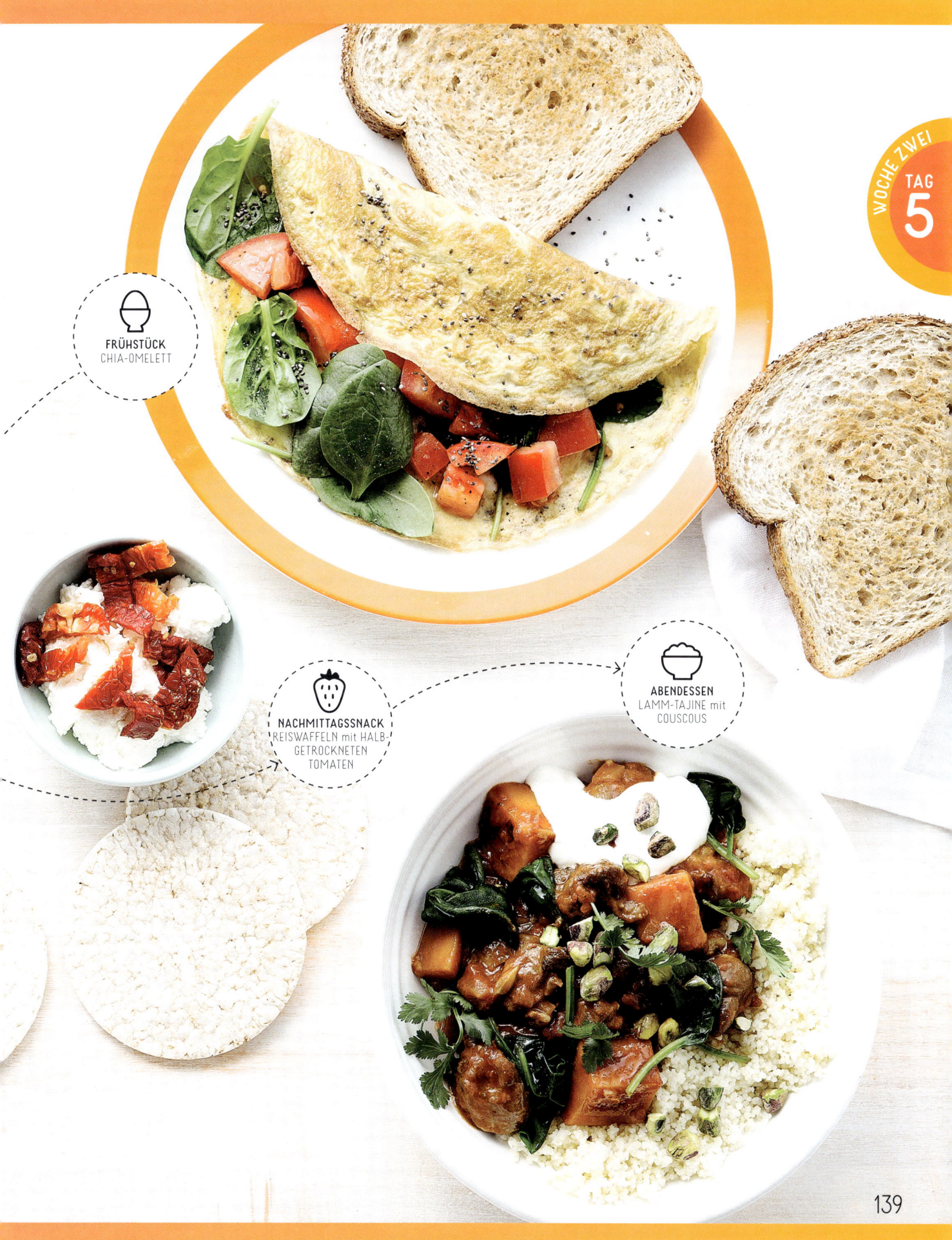

FRÜHSTÜCK
CHIA-OMELETT

NACHMITTAGSSNACK
REISWAFFELN mit HALB-
GETROCKNETEN
TOMATEN

ABENDESSEN
LAMM-TAJINE mit
COUSCOUS

CHIA-OMELETT

FRÜHSTÜCK **FÜR** 1 PERSON | **ZUBEREITUNGSZEIT** 10 MINUTEN | **GARZEIT** 5 MINUTEN | **SCHWIERIGKEITSGRAD** EINFACH

2 große Eier

1 TL Chiasamen

Meersalz und schwarzer Pfeffer nach Geschmack

¾ TL Olivenöl

1 kleine Handvoll junger Spinat

½ mittelgroße Tomate, gewürfelt

20 g fettarmer Cheddar, gerieben

2 Scheiben Vollkorntoast

Eier, Chiasamen, Salz und Pfeffer in einer kleinen Schüssel mit dem Schneebesen verrühren.

Das Öl in einer antihaftbeschichteten Pfanne auf mittlerer Hitze heiß werden lassen. Die Eimischung hineingießen. 1–2 Minuten braten, bis das Ei zu stocken beginnt und die Unterseite goldbraun ist. Auf schwache bis mittlere Hitze reduzieren.

Spinat, Tomate und Käse über das Omelett streuen. 1 Minute weiterbraten, bis das Ei gestockt ist. Omelett falten und auf einen Teller legen.

Das Brot nach Geschmack toasten. Das Omelett mit dem Toast servieren.

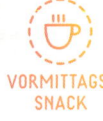

AHORNSIRUP-BANANEN-JOGHURT mit MÜSLI

VORMITTAGS-SNACK **FÜR** 1 PERSON | **ZUBEREITUNGSZEIT** 5 MINUTEN | **SCHWIERIGKEITSGRAD** EINFACH

100 g fettarmer Naturjoghurt

½ TL Ahornsirup

1 mittelgroße Banane, geschält und in Scheiben geschnitten

30 g Müsli

Joghurt, Ahornsirup und drei Viertel der Bananenscheiben in einer kleinen Schüssel gründlich mischen.

Zum Servieren mit dem Müsli und den restlichen Bananenscheiben garnieren.

CAESAR SALAD

MITTAGESSEN **FÜR** 1 PERSON | **ZUBEREITUNGSZEIT** 15 MINUTEN | **GARZEIT** 10 MINUTEN | **SCHWIERIGKEITSGRAD** EINFACH

1 großes Ei

1 Scheibe Vollkorntoast

50 g fettarmer Naturjoghurt

½ Knoblauchzehe, zerdrückt

1 TL Dijonsenf

Zitronensaft nach Geschmack

1 TL gehackter frischer Dill

1 große Handvoll Romana-Salat, gehackt

1 kleine Handvoll junger Spinat

¼ kleine rote Zwiebel, in dünne Scheiben geschnitten

10 g Parmesan, gerieben

Das Ei in einen Topf legen und diesen bis 2 cm über dem Ei mit kaltem Wasser füllen. Auf starker Hitze zum Kochen bringen. Auf schwache Hitze reduzieren und mit Deckel 5–6 Minuten köcheln lassen. Das Ei mit einem Schaumlöffel herausheben und in eine Schüssel mit Eiswasser legen. 1 Minute abkühlen lassen. Leicht an der Arbeitsplatte anstoßen und pellen. Halbieren.

Das Brot nach Geschmack toasten. In kleine Quadrate schneiden.

Joghurt, Knoblauch, Senf, Zitronensaft und Dill in einer kleinen Schüssel mit dem Schneebesen verrühren.

Zum Servieren Salat, Spinat, die Hälfte der Croûtons und die Hälfte des Joghurt-Dressings in eine Schüssel füllen und alles vorsichtig vermengen. Mit Zwiebel, Eihälften und restlichen Croûtons garnieren. Das übrige Dressing darüberträufeln und mit dem Parmesan bestreuen.

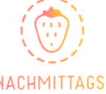

REISWAFFELN mit HALBGETROCKNETEN TOMATEN

NACHMITTAGS-SNACK | **FÜR** 1 PERSON | **ZUBEREITUNGSZEIT** 5 MINUTEN | **SCHWIERIGKEITSGRAD** EINFACH

50 g fettarmer Ricotta

3 halbgetrocknete Tomaten, in dünne Streifen geschnitten

frische Basilikumblätter, zerpflückt, nach Geschmack (nach Belieben)

3 Reiswaffeln

Meersalz und schwarzer Pfeffer nach Geschmack

Ricotta, Tomatenstreifen und Basilikum (falls verwendet) in einer kleinen Schüssel gut verrühren.

Zum Servieren die Ricotta-Tomaten-Mischung auf den Reiswaffeln verteilen. Mit Salz und Pfeffer würzen, falls gewünscht.

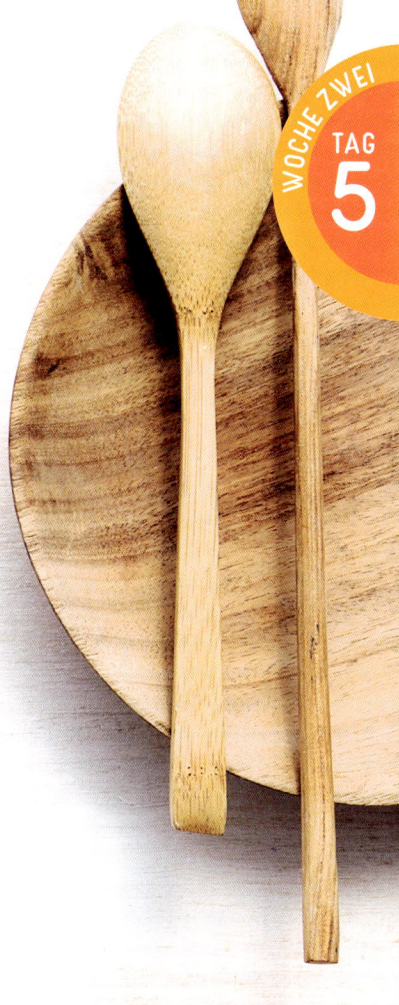

LAMM-TAJINE mit COUSCOUS

ABENDESSEN | **FÜR** 2 PERSONEN | **ZUBEREITUNGSZEIT** 15 MINUTEN | **GARZEIT** 40 MINUTEN | **SCHWIERIGKEITSGRAD** EINFACH

Öl aus dem Zerstäuber

170 g magere Steaks aus der Lammkeule, in 2 cm große Würfel geschnitten

½ kleine Zwiebel, gewürfelt

1 Knoblauchzehe, zerdrückt

1 TL edelsüßes Paprikapulver

1 TL gemahlener Koriander

1 TL gemahlener Ingwer

½ TL Chilipulver

190 ml salzreduzierte Gemüsebrühe

150 g stückige Tomaten aus der Dose

1 Süßkartoffel, geschält und in 1,5 cm große Würfel geschnitten

8 getrocknete Aprikosenhälften

fein abgeriebene Schale und Saft von 1 Zitrone

Meersalz und schwarzer Pfeffer nach Geschmack

¼ TL Olivenöl

70 g Couscous

1 kleine Handvoll frisches Koriandergrün, gehackt

1 kleine Handvoll junger Spinat

200 g fettarmer Naturjoghurt

20 g ungesalzene Pistazienkerne, gehackt

Einen großen Topf auf mittlerer Hitze heiß werden lassen und leicht mit Öl einsprühen. Die Hälfte der Fleischwürfel hineingeben und unter häufigem Rühren 2–3 Minuten von allen Seiten bräunen. Auf einen Teller legen und beiseitestellen. Mit dem restlichen Fleisch ebenso verfahren.

Zwiebel und Knoblauch in den Topf geben und 3–4 Minuten unter häufigem Rühren auf mittlerer Hitze braten. Paprikapulver, gemahlenen Koriander, Ingwer- und Chilipulver zufügen und unter ständigem Rühren 1 Minute mitbraten, bis die Mischung duftet.

Das Fleisch wieder in den Topf geben und Brühe, Tomaten, Süßkartoffel, in Streifen geschnittene Aprikosen, Zitronenschale und Zitronensaft zufügen. Mit Salz und Pfeffer würzen, falls gewünscht, und alles verrühren. Auf schwache Hitze reduzieren und mit Deckel unter gelegentlichem Rühren 20–25 Minuten köcheln lassen, bis das Lamm durchgegart und die Süßkartoffel weich ist.

Inzwischen in einem kleinen Topf das Öl und 170 ml Wasser zum Kochen bringen. Den Couscous hineingeben und vom Herd nehmen. Mit Deckel 2–3 Minuten stehen lassen, dann mit einer Gabel auflockern. Die Hälfte des Koriandergrüns unterrühren und beiseitestellen.

Den Spinat und die Hälfte des restlichen Koriandergrüns unter die Tajine rühren.

Zum Servieren den Couscous auf zwei Schüsseln verteilen und Tajine und Joghurt darüberlöffeln. Mit den Pistazien und dem restlichen Koriandergrün bestreuen.

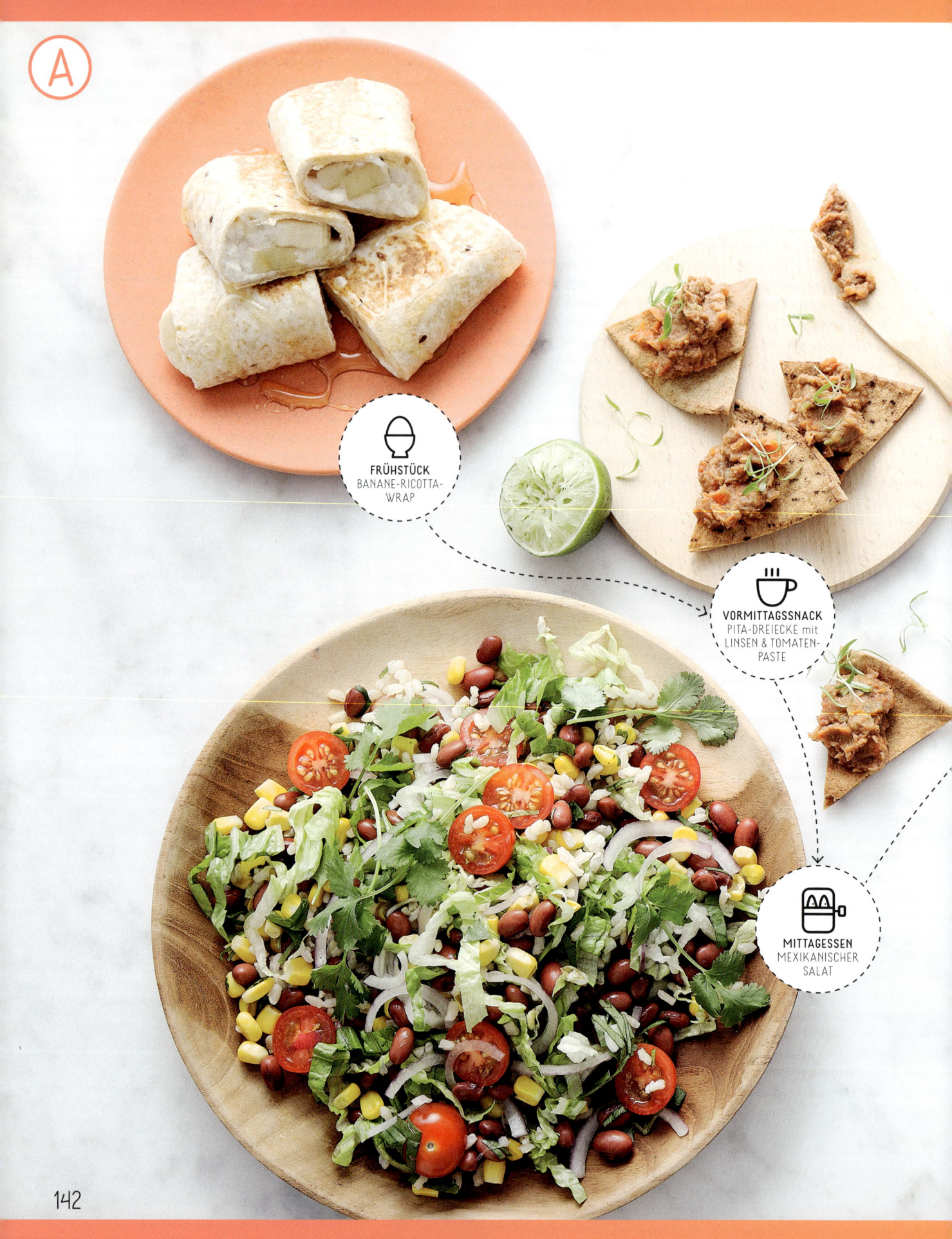

Ⓐ

FRÜHSTÜCK
BANANE-RICOTTA-
WRAP

VORMITTAGSSNACK
PITA-DREIECKE mit
LINSEN & TOMATEN-
PASTE

MITTAGESSEN
MEXIKANISCHER
SALAT

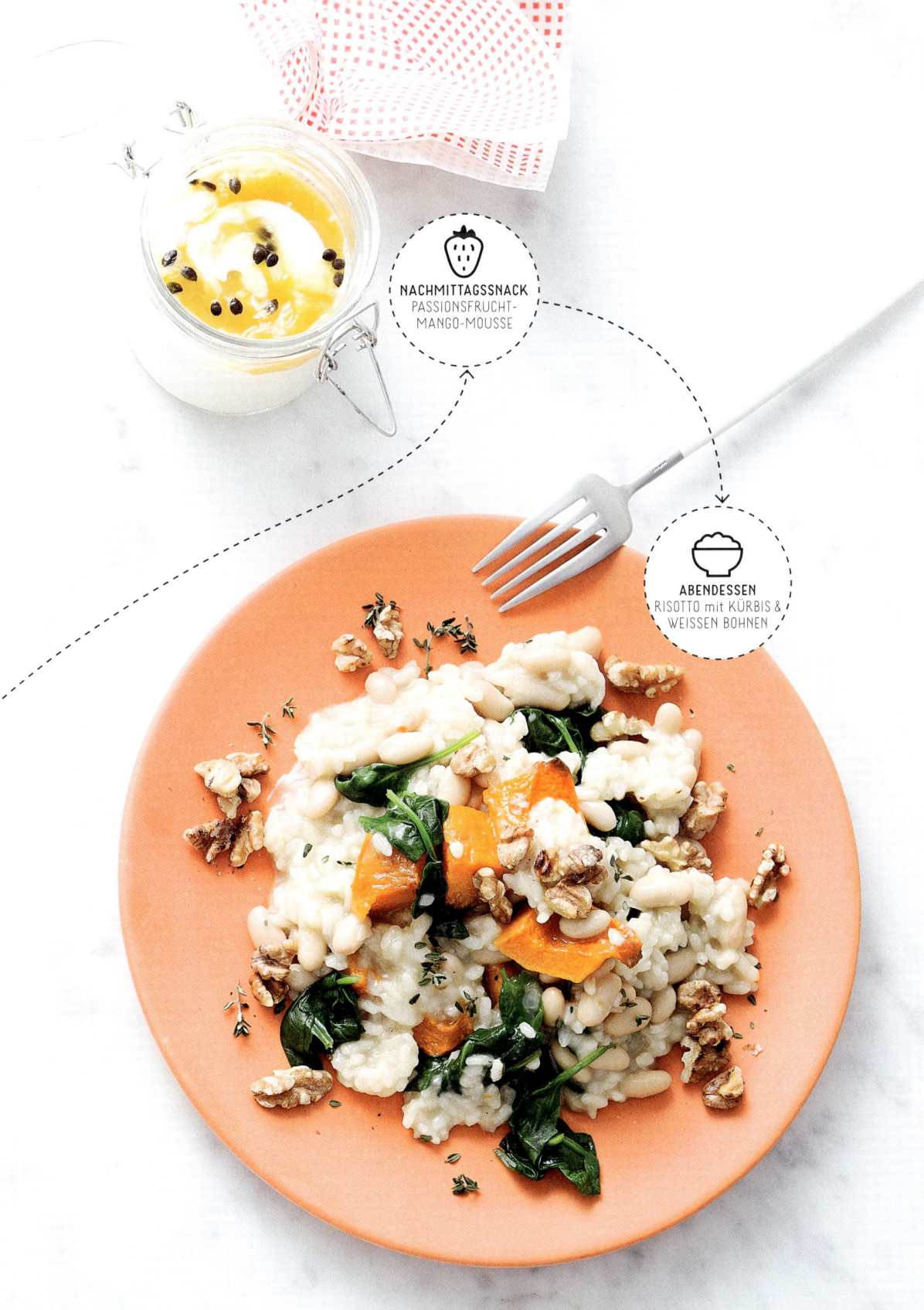

NACHMITTAGSSNACK
PASSIONSFRUCHT-
MANGO-MOUSSE

ABENDESSEN
RISOTTO mit KÜRBIS &
WEISSEN BOHNEN

BANANE-RICOTTA-WRAP

FRÜHSTÜCK | FÜR 1 PERSON | ZUBEREITUNGSZEIT 5 MINUTEN | GARZEIT 5 MINUTEN | SCHWIERIGKEITSGRAD EINFACH

100 g fettarmer Ricotta

¼ TL Zimt

1 Vollkorn-Wrap

1 mittelgroße Banane, geschält und in Scheiben geschnitten

2 TL Honig

Ein Sandwicheisen vorheizen.

Ricotta und Zimt in einer kleinen Schüssel gut verrühren. Den Ricotta auf ein Drittel des Wraps streichen. Mit den Bananenscheiben belegen, dann so aufrollen, dass die Füllung eingeschlossen ist.

Den Wrap in das Sandwicheisen legen und 3–4 Minuten rösten, bis der Wrap goldbraun und die Füllung heiß ist.

Zum Servieren den Wrap in Viertel schneiden und mit Honig beträufeln.

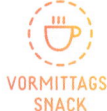

PITA-DREIECKE mit LINSEN & TOMATENPASTE

VORMITTAGS-SNACK | FÜR 1 PERSON | ZUBEREITUNGSZEIT 10 MINUTEN | GARZEIT 20 MINUTEN | SCHWIERIGKEITSGRAD EINFACH

½ Vollkorn-Pita-Brot, in 4 Dreiecke geschnitten

Öl aus dem Zerstäuber

75 g Linsen aus der Dose, abgetropft und abgespült

4 halbgetrocknete Tomaten

¼ Knoblauchzehe, zerdrückt

½ Frühlingszwiebel

60 ml salzreduzierte Gemüsebrühe

½ TL gemahlener Kreuzkümmel

1 Prise Cayennepfeffer

Zitronensaft nach Geschmack

Meersalz und schwarzer Pfeffer nach Geschmack

Den Ofen auf 200 °C (Umluft: 180 °C) vorheizen und ein Backblech mit Backpapier auslegen. Die Pita-Dreiecke auf dem Backblech verteilen und leicht mit Öl besprühen. 5 Minuten im Ofen backen, bis sie zu bräunen beginnen. Wenden und weitere 5–8 Minuten backen, bis beide Seiten leicht gebräunt sind. Zum Abkühlen beiseitestellen.

Einen kleinen Topf auf mittlere bis starke Hitze stellen. Linsen, grob gehackte Tomaten, Knoblauch, in dünne Scheiben geschnittene Frühlingszwiebel und Brühe hineingeben und zum Kochen bringen. Auf schwache bis mittlere Hitze reduzieren und 5 Minuten köcheln lassen, bis die Tomate weich ist. Vom Herd nehmen und leicht abkühlen lassen.

Die Linsen-Tomaten-Mischung mit Kreuzkümmel und Cayennepfeffer in eine Küchenmaschine füllen und zu einer glatten, cremigen Masse verarbeiten. Mit Zitronensaft, Salz und Pfeffer würzen, falls gewünscht.

Zum Servieren die Linsenpaste in eine kleine Schüssel füllen und mit den Pita-Dreiecken servieren.

MEXIKANISCHER SALAT

MITTAGESSEN | FÜR 1 PERSON | ZUBEREITUNGSZEIT 10 MINUTEN | GARZEIT 25 MINUTEN | SCHWIERIGKEITSGRAD EINFACH

30 g Naturreis

¼ kleine rote Zwiebel, in Scheiben geschnitten

5 Kirschtomaten, halbiert

45 g tiefgekühlter Mais, aufgetaut

150 g Kidneybohnen aus der Dose, abgetropft und abgespült

1 EL gehacktes frisches Koriandergrün

Meersalz und schwarzer Pfeffer nach Geschmack

1 kleine Handvoll Salatblätter, in feine Streifen geschnitten

Limettensaft nach Geschmack

Den Reis mit 125 ml Wasser in einem kleinen Topf unter gelegentlichem Rühren auf starker Hitze zum Kochen bringen. Deckel aufsetzen und auf schwache bis mittlere Hitze reduzieren. 20–25 Minuten köcheln lassen, bis die Flüssigkeit absorbiert und der Reis weich ist. Vom Herd nehmen und mit Deckel 5 Minuten stehen lassen. Zum Abkühlen beiseitestellen.

Reis, Zwiebel, Tomaten, Mais, Kidneybohnen, Koriandergrün, Salz und Pfeffer in eine Schüssel geben und vorsichtig mischen.

Zum Servieren die Salatstreifen in eine Schüssel füllen und den Reissalat darauf verteilen. Mit frischem Limettensaft beträufeln.

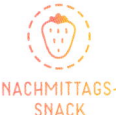

PASSIONSFRUCHT-MANGO-MOUSSE

FÜR 1 PERSON | **ZUBEREITUNGSZEIT** 5 MINUTEN | **SCHWIERIGKEITSGRAD** EINFACH

½ mittelgroße Mango,
geschält

300 g fettarmer Naturjoghurt

2½ Passionsfrüchte, halbiert

Die Mango mit der Hälfte des Joghurts in einem Hochleistungsmixer glatt
pürieren.

Zum Servieren den restlichen Joghurt in eine Schüssel füllen. Den
Mangojoghurt zufügen und mit einem Löffel spiralförmig unterrühren. Mit
dem Fruchtfleisch der Passionsfrucht garnieren.

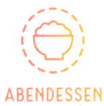

RISOTTO mit KÜRBIS & WEISSEN BOHNEN

FÜR 2 PERSONEN | **ZUBEREITUNGSZEIT** 10 MINUTEN | **GARZEIT** 50 MINUTEN | **SCHWIERIGKEITSGRAD** MITTEL

180 g Kürbis, geschält
und in 2 cm große Würfel
geschnitten

Öl aus dem Zerstäuber

Meersalz und schwarzer
Pfeffer nach Geschmack

20 g Walnüsse

750 ml salzreduzierte
Gemüsebrühe

1 EL Olivenöl

½ kleine Zwiebel, fein gehackt

1 Knoblauchzehe, zerdrückt

120 g Arborio-Reis

1 TL frische Thymianblätter

2 große Handvoll junger
Spinat

300 g Cannellini-Bohnen aus
der Dose, abgetropft und
abgespült

Den Ofen auf 180 °C (Umluft: 160 °C) vorheizen und ein Backblech mit Backpapier
auslegen.

Den Kürbis auf dem Blech verteilen und leicht mit Öl besprühen. Mit Salz und Pfeffer
würzen, falls gewünscht. 20–25 Minuten im Ofen backen, bis der Kürbis leicht
gebräunt und weich ist.

Inzwischen die Walnüsse in einer antihaftbeschichteten Pfanne ohne Öl 4–5 Minuten
auf mittlere Hitze stellen, bis sie leicht geröstet sind und duften, dabei ständig
bewegen. Zum Abkühlen beiseitestellen. Sobald man sie anfassen kann, grob hacken.

Die Brühe in einem mittelgroßen Topf auf mittlerer Hitze heiß werden lassen.

Inzwischen das Öl in einem großen Topf auf mittlerer Hitze heiß werden lassen.
Zwiebel und Knoblauch hineingeben und unter gelegentlichem Rühren 5 Minuten
braten, bis die Zwiebel weich und glasig ist. Reis und Thymian zufügen und
3–4 Minuten mitbraten, bis der Reis leicht geröstet ist und duftet. Ein Viertel der
warmen Brühe in den Topf mit dem Reis gießen und unter ständigem Rühren
6–8 Minuten kochen lassen, bis der Großteil der Brühe absorbiert wurde.

Die restliche Brühe kellenweise zugießen, dabei vor der nächsten Kelle immer warten,
bis die Flüssigkeit absorbiert ist, und ständig rühren. Auf diese Weise 20–25 Minuten
kochen, bis die Brühe aufgebraucht und der Reis gar, aber noch bissfest ist. Wenn
die Brühe aufgebraucht und der Reis noch nicht gar ist, 60 ml Wasser zufügen (ggf.
mehrmals), bis der Reis gar ist.

Kürbis, Spinat und Bohnen vorsichtig unterrühren und unter ständigem
Rühren heiß werden lassen.

Zum Servieren den Risotto auf zwei Schüsseln verteilen und
mit den Walnüssen bestreuen.

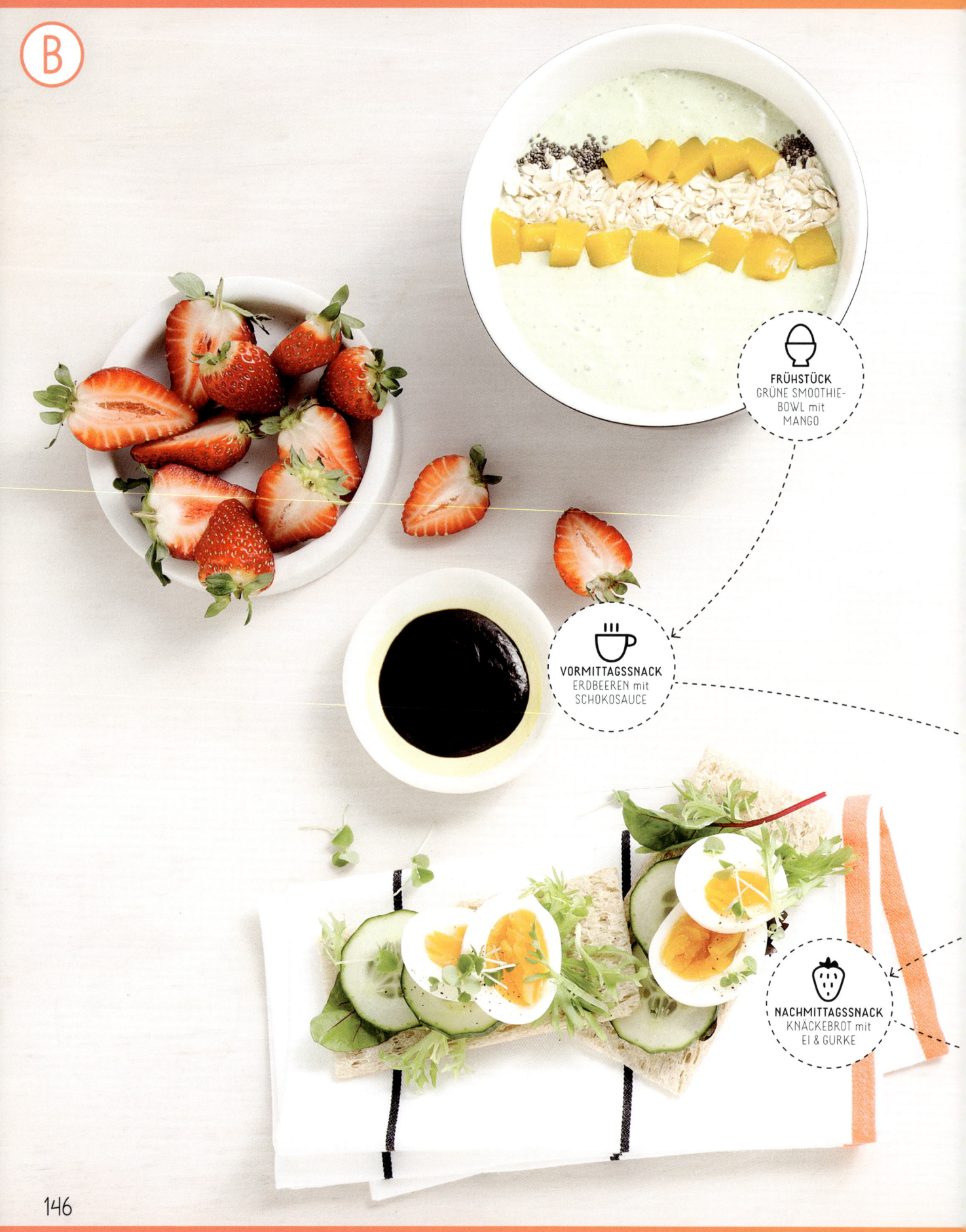

B

FRÜHSTÜCK
GRÜNE SMOOTHIE-
BOWL mit
MANGO

VORMITTAGSSNACK
ERDBEEREN mit
SCHOKOSAUCE

NACHMITTAGSSNACK
KNÄCKEBROT mit
EI & GURKE

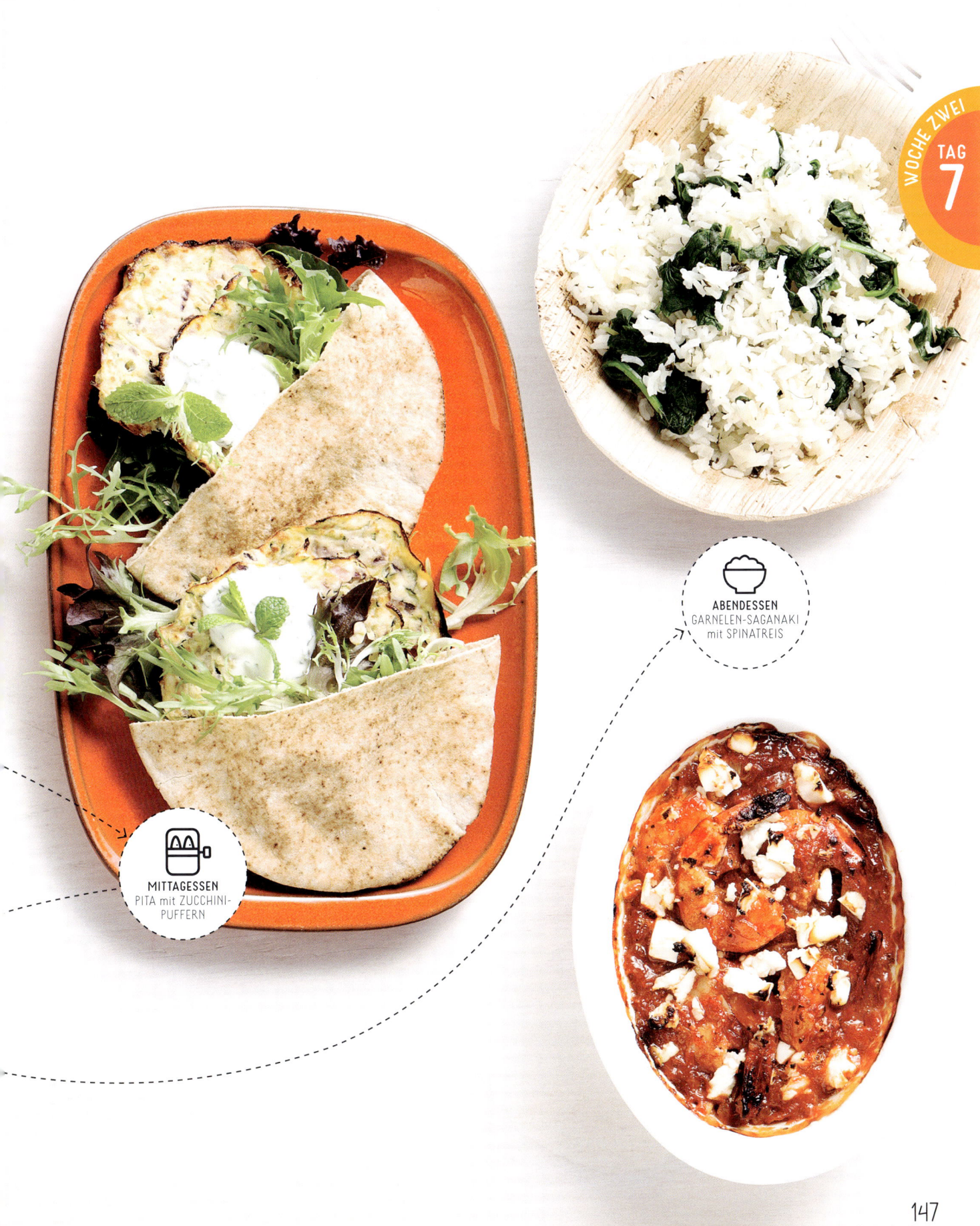

ABENDESSEN
GARNELEN-SAGANAKI
mit SPINATREIS

MITTAGESSEN
PITA mit ZUCCHINI-
PUFFERN

GRÜNE SMOOTHIE-BOWL mit MANGO

FÜR 1 PERSON | ZUBEREITUNGSZEIT 5 MINUTEN | SCHWIERIGKEITSGRAD EINFACH

1 tiefgekühlte mittelgroße
Banane, gehackt

1 kleine Handvoll junger
Spinat

200 g fettarmer Naturjoghurt

125 ml fettarme Milch

¼ mittelgroße Mango,
geschält und in Scheiben
geschnitten

TOPPINGS

30 g Müsli

¼ mittelgroße Mango,
geschält und in Würfel
geschnitten

2 TL Chiasamen

Banane, Spinat, Joghurt, Milch und
Mango in einem Hochleistungsmixer glatt
pürieren.

Zum Servieren in eine Schüssel gießen
und mit Müsli, Mango und Chiasamen
garnieren.

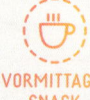

ERDBEEREN mit SCHOKOSAUCE

FÜR 1 PERSON | ZUBEREITUNGSZEIT 5 MINUTEN | GARZEIT 5 MINUTEN | SCHWIERIGKEITSGRAD EINFACH

1½ TL Kokosöl

1 TL Ahornsirup

2 TL rohes Kakaopulver (siehe
Seite 49)

125 g Erdbeeren, halbiert

Für die Schokosauce Kokosöl und Ahornsirup in einem kleinen Topf auf
schwacher Hitze heiß werden lassen. Das Kakaopulver hineingeben und
5 Minuten unter ständigem Rühren erhitzen, bis die Sauce warm und von
homogener Konsistenz ist.

Zum Servieren die Erdbeeren in eine kleine Schüssel füllen und die
Schokosauce dazu reichen.

PITA-BROT mit ZUCCHINI-PUFFERN

FÜR 1 PERSON | ZUBEREITUNGSZEIT 10 MINUTEN + 30 MINUTEN KÜHLZEIT | GARZEIT 20 MINUTEN | SCHWIERIGKEITSGRAD EINFACH

1 mittelgroßer Zucchino,
gerieben

75 g Cannellini-Bohnen aus
der Dose, abgetropft und
abgespült

15 g salzreduzierter fettarmer
Feta, zerkrümelt

¼ kleine rote Zwiebel, fein
gehackt

1 großes Ei, leicht verrührt

Meersalz und schwarzer
Pfeffer nach Geschmack

Öl aus dem Zerstäuber

50 g fettarmer Naturjoghurt

4 frische Minzeblätter, fein
gehackt

1 kleine Handvoll Salatblätter

1 Vollkorn-Pita-Brot, halbiert

Den Ofen auf 180 °C (Umluft: 160 °C) vorheizen und ein Backblech mit
Backpapier auslegen.

Mit den Händen möglichst viel Flüssigkeit aus dem geriebenen Zucchino
drücken, dann in eine Rührschüssel füllen.

Die Cannellini-Bohnen in eine kleine Schüssel geben und mit einer Gabel zu
einer glatten Paste zerdrücken. Bohnenpaste, Feta, Zwiebel, Ei, Salz und Pfeffer
in die Rührschüssel mit den Zucchiniraspeln geben und alles gut vermischen.

Aus der Zucchinimasse vier gleich große Pattys formen. Auf einen Teller legen,
mit Klarsichtfolie abdecken und 30 Minuten in den Kühlschrank stellen. Die
Pattys auf das Backblech legen und leicht mit Öl einsprühen. 10 Minuten im
Ofen backen, dann vorsichtig wenden und weitere 10 Minuten backen, bis sie
goldbraun sind.

Joghurt und Minzeblätter in einer Schüssel mit dem Schneebesen verrühren.

Zum Servieren die Hälfte des Minzjoghurts in den Pita-Hälften verteilen.
Mit den Zucchini-Puffern und dem Salat füllen. Den restlichen Minzjoghurt
darüberträufeln.

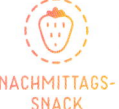

KNÄCKEBROT mit EI & GURKE

FÜR 1 PERSON | **ZUBEREITUNGSZEIT** 5 MINUTEN | **GARZEIT** 8 MINUTEN | **SCHWIERIGKEITSGRAD** EINFACH

1 großes Ei

2 Scheiben Roggen-Knäckebrot

1 kleine Handvoll Salatblätter

½ mittelgroße Salatgurke, in Scheiben geschnitten

Das Ei in einen Topf legen und bis 2 cm über dem Ei mit kaltem Wasser füllen. Auf starker Hitze zum Kochen bringen. Auf schwache Hitze reduzieren und mit Deckel 7–8 Minuten köcheln lassen. Das Ei mit einem Schaumlöffel herausheben und in eine Schüssel mit Eiswasser legen. 1 Minute abkühlen lassen. Leicht an der Arbeitsplatte anstoßen und pellen. In Scheiben schneiden.

Zum Servieren die Knäckebrote mit Salat, Gurke und Ei belegen.

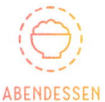

GARNELEN-SAGANAKI mit SPINATREIS

FÜR 2 PERSONEN | **ZUBEREITUNGSZEIT** 15 MINUTEN | **GARZEIT** 35 MINUTEN | **SCHWIERIGKEITSGRAD** MITTEL

Öl aus dem Zerstäuber

½ kleine Zwiebel, gewürfelt

1 Knoblauchzehe, zerdrückt

½ frische rote Chilischote, fein gewürfelt

½ TL getrockneter Oregano

20 mittelgroße rohe Garnelen, Darmfäden entfernt, Schwänze intakt

4 TL Tomatenmark

220 g stückige Tomaten aus der Dose

1 EL gehackte frische Petersilie

60 g salzreduzierter fettarmer Fetakäse, zerkrümelt

SPINATREIS

Öl aus dem Zerstäuber

½ kleine Zwiebel, gewürfelt

1 große Handvoll junger Spinat, fein gehackt

2 TL gehackter frischer Dill

2 TL gehackte frische Petersilie

120 g Naturreis

Zitronensaft nach Geschmack

Meersalz und schwarzer Pfeffer nach Geschmack

Für den Spinatreis einen Topf auf mittlere Hitze stellen und leicht mit Öl einsprühen. Die Zwiebel hineingeben und unter gelegentlichem Rühren in 5 Minuten weich und glasig braten. Den Spinat und die Hälfte des Dills und der Petersilie zufügen und unter häufigem Rühren 5–10 Minuten garen, bis der Spinat zusammengefallen ist. Den Reis und 300 ml Wasser zufügen und unter gelegentlichem Rühren zum Kochen bringen. Deckel aufsetzen und auf schwache bis mittlere Hitze reduzieren. 20–25 Minuten köcheln, bis die Flüssigkeit absorbiert und der Reis weich ist. Vom Herd nehmen und mit Deckel 5 Minuten stehen lassen. Den restlichen Dill und die restliche Petersilie unterrühren und mit Zitronensaft, Salz und Pfeffer würzen, falls gewünscht.

Inzwischen eine antihaftbeschichtete Pfanne auf mittlerer Hitze heiß werden lassen und leicht mit Öl einsprühen. Die Zwiebel hineingeben und unter gelegentlichem Rühren in 3–4 Minuten weich braten. Knoblauch, Chili, Oregano und Garnelen zufügen und unter gelegentlichem Rühren 2–3 Minuten braten, bis die Garnelen fast durchgegart sind.

Tomatenmark, stückige Tomaten, Petersilie und 125 ml Wasser zufügen. Auf schwache bis mittlere Hitze reduzieren und 7–10 Minuten köcheln lassen.

Den Ofengrill auf höchster Stufe vorheizen. Garnelen-Saganaki in eine kleine Auflaufform geben und den Feta darüberkrümeln. 3–5 Minuten grillen, bis der Feta leicht gebräunt ist.

Den Garnelen-Saganaki mit dem Spinatreis als Beilage servieren.

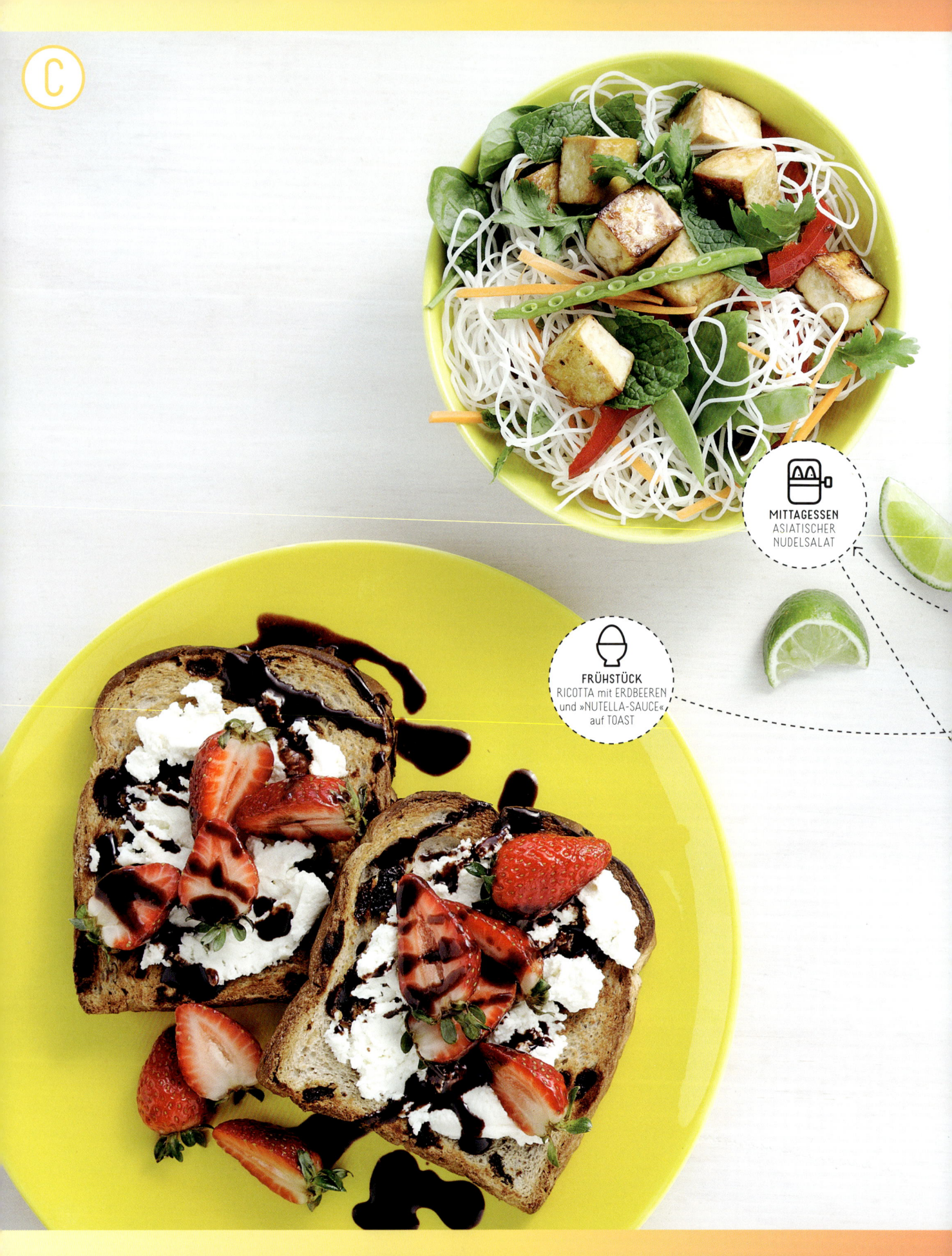

MITTAGESSEN
ASIATISCHER
NUDELSALAT

FRÜHSTÜCK
RICOTTA mit ERDBEEREN
und »NUTELLA-SAUCE«
auf TOAST

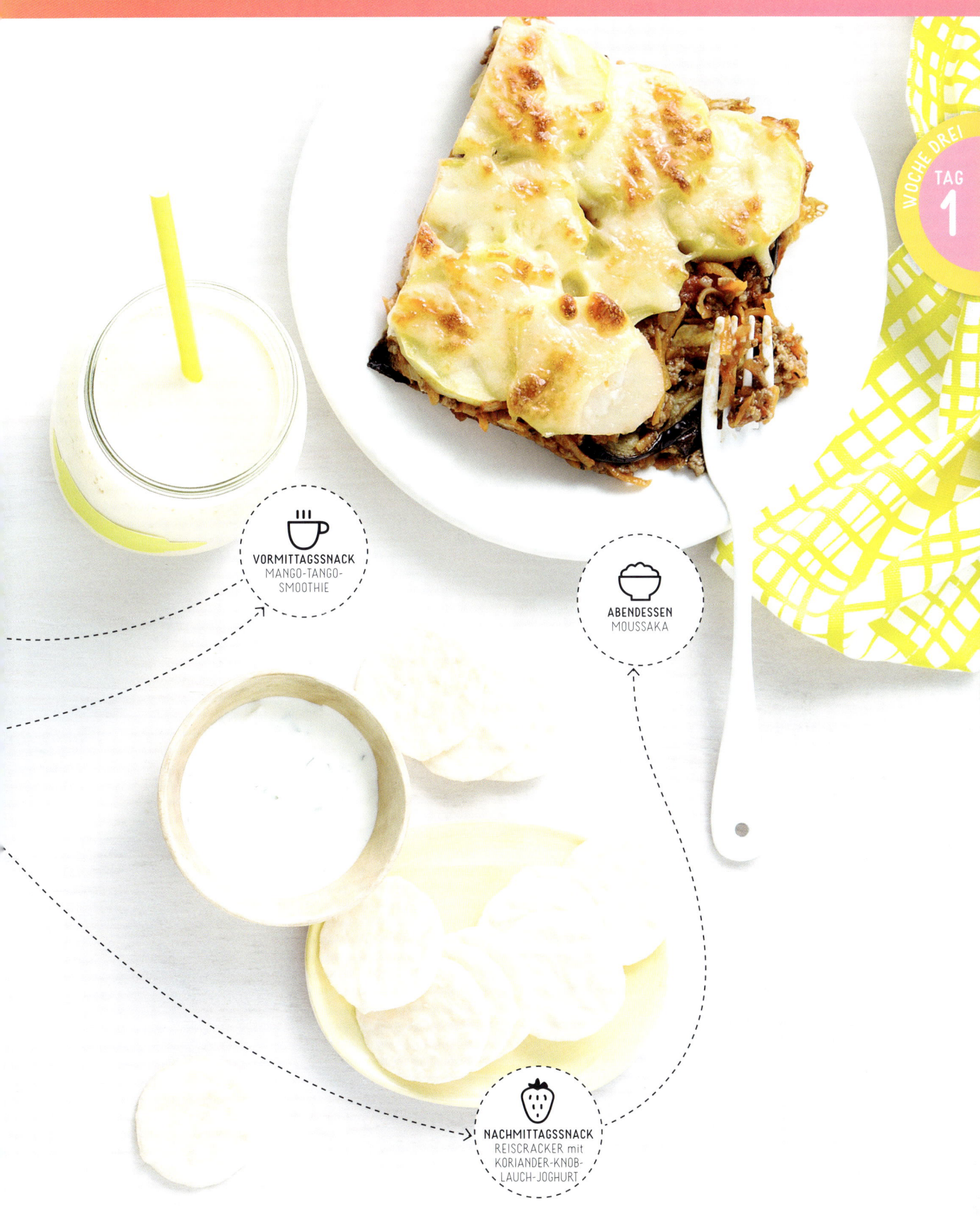

VORMITTAGSSNACK
MANGO-TANGO-
SMOOTHIE

ABENDESSEN
MOUSSAKA

NACHMITTAGSSNACK
REISCRACKER mit
KORIANDER-KNOB-
LAUCH-JOGHURT

RICOTTA mit ERDBEEREN und »NUTELLA-SAUCE« auf TOAST

FRÜHSTÜCK **FÜR** 1 PERSON | **ZUBEREITUNGSZEIT** 5 MINUTEN + 30 MINUTEN RUHEZEIT | **GARZEIT** 5 MINUTEN | **SCHWIERIGKEITSGRAD** EINFACH

125 g Erdbeeren, halbiert

Saft von ¼ Orange

1 TL Honig

2 Scheiben Früchtebrot

75 g fettarmer Ricotta

»NUTELLA-SAUCE«

1½ TL Kokosöl, zerlassen

1 TL Ahornsirup

2 TL rohes Kakaopulver
(siehe Seite 49)

1 TL gemahlene Haselnüsse

Erdbeeren, Orangensaft und Honig in eine kleine Schüssel geben und verrühren. 30 Minuten bei Raumtemperatur stehen lassen. So werden die Erdbeeren etwas weicher und geben Saft ab.

Für die »Nutella-Sauce« Kokosöl und Ahornsirup in einem kleinen Topf auf schwacher Hitze heiß werden lassen. Kakaopulver und gemahlene Haselnüsse zufügen und unter ständigem Rühren 5 Minuten erhitzen, bis die Sauce warm und von homogener Konsistenz ist.

Das Früchtebrot nach Geschmack toasten.

Zum Servieren den Ricotta auf den Toast streichen. Mit Erdbeeren und »Nutella-Sauce« garnieren.

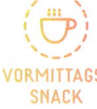

MANGO-TANGO-SMOOTHIE

VORMITTAGS-SNACK **FÜR** 1 PERSON | **ZUBEREITUNGSZEIT** 5 MINUTEN | **SCHWIERIGKEITSGRAD** EINFACH

30 g Haferflocken

1 mittelgroße Mango, geschält und in Scheiben geschnitten

85 g Ananas, gehackt

190 ml fettarme Milch

50 g fettarmer Naturjoghurt

Eiswürfel

Haferflocken, Mango, Ananas, Milch, Joghurt und Eiswürfel in einem Hochleistungsmixer glatt pürieren.

Zum Servieren in ein Glas oder einen Shaker gießen.

ASIATISCHER NUDELSALAT

MITTAGESSEN **FÜR** 1 PERSON | **ZUBEREITUNGSZEIT** 10 MINUTEN + 10 MINUTEN EINWEICHZEIT | **GARZEIT** 5 MINUTEN | **SCHWIERIGKEITSGRAD** EINFACH

100 g Reisnudeln

½ Knoblauchzehe, zerdrückt

4 TL salzreduzierte Tamari- oder Sojasauce

1 TL Limettensaft oder nach Geschmack

1 Prise Chiliflocken
(nach Belieben)

170 g fester Tofu, in 2 cm große Würfel geschnitten

Öl aus dem Zerstäuber

¼ mittelgroße rote Paprikaschote, Samen entfernt und in dünne Streifen geschnitten

40 g Zuckerschoten, in Streifen geschnitten und Enden abgeschnitten

¼ mittelgroße Möhre, in Stifte (Julienne) geschnitten

1 kleine Handvoll junger Spinat

1 EL gehacktes frisches Koriandergrün

1 EL gehackte frische Minze

½ Limette, in Spalten zerteilt

Die Nudeln in eine ofenfeste Schüssel legen und mit kochendem Wasser bedecken. 10 Minuten stehen lassen, dann mit einer Gabel auflockern. Abgießen und unter fließendem kalten Wasser abschrecken. Gut abtropfen lassen und zum Abkühlen beiseitestellen.

Inzwischen Knoblauch, Tamari- oder Sojasauce, Limettensaft und Chiliflocken (falls verwendet) in einer flachen Schüssel mit dem Schneebesen verrühren. Den Tofu dazugeben und vorsichtig in der Mischung wenden. Mit Klarsichtfolie abdecken und 30 Minuten im Kühlschrank marinieren.

Eine antihaftbeschichtete Pfanne auf mittlerer Hitze heiß werden lassen und leicht mit Öl einsprühen. Den Tofu hineingeben und unter gelegentlichem Wenden 4–6 Minuten braten, bis er von allen Seiten gebräunt ist. Beiseitestellen.

Zum Servieren Nudeln, Paprika, Zuckerschoten, Möhre, Spinat, Koriandergrün und Minze in eine Schüssel geben und mischen. Mit dem Tofu garnieren und mit den Limettenspalten servieren.

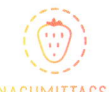

REISCRACKER mit KORIANDER-KNOBLAUCH-JOGHURT

NACHMITTAGS-SNACK | FÜR 1 PERSON | ZUBEREITUNGSZEIT 5 MINUTEN | SCHWIERIGKEITSGRAD EINFACH

12 Reiscracker

KORIANDER-KNOBLAUCH-JOGHURT

50 g fettarmer Naturjoghurt

2 EL gehacktes frisches Koriandergrün

Zitronensaft nach Geschmack

¼ Knoblauchzehe, zerdrückt

Meersalz und schwarzer Pfeffer nach Geschmack

Für den Koriander-Knoblauch-Joghurt den Joghurt, Koriandergrün, Zitronensaft, Knoblauch, Salz und Pfeffer in einer kleinen Schüssel gründlich verrühren. Um Zeit zu sparen, kann der Joghurt auch am Vorabend zubereitet und in einem luftdichten Behälter im Kühlschrank gelagert werden.

Die Reiscracker mit dem Koriander-Knoblauch-Joghurt servieren.

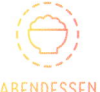

MOUSSAKA

ABENDESSEN | FÜR 2 PERSONEN | ZUBEREITUNGSZEIT 15 MINUTEN | GARZEIT 1 STUNDE 30 MINUTEN | SCHWIERIGKEITSGRAD MITTEL

1 mittelgroße Aubergine, in dünne Scheiben geschnitten

Öl aus dem Zerstäuber

1½ TL Olivenöl

½ kleine Zwiebel, fein gehackt

1 Knoblauchzehe, zerdrückt

1 mittelgroße Möhre, gerieben

260 g mageres Rinder- oder Lammhackfleisch

1 TL getrockneter Oregano

¼ TL Zimt

1 Prise gemahlene Muskatnuss

1 Prise Paprikapulver

220 g stückige Tomaten aus der Dose

125 ml salzreduzierte Gemüsebrühe

1 mittelgroße Kartoffel, geschält

40 g fettarmer Cheddar, gerieben

Den Ofen auf 180 °C (Umluft: 160 °C) vorheizen und ein Backblech mit Backpapier auslegen.

Die Auberginenscheiben auf dem Backblech verteilen und leicht mit Öl besprühen. 15–20 Minuten im Ofen weich werden lassen. Beiseitestellen.

Das Öl in einem großen Topf auf mittlerer Hitze heiß werden lassen. Zwiebel, Knoblauch und Möhre hineingeben und unter gelegentlichem Rühren in 5 Minuten weich braten.

Das Hackfleisch zufügen und 10–15 Minuten bräunen, dabei häufig mit einem Holzlöffel umrühren. Oregano, Zimt, Muskatnuss, Paprikapulver, Tomaten und Brühe zufügen und alles verrühren. Auf schwache bis mittlere Hitze reduzieren und mit Deckel unter gelegentlichem Rühren 15 Minuten köcheln lassen.

Inzwischen die Kartoffel in einen Topf geben. So viel kaltes Wasser zugießen, dass sie fast bedeckt ist, und zum Kochen bringen. 15 Minuten kochen lassen, bis die Kartoffel weich ist. Abtropfen lassen und zum Abkühlen beiseitestellen. Sobald man sie anfassen kann, in 5 mm dicke Scheiben schneiden.

Eine kleine Kelle der Fleischsauce auf dem Boden einer Auflaufform verteilen. Die Hälfte der Auberginenscheiben und die Hälfte der restlichen Fleischsauce daraufschichten, dann die restlichen Auberginenscheiben und zum Schluss das restliche Hackfleisch.

Die Kartoffelscheiben auf dem Hackfleisch verteilen und den Käse darüberstreuen.

30 Minuten backen, bis die Kartoffelscheiben goldbraun sind und der Käse geschmolzen ist. 5 Minuten ruhen lassen und servieren.

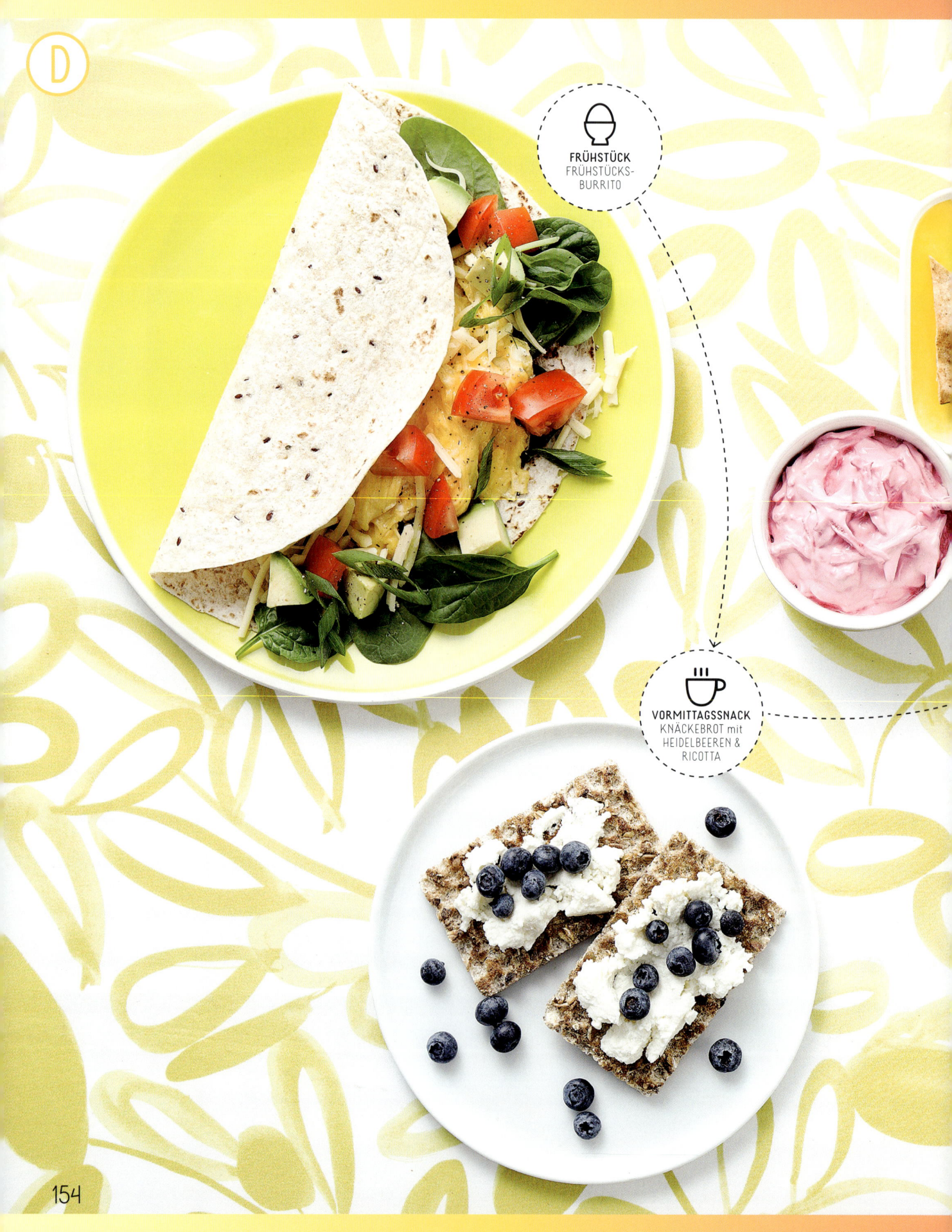

FRÜHSTÜCK
FRÜHSTÜCKS-
BURRITO

VORMITTAGSSNACK
KNÄCKEBROT mit
HEIDELBEEREN &
RICOTTA

154

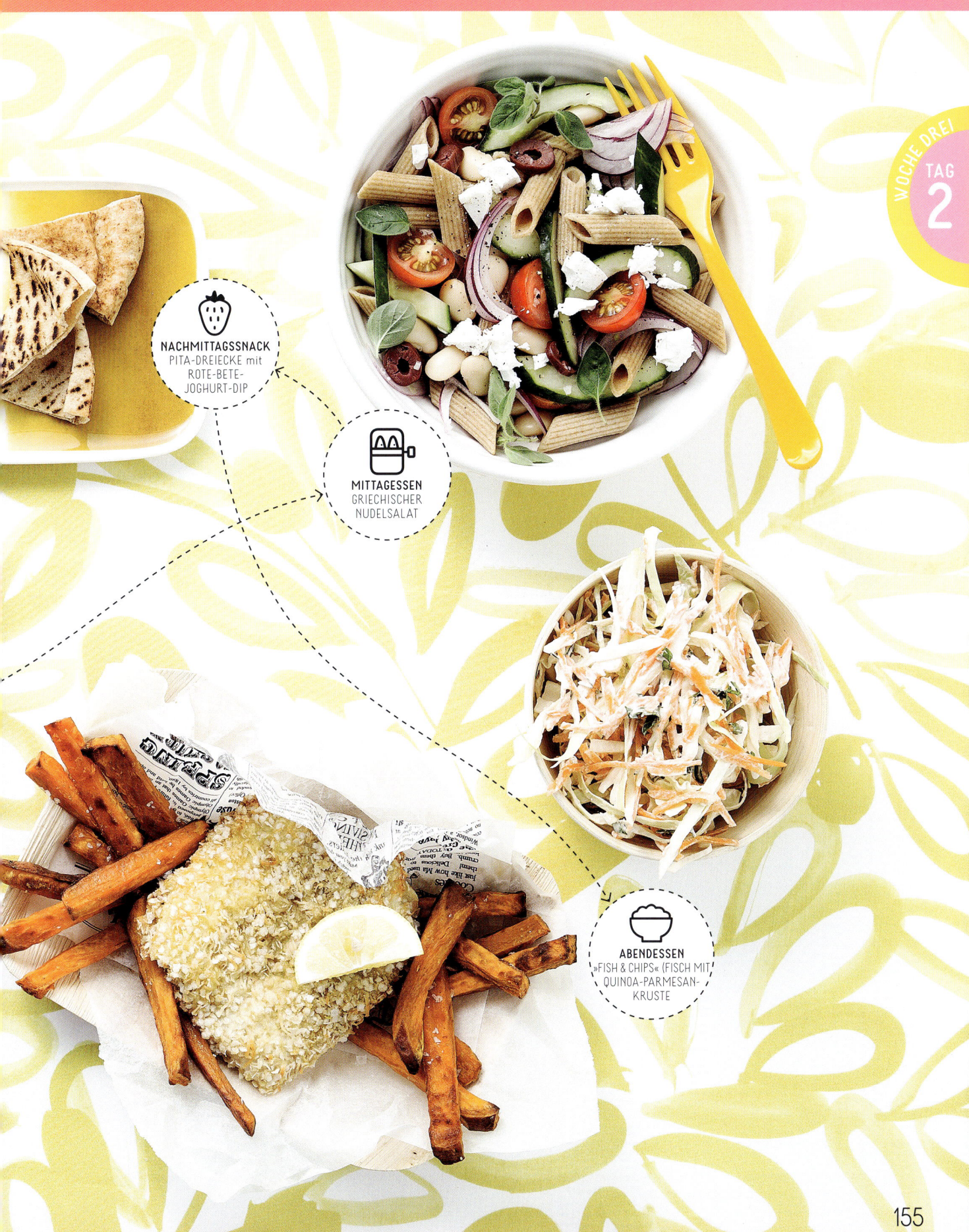

NACHMITTAGSSNACK
PITA-DREIECKE mit
ROTE-BETE-
JOGHURT-DIP

MITTAGESSEN
GRIECHISCHER
NUDELSALAT

ABENDESSEN
»FISH & CHIPS« (FISCH MIT
QUINOA-PARMESAN-
KRUSTE

155

FRÜHSTÜCKSBURRITO

FRÜHSTÜCK | **FÜR 1 PERSON** | **ZUBEREITUNGSZEIT** 5 MINUTEN | **GARZEIT** 10 MINUTEN | **SCHWIERIGKEITSGRAD** EINFACH

2 große Eier

Meersalz und schwarzer Pfeffer nach Geschmack

1 Vollkorn-Wrap

1 kleine Handvoll junger Spinat

½ mittelgroße Tomate, gewürfelt

½ Frühlingszwiebel

25 g Avocado, gewürfelt

20 g fettarmer Cheddar, gerieben

Eier, Salz und Pfeffer in einer kleinen Schüssel mit dem Schneebesen verrühren. Eine antihaftbeschichtete Pfanne auf mittlerer Hitze heiß werden lassen und die Eier hineingießen. Sobald sie zu stocken beginnen, mit einem Holzlöffel vorsichtig so zusammenschieben, dass die Mischung große Falten wirft. Dabei aus unterschiedlichen Richtungen schieben und auch das Ei vom Rand bewegen, nicht ständig rühren. Fortfahren, bis kein flüssiges Ei mehr zu sehen ist, dann sofort vom Herd nehmen.

Zum Servieren den Wrap auf einen Teller legen und Rührei, Spinat, Tomate, in dünne Scheiben geschnittene Frühlingszwiebel, Avocado und Käse mittig längs verteilen. Das untere Ende überschlagen und den Wrap aufrollen.

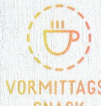

KNÄCKEBROT mit HEIDELBEEREN & RICOTTA

VORMITTAGS-SNACK | **FÜR 1 PERSON** | **ZUBEREITUNGSZEIT** 2 MINUTEN | **SCHWIERIGKEITSGRAD** EINFACH

50 g fettarmer Ricotta

2 Scheiben Roggen-Knäckebrot

160 g Heidelbeeren

Zum Servieren den Ricotta auf die Knäckebrote streichen und mit den Heidelbeeren garnieren.

GRIECHISCHER NUDELSALAT

MITTAGESSEN | **FÜR 1 PERSON** | **ZUBEREITUNGSZEIT** 10 MINUTEN | **GARZEIT** 15 MINUTEN | **SCHWIERIGKEITSGRAD** EINFACH

Meersalz

40 g Vollkornnudeln

75 g Wachsbohnen aus der Dose, abgetropft und abgespült

½ mittelgroße Salatgurke, in Scheiben geschnitten

5 Kirschtomaten, halbiert

2 Kalamata-Oliven, entsteint und in Scheiben geschnitten

¼ kleine rote Zwiebel, in dünne Scheiben geschnitten

30 g salzreduzierter fettarmer Feta, zerkrümelt

DRESSING

½ TL fein gehackter frischer Oregano

½ Knoblauchzehe, zerdrückt

2 TL Zitronensaft

Einen großen Topf mit Wasser füllen, eine Prise Salz zufügen und zum Kochen bringen. Die Nudeln hineingeben und al dente kochen. Abtropfen lassen und zum Abkühlen beiseitestellen. Die Nudeln können auch am Vorabend zubereitet und in einem luftdichten Behälter im Kühlschrank gelagert werden.

Für das Dressing Oregano, Knoblauch, Zitronensaft und 4 Teelöffel Wasser in einer kleinen Schüssel mit dem Schneebesen verrühren.

Zum Servieren Nudeln, Wachsbohnen, Gurke, Tomaten, Oliven und Zwiebel in eine Schüssel geben und alles vorsichtig mischen. Den Feta darüberkrümeln.

PITA-DREIECKE mit ROTE-BETE-JOGHURT-DIP

FÜR 1 PERSON | **ZUBEREITUNGSZEIT** 5 MINUTEN | **GARZEIT** 15 MINUTEN | **SCHWIERIGKEITSGRAD** EINFACH

½ Vollkorn-Pita-Brot, in 4
Dreiecke geschnitten

Öl aus dem Zerstäuber

½ kleine Rote Bete, geschält
und gerieben

1 Prise gemahlener
Kreuzkümmel

1 Prise gemahlener Koriander

Zitronensaft nach Geschmack

100 g fettarmer Naturjoghurt

Meersalz und schwarzer
Pfeffer nach Geschmack

Den Ofen auf 200 °C (Umluft: 180 °C) vorheizen und ein Backblech mit
Backpapier auslegen.

Die Pita-Dreiecke in einer Schicht auf dem Blech verteilen und leicht mit
Öl besprühen. 5 Minuten im Ofen backen, bis sie zu bräunen beginnen.
Die Dreiecke wenden und weitere 5–8 Minuten backen, bis beide
Seiten leicht gebräunt sind. Zum Abkühlen beiseitestellen.

Inzwischen Rote Bete, Kreuzkümmel, Koriander, Zitronensaft, Joghurt,
Salz und Pfeffer in einer kleinen Schüssel gründlich verrühren.

Die Pita-Dreiecke mit dem Rote-Bete-Joghurt-Dip servieren.

»FISH & CHIPS« (FISCH mit QUINOA-PARMESAN-KRUSTE)

FÜR 2 PERSONEN | **ZUBEREITUNGSZEIT** 20 MINUTEN | **GARZEIT** 35 MINUTEN | **SCHWIERIGKEITSGRAD** EINFACH

2 ½ EL Quinoamehl oder
Maisstärke

1 großes Ei

60 g Quinoaflocken

fein abgeriebene Schale von
½ Zitrone

20 g Parmesan, fein gerieben

Meersalz und schwarzer
Pfeffer nach Geschmack

250 g Weißfisch-Filet

1 mittelgroße Süßkartoffel, in
1 cm dicke Stifte geschnitten

1 EL Olivenöl

Öl aus dem Zerstäuber

½ Zitrone, in Spalten
geschnitten

KRAUTSALAT

100 g fettarmer Naturjoghurt

Saft von ½ Zitrone

2 EL fein gehackte frische
Petersilie

100 g Weißkohl, gehobelt

1 mittelgroße Möhre, gerieben

2 mittelgroße grüne Äpfel

Den Ofen auf 200 °C (Umluft: 180 °C) vorheizen und zwei Backbleche mit Backpapier
auslegen.

Quinoamehl oder Maisstärke auf einem flachen Teller verteilen. Das Ei in eine kleine
Schüssel schlagen und mit dem Schneebesen gut verrühren. In einer zweiten
Schüssel Quinoaflocken, Zitronenschale, Parmesan, Salz und Pfeffer verrühren.

Den Fisch im Mehl wenden. Überschüssiges Mehl abschütteln, Fisch ins verrührte Ei
tunken. Den Fisch in der Quinoaflocken-Panade wenden, bis er überall gleichmäßig
bedeckt ist.

Die Süßkartoffelstifte mit dem Öl in eine Rührschüssel geben und alles mischen,
bis alle Stifte leicht benetzt sind. Dann auf einem der Backbleche verteilen und mit
Salz und Pfeffer würzen, falls gewünscht. 20 Minuten im Ofen weich und goldbraun
backen, dabei nach der Hälfte der Backzeit wenden.

Den panierten Fisch auf das zweite Backblech legen und leicht mit Öl besprühen.
10–15 Minuten mit den Süßkartoffelstiften backen, bis der Fisch gar ist.

Inzwischen für den Krautsalat Joghurt, Zitronensaft und Petersilie in einer kleinen
Schüssel mit dem Schneebesen verrühren. Weißkohl, Möhre und die in dünne
Scheiben geschnittenen Äpfel in eine Rührschüssel geben. Mit dem Joghurtdressing
beträufeln und alles vorsichtig mischen.

Zum Servieren panierten Fisch, Süßkartoffelfritten und Krautsalat auf zwei Teller
verteilen. Dazu die Zitronenspalten reichen.

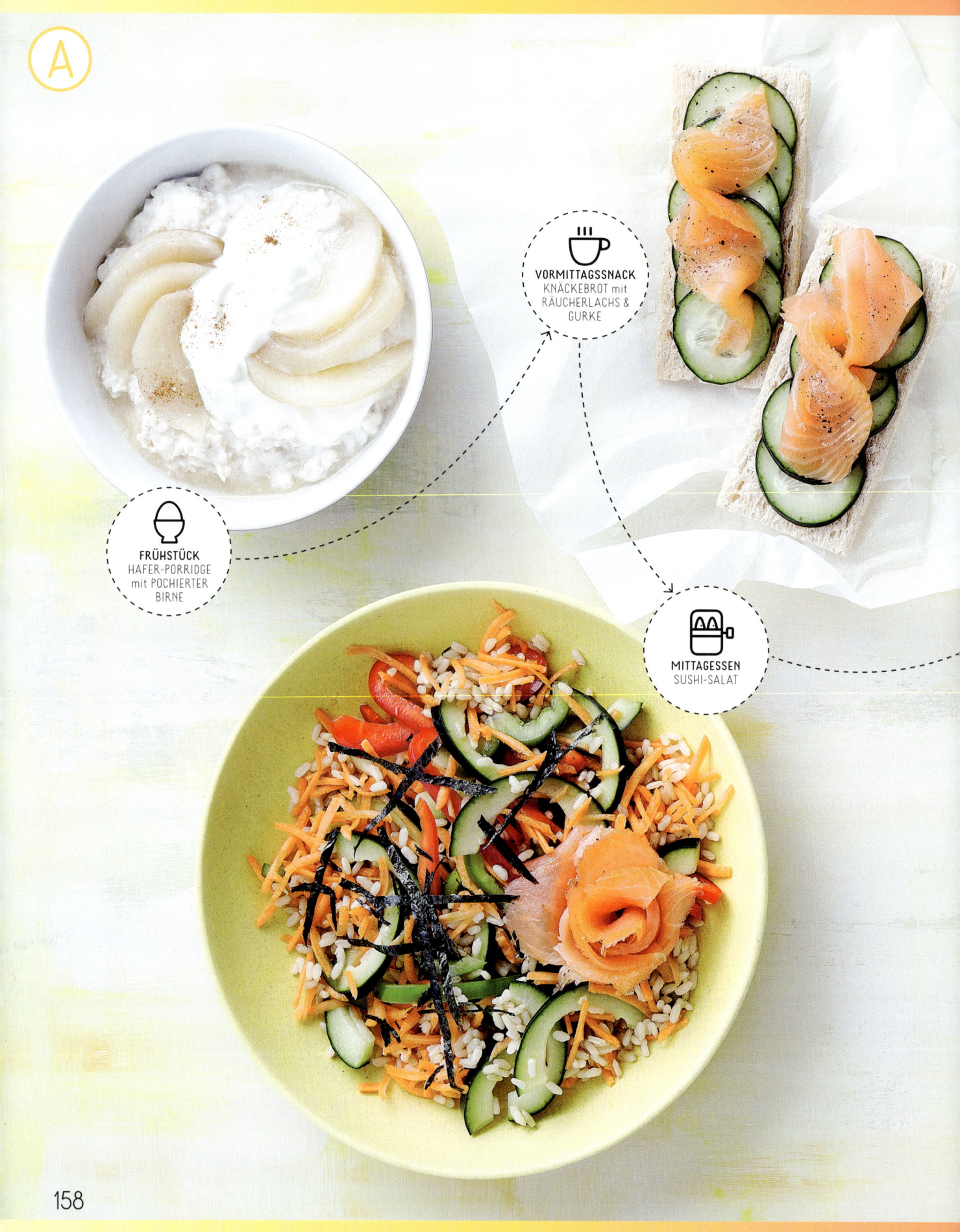

Ⓐ

VORMITTAGSSNACK
KNÄCKEBROT mit
RÄUCHERLACHS &
GURKE

FRÜHSTÜCK
HAFER-PORRIDGE
mit POCHIERTER
BIRNE

MITTAGESSEN
SUSHI-SALAT

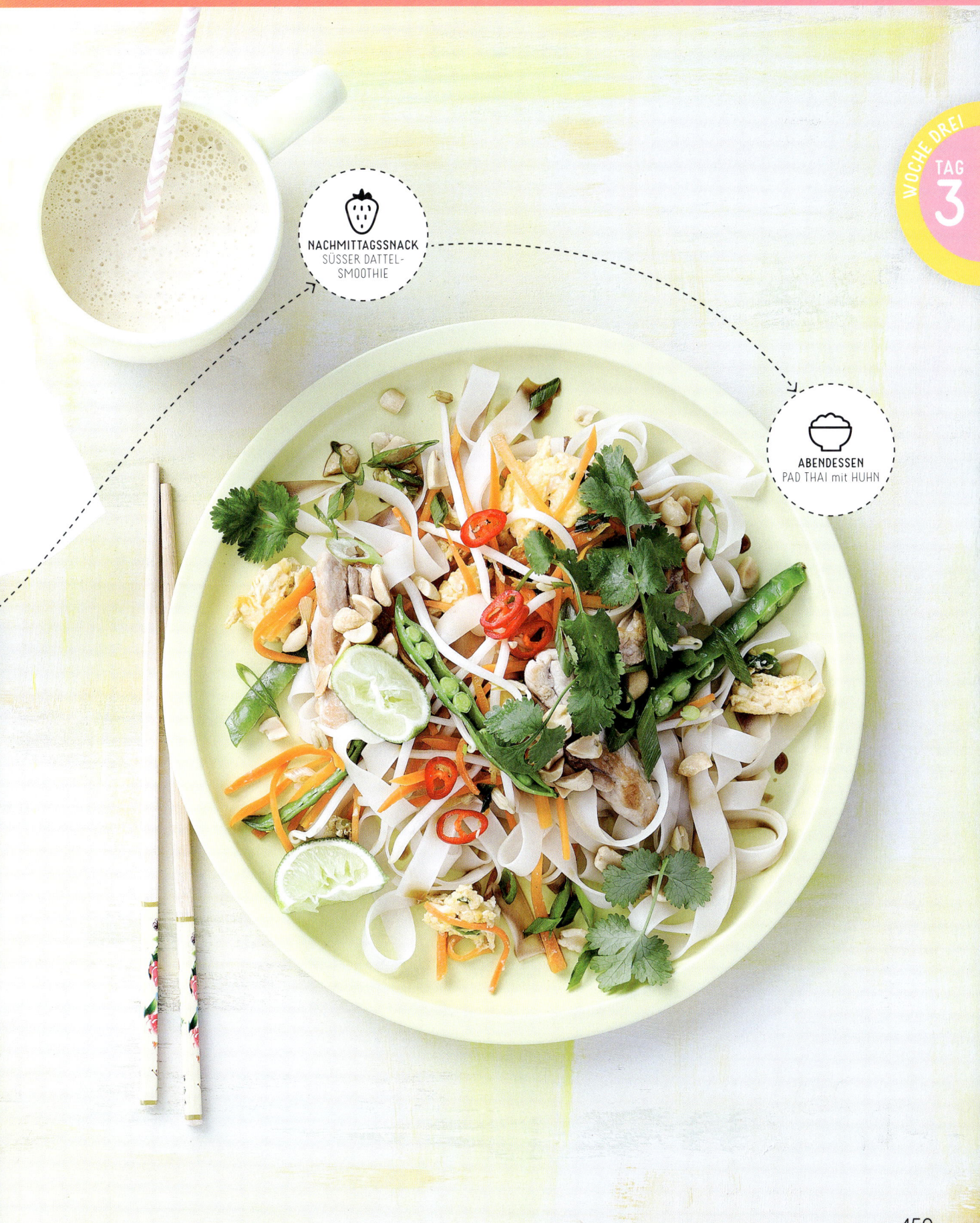

NACHMITTAGSSNACK
SÜSSER DATTEL-
SMOOTHIE

ABENDESSEN
PAD THAI mit HUHN

HAFER-PORRIDGE mit POCHIERTER BIRNE

FÜR 1 PERSON | **ZUBEREITUNGSZEIT** 10 MINUTEN | **GARZEIT** 20 MINUTEN' | **SCHWIERIGKEITSGRAD** EINFACH

4 TL Honig

1 kleine Birne, geschält, Kerngehäuse entfernt und halbiert

125 ml fettarme Milch

60 g Haferflocken

100 g fettarmer Naturjoghurt

Den Honig mit 250 ml Wasser in einem kleinen Topf auf schwacher bis mittlerer Hitze bis kurz unter dem Siedepunkt erhitzen. Die Birnenhälften hineingeben und ggf. mit etwas Wasser auffüllen (die Birne sollte vollständig bedeckt sein). Deckel aufsetzen und 10–15 Minuten köcheln lassen, bis die Birne weich, aber noch bissfest und die Flüssigkeit leicht sirupartig eingedickt ist. Etwas abkühlen lassen. Sobald man die Birne anfassen kann, in 5 mm dicke Scheiben schneiden. Um Zeit zu sparen, kann die Birne auch am Vorabend pochiert und in einem luftdichten Behälter im Kühlschrank gelagert werden.

200 ml Wasser und 50 ml Milch auf starker Hitze zum Kochen bringen. Die Haferflocken einrühren und auf schwache bis mittlere Hitze reduzieren. Unter gelegentlichem Rühren 5 Minuten köchelnd eindicken lassen.

Zum Servieren den Porridge in eine Schüssel gießen. Mit der restlichen Milch aufgießen und mit Birne und Joghurt garnieren. Den Birnensirup darüberträufeln.

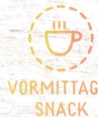

KNÄCKEBROT mit RÄUCHERLACHS & GURKE

FÜR 1 PERSON | **ZUBEREITUNGSZEIT** 2 MINUTEN | **SCHWIERIGKEITSGRAD** EINFACH

2 Scheiben Roggen-Knäckebrot

1 mittelgroße Salatgurke, in dünne Scheiben geschnitten

35 g Räucherlachs

Meersalz und schwarzer Pfeffer nach Geschmack

Zum Servieren die Knäckebrote mit Gurkenscheiben und Räucherlachs belegen. Mit Salz und Pfeffer würzen, falls gewünscht.

SUSHI-SALAT

FÜR 1 PERSON | **ZUBEREITUNGSZEIT** 10 MINUTEN | **GARZEIT** 25 MINUTEN | **SCHWIERIGKEITSGRAD** EINFACH

30 g Naturreis

½ mittelgroße Möhre, gerieben

¼ mittelgroße rote Paprikaschote, Samen entfernt und in dünne Streifen geschnitten

¼ mittelgroße grüne Paprikaschote, Samen entfernt und in dünne Streifen geschnitten

½ mittelgroße Salatgurke, in dünne Scheiben geschnitten

70 g Räucherlachs, in dünne Scheiben geschnitten

2 Nori-Blätter, in dünne Streifen geschnitten

DRESSING

2 TL Reisweinessig

1 TL salzreduzierte Tamari- oder Sojasauce

1 Prise Chiliflocken

Saft von ¼ Limette

Den Reis mit 125 ml Wasser in einem kleinen Topf unter gelegentlichem Rühren auf starker Hitze zum Kochen bringen. Deckel aufsetzen und auf schwache bis mittlere Hitze reduzieren. 20–25 Minuten köcheln lassen, bis die Flüssigkeit absorbiert und der Reis weich ist. Vom Herd nehmen und mit Deckel 5 Minuten stehen lassen. Zum Abkühlen beiseitestellen.

Für das Dressing Reisweinessig, Tamari- oder Sojasauce, Chiliflocken und Limettensaft in einer kleinen Schüssel mit dem Schneebesen verrühren.

Zum Servieren Reis, Möhre, Paprika, Gurke, Räucherlachs und Nori in eine Schüssel geben. Das Dressing darüberträufeln und alles vorsichtig mischen.

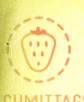

SÜSSER DATTEL-SMOOTHIE

FÜR 1 PERSON | **ZUBEREITUNGSZEIT** 35 MINUTEN | **SCHWIERIGKEITSGRAD** EINFACH

3 Medjool-Datteln, entsteint
250 ml fettarme Milch
100 g fettarmer Naturjoghurt

Die Datteln in eine ofenfeste Schüssel legen, mit kochendem Wasser bedecken und 30 Minuten einweichen. Abtropfen lassen.

Datteln, Milch und Joghurt in einem Hochleistungsmixer glatt pürieren. Zum Servieren in ein Glas oder einen Shaker gießen.

PAD THAI mit HUHN

FÜR 2 PERSONEN | **ZUBEREITUNGSZEIT** 15 MINUTEN + 10 MINUTEN EINWEICHZEIT | **GARZEIT** 15 MINUTEN | **SCHWIERIGKEITSGRAD** MITTEL

200 g Reisnudeln oder Reisbandnudeln

1 EL Sesamöl

100 g Hähnchenbrustfilet, in dünne Scheiben geschnitten

1 mittelgroße Möhre, in Stifte (Julienne) geschnitten

2 Frühlingszwiebeln, in dünne Scheiben geschnitten

80 g Zuckerschoten, halbiert und Enden abgeschnitten

2 große Eier, leicht verrührt

1 große Handvoll Sojasprossen

1 kleine Handvoll frisches Koriandergrün, gehackt

20 g ungesalzene Erdnüsse, gehackt

frische rote Chiliringe zum Servieren (nach Belieben)

Limettenspalten zum Servieren

SAUCE

½ TL fein gehackte frische rote Chilischote

2 ½ EL salzreduzierte Tamari- oder Sojasauce

Saft von ½ Limette

4 TL Honig

Die Nudeln in eine ofenfeste Schüssel legen und mit kochendem Wasser bedecken. 10 Minuten stehen lassen, dann mit einer Gabel lockern. Abgießen und unter fließendem kalten Wasser abschrecken. Gut abtropfen lassen und beiseitestellen.

Für die Sauce Chili, Tamari- oder Sojasauce, Limettensaft, Honig und 2 Teelöffel heißes Wasser in einer Schüssel mit dem Schneebesen verrühren.

Einen Wok auf starker Hitze heiß werden lassen. Die Hälfte des Öls hineingeben und vorsichtig schwenken, bis die Wokwände benetzt sind. Wok auf dem Herd stehen lassen, bis er sehr heiß ist. Die Hälfte des Hähnchens hineingeben und 2–3 Minuten unter ständigem Rühren braten, bis das Fleisch gebräunt und gerade gar ist. Auf einen Teller legen. Mit dem restlichen Fleisch ebenso verfahren.

Den Wok wieder auf starker Hitze sehr heiß werden lassen. Das restliche Öl hineingeben und vorsichtig schwenken, bis die Wokwände benetzt sind. Möhre und Frühlingszwiebel hineingeben und 1 Minute unter Rühren braten. Die Zuckerschoten zufügen und 1 Minute unter Rühren weiterbraten.

In die Mitte des Gemüses eine Mulde drücken. Die Eier hineingeben und 1 Minute unter Rühren braten, bis sie fast gar sind. Nudeln, Fleisch und Sauce zufügen und 1 Minute unter Rühren heiß werden lassen. Die Sojasprossen zufügen und alles mischen.

Zum Servieren das Pad Thai auf zwei Teller verteilen und Koriandergrün, Erdnüsse und Chiliringe darüberstreuen. Dazu Limettenspalten reichen.

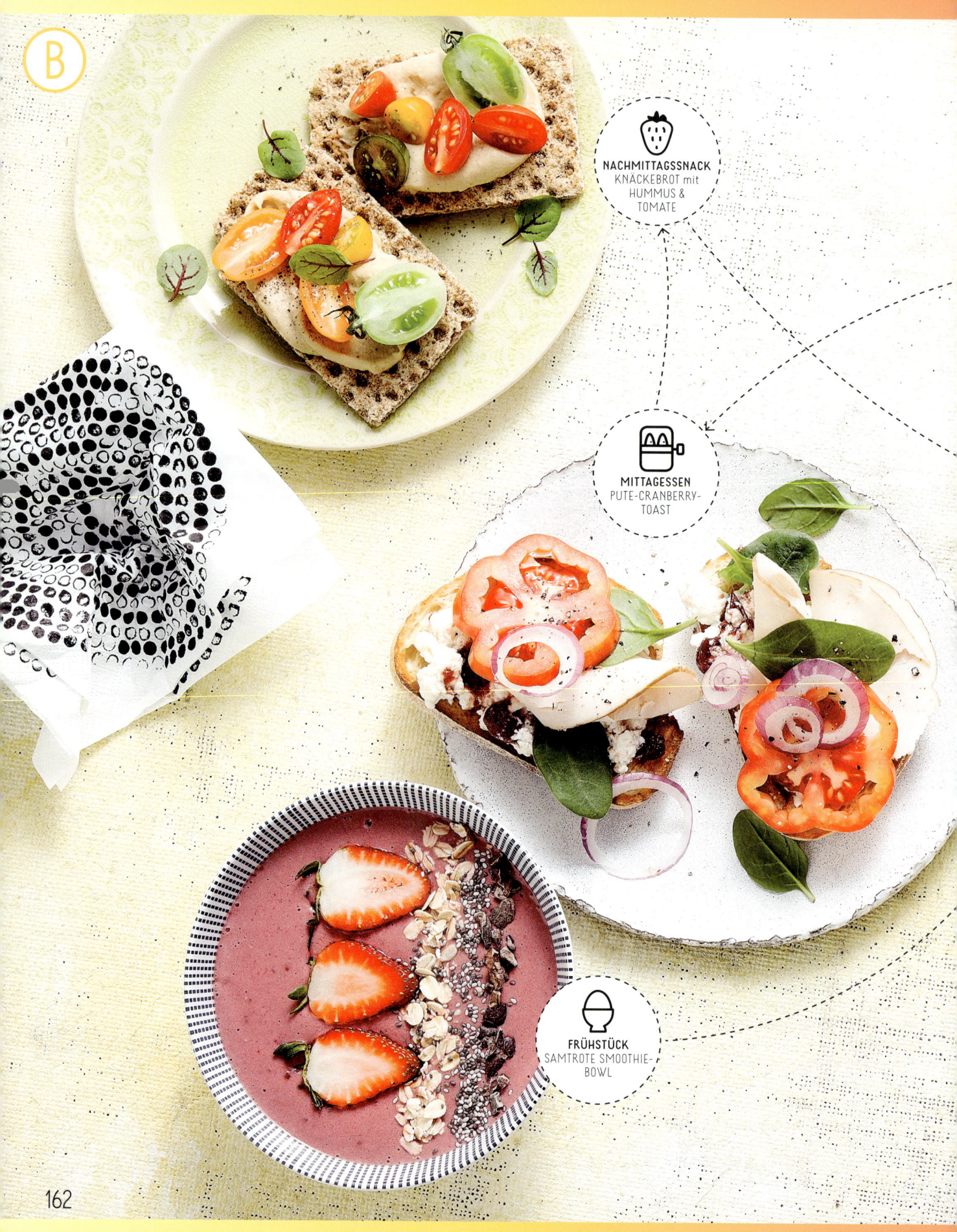

B

NACHMITTAGSSNACK
KNÄCKEBROT mit
HUMMUS &
TOMATE

MITTAGESSEN
PUTE-CRANBERRY-
TOAST

FRÜHSTÜCK
SAMTROTE SMOOTHIE-
BOWL

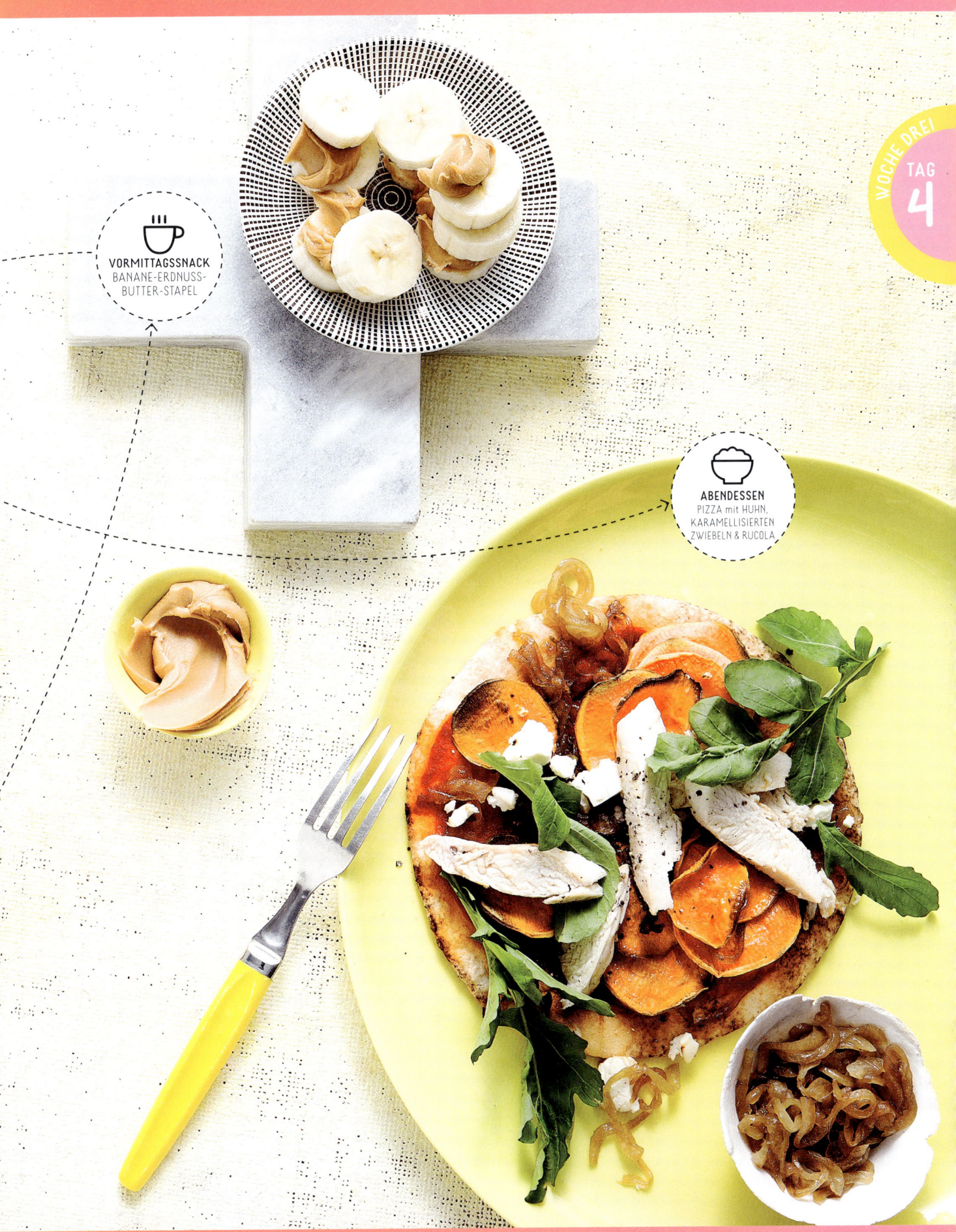

VORMITTAGSSNACK
BANANE-ERDNUSS-
BUTTER-STAPEL

ABENDESSEN
PIZZA mit HUHN,
KARAMELLISIERTEN
ZWIEBELN & RUCOLA

SAMTROTE SMOOTHIE-BOWL

 FRÜHSTÜCK **FÜR** 1 PERSON | **ZUBEREITUNGSZEIT** 5 MINUTEN + 30 MINUTEN EINWEICHZEIT | **SCHWIERIGKEITSGRAD** EINFACH

3 Medjool-Datteln, entsteint

125 g Erdbeeren, entstielt

½ kleine Rote Bete, geschält und gehackt

2½ EL Carobpulver oder 4 TL rohes Kakaopulver (siehe Seite 49)

200 g fettarmer Naturjoghurt

125 ml fettarme Milch

TOPPINGS

30 g Müsli

2 TL Chiasamen

1 EL rohe Kakao-Nibs

Die Datteln in einer ofenfesten Schüssel mit kochendem Wasser bedecken und 30 Minuten einweichen lassen. Abtropfen lassen.

Datteln, Erdbeeren (eine als Garnierung übrig lassen, falls gewünscht), Rote Bete, Carob- oder Kakaopulver, Joghurt und Milch in einem Hochleistungsmixer glatt pürieren.

Zum Servieren den Smoothie in eine Schüssel gießen und mit Müsli, Chiasamen, Kakao-Nibs und der aufgehobenen Erdbeere garnieren.

BANANE-ERDNUSSBUTTER-STAPEL

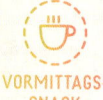 VORMITTAGS-SNACK **FÜR** 1 PERSON | **ZUBEREITUNGSZEIT** 2 MINUTEN | **SCHWIERIGKEITSGRAD** EINFACH

2 TL Erdnussmus

½ mittelgroße Banane, geschält und in 1 cm dicke Scheiben geschnitten

Jeweils eine kleine Menge Erdnussmus auf jede Bananenscheibe streichen und sie zu einem »Stapel« aufeinandersetzen.

Wiederholen, bis Erdnussmus und Banane aufgebraucht sind.

PUTE-CRANBERRY-TOAST

 MITTAGESSEN **FÜR** 1 PERSON | **ZUBEREITUNGSZEIT** 5 MINUTEN | **GARZEIT** 2 MINUTEN | **SCHWIERIGKEITSGRAD** EINFACH

50 g fettarmer Ricotta

1 TL Cranberrysauce

2 Scheiben Vollkorntoast

90 g gegarte Putenbrust

¾ mittelgroße Tomate, in Scheiben geschnitten

¼ kleine rote Zwiebel, in dünne Scheiben geschnitten

2 kleine Handvoll junger Spinat

Meersalz und schwarzer Pfeffer nach Geschmack

Ricotta und Cranberrysauce in einer kleinen Schüssel gründlich verrühren.

Das Brot nach Geschmack toasten.

Zum Servieren die Cranberry-Ricotta-Mischung auf die Toasts streichen. Mit in Scheiben geschnittener Pute, Tomate, Zwiebel und Spinat belegen. Falls gewünscht, mit Salz und Pfeffer würzen.

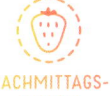

KNÄCKEBROT MIT HUMMUS & TOMATE

NACHMITTAGS-SNACK | **FÜR** 1 PERSON | **ZUBEREITUNGSZEIT** 5 MINUTEN | **SCHWIERIGKEITSGRAD** EINFACH

75 g Hummus (siehe Seite 254)

2 Scheiben Roggen-Knäckebrot

1 mittelgroße Tomate oder 10 Kirschtomaten, in Scheiben geschnitten oder halbiert

schwarzer Pfeffer nach Geschmack

Zum Servieren das Hummus auf die Knäckebrote streichen. Mit Tomate belegen und mit Pfeffer würzen, falls gewünscht.

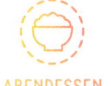

PIZZA mit HUHN, KARAMELLISIERTEN ZWIEBELN & RUCOLA

ABENDESSEN | **FÜR** 2 PERSONEN | **ZUBEREITUNGSZEIT** 15 MINUTEN | **GARZEIT** 40 MINUTEN | **SCHWIERIGKEITSGRAD** EINFACH

1 mittelgroße Süßkartoffel, geschält und in dünne Scheiben geschnitten

Öl aus dem Zerstäuber

200 g Hähnchenbrustfilet, in dünne Scheiben geschnitten

2 Vollkorn-Pita-Brote

75 g passierte Tomaten

60 g salzreduzierter fettarmer Feta, zerkrümelt

1 kleine Handvoll Rucola

Meersalz und schwarzer Pfeffer nach Geschmack

KARAMELLISIERTE ZWIEBEL

Öl aus dem Zerstäuber

1 kleine Zwiebel, in dünne Scheiben geschnitten

2 TL Ahornsirup

1 TL Balsamicoessig

Den Ofen auf 220 °C vorheizen (Umluft: 200 °C) und drei Backbleche mit Backpapier auslegen.

Für die karamellisierte Zwiebel eine kleine antihaftbeschichtete Pfanne auf schwacher Hitze heiß werden lassen und leicht mit Öl einsprühen. Die Zwiebelringe hineingeben und 15–20 Minuten unter gelegentlichem Rühren langsam weich und goldbraun braten. Die Hitze nicht erhöhen, da die Zwiebel sonst anbrennt. Ahornsirup und Balsamicoessig zufügen und unter gelegentlichem Rühren 5–10 Minuten weitergaren, bis die Zwiebelringe klebrig und karamellisiert sind. Zum Abkühlen beiseitestellen. Um Zeit zu sparen, kann die Zwiebel auch am Vorabend karamellisiert und in einem luftdichten Behälter im Kühlschrank gelagert werden.

Inzwischen die Süßkartoffelscheiben auf einem der Bleche verteilen und leicht mit Öl besprühen. 8–10 Minuten im Ofen rösten, bis sie weich und leicht gebräunt sind. Beiseitestellen.

Die Ofentemperatur auf 180 °C (Umluft: 160 °C) reduzieren.

Eine antihaftbeschichtete Pfanne auf mittlerer Hitze heiß werden lassen und leicht mit Öl einsprühen. Das Hähnchen unter gelegentlichem Rühren 3–4 Minuten braten, bis es knapp gar ist. Beiseitestellen.

Die Pita-Brote auf eine saubere Arbeitsfläche legen und mit den passierten Tomaten bestreichen. Die karamellisierten Zwiebelringe darauf verteilen und mit Süßkartoffel, Hähnchen und Feta belegen.

Die Pizzen auf die Backbleche legen und 8–10 Minuten backen, bis der Belag heiß ist und die Ränder goldbraun sind.

Zum Servieren die Pizzen mit Rucola garnieren und mit Salz und Pfeffer würzen, falls gewünscht.

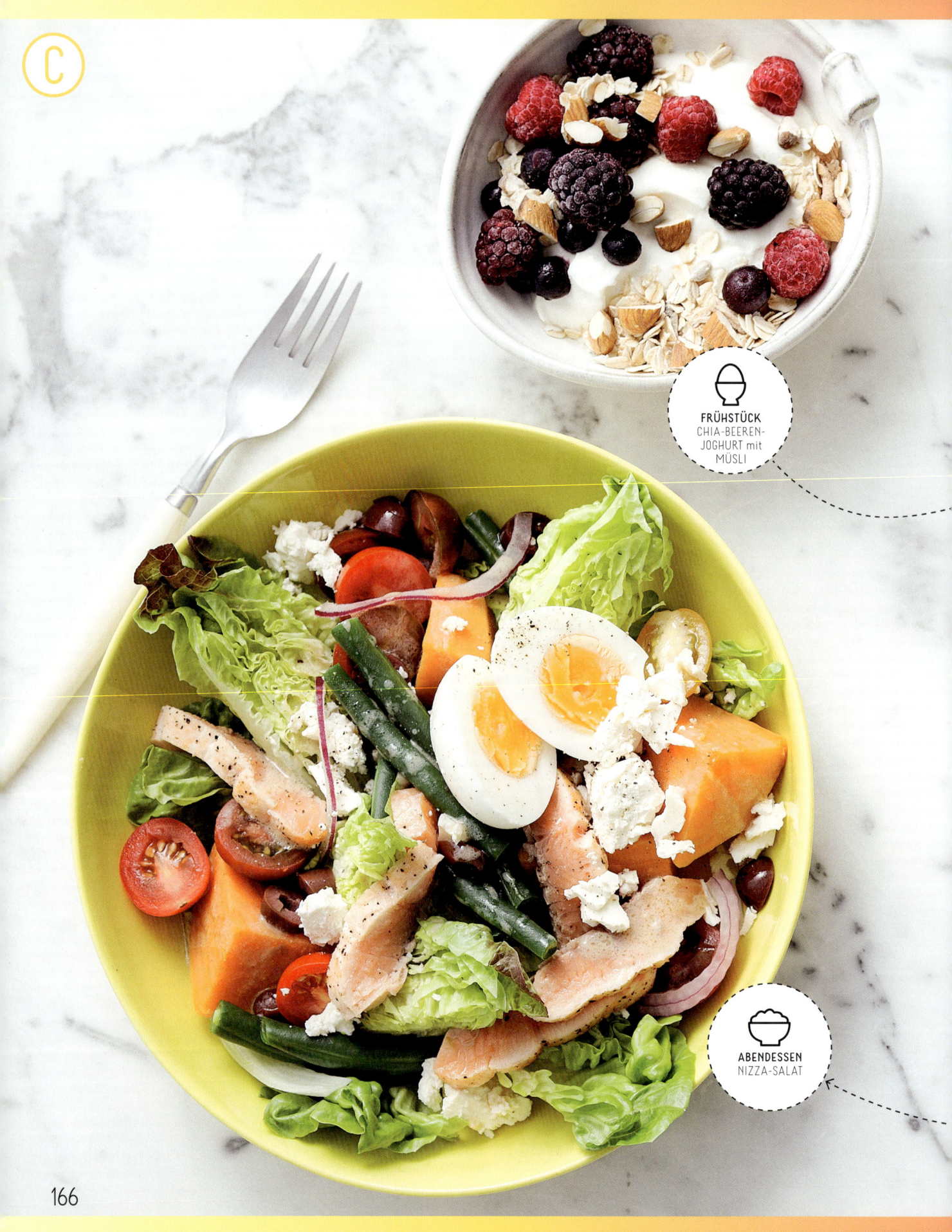

FRÜHSTÜCK
CHIA-BEEREN-
JOGHURT mit
MÜSLI

ABENDESSEN
NIZZA-SALAT

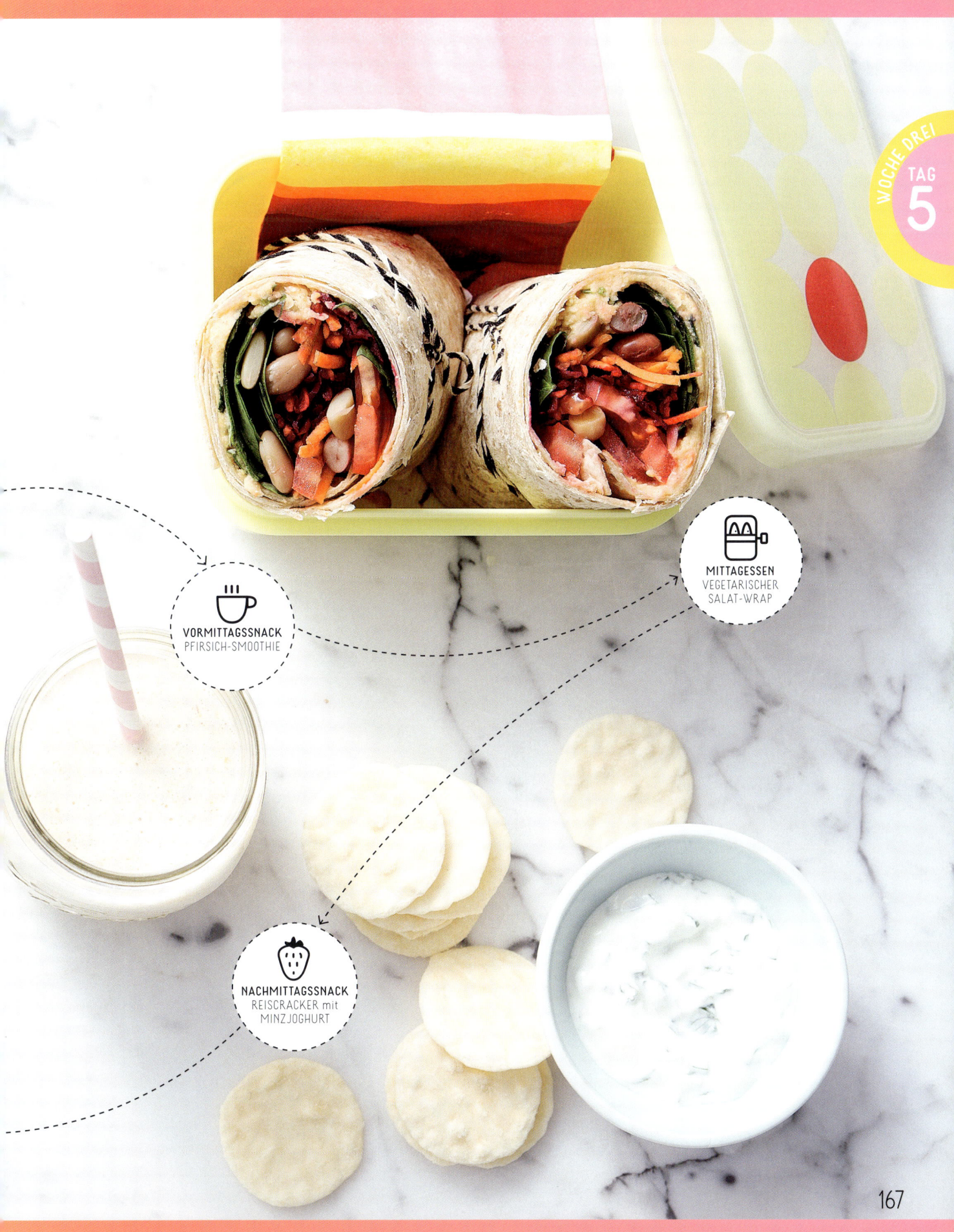

VORMITTAGSSNACK
PFIRSICH-SMOOTHIE

MITTAGESSEN
VEGETARISCHER
SALAT-WRAP

NACHMITTAGSSNACK
REISCRACKER mit
MINZJOGHURT

CHIA-BEEREN-JOGHURT mit MÜSLI

FRÜHSTÜCK FÜR 1 PERSON | ZUBEREITUNGSZEIT 5 MINUTEN | SCHWIERIGKEITSGRAD EINFACH

150 g fettarmer Naturjoghurt

1 TL Chiasamen

85 g tiefgekühlte gemischte Beeren, aufgetaut

60 g Müsli

10 g Mandeln, gehackt

Joghurt, Chiasamen und drei Viertel der Beeren in einer kleinen Schüssel gut verrühren.

Zum Servieren mit Müsli, Mandeln und den restlichen Beeren garnieren.

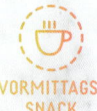

PFIRSICH-SMOOTHIE

VORMITTAGS-SNACK FÜR 1 PERSON | ZUBEREITUNGSZEIT 5 MINUTEN | SCHWIERIGKEITSGRAD EINFACH

30 g Haferflocken

1 großer Pfirsich, Stein entfernt und gehackt

½ mittelgroße Banane, geschält und gehackt

190 ml fettarme Milch

50 g fettarmer Naturjoghurt

Eiswürfel

Haferflocken, Pfirsich, Banane, Milch, Joghurt und Eiswürfel in einem Hochleistungsmixer glatt pürieren.

Zum Servieren in ein Glas oder einen Shaker gießen.

VEGETARISCHER SALAT-WRAP

MITTAGESSEN FÜR 1 PERSON | ZUBEREITUNGSZEIT 10 MINUTEN | SCHWIERIGKEITSGRAD EINFACH

1 Vollkorn-Wrap

40 g Hummus (siehe Seite 254)

110 g gemischte Bohnen aus der Dose, abgetropft und abgespült

1 kleine Handvoll junger Spinat

¼ mittelgroße Möhre, gerieben

¼ kleine Rote Bete, geschält und gerieben

½ mittelgroße Tomate, in Scheiben geschnitten

1 kleine Handvoll frische Petersilie, gehackt

Zum Servieren den Wrap auf einen Teller legen und mit Hummus bestreichen. Gemischte Bohnen, Spinat, Möhre, Rote Bete, Tomate und Petersilie mittig längs darauf verteilen. Das untere Ende umschlagen und den Wrap aufrollen.

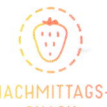

REISCRACKER MIT MINZJOGHURT

FÜR 1 PERSON | **ZUBEREITUNGSZEIT** 5 MINUTEN | **SCHWIERIGKEITSGRAD** EINFACH

12 Reiscracker (natur)

MINZJOGHURT

50 g fettarmer Naturjoghurt

2 EL gehackte frische Minze

¼ Knoblauchzehe, zerdrückt

Zitronensaft nach Geschmack

Meersalz und schwarzer Pfeffer nach Geschmack

Für den Minzjoghurt Joghurt, Minze, Knoblauch, Zitronensaft, Salz und Pfeffer in einer kleinen Schüssel mit dem Schneebesen verrühren. Um Zeit zu sparen, kann der Minzjoghurt schon am Vorabend zubereitet und in einem luftdichten Behälter im Kühlschrank aufbewahrt werden.

Die Cracker mit dem Minzjoghurt servieren.

NIZZA-SALAT

FÜR 2 PERSONEN | **ZUBEREITUNGSZEIT** 10 MINUTEN | **GARZEIT** 25 MINUTEN | **SCHWIERIGKEITSGRAD** EINFACH

2 große Eier

Öl aus dem Zerstäuber

2 Lachsfilets (je 85 g), enthäutet und entgrätet

1 Süßkartoffel, geschält und in 3 cm große Würfel geschnitten

15 grüne Bohnen, halbiert und Enden abgeschnitten

10 Kirschtomaten, halbiert

½ kleine rote Zwiebel, in dünne Scheiben geschnitten

4 Kalamata-Oliven, entsteint und in Scheiben geschnitten

2 große Handvoll Salatblätter

Meersalz und schwarzer Pfeffer nach Geschmack

60 g salzreduzierter fettarmer Feta, zerkrümelt

DRESSING

1½ TL Olivenöl

2 TL Rotweinessig

½ TL Dijonsenf

Die Eier in einen Topf legen. Topf bis 2 cm über den Eiern mit kaltem Wasser füllen. Auf starker Hitze zum Kochen bringen. Hitze reduzieren und mit Deckel 7–8 Minuten köcheln lassen. Die Eier mit einem Schaumlöffel herausheben und in eine Schüssel mit Eiswasser legen. 1 Minute abkühlen lassen. Leicht an der Arbeitsplatte anstoßen und pellen, dann halbieren.

Eine antihaftbeschichtete Pfanne auf mittlerer Hitze heiß werden lassen und leicht mit Öl einsprühen. Den Lachs hineingeben und 5–6 Minuten oder bis zum gewünschten Garzustand braten, dabei gelegentlich wenden. Auf einen Teller legen und 2 Minuten ruhen lassen. Mit zwei Gabeln in mundgerechte Stücke teilen und beiseitestellen.

Für das Dressing Öl, Essig und Senf in einer kleinen Schüssel mit dem Schneebesen verrühren.

Einen Topf 5 cm hoch mit Wasser füllen und einen Dämpfkorb hineinstellen. Deckel aufsetzen und das Wasser auf starker Hitze zum Kochen bringen, dann auf mittlere Hitze reduzieren. Die Süßkartoffel in den Dämpfkorb hineingeben und in 7 Minuten weich dämpfen. Zum Abkühlen beiseitestellen. Die Bohnen in den Dämpfkorb geben und mit Deckel in 2–3 Minuten weich dämpfen. Unter fließendem kalten Wasser abschrecken und gut abtropfen lassen.

Süßkartoffel, Bohnen, Tomate, Zwiebel, Oliven und Salat in eine große Rührschüssel geben. Das Dressing darüberträufeln, mit Salz und Pfeffer würzen, falls gewünscht, und alles vorsichtig mischen.

Zum Servieren den Salat auf zwei Teller verteilen und mit Lachs, Eihälften und Feta garnieren.

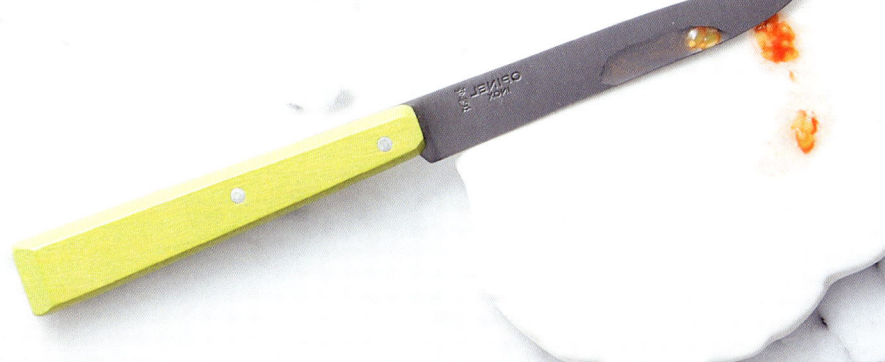

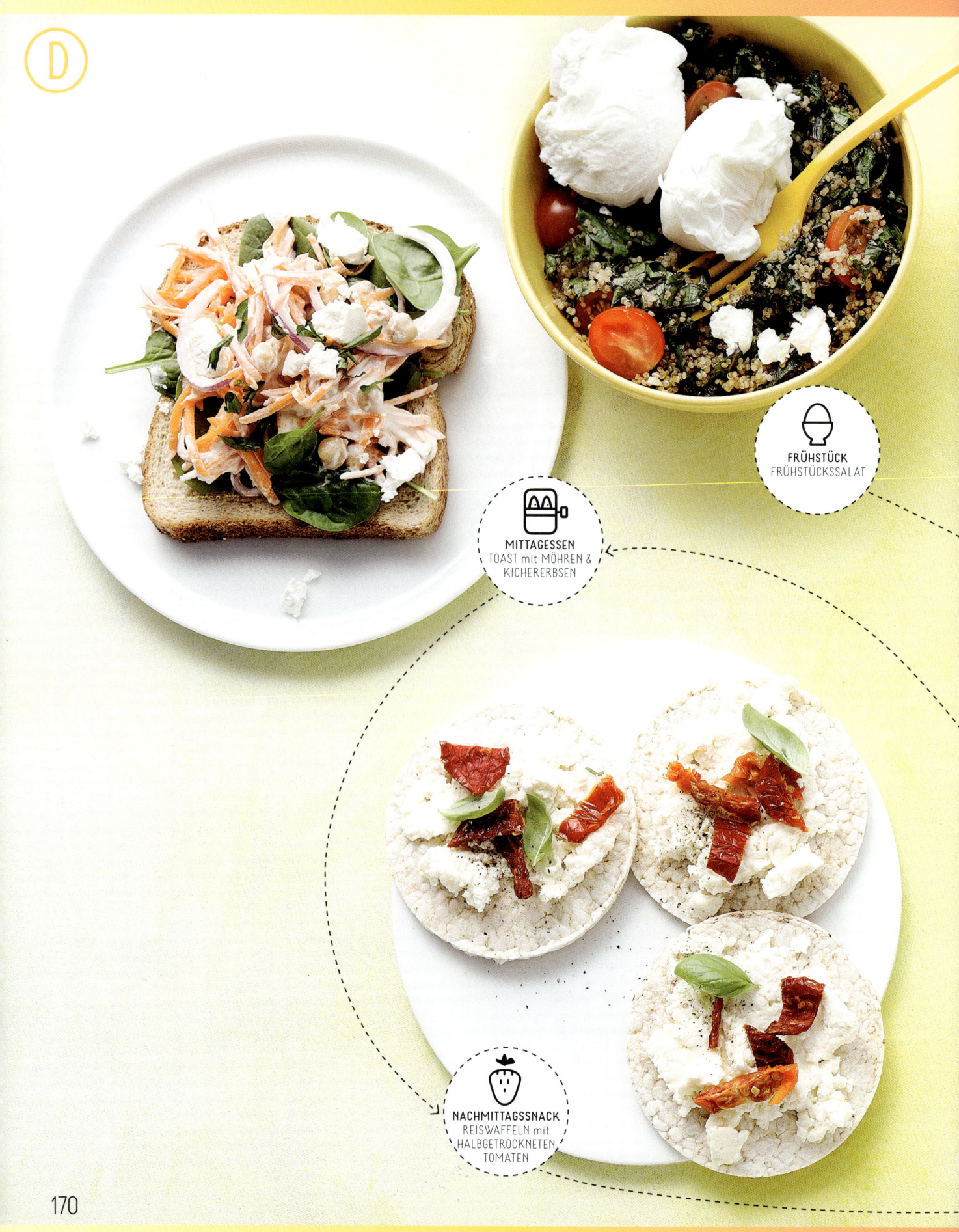

D

FRÜHSTÜCK
FRÜHSTÜCKSSALAT

MITTAGESSEN
TOAST mit MÖHREN &
KICHERERBSEN

NACHMITTAGSSNACK
REISWAFFELN mit
HALBGETROCKNETEN
TOMATEN

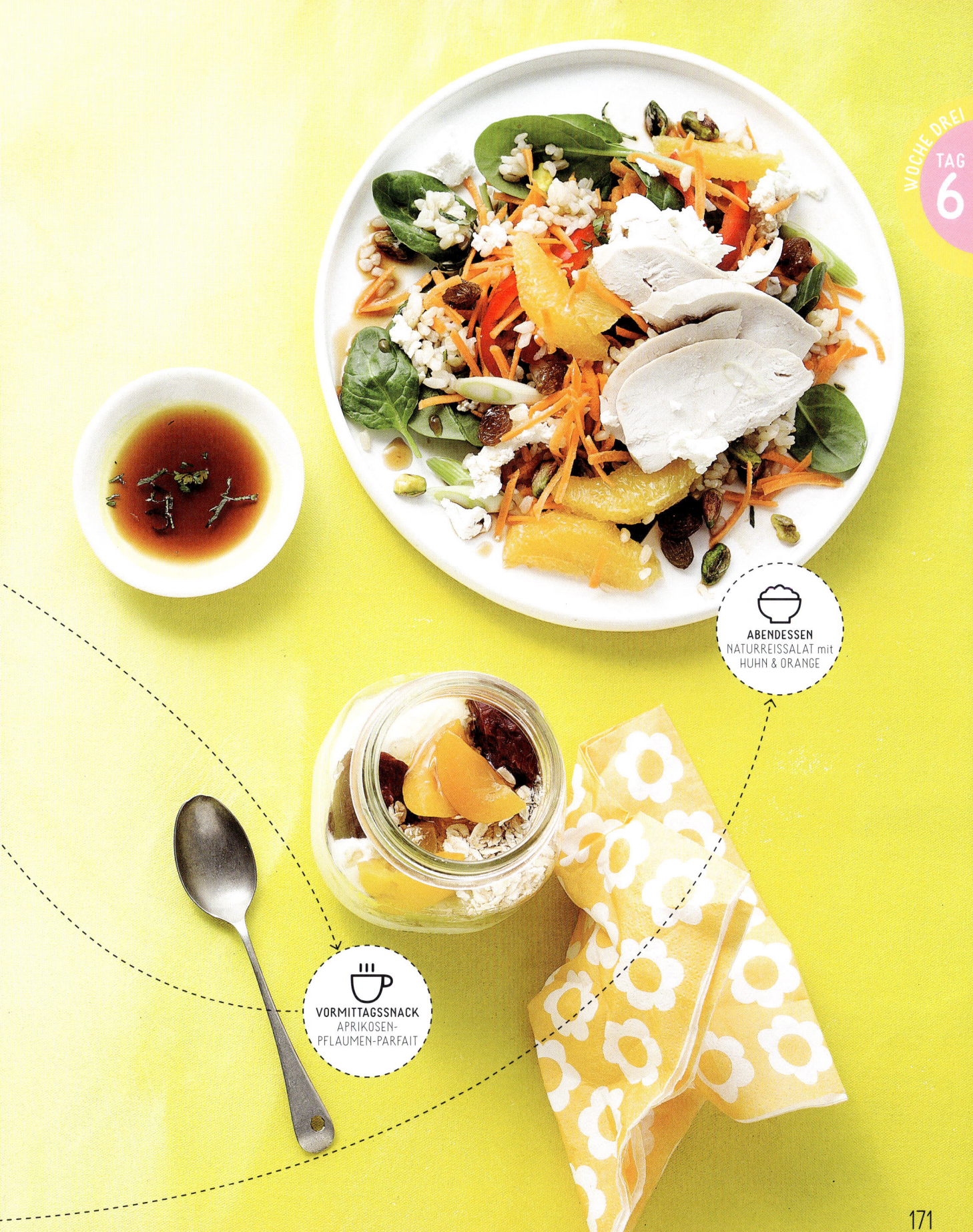

ABENDESSEN
NATURREISSALAT mit
HUHN & ORANGE

VORMITTAGSSNACK
APRIKOSEN-
PFLAUMEN-PARFAIT

FRÜHSTÜCKSSALAT

FÜR 1 PERSON | **ZUBEREITUNGSZEIT** 5 MINUTEN | **GARZEIT** 20 MINUTEN | **SCHWIERIGKEITSGRAD** EINFACH

60 g Quinoa

1½ TL Olivenöl

1 Knoblauchzehe, zerdrückt

1 kleine Handvoll Grünkohl, Stiele entfernt und Blätter grob gehackt

Meersalz und schwarzer Pfeffer nach Geschmack

1 TL klarer Essig

2 große Eier

5 Kirschtomaten, halbiert

20 g salzreduzierter fettarmer Feta, zerkrümelt

Quinoa mit 250 ml Wasser in einem Topf unter gelegentlichem Rühren auf starker Hitze zum Kochen bringen. Deckel aufsetzen und auf schwache Hitze reduzieren. 10–12 Minuten köcheln lassen, bis die Flüssigkeit absorbiert ist und die Quinoakörner weich sind.

Das Öl in einer großen antihaftbeschichteten Pfanne auf mittlerer Hitze heiß werden lassen. Knoblauch hineingeben und 1–2 Minuten unter ständigem Rühren anbraten, bis er duftet. Quinoa zufügen und verrühren. Den Grünkohl zufügen und 1–2 Minuten unter ständigem Rühren mitbraten, bis er zusammenfällt. Mit Salz und Pfeffer würzen, falls gewünscht.

Einen Topf 8 cm hoch mit Wasser füllen. Den Essig zufügen und auf mittlerer Hitze zum Kochen bringen, dann auf schwache bis mittlere Hitze reduzieren. Das Wasser sollte gerade noch sieden. Die Eier ins Wasser schlagen und für ein halbweiches Eigelb 2–3 Minuten, für ein festes Eigelb 3–4 Minuten garen. Die Eier mit einem Schaumlöffel herausheben und auf Küchenpapier abtropfen lassen.

Zum Servieren die Quinoa-Grünkohl-Mischung in eine große Schüssel füllen. Mit Tomaten und pochierten Eiern garnieren und den Feta darüberkrümeln.

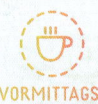

APRIKOSEN-PFLAUMEN-PARFAIT

FÜR 1 PERSON | **ZUBEREITUNGSZEIT** 5 MINUTEN + 10 MINUTEN KÜHLZEIT | **SCHWIERIGKEITSGRAD** EINFACH

100 g fettarmer Naturjoghurt

2½ kleine Aprikosen, Steine entfernt und gehackt

1½ Pflaumen, Steine entfernt und gehackt

30 g Müsli

Honig zum Beträufeln

Joghurt, Aprikosen und Pflaumen in ein Glas schichten.

10 Minuten in den Kühlschrank stellen.

Zum Servieren mit dem Müsli garnieren und mit Honig beträufeln.

TOAST MIT MÖHREN & KICHERERBSEN

FÜR 1 PERSON | **ZUBEREITUNGSZEIT** 10 MINUTEN | **SCHWIERIGKEITSGRAD** EINFACH

1 mittelgroße Möhre, gerieben

20 g salzreduzierter fettarmer Feta, zerkrümelt

75 g Kichererbsen aus der Dose, abgetropft und abgespült

¼ kleine rote Zwiebel, in dünne Scheiben geschnitten

2 TL gehackte frische Petersilie

2½ EL fettarmer Naturjoghurt

Zitronensaft nach Geschmack

1 Scheibe Vollkorntoast

1 kleine Handvoll junger Spinat

Möhre, Feta, Kichererbsen, Zwiebel, Petersilie, Joghurt und Zitronensaft in einer mittelgroßen Schüssel vorsichtig mischen.

Zum Servieren das Brot auf einen Teller legen und mit dem Spinat und der Möhren-Kichererbsen-Mischung belegen.

REISWAFFELN mit HALBGETROCKNETEN TOMATEN

NACHMITTAGS-SNACK | **FÜR 1 PERSON** | **ZUBEREITUNGSZEIT** 5 MINUTEN | **SCHWIERIGKEITSGRAD** EINFACH

50 g fettarmer Ricotta

3 halbgetrocknete Tomaten, in feine Streifen geschnitten

frische Basilikumblätter, zerpflückt, nach Geschmack

3 Reiswaffeln

Meersalz und schwarzer Pfeffer nach Geschmack

Ricotta, Tomatenstreifen und Basilikum in einer kleinen Schüssel gründlich verrühren.

Zum Servieren die Ricotta-Tomaten-Mischung auf den Reiswaffeln verteilen. Falls gewünscht, mit Salz und Pfeffer würzen.

NATURREISSALAT mit HUHN & ORANGE

ABENDESSEN | **FÜR 2 PERSONEN** | **ZUBEREITUNGSZEIT** 15 MINUTEN | **GARZEIT** 25 MINUTEN | **SCHWIERIGKEITSGRAD** MITTEL

60 g Naturreis

500 ml salzreduzierte Hühnerbrühe

½ Knoblauchzehe, fein gehackt

1 frischer Thymianzweig

200 g Hähnchenbrustfilet

1 mittelgroße Möhre, gerieben

½ mittelgroße rote Paprikaschote, Samen entfernt und in dünne Streifen geschnitten

1 mittelgroße Orange, geschält und filetiert

1 große Handvoll junger Spinat

2 Frühlingszwiebeln, in dünne Scheiben geschnitten

2½ EL Rosinen

20 g ungesalzene Pistazien, gehackt

Meersalz und schwarzer Pfeffer nach Geschmack

50 g weicher Ziegenkäse, zerkrümelt

ORANGEN-KORIANDER-DRESSING

1 TL Honig

2 TL Balsamicoessig

frisch gepresster Orangensaft nach Geschmack

1 EL fein gehacktes frisches Koriandergrün

Den Reis mit 200 ml Wasser in einem kleinen Topf unter gelegentlichem Rühren auf starker Hitze zum Kochen bringen. Deckel aufsetzen und auf schwache bis mittlere Hitze reduzieren. 20–25 Minuten köcheln lassen, bis die Flüssigkeit absorbiert und der Reis weich ist. Vom Herd nehmen und mit Deckel 5 Minuten stehen lassen. Zum Abkühlen beiseitestellen.

Inzwischen Brühe, Knoblauch und Thymian in einem mittelgroßen Topf auf mittlerer bis starker Hitze zum Kochen bringen. Das Fleisch hineingeben und erneut zum Kochen bringen. Hitze reduzieren und mit Deckel 15 Minuten köcheln lassen, bis das Huhn gar ist. Vom Herd nehmen und das Huhn 5 Minuten in der Brühe stehen lassen. Auf einen Teller legen und zum Abkühlen beiseitestellen. In dünne Streifen schneiden.

Für das Dressing Honig, Essig, Orangensaft, Koriandergrün und 4 Teelöffel Wasser in einer kleinen Schüssel mit dem Schneebesen verrühren.

Reis, Möhre, Paprika, Orangenfilets, Spinat, Frühlingszwiebel, Rosinen und Pistazien in eine mittelgroße Schüssel füllen. Das Dressing darüberträufeln, mit Salz und Pfeffer würzen, falls gewünscht, und alles vorsichtig mischen.

Zum Servieren den Reissalat auf zwei Teller verteilen und mit Huhn und Ziegenkäse garnieren.

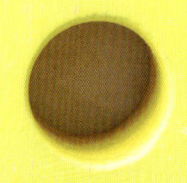

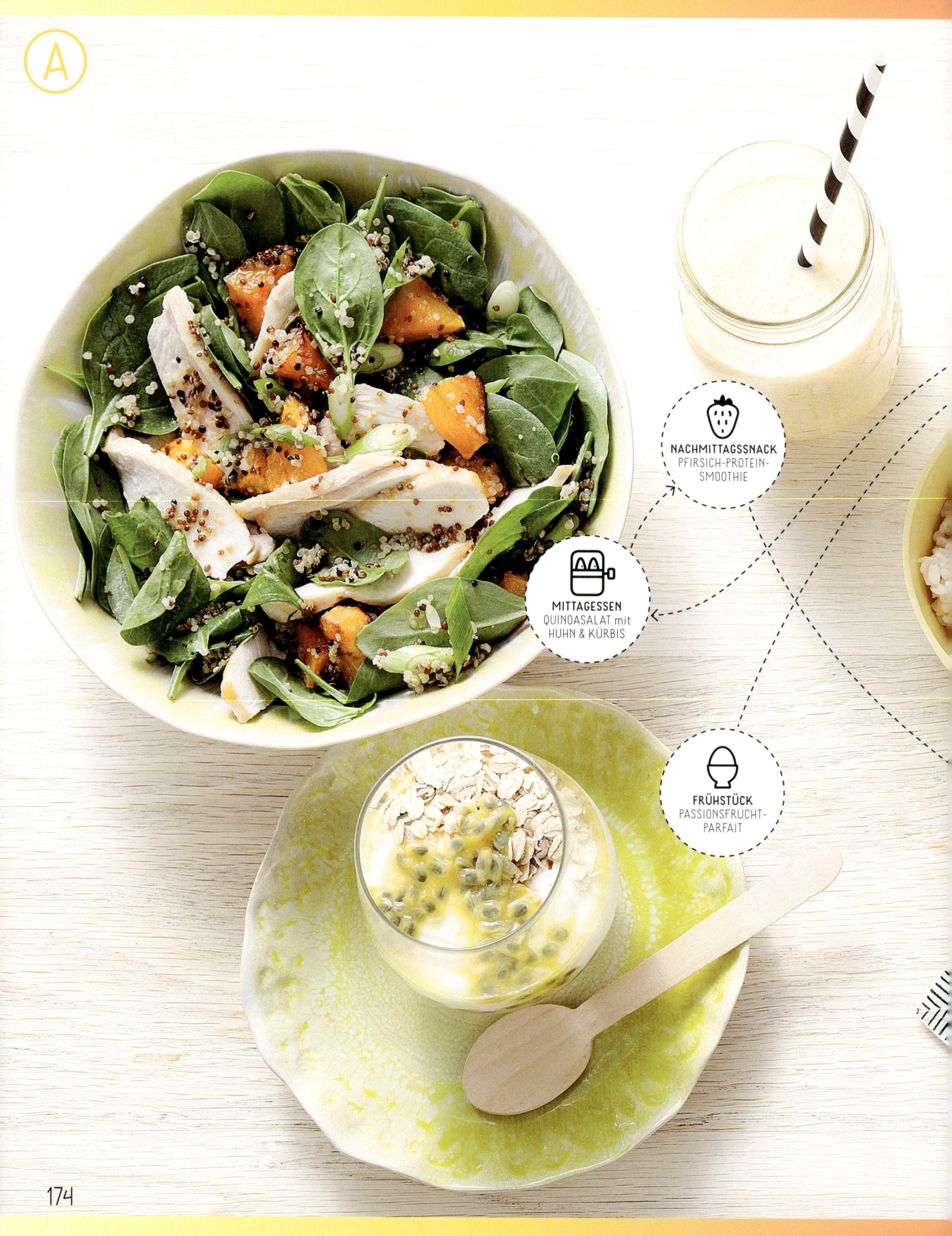

A

NACHMITTAGSSNACK
PFIRSICH-PROTEIN-
SMOOTHIE

MITTAGESSEN
QUINOASALAT mit
HUHN & KÜRBIS

FRÜHSTÜCK
PASSIONSFRUCHT-
PARFAIT

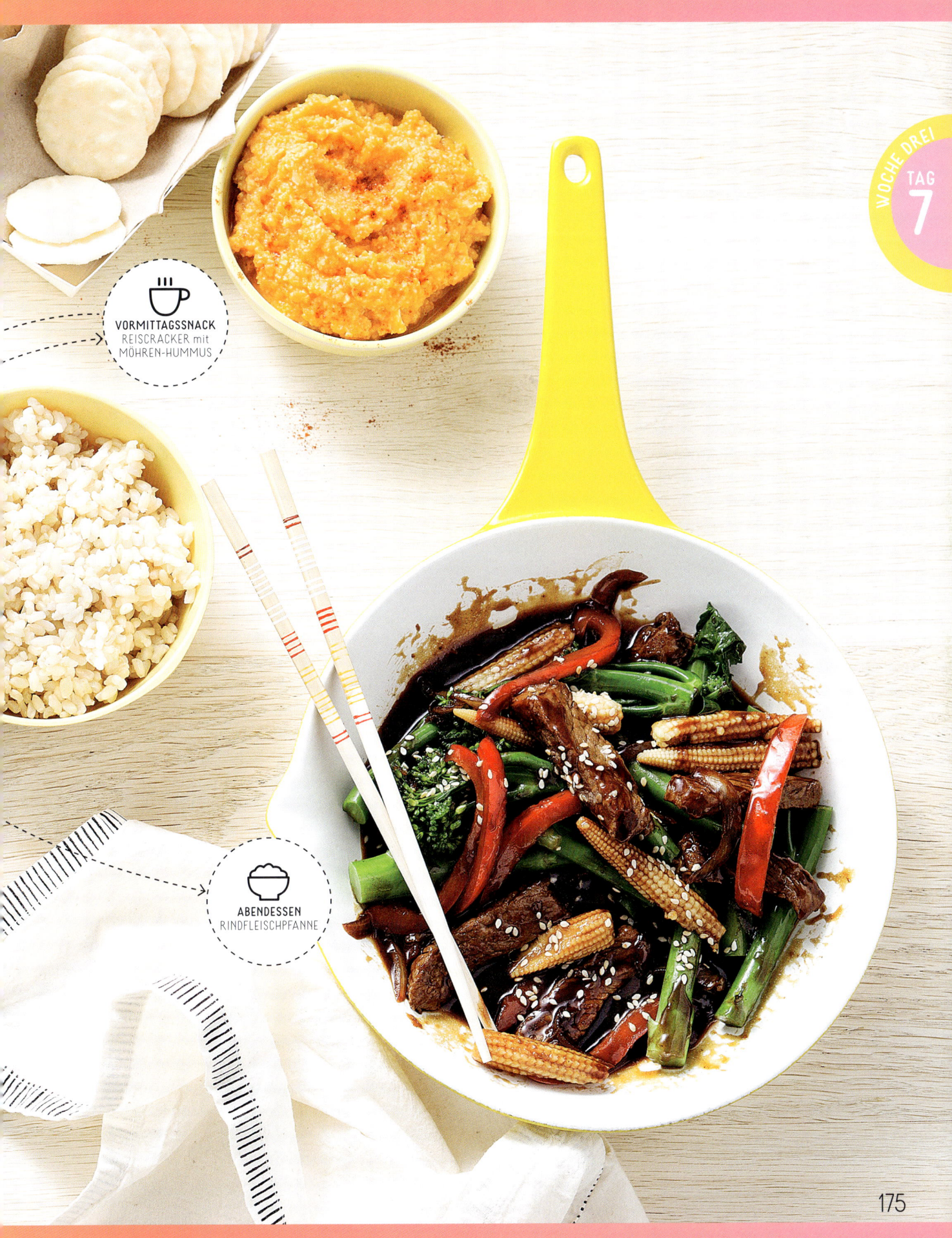

WOCHE DREI
TAG
7

VORMITTAGSSNACK
REISCRACKER mit
MÖHREN-HUMMUS

ABENDESSEN
RINDFLEISCHPFANNE

175

PASSIONSFRUCHT-PARFAIT

FRÜHSTÜCK FÜR 1 PERSON | ZUBEREITUNGSZEIT 5 MINUTEN + 10 MINUTEN KÜHLZEIT | SCHWIERIGKEITSGRAD EINFACH

200 g fettarmer Naturjoghurt

60 g Müsli

5 Passionsfrüchte, halbiert

Joghurt, Müsli und Passionsfrucht in ein Glas schichten.

10 Minuten in den Kühlschrank stellen, dann servieren.

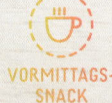

REISCRACKER mit MÖHREN-HUMMUS

VORMITTAGS-SNACK FÜR 1 PERSON | ZUBEREITUNGSZEIT 5 MINUTEN | GARZEIT 20 MINUTEN | SCHWIERIGKEITSGRAD EINFACH

12 Reiscracker (natur)

MÖHREN-HUMMUS

1 mittelgroße Möhre, grob gehackt

75 g Kichererbsen aus der Dose, abgetropft und abgespült

¼ Knoblauchzehe, zerdrückt

Zitronensaft nach Geschmack

1 Prise geräuchertes Paprikapulver

Meersalz nach Geschmack

Für das Möhren-Hummus die Möhre in einen kleinen Topf geben und mit kaltem Wasser knapp bedecken. Das Wasser zum Kochen bringen, dann auf schwache bis mittlere Hitze reduzieren. In 15–20 Minuten weich köcheln. Abtropfen lassen und zum Abkühlen beiseitestellen.

Möhre, Kichererbsen, Knoblauch, Zitronensaft, Paprikapulver und Salz in eine Küchenmaschine geben und zu einer glatten, cremigen Masse verarbeiten. Um Zeit zu sparen, kann das Möhren-Hummus auch am Vorabend zubereitet und in einem luftdichten Behälter im Kühlschrank gelagert werden.

Die Reiscracker mit dem Möhren-Hummus servieren.

QUINOASALAT mit HUHN & KÜRBIS

MITTAGESSEN FÜR 1 PERSON | ZUBEREITUNGSZEIT 10 MINUTEN | GARZEIT 25 MINUTEN | SCHWIERIGKEITSGRAD EINFACH

120 g Kürbis, geschält und in 3 cm große Würfel geschnitten

Öl aus dem Zerstäuber

Meersalz und schwarzer Pfeffer nach Geschmack

100 g Hähnchenbrustfilet

30 g Quinoa

1 Frühlingszwiebel, in dünne Scheiben geschnitten

1 kleine Handvoll junger Spinat

HONIG-SENF-DRESSING

Saft von ½ Orange

1 TL Honig

1 TL körniger Senf

Den Ofen auf 180 °C vorheizen (Umluft: 160 °C) und zwei Backbleche mit Backpapier auslegen.

Den Kürbis auf einem Blech verteilen. Leicht mit Öl besprühen und mit Salz und Pfeffer würzen, falls gewünscht.

Das Hähnchen auf das andere Backblech legen. Leicht mit Öl besprühen und mit Salz und Pfeffer würzen, falls gewünscht.

Kürbis und Huhn 20–25 Minuten im Ofen rösten, bis der Kürbis weich und das Huhn gar ist. Den Kürbis dabei nach 10–12 Minuten mit der Zange wenden. Leicht abkühlen lassen. Sobald man es anfassen kann, das Fleisch in 5 mm dicke Scheiben schneiden.

Inzwischen Quinoa mit 250 ml Wasser in einen Topf geben und auf starker Hitze unter gelegentlichem Rühren zum Kochen bringen. Deckel aufsetzen und auf schwache Hitze reduzieren. 10–12 Minuten köcheln lassen, bis die Quinoakörner weich sind. Überschüssige Flüssigkeit abgießen.

Für das Honig-Senf-Dressing Orangensaft, Honig und Senf in einer kleinen Schüssel mit dem Schneebesen verrühren.

Zum Servieren Quinoa, Kürbis, Huhn, Frühlingszwiebel und Spinat in eine Schüssel füllen. Das Dressing darüberträufeln und alles vorsichtig mischen.

PFIRSICH-PROTEIN-SMOOTHIE

FÜR 1 PERSON | ZUBEREITUNGSZEIT 5 MINUTEN | SCHWIERIGKEITSGRAD EINFACH

1 großer Pfirsich, Stein entfernt und in mundgerechte Stücke geschnitten

100 g fettarmer Naturjoghurt

250 ml fettarme Milch

1 Löffel (30 g) Proteinpulver (nach Belieben)

Pfirsich, Joghurt, Milch und Proteinpulver (falls verwendet) in einem Hochleistungsmixer glatt pürieren.

Zum Servieren in ein Glas oder einen Shaker gießen.

RINDFLEISCHPFANNE

FÜR 2 PERSONEN | ZUBEREITUNGSZEIT 10 MINUTEN | GARZEIT 25 MINUTEN | SCHWIERIGKEITSGRAD EINFACH

120 g Naturreis

1 EL Sesamöl

170 g magere Rindfleischstreifen

½ kleine Zwiebel, in Scheiben geschnitten

½ mittelgroße rote Paprika, Samen entfernt und in dünne Streifen geschnitten

60 g junger Mais

130 g Brokkolini, in Scheiben geschnitten

2 Knoblauchzehen, zerdrückt

2½ EL Austernsauce

3 EL salzreduzierte Tamari- oder Sojasauce

1 EL Sesamsaat

Den Reis mit 300 ml Wasser in einem kleinen Topf unter gelegentlichem Rühren auf starker Hitze zum Kochen bringen. Deckel aufsetzen und auf schwache bis mittlere Hitze reduzieren. 20–25 Minuten köcheln lassen, bis die Flüssigkeit absorbiert und der Reis weich ist. Vom Herd nehmen und mit Deckel 5 Minuten stehen lassen.

Inzwischen einen großen Wok auf starker Hitze heiß werden lassen. Die Hälfte des Öls hineingeben und vorsichtig schwenken, bis die Wokwände benetzt sind. Auf dem Herd stehen lassen, bis er sehr heiß ist.

Die Hälfte des Fleischs hineingeben und 1–2 Minuten unter Rühren braten, bis es gebräunt und gerade gar ist. Auf einen Teller legen und beiseitestellen. Den Wok wieder heiß werden lassen und mit dem restlichen Fleisch ebenso verfahren.

Das restliche Öl auf starker Hitze im Wok erhitzen. Zwiebel, Paprika, Mais, Brokkolini und Knoblauch zufügen und 2 Minuten unter Rühren braten. 4 Teelöffel Wasser zufügen und mit Deckel 30–60 Sekunden garen, bis das Gemüse weich, aber noch bissfest ist.

Austernsauce und Tamari- oder Sojasauce zufügen und gut untermischen. Sesamsaat und Fleisch zufügen und unter Rühren 1 Minute weiterbraten, bis alles heiß ist.

Zum Servieren den Reis in zwei Schüsseln füllen und die Rindfleischpfanne darauf verteilen.

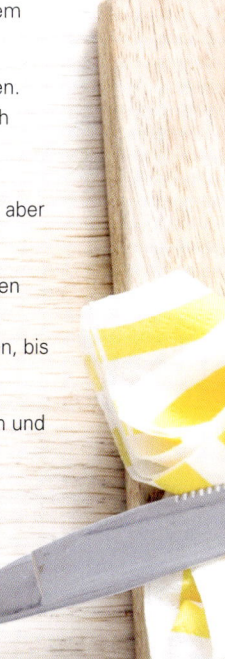

B

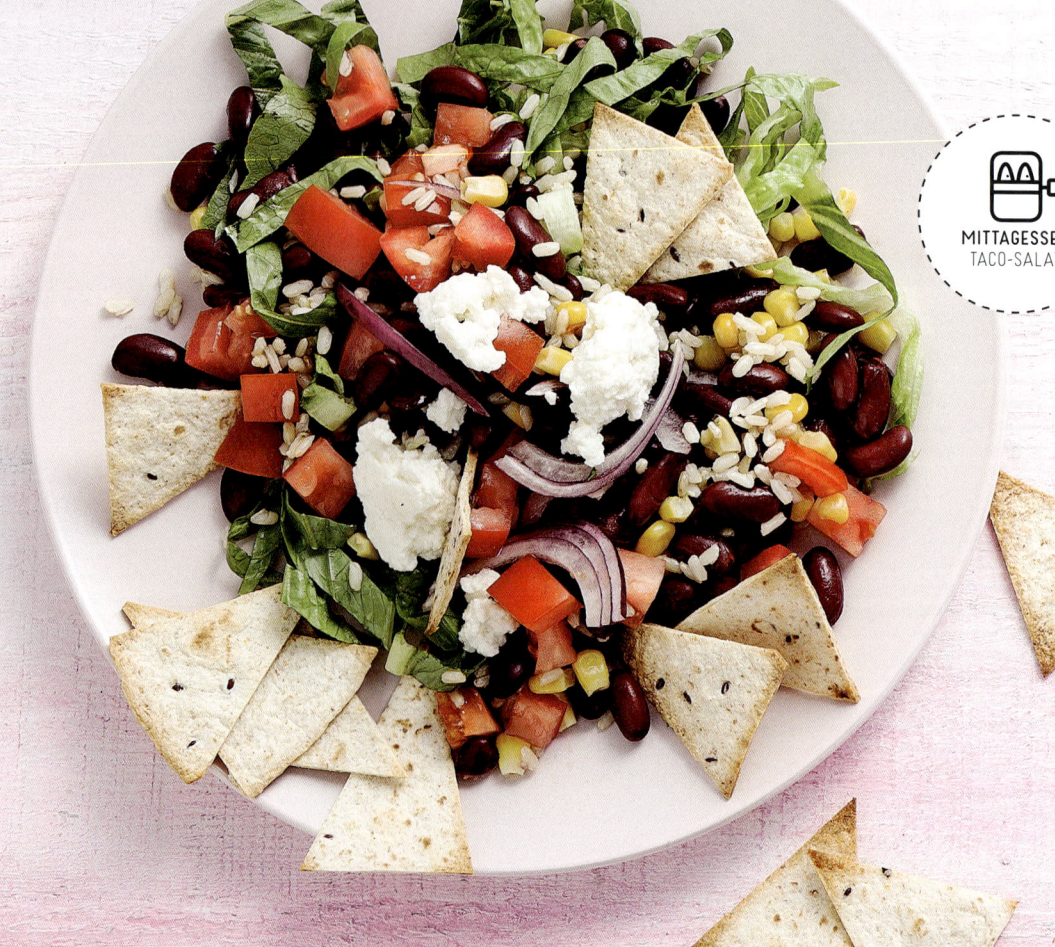

FRÜHSTÜCK
TROPICAL-SMOOTHIE-
BOWL

MITTAGESSEN
TACO-SALAT

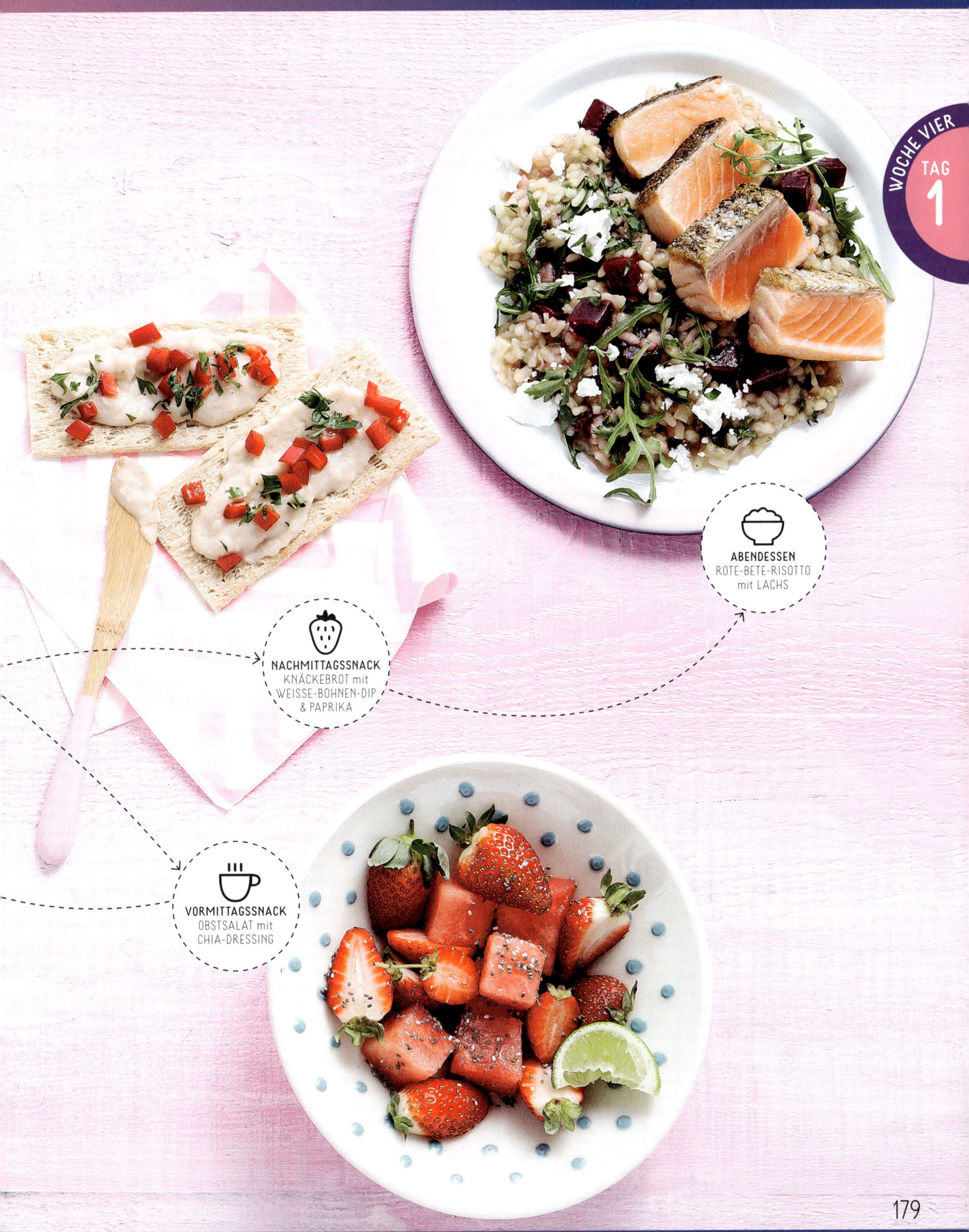

ABENDESSEN
ROTE-BETE-RISOTTO
mit LACHS

NACHMITTAGSSNACK
KNÄCKEBROT mit
WEISSE-BOHNEN-DIP
& PAPRIKA

VORMITTAGSSNACK
OBSTSALAT mit
CHIA-DRESSING

TROPICAL-SMOOTHIE-BOWL

FRÜHSTÜCK | FÜR 1 PERSON | ZUBEREITUNGSZEIT 5 MINUTEN | SCHWIERIGKEITSGRAD EINFACH

130 g Ananas, gehackt

½ tiefgekühlte mittelgroße Banane, gehackt

1 kleine Handvoll Grünkohl, Stiele entfernt und Blätter grob gehackt

200 g fettarmer Naturjoghurt

125 ml fettarme Milch

TOPPINGS

30 g Müsli

¼ mittelgroße Banane, geschält und in Scheiben geschnitten

1 TL Chiasamen

2 TL Kokosraspeln

Ananas, Banane, Grünkohl, Joghurt und Milch in einem Hochleistungsmixer glatt pürieren.

Zum Servieren die Smoothie-Mischung in eine Schüssel gießen und mit Müsli, Banane, Chiasamen und Kokosraspeln garnieren.

OBSTSALAT mit CHIA-DRESSING

VORMITTAGS-SNACK | FÜR 1 PERSON | ZUBEREITUNGSZEIT 5 MINUTEN | SCHWIERIGKEITSGRAD EINFACH

65 g Wassermelone, gewürfelt

65 g Erdbeeren, halbiert

CHIA-DRESSING

2 TL Chiasamen

1 TL Honig

Saft von ½ Limette

Für das Dressing Chiasamen, Honig und Limettensaft in einer kleinen Schüssel mit dem Schneebesen verrühren.

Zum Servieren Wassermelone und Erdbeeren in eine Schüssel geben. Das Dressing darüberträufeln und alles vorsichtig mischen.

TACO-SALAT

MITTAGESSEN | FÜR 1 PERSON | ZUBEREITUNGSZEIT 10 MINUTEN | GARZEIT 30 MINUTEN | SCHWIERIGKEITSGRAD EINFACH

30 g Naturreis

½ Vollkorn-Wrap, in Dreiecke geschnitten

1 kleine Handvoll Salatblätter, in feine Streifen geschnitten

¼ kleine rote Zwiebel, in dünne Scheiben geschnitten

½ mittelgroße Tomate, gewürfelt

30 g Mais aus der Dose, abgetropft und abgespült

150 g Kidneybohnen aus der Dose, abgetropft und abgespült

50 g fettarmer Ricotta

KORIANDER-HONIG-DRESSING

1 EL gehacktes frisches Koriandergrün

2 TL Limettensaft

½ TL Honig

Den Reis mit 125 ml Wasser in einem kleinen Topf unter gelegentlichem Rühren auf starker Hitze zum Kochen bringen. Deckel aufsetzen und auf schwache bis mittlere Hitze reduzieren. 20–25 Minuten köcheln lassen, bis die Flüssigkeit absorbiert und der Reis weich ist. Vom Herd nehmen und mit Deckel 5 Minuten stehen lassen.

Den Ofengrill auf höchster Stufe vorheizen und ein Backblech mit Backpapier auslegen.

Die Wrap-Dreiecke auf dem Backblech verteilen und 2 Minuten unter dem Grill rösten. Zum Abkühlen beiseitelegen.

Für das Dressing Koriandergrün, Limettensaft und Honig in einer kleinen Schüssel mit dem Schneebesen verrühren.

Zum Servieren den Salat auf dem Boden einer großen flachen Schüssel verteilen. Reis, Zwiebel, Tomate, Mais, Kidneybohnen und Ricotta darauf anrichten. Das Dressing darüberträufeln. Dazu die gerösteten Tacos reichen.

KNÄCKEBROT mit WEISSE-BOHNEN-DIP & PAPRIKA

NACHMITTAGS-SNACK | **FÜR** 1 PERSON | **ZUBEREITUNGSZEIT** 5 MINUTEN | **SCHWIERIGKEITSGRAD** EINFACH

2 Scheiben Roggen-Knäckebrot

½ mittelgroße rote Paprika, Samen entfernt und gewürfelt

gehackte frische Petersilie zum Garnieren (nach Belieben)

WEISSE-BOHNEN-DIP

75 g Cannellini-Bohnen aus der Dose, abgetropft und abgespült

¼ Knoblauchzehe, zerdrückt

Zitronensaft nach Geschmack

2 TL gehackte frische Petersilie

Meersalz und schwarzer Pfeffer nach Geschmack

Für den Dip Bohnen, Knoblauch, Zitronensaft, Petersilie, Salz, Pfeffer und 4 Teelöffel Wasser in einer Küchenmaschine zu einer glatten, cremigen Paste verarbeiten. Um Zeit zu sparen, kann der Dip auch am Vorabend zubereitet und in einem luftdichten Behälter im Kühlschrank gelagert werden.

Zum Servieren den Dip auf die Knäckebrote streichen und mit Paprika und Petersilie (falls verwendet) garnieren.

ROTE-BETE-RISOTTO mit LACHS

ABENDESSEN | **FÜR** 2 PERSONEN | **ZUBEREITUNGSZEIT** 10 MINUTEN | **GARZEIT** 1 STUNDE 20 MINUTEN | **SCHWIERIGKEITSGRAD** MITTEL

2 ½ kleine Rote Beten

750 ml salzreduzierte Gemüsebrühe

Öl aus dem Zerstäuber

½ kleine Zwiebel, fein gehackt

1 Knoblauchzehe, zerdrückt

120 g Arborio-Reis

2 TL frische Thymianblätter

2 Lachsfilets (je 85 g), enthäutet und entgrätet

1 große Handvoll Rucola

60 g salzreduzierter fettarmer Feta, zerkrümelt

2 EL gehackte frische Petersilie

Den Ofen auf 180 °C (Umluft: 160 °C) vorheizen.

Die Roten Beten mit 4 Teelöffel Wasser in Alufolie wickeln (so lassen sie sich besser dämpfen). In einen kleinen Bräter legen und 30–40 Minuten im Ofen weich rösten. Für die Garprobe einen Spieß in eine Bete stechen – wenn er leicht hineingleitet, ist die Bete gar. Zum Abkühlen beiseitestellen. Sobald man sie anfassen kann, schälen und würfeln. Um Zeit zu sparen, können die Roten Beten auch am Vorabend geröstet und in einem luftdichten Behälter im Kühlschrank gelagert werden.

Brühe in einem mittelgroßen Topf auf mittlerer Hitze heiß werden lassen.

Einen Topf auf mittlere Hitze stellen und leicht mit Öl einsprühen. Zwiebel und Knoblauch hineingeben und unter gelegentlichem Rühren 5 Minuten braten, bis die Zwiebel weich und glasig ist. Reis und Thymian zufügen und unter ständigem Rühren 3–4 Minuten mitbraten, bis die Mischung leicht angeröstet ist und duftet. Ein Viertel der angewärmten Brühe in den Topf mit dem Reis gießen und unter ständigem Rühren kochen lassen, bis der größte Teil absorbiert ist.

Die restliche Brühe kellenweise zugießen, dabei immer warten, bis die Flüssigkeit absorbiert ist, und ständig rühren. Auf diese Weise 20–25 Minuten kochen, bis die Brühe aufgebraucht und der Reis gar, aber noch bissfest ist. Wenn die Brühe aufgebraucht und der Reis noch nicht fertig ist, 60 ml Wasser zufügen (ggf. mehrmals), bis der Reis gar ist.

Inzwischen eine mittelgroße antihaftbeschichtete Pfanne auf mittlerer Hitze heiß werden lassen und leicht mit Öl einsprühen. Den Lachs hineingeben und 5–6 Minuten oder bis zum gewünschten Garzustand braten, dabei gelegentlich wenden. Auf einen Teller legen und 2 Minuten ruhen lassen. In dicke Scheiben schneiden.

Rote Bete und Rucola unter den Risotto rühren. Unter ständigem Rühren weiterkochen, bis die Bete heiß und der Rucola zusammengefallen ist.

Zum Servieren Risotto auf zwei Schüsseln verteilen und den Lachs darauf anrichten. Mit Feta und Petersilie bestreuen.

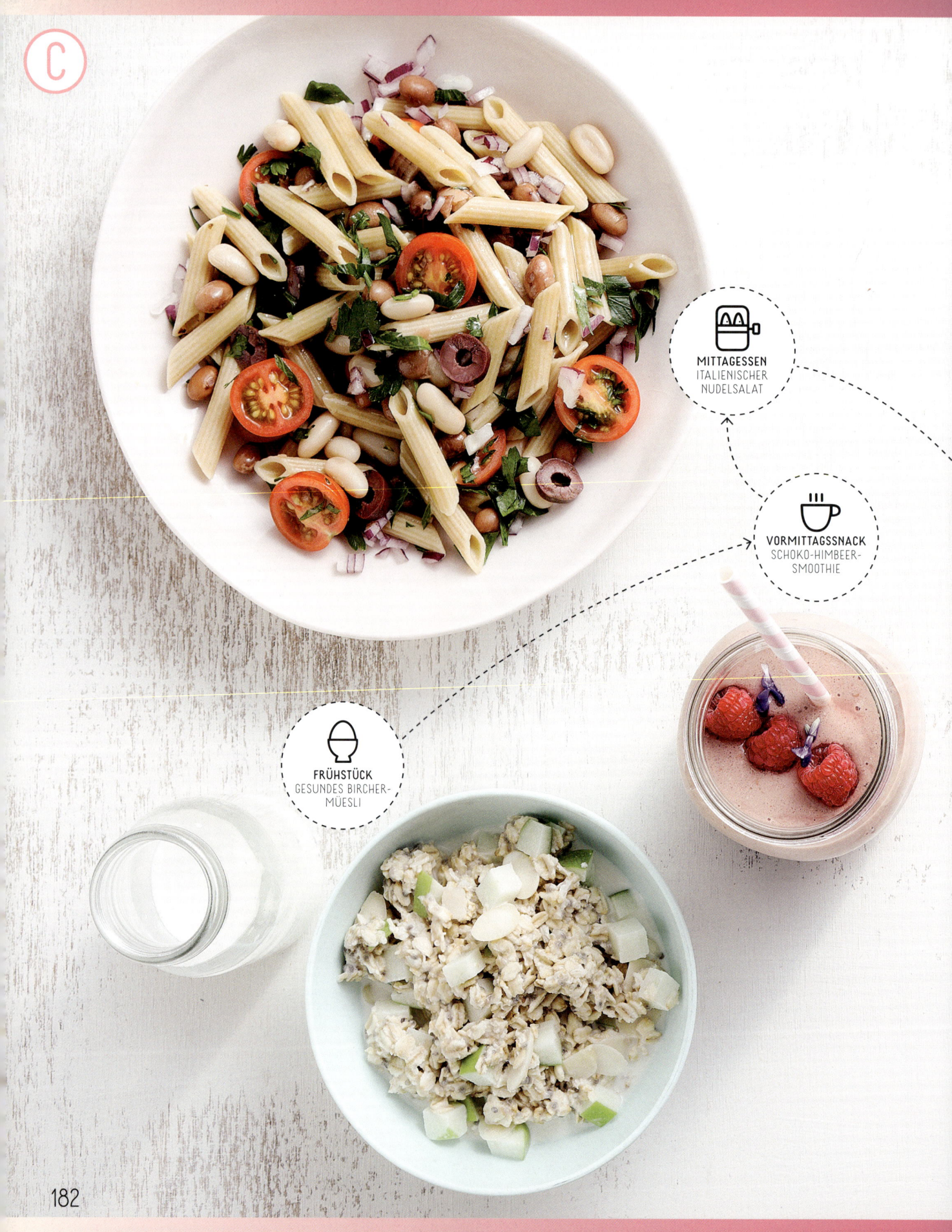

C

MITTAGESSEN
ITALIENISCHER
NUDELSALAT

VORMITTAGSSNACK
SCHOKO-HIMBEER-
SMOOTHIE

FRÜHSTÜCK
GESUNDES BIRCHER-
MÜESLI

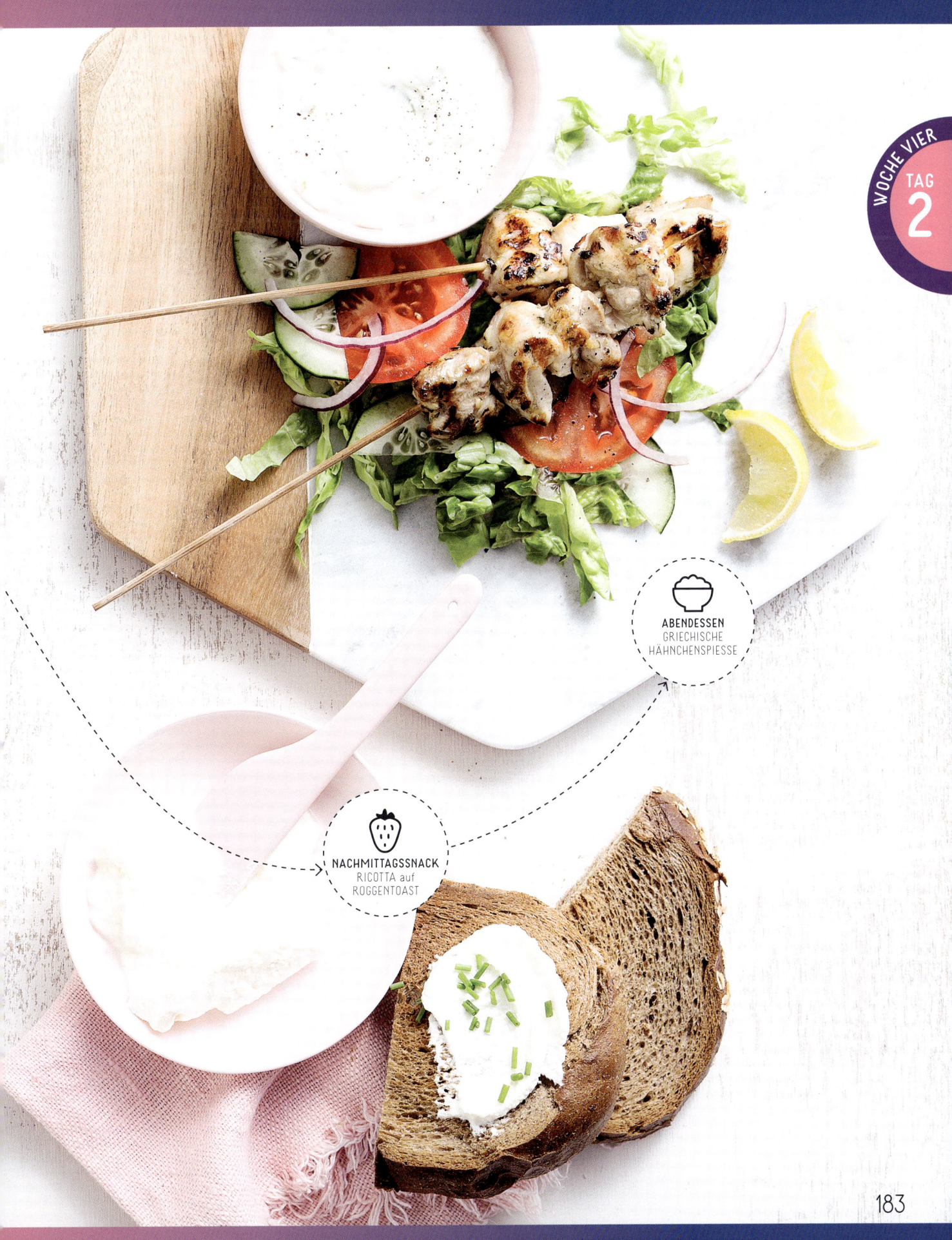

ABENDESSEN
GRIECHISCHE
HÄHNCHENSPIESSE

NACHMITTAGSSNACK
RICOTTA auf
ROGGENTOAST

GESUNDES BIRCHER-MÜESLI

FRÜHSTÜCK | FÜR 1 PERSON | ZUBEREITUNGSZEIT 5 MINUTEN + KÜHLZEIT ÜBER NACHT | SCHWIERIGKEITSGRAD EINFACH

60 g Haferflocken

1 TL Chiasamen

190 ml fettarme Milch

1 TL Ahornsirup

1 TL Vanilleextrakt

10 g gehobelte Mandeln

½ mittelgroßer Apfel

Haferflocken, Chiasamen, Milch, Ahornsirup, Vanilleextrakt und Mandeln in einer Schüssel gründlich mischen.

Mit Klarsichtfolie abdecken und über Nacht im Kühlschrank einweichen lassen.

Am nächsten Morgen den Apfel grob würfeln.

Zum Servieren das Müesli in eine Schüssel oder ein Glas füllen und den Apfel unterrühren.

SCHOKO-HIMBEER-SMOOTHIE

VORMITTAGS-SNACK | FÜR 1 PERSON | ZUBEREITUNGSZEIT 5 MINUTEN + 30 MINUTEN EINWEICHZEIT | SCHWIERIGKEITSGRAD EINFACH

1 ½ Medjool-Datteln, entsteint

30 g Haferflocken

160 g Himbeeren

4 TL Carobpulver oder 2 TL Kakaopulver (siehe Seite 49)

190 ml fettarme Milch

50 g fettarmer Naturjoghurt

Eiswürfel

Die Datteln in einer ofenfesten Schüssel mit kochendem Wasser bedecken und 30 Minuten einweichen lassen. Abtropfen lassen. Datteln, Haferflocken, 140 g Himbeeren, Carob- oder Kakaopulver, Milch, Joghurt und Eiswürfel in einem Hochleistungsmixer glatt pürieren.

Zum Servieren den Smoothie in ein Glas gießen und mit den restlichen Himbeeren garnieren.

ITALIENISCHER NUDELSALAT

MITTAGESSEN | FÜR 1 PERSON | ZUBEREITUNGSZEIT 10 MINUTEN | GARZEIT 15 MINUTEN | SCHWIERIGKEITSGRAD EINFACH

Meersalz

80 g Vollkornnudeln

75 g Cannellini-Bohnen aus der Dose, abgetropft und abgespült

75 g Borlotti-Bohnen aus der Dose, abgetropft und abgespült

8 Kirschtomaten, halbiert

4 Kalamata-Oliven, entsteint und gehackt

¼ kleine rote Zwiebel, fein gehackt

½ Knoblauchzehe, zerdrückt

1 kleine Handvoll frische Petersilie, gehackt

Meersalz und schwarzer Pfeffer nach Geschmack

Einen großen Topf mit Wasser füllen, eine Prise Salz hineingeben und zum Kochen bringen. Die Nudeln hineingeben und al dente kochen. Abtropfen lassen und zum Abkühlen beiseitestellen.

Zum Servieren Bohnen, Tomaten, Oliven, Zwiebel, Knoblauch, Petersilie und Nudeln in eine Schüssel füllen. Mit Salz und Pfeffer würzen, falls gewünscht, und alles vorsichtig mischen.

RICOTTA auf ROGGENBROT

NACHMITTAGS-SNACK | FÜR 1 PERSON | ZUBEREITUNGSZEIT 5 MINUTEN | SCHWIERIGKEITSGRAD EINFACH

1 Scheibe Vollkorntoast

25 g fettarmer Ricotta

1 EL Schnittlauchröllchen

Das Brot nach Geschmack toasten.

Zum Servieren den Ricotta auf dem Toast verteilen und mit den Schnittlauchröllchen garnieren.

GRIECHISCHE HÄHNCHENSPIESSE

ABENDESSEN | FÜR 2 PERSONEN | ZUBEREITUNGSZEIT 15 MINUTEN + 30 MINUTEN MARINIERZEIT | GARZEIT 10 MINUTEN | SCHWIERIGKEITSGRAD EINFACH

300 g Hähnchenbrustfilet (oder 260 g mageres Lammfilet), in 4 cm große Würfel geschnitten

3 große Handvoll Salatblätter

2 mittelgroße Tomaten, in Scheiben geschnitten

½ kleine rote Zwiebel, in Scheiben geschnitten

1 ½ mittelgroße Salatgurken, längs halbiert und in dünne Scheiben geschnitten

200 g Zaziki (siehe Seite 254)

DRESSING

Saft von ½ Zitrone

1 ½ TL Olivenöl

¼ TL gehackter frischer Oregano

MARINADE

½ Knoblauchzehe, zerdrückt

1 EL Zitronensaft

½ TL gehackter frischer Rosmarin

½ TL gehackter frischer Oregano

Meersalz und schwarzer Pfeffer nach Geschmack

Für die Marinade Knoblauch, Zitronensaft, Rosmarin, Oregano, Salz und Pfeffer in einer kleinen Schüssel mit dem Schneebesen verrühren. Die Marinade in eine große, flache Auflaufform gießen.

Das Fleisch in die Auflaufform legen und wenden, bis es überall benetzt ist. Mit Klarsichtfolie abdecken und 30 Minuten im Kühlschrank marinieren.

Inzwischen 4 Holzspieße 30 Minuten in kaltem Wasser einweichen, damit sie beim Grillen nicht anbrennen.

Ein Grillblech oder eine Grillpfanne auf starker Hitze heiß werden lassen.

Die Fleischwürfel auf die Spieße schieben und in 8–10 Minuten gar grillen, dabei häufig wenden.

Für das Dressing Zitronensaft, Öl und Oregano in einer kleinen Schüssel mit dem Schneebesen verrühren.

Salat, Tomate, Zwiebel und Gurke in eine große Schüssel füllen. Das Dressing darüberträufeln und alles vorsichtig mischen.

Zum Servieren Spieße und Salat auf zwei Teller verteilen. Dazu den Zaziki reichen.

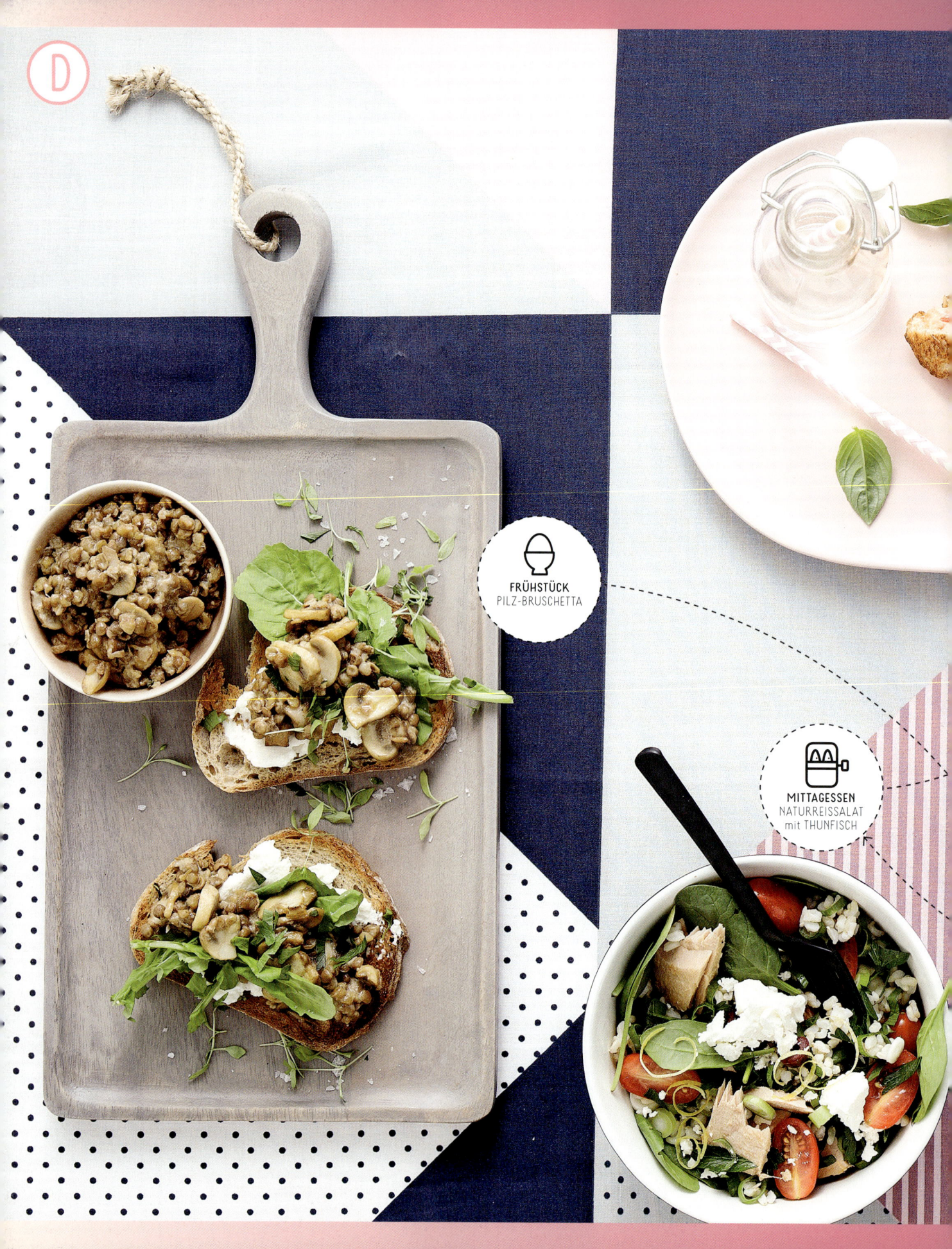

D

FRÜHSTÜCK
PILZ-BRUSCHETTA

MITTAGESSEN
NATURREISSALAT
mit THUNFISCH

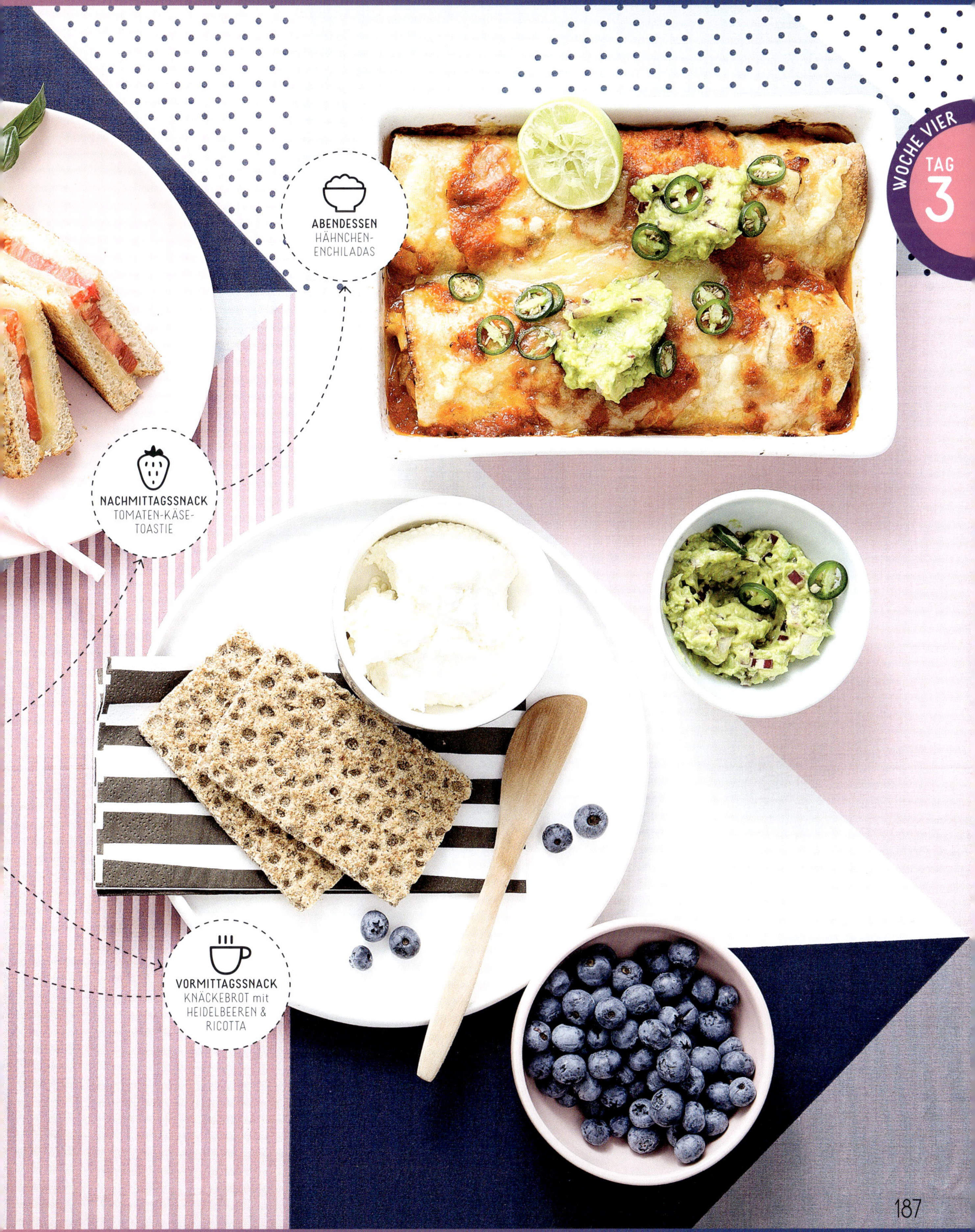

WOCHE VIER
TAG
3
ABENDESSEN
HÄHNCHEN-
ENCHILADAS
NACHMITTAGSSNACK
TOMATEN-KÄSE-
TOASTIE
VORMITTAGSSNACK
KNÄCKEBROT mit
HEIDELBEEREN &
RICOTTA

PILZ-BRUSCHETTA

FRÜHSTÜCK | FÜR 1 PERSON | ZUBEREITUNGSZEIT 10 MINUTEN | GARZEIT 20 MINUTEN | SCHWIERIGKEITSGRAD EINFACH

1½ TL Olivenöl

½ Knoblauchzehe, zerdrückt

75 g Champignons, in Scheiben geschnitten

1 frischer Thymianzweig, Blätter abgezupft

150 g braune Linsen aus der Dose, abgetropft und abgespült

60 ml fettarme Milch

Meersalz und schwarzer Pfeffer nach Geschmack

2 Scheiben Vollkornbrot

25 g fettarmer Ricotta

1 kleine Handvoll Rucola

1 EL gehackte frische Petersilie

Das Öl in einer antihaftbeschichteten Pfanne auf mittlerer Hitze heiß werden lassen. Knoblauch, Pilze und Thymian hineingeben und 6–7 Minuten braten, bis die Pilze weich und saftig sind.

Linsen und Milch zufügen und zum Kochen bringen. Auf schwache Hitze reduzieren und 10 Minuten köcheln lassen, bis die Sauce eingedickt ist. Mit Salz und Pfeffer würzen, falls gewünscht.

Inzwischen Brot nach Geschmack toasten.

Zum Servieren den Ricotta auf dem Brot verteilen und mit Rucola und der Pilzmasse belegen. Die Petersilie darüberstreuen.

KNÄCKEBROT mit HEIDELBEEREN & RICOTTA

VORMITTAGS-SNACK | FÜR 1 PERSON | ZUBEREITUNGSZEIT 2 MINUTEN | SCHWIERIGKEITSGRAD EINFACH

50 g fettarmer Ricotta

2 Scheiben Roggen-Knäckebrot

160 g Heidelbeeren

Zum Servieren den Ricotta auf die Knäckebrote streichen und mit den Heidelbeeren belegen.

NATURREISSALAT mit THUNFISCH

MITTAGESSEN | FÜR 1 PERSON | ZUBEREITUNGSZEIT 10 MINUTEN | GARZEIT 25 MINUTEN | SCHWIERIGKEITSGRAD EINFACH

30 g Naturreis

50 g Thunfisch in Wasser aus der Dose, abgetropft

1 Frühlingszwiebel, in dünne Scheiben geschnitten

1 kleine Handvoll junger Spinat

5 Kirschtomaten, halbiert

2 Kalamata-Oliven, entsteint und in Scheiben geschnitten

fein abgeriebene Schale und Saft von ½ Zitrone

2 TL gehackte frische Petersilie

30 g salzreduzierter fettarmer Feta, zerkrümelt

Den Reis mit 125 ml Wasser in einem kleinen Topf unter gelegentlichem Rühren auf starker Hitze zum Kochen bringen. Deckel aufsetzen und auf schwache bis mittlere Hitze reduzieren. 20–25 Minuten köcheln lassen, bis die Flüssigkeit absorbiert und der Reis weich ist. Vom Herd nehmen und mit Deckel 5 Minuten stehen lassen. Zum Abkühlen beiseitestellen. Um Zeit zu sparen, kann der Reis auch am Vorabend gekocht und in einem luftdichten Behälter im Kühlschrank gelagert werden.

Zum Servieren Reis, Thunfisch, Frühlingszwiebel, Spinat, Tomaten, Oliven, Zitronenschale, Zitronensaft und Petersilie in eine Schüssel füllen und vorsichtig mischen. Den Feta darüberkrümeln.

TOMATEN-KÄSE-TOASTIE

NACHMITTAGS-SNACK | FÜR 1 PERSON | ZUBEREITUNGSZEIT 5 MINUTEN | GARZEIT 5 MINUTEN | SCHWIERIGKEITSGRAD EINFACH

1 Scheibe Vollkorntoast, halbiert

½ mittelgroße Tomate, in Scheiben geschnitten

20 g fettarmer Cheddar, in Scheiben geschnitten

Meersalz und schwarzer Pfeffer nach Geschmack

frische Basilikumblätter

Ein Sandwicheisen vorheizen.

Eine Hälfte der Toastscheibe auf ein sauberes Schneidbrett legen und mit Tomate und Käse belegen. Falls gewünscht, mit Salz und Pfeffer würzen. Die andere Toasthälfte darauflegen.

Das Sandwich in das Sandwicheisen legen und den Deckel sanft herunterdrücken. 3–5 Minuten toasten, bis der Käse geschmolzen und das Sandwich goldbraun ist. Mit Basilikum garnieren und servieren.

HÄHNCHEN-ENCHILADAS

ABENDESSEN | FÜR 5 PERSONEN | ZUBEREITUNGSZEIT 15 MINUTEN | GARZEIT 45 MINUTEN | SCHWIERIGKEITSGRAD MITTEL

Öl aus dem Zerstäuber

1 kleine Zwiebel, fein gehackt

1 mittelgroße rote Paprikaschote, Samen entfernt und gehackt

1 Knoblauchzehe, zerdrückt

½ frische grüne Chilischote, gehackt (nach Belieben)

1 TL Chilipulver

½ TL gemahlener Kreuzkümmel

¼ TL geräuchertes Paprikapulver

1 Prise getrockneter Oregano

Meersalz und schwarzer Pfeffer nach Geschmack

600 g stückige Tomaten aus der Dose

400 g Hähnchenbrustfilet, in 5 cm große Würfel geschnitten

340 g Ananas, gewürfelt

50 g getrocknete Mango, gewürfelt

30 g Mais aus der Dose, abgetropft

2 Vollkorn-Wraps

80 g fettarmer Cheddar, gerieben

GUACAMOLE

100 g Avocado

Limettensaft nach Geschmack

fein gehackte frische grüne Chili nach Geschmack

½ kleine rote Zwiebel, fein gehackt

1 EL gehacktes frisches Koriandergrün

Meersalz und schwarzer Pfeffer nach Geschmack

Den Ofen auf 200 °C (Umluft: 180 °C) vorheizen.

Einen großen Topf auf mittlere Hitze stellen und leicht mit Öl einsprühen. Zwiebel und Paprika hineingeben und 5–7 Minuten braten, bis die Zwiebel glasig und die Paprika weich ist. Knoblauch, grüne Chilischote (falls verwendet), Chilipulver, Kreuzkümmel, Paprikapulver, Oregano, Salz und Pfeffer zufügen und unter ständigem Rühren 1 Minute mitbraten, bis die Mischung duftet.

Vom Herd nehmen und die Tomaten unterrühren. Mit einem Pürierstab glatt pürieren. Die Hälfte des Pürees in eine Schüssel füllen und beiseitestellen.

Den Topf mit dem restlichen Püree auf schwacher bis mittlerer Hitze zum Köcheln bringen. Das Fleisch hineinlegen und mit Deckel unter gelegentlichem Rühren 10–15 Minuten köcheln lassen, bis es gar ist. Vom Herd nehmen und Ananas, Mango und Mais unterrühren.

Die Wraps auf ein sauberes Schneidbrett legen und jeweils die Hälfte der Hähnchen-Tomaten-Masse darauf verteilen. Die Wraps aufrollen und mit der Naht nach unten in eine Auflaufform legen. Die aufgehobene Tomatensauce darüberlöffeln und alles mit dem Käse bestreuen. 20 Minuten im Ofen backen, bis der Käse geschmolzen und die Füllung heiß ist.

Inzwischen für die Guacamole das Avocadofleisch in eine kleine Schüssel löffeln und mit einer Gabel grob zerdrücken. Limettensaft, Chili, Zwiebel und Koriandergrün zufügen und alles mischen. Falls gewünscht, mit Salz und Pfeffer würzen.

Zum Servieren die Enchiladas jeweils halbieren und auf vier Teller verteilen. Mit der Guacamole garnieren.

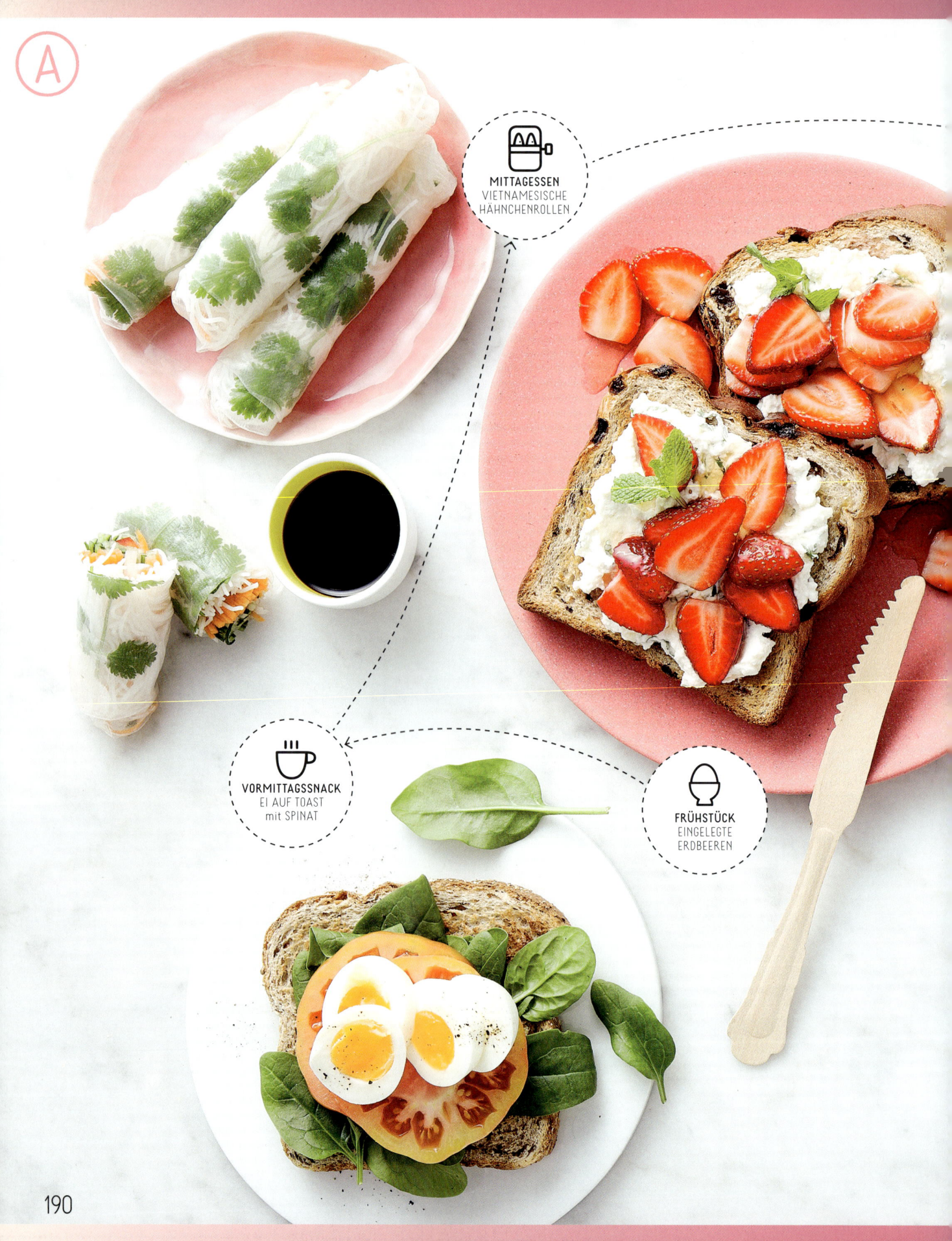

A

MITTAGESSEN
VIETNAMESISCHE
HÄHNCHENROLLEN

VORMITTAGSSNACK
EI AUF TOAST
mit SPINAT

FRÜHSTÜCK
EINGELEGTE
ERDBEEREN

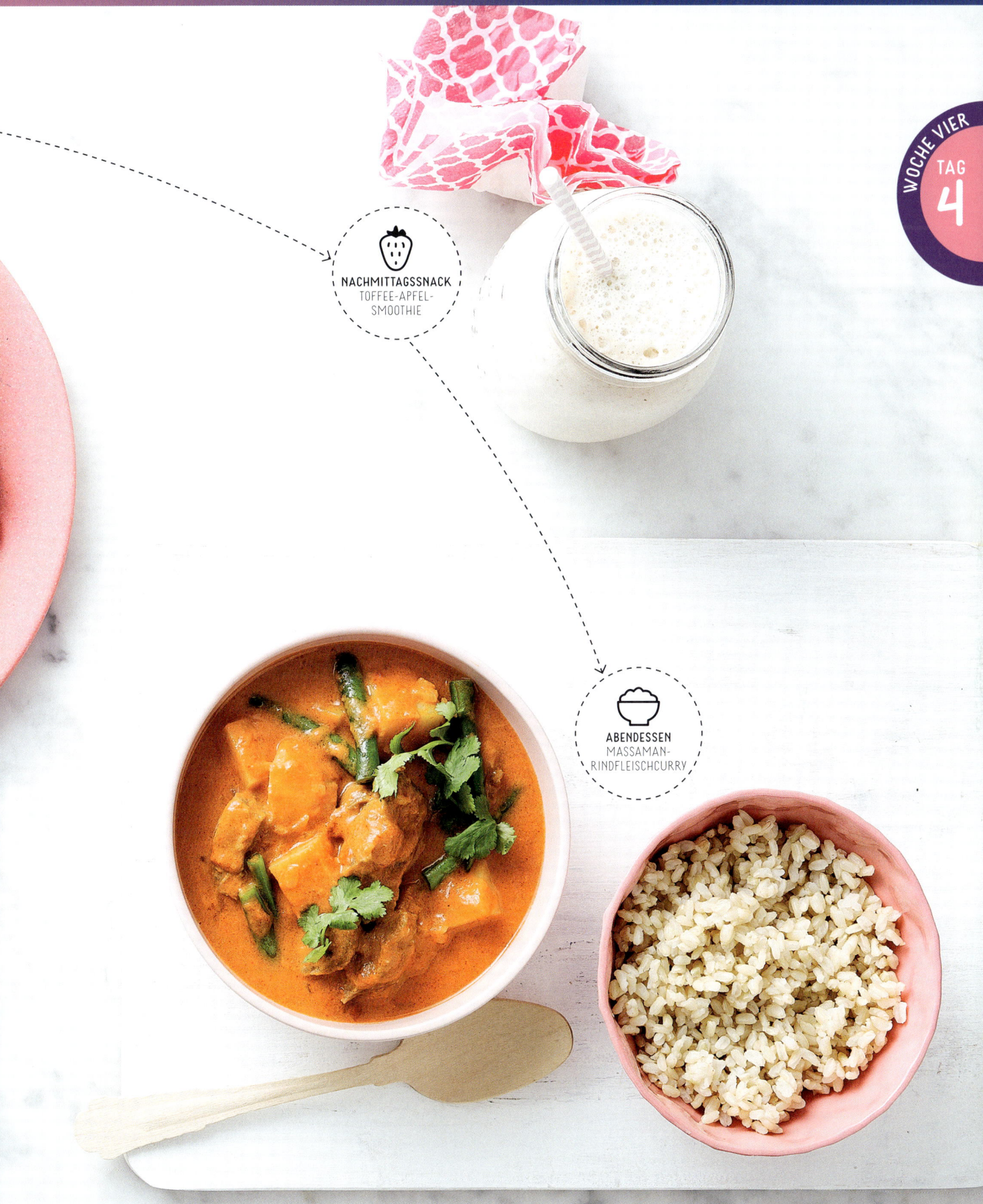

NACHMITTAGSSNACK
TOFFEE-APFEL-
SMOOTHIE

ABENDESSEN
MASSAMAN-
RINDFLEISCHCURRY

EINGELEGTE ERDBEEREN

FRÜHSTÜCK | FÜR 1 PERSON | ZUBEREITUNGSZEIT 5 MINUTEN + 30 MINUTEN RUHEZEIT | GARZEIT 2 MINUTEN | SCHWIERIGKEITSGRAD EINFACH

250 g Erdbeeren, entstielt und in Scheiben geschnitten

Saft von ¼ Orange

1 TL Honig

100 g fettarmer Ricotta

3 frische Minzeblätter, fein gehackt

2 Scheiben Früchtebrot

Erdbeeren, Orangensaft und Honig in eine kleine Schüssel geben und verrühren. 30 Minuten bei Raumtemperatur stehen lassen. So werden die Erdbeeren etwas weicher und geben Saft ab.

Ricotta und Minze in einer kleinen Schüssel gut verrühren.

Das Früchtebrot nach Geschmack toasten.

Zum Servieren den Ricotta auf den Toast streichen und mit den eingelegten Erdbeeren garnieren.

EI AUF TOAST mit SPINAT

VORMITTAGS-SNACK | FÜR 1 PERSON | ZUBEREITUNGSZEIT 5 MINUTEN | GARZEIT 10 MINUTEN | SCHWIERIGKEITSGRAD EINFACH

1 großes Ei

1 Scheibe Vollkorntoast

1 kleine Handvoll junger Spinat

½ mittelgroße Tomate, in Scheiben geschnitten

Das Ei in einen Topf legen und bis 2 cm über dem Ei mit kaltem Wasser füllen. Auf starker Hitze zum Kochen bringen. Auf schwache Hitze reduzieren und mit Deckel 7–8 Minuten köcheln lassen. Das Ei mit einem Schaumlöffel herausheben und in eine Schüssel mit Eiswasser legen. 1 Minute abkühlen lassen. Leicht an der Arbeitsplatte anstoßen und pellen. In Scheiben schneiden.

Das Brot nach Geschmack toasten.

Zum Servieren das Brot mit Spinat, Tomate und Ei belegen.

VIETNAMESISCHE HÄHNCHENROLLEN

MITTAGESSEN | FÜR 1 PERSON | ZUBEREITUNGSZEIT 15 MINUTEN + 10 MINUTEN EINWEICHZEIT | SCHWIERIGKEITSGRAD EINFACH

25 g Reisnudeln

4 kleine Teigblätter aus Reispapier

½ mittelgroße Salatgurke, in dünne Scheiben geschnitten

1 kleine Handvoll Sojasprossen

½ mittelgroße Möhre, in dünne Scheiben geschnitten

¼ mittelgroße rote Paprikaschote, Samen entfernt und in dünne Streifen geschnitten

100 g Hähnchenbrustfilet, gekocht und grob zerkleinert (siehe Seite 272)

frisches Koriandergrün

salzreduzierte Tamari- oder Sojasauce zum Servieren

Die Nudeln in eine ofenfeste Schüssel geben und mit kochendem Wasser bedecken. 10 Minuten stehen lassen, dann mit einer Gabel lockern. Abgießen und unter fließendem kalten Wasser abschrecken. Gut abtropfen lassen und beiseitestellen, bis sie etwas abgekühlt sind. Sobald man sie anfassen kann, in kleinere Stücke schneiden.

Reispapier, Gemüse, Hähnchen und Nudeln auf eine saubere Arbeitsfläche legen.

Eine große Schüssel für die Teigblätter mit warmem Wasser füllen. Jedes Teigblatt 1 Sekunde im Wasser weich werden lassen. Nicht länger einweichen, da das Reispapier sonst schnell zu weich wird und reißt.

Das Teigblatt auf ein Schneidbrett legen und je ein Viertel Nudeln, Gemüse und Fleisch auf das untere Drittel setzen. Falls gewünscht, einige Korianderblätter darauf verteilen. Die untere Kante nach oben schlagen, die Seiten nach innen einschlagen und das Teigblatt aufrollen. Mit der Naht nach unten beiseitelegen und aus den restlichen Zutaten auf dieselbe Weise drei weitere Rollen herstellen.

Zu den Rollen Tamari- oder Sojasauce in einer kleinen Schüssel zum Dippen servieren.

TOFFEE-APFEL-SMOOTHIE

FÜR 1 PERSON | **ZUBEREITUNGSZEIT** 5 MINUTEN + 30 MINUTEN EINWEICHZEIT | **SCHWIERIGKEITSGRAD** EINFACH

1 ½ Medjool-Datteln, entsteint
50 g ungesüßtes Apfelmus
4 TL Ahornsirup
1 Prise Zimt
250 ml fettarme Milch
100 g fettarmer Naturjoghurt
Eiswürfel

Die Datteln in einer ofenfesten Schüssel mit kochendem Wasser bedecken und 30 Minuten einweichen. Abtropfen lassen.

Datteln, Apfelmus, Ahornsirup, Zimt, Milch, Joghurt und Eiswürfel in einem Hochleistungsmixer glatt pürieren.

Zum Servieren in ein Glas oder einen Shaker füllen.

MASSAMAN-RINDFLEISCHCURRY

FÜR 2 PERSONEN | **ZUBEREITUNGSZEIT** 10 MINUTEN | **GARZEIT** 1 STUNDE 20 MINUTEN | **SCHWIERIGKEITSGRAD** EINFACH

120 g Naturreis
1 EL Olivenöl
½ kleine Zwiebel, fein gehackt
170 g magere Rinderhaxe, in 2,5 cm große Würfel geschnitten
4 TL Massaman-Currypaste
250 ml salzreduzierte Gemüsebrühe
150 g stückige Tomaten aus der Dose
120 ml fettarme Kokosmilch
1 mittelgroße Kartoffel, in 2,5 cm große Würfel geschnitten
8 grüne Bohnen, halbiert und Enden abgeschnitten
Meersalz und schwarzer Pfeffer nach Geschmack
frisches Koriandergrün zum Garnieren

Den Reis mit 300 ml Wasser in einem kleinen Topf unter gelegentlichem Rühren auf starker Hitze zum Kochen bringen. Deckel aufsetzen und auf schwache bis mittlere Hitze reduzieren. 20–25 Minuten köcheln lassen, bis die Flüssigkeit absorbiert und der Reis weich ist. Vom Herd nehmen und mit Deckel 5 Minuten stehen lassen.

Inzwischen das Öl in einem Topf auf mittlerer Hitze heiß werden lassen. Die Zwiebel hineingeben und in 4–5 Minuten unter gelegentlichem Rühren weich und glasig braten. Das Fleisch zufügen und 5 Minuten unter häufigem Rühren leicht anbräunen.

Die Currypaste zufügen und 1 Minute unter ständigem Rühren mitbraten, bis sie duftet. Brühe, Tomaten und Kokosmilch unterrühren und auf schwache bis mittlere Hitze reduzieren. Unter gelegentlichem Rühren 45 Minuten mit Deckel köcheln lassen, bis das Fleisch weich ist.

Die Kartoffel zufügen und mit Deckel 15–20 Minuten weiterkochen, bis sie gar ist. Die Bohnen hineingeben und in 5 Minuten weich kochen. Mit Salz und Pfeffer würzen.

Zum Servieren den Reis auf zwei Schüsseln verteilen und das Massaman-Curry darüberlöffeln. Mit dem Koriandergrün bestreuen.

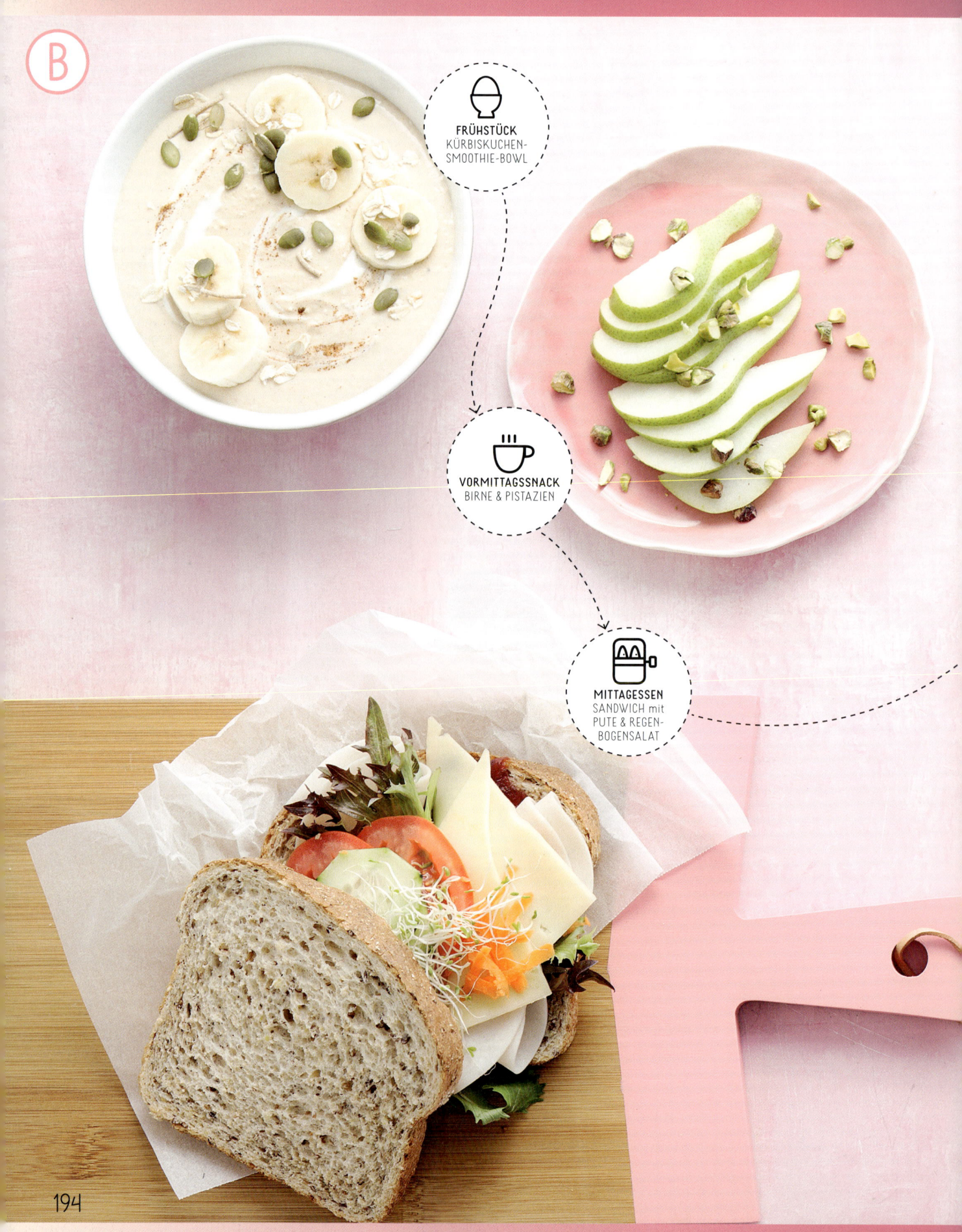

B

FRÜHSTÜCK
KÜRBISKUCHEN-
SMOOTHIE-BOWL

VORMITTAGSSNACK
BIRNE & PISTAZIEN

MITTAGESSEN
SANDWICH mit
PUTE & REGEN-
BOGENSALAT

194

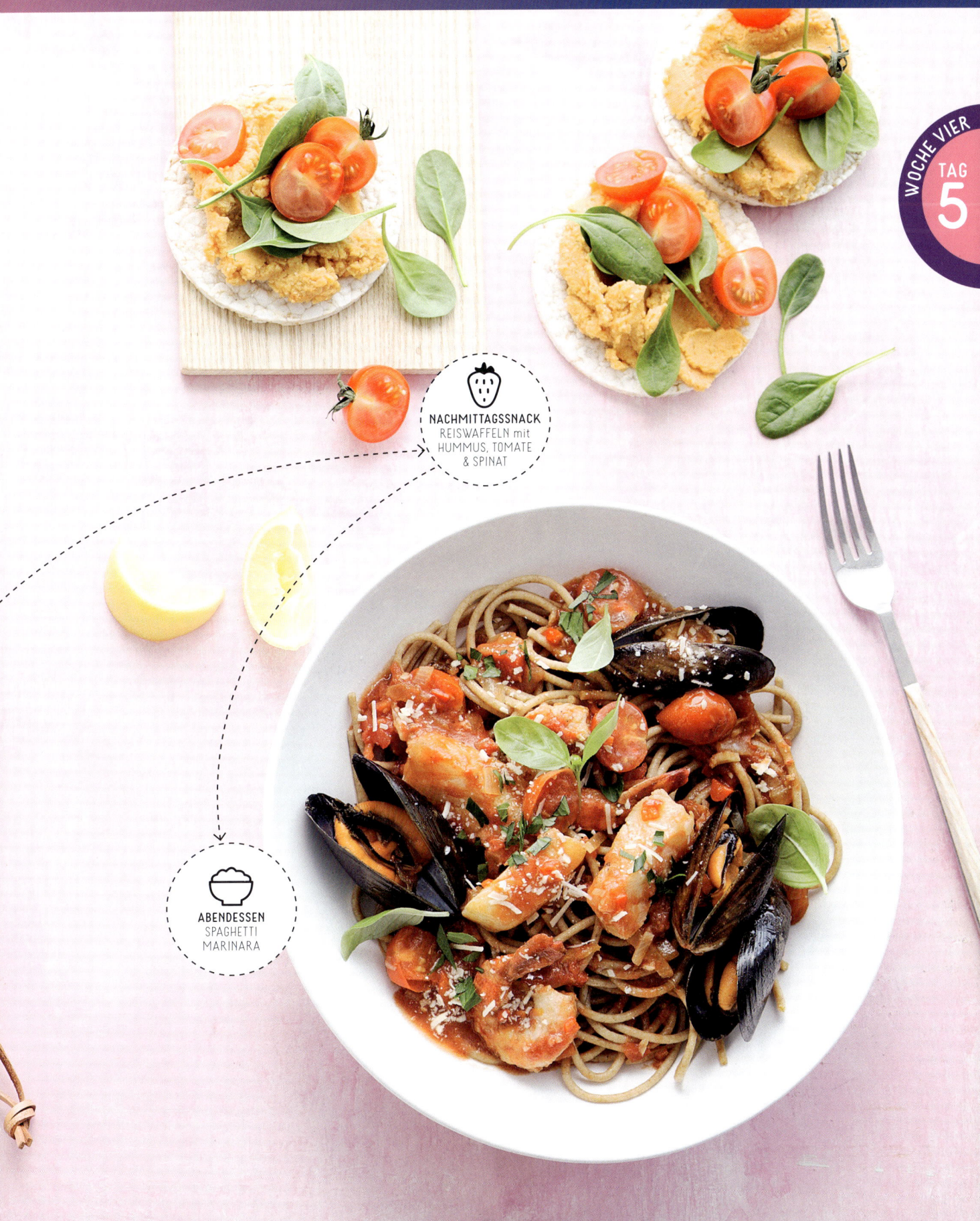

NACHMITTAGSSNACK
REISWAFFELN mit
HUMMUS, TOMATE
& SPINAT

ABENDESSEN
SPAGHETTI
MARINARA

195

KÜRBISKUCHEN-SMOOTHIE-BOWL

FRÜHSTÜCK **FÜR** 1 PERSON | **ZUBEREITUNGSZEIT** 5 MINUTEN | **GARZEIT** 15 MINUTEN | **SCHWIERIGKEITSGRAD** EINFACH

60 g Kürbis, in kleine Würfel geschnitten

1 tiefgekühlte mittelgroße Banane, gehackt

200 g fettarmer Naturjoghurt

125 ml fettarme Milch

2 TL Ahornsirup

1 Prise Zimt

1 Prise Muskatnuss

1 Prise gemahlener Ingwer

TOPPINGS

30 g Müsli

10 g Kürbiskerne

½ mittelgroße Banane, geschält und in Scheiben geschnitten

Einen Topf 5 cm hoch mit Wasser füllen und einen Dämpfkorb hineinstellen. Deckel aufsetzen und das Wasser auf starker Hitze zum Kochen bringen, dann auf mittlere Hitze reduzieren. Kürbis hineingeben und bei geschlossenem Deckel in 12–15 Minuten weich dämpfen. Alternative: Mit hoher Wattzahl 8–10 Minuten in der Mikrowelle garen. Zum Abkühlen beiseitestellen.

Kürbis, Banane, Joghurt, Milch, Ahornsirup, Zimt, Muskatnuss und Ingwer in einem Hochleistungsmixer glatt pürieren.

Zum Servieren den Smoothie in eine Schüssel gießen und mit Müsli, Kürbiskernen und Bananenscheiben garnieren.

BIRNE & PISTAZIEN

VORMITTAGS-SNACK **FÜR** 1 PERSON | **ZUBEREITUNGSZEIT** 2 MINUTEN | **SCHWIERIGKEITSGRAD** EINFACH

½ kleine Birne, in Scheiben geschnitten

10 g ungesalzene Pistazien, gehackt

Zum Servieren die Birne in eine kleine Schüssel legen und mit den Pistazien garnieren.

SANDWICH MIT PUTE & REGENBOGENSALAT

MITTAGESSEN **FÜR** 1 PERSON | **ZUBEREITUNGSZEIT** 10 MINUTEN | **SCHWIERIGKEITSGRAD** EINFACH

1 TL Cranberrysauce oder Dijonsenf nach Geschmack

2 Scheiben Vollkorntoast

90 g gekochte Putenbrust, in Scheiben geschnitten

20 g Emmentaler, in Scheiben geschnitten

1 kleine Handvoll Salatblätter

¼ mittelgroße Möhre, grob gerieben

¼ mittelgroße Salatgurke, in dünne Scheiben geschnitten

½ mittelgroße Tomate, in Scheiben geschnitten

1 kleine Handvoll Alfalfasprossen

Cranberrysauce oder Dijonsenf auf eine Toastscheibe streichen. Pute, Käse, Salat, Möhre, Gurke, Tomate und Alfalfa daraufschichten.

Die andere Toastscheibe darauflegen.

Zum Servieren auf einen Teller legen und in zwei Hälften schneiden.

REISWAFFELN mit HUMMUS, TOMATE & SPINAT

NACHMITTAGS-SNACK | **FÜR 1 PERSON** | **ZUBEREITUNGSZEIT** 5 MINUTEN | **SCHWIERIGKEITSGRAD** EINFACH

75 g Hummus (siehe Seite 254)

3 Reiswaffeln

1 kleine Handvoll junger Spinat

5 Kirschtomaten, halbiert

Zum Servieren das Hummus auf die Reiswaffeln streichen. Mit Spinat und Tomaten belegen.

SPAGHETTI MARINARA

ABENDESSEN | **FÜR 2 PERSONEN** | **ZUBEREITUNGSZEIT** 15 MINUTEN | **GARZEIT** 20 MINUTEN | **SCHWIERIGKEITSGRAD** MITTEL

160 g Vollkornspaghetti

Öl aus dem Zerstäuber

½ kleine Zwiebel, fein gewürfelt

2 Knoblauchzehen, zerdrückt

8 Miesmuscheln, gebürstet und Muschelbart entfernt

15 Kirschtomaten, halbiert

½ frische rote Chilischote, Samen entfernt und fein gehackt

4 frische Basilikumblätter, in dünne Streifen geschnitten

65 g Weißfisch-Filet, in 2 cm große Stücke geschnitten

5 rohe Garnelen, ausgelöst und Darmfäden entfernt, Schwänze intakt

300 g stückige Tomaten aus der Dose

Zitronensaft nach Geschmack

Meersalz und schwarzer Pfeffer nach Geschmack

1 große Handvoll frische Petersilie, fein gehackt

40 g Parmesan, gerieben

Einen großen Topf mit Wasser füllen, eine Prise Salz zufügen und zum Kochen bringen. Die Nudeln hineingeben und al dente kochen. Abtropfen lassen und zum Abkühlen beiseitestellen.

Inzwischen eine große antihaftbeschichtete Pfanne auf starker Hitze heiß werden lassen und leicht mit Öl besprühen. Zwiebel und Knoblauch hineingeben und unter häufigem Rühren 3–4 Minuten braten, bis die Zwiebel weich und glasig ist.

Muscheln, Kirschtomaten, Chili, Basilikum und 2 ½ Esslöffel Wasser zufügen. Auf starke Hitze erhöhen und 2–3 Minuten mit Deckel kochen, bis die Muscheln sich geöffnet haben. Alle geschlossenen Muscheln wegwerfen.

Die Muscheln an den Rand schieben und auf mittlere Hitze reduzieren. Fisch und Garnelen zufügen und 1–2 Minuten braten, dann vorsichtig wenden und weitere 1–2 Minuten braten.

Stückige Tomaten zufügen und 5–7 Minuten weitergaren, bis die Meeresfrüchte weich und die Tomaten heiß sind. Mit Zitronensaft, Salz und Pfeffer würzen, falls gewünscht.

Spaghetti und Petersilie zufügen und alles vorsichtig mischen.

Zum Servieren die Spaghetti Marinara auf zwei Schüsseln verteilen und mit Parmesan bestreuen.

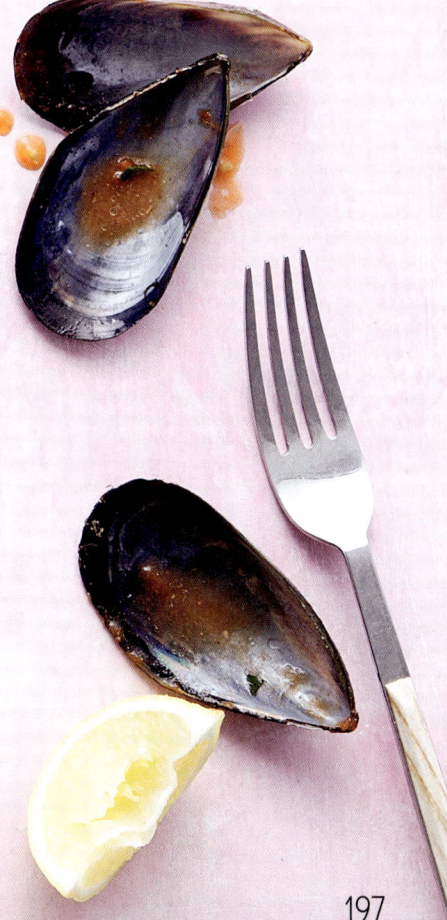

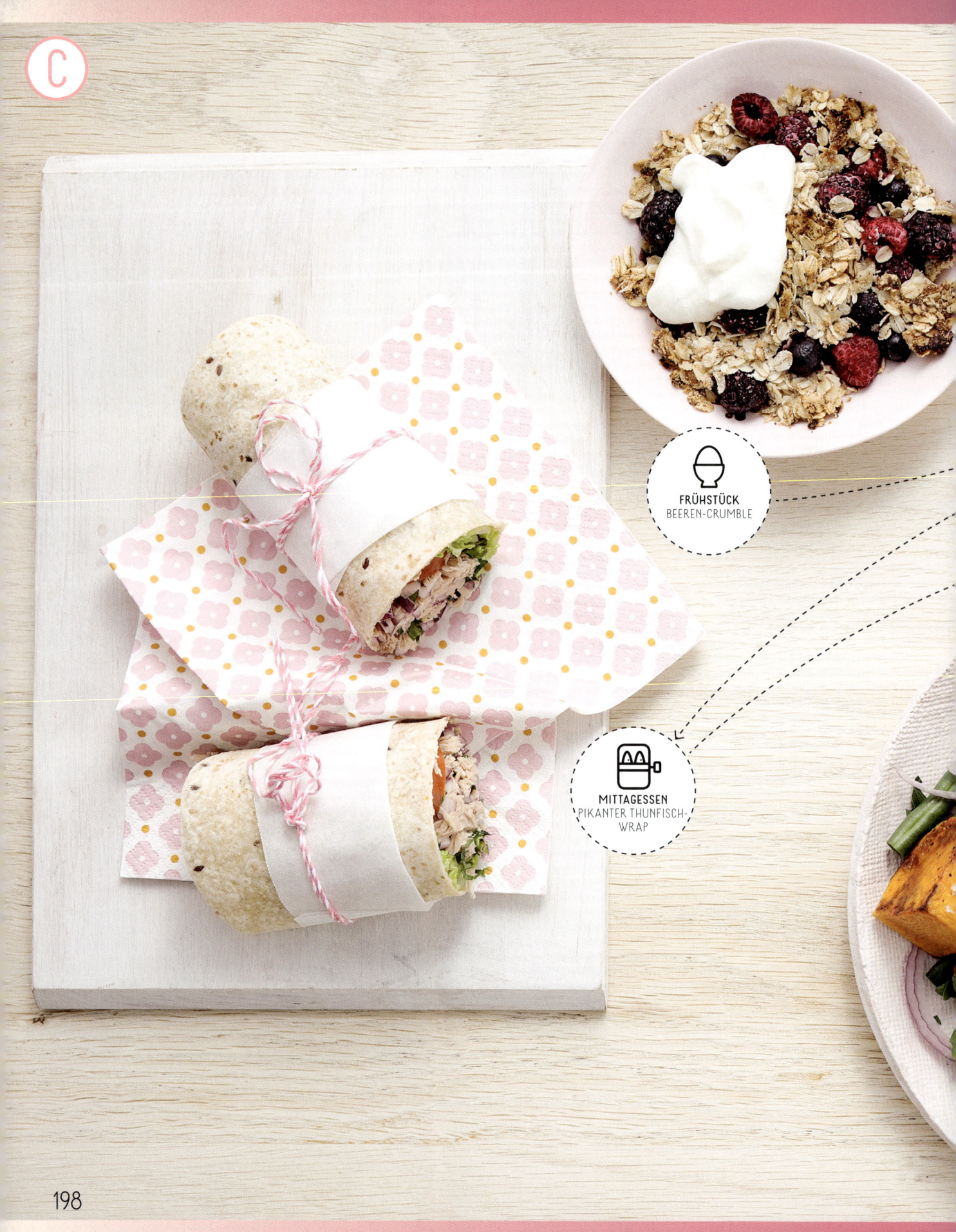

FRÜHSTÜCK
BEEREN-CRUMBLE

MITTAGESSEN
PIKANTER THUNFISCH-
WRAP

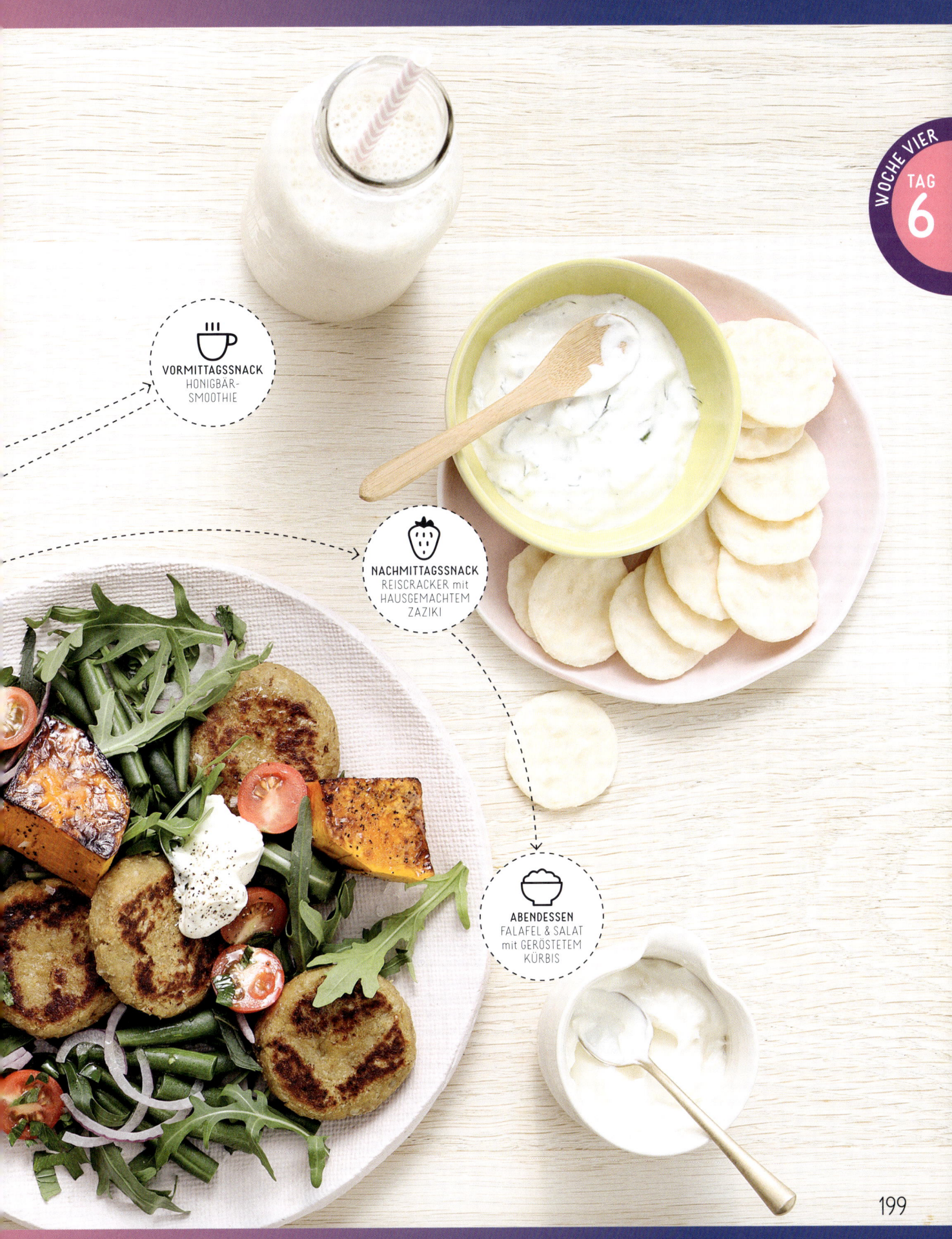

VORMITTAGSSNACK
HONIGBÄR-
SMOOTHIE

NACHMITTAGSSNACK
REISCRACKER mit
HAUSGEMACHTEM
ZAZIKI

ABENDESSEN
FALAFEL & SALAT
mit GERÖSTETEM
KÜRBIS

BEEREN-CRUMBLE

FRÜHSTÜCK FÜR 1 PERSON | ZUBEREITUNGSZEIT 10 MINUTEN + 3 MINUTEN RUHEZEIT | GARZEIT 35 MINUTEN | SCHWIERIGKEITSGRAD EINFACH

45 g Haferflocken

2 EL Vollkornmehl

1½ TL Kokosöl, zerlassen

1 TL gemahlene Mandeln

85 g tiefgekühlte gemischte Beeren, aufgetaut

150 g fettarmer Naturjoghurt

Den Ofen auf 170 °C (Umluft: 150 °C) vorheizen.

Haferflocken, Mehl, Kokosöl und gemahlene Mandeln in einer Schüssel gründlich verrühren.

Die Beeren in eine Souffléform legen und die Haferflockenmischung hineinfüllen.

30–35 Minuten backen, bis der Crumble goldbraun ist. Einige Minuten stehen lassen, dann in eine Schüssel umfüllen.

Den Crumble mit Joghurt garniert servieren.

HONIGBÄR-SMOOTHIE

VORMITTAGS-SNACK FÜR 1 PERSON | ZUBEREITUNGSZEIT 5 MINUTEN | SCHWIERIGKEITSGRAD EINFACH

30 g Haferflocken

1½ mittelgroße Bananen, geschält und gehackt

190 ml fettarme Milch

50 g fettarmer Naturjoghurt

2 TL Honig

¼ TL Zimt

Eiswürfel

Haferflocken, Banane, Milch, Joghurt, Honig, Zimt und Eiswürfel in einem Hochleistungsmixer glatt pürieren.

Zum Servieren in ein Glas oder einen Shaker füllen.

PIKANTER THUNFISCH-WRAP

MITTAGESSEN FÜR 1 PERSON | ZUBEREITUNGSZEIT 10 MINUTEN | SCHWIERIGKEITSGRAD EINFACH

100 g Thunfisch in Wasser aus der Dose, abgetropft

¼ kleine rote Zwiebel, fein gehackt

1 kleine Handvoll frische Petersilie, fein gehackt

Meersalz und schwarzer Pfeffer nach Geschmack

1 kleine Handvoll gemischte Salatblätter

fein abgeriebene Schale und Saft von ¼ Zitrone

1 Vollkorn-Wrap

2 Kalamata-Oliven, entsteint und in Scheiben geschnitten

½ mittelgroße Tomate, in Scheiben geschnitten

Thunfisch, Zwiebel und Petersilie in einer kleinen Schüssel mischen. Mit Salz und Pfeffer würzen, falls gewünscht.

Salat, Zitronenschale und Zitronensaft in eine weitere kleine Schüssel geben und vorsichtig mischen.

Zum Servieren den Wrap auf einen Teller legen und Thunfisch-Mischung, Salat, Oliven und Tomaten mittig längs darauf verteilen. Das untere Ende umschlagen und den Wrap aufrollen.

REISCRACKER mit ZAZIKI

NACHMITTAGS-SNACK | **FÜR** 1 PERSON | **ZUBEREITUNGSZEIT** 5 MINUTEN | **SCHWIERIGKEITSGRAD** EINFACH

12 Reiscracker (natur)

50 g Zaziki (siehe Seite 254)

Die Reiscracker mit Zaziki servieren.

FALAFEL & SALAT mit GERÖSTETEM KÜRBIS und JOGHURT-TAHINI-DRESSING

ABENDESSEN | **FÜR** 2 PERSONEN | **ZUBEREITUNGSZEIT** 15 MINUTEN + 30 MINUTEN KÜHLZEIT | **GARZEIT** 35 MINUTEN | **SCHWIERIGKEITSGRAD** MITTEL

360 g Kürbis, geschält und in 3 cm große Würfel geschnitten

Öl aus dem Zerstäuber

Meersalz und schwarzer Pfeffer nach Geschmack

15 grüne Bohnen, halbiert und Enden abgeschnitten

10 Kirschtomaten, halbiert

½ kleine rote Zwiebel, in Scheiben geschnitten

1 große Handvoll Rucola

1 kleine Handvoll frische Minze, grob gehackt

1 kleine Handvoll frische Petersilie, grob gehackt

FALAFEL

½ kleine Zwiebel, fein gehackt

2 Knoblauchzehen, zerdrückt

450 g Kichererbsen aus der Dose, abgetropft und abgespült

1 TL gemahlener Kreuzkümmel

1 TL gemahlener Koriander

½ TL edelsüßes Paprikapulver

2 EL Vollkornmehl

Zitronensaft nach Geschmack

Meersalz und schwarzer Pfeffer nach Geschmack

Öl aus dem Zerstäuber

JOGHURT-TAHINI-DRESSING

200 g fettarmer Naturjoghurt

2 TL Tahini

1 TL Honig

Limettensaft nach Geschmack

Den Ofen auf 180 °C (Umluft: 160 °C) vorheizen und zwei Backbleche mit Backpapier auslegen.

Kürbis auf einem Blech verteilen und leicht mit Öl besprühen. Mit Salz und Pfeffer würzen, falls gewünscht. 20–25 Minuten im Ofen rösten, bis der Kürbis weich und leicht gebräunt ist, dabei mit einer Zange alle 10 Minuten wenden. Zum Abkühlen beiseitestellen.

Für die Falafel Zwiebel, Knoblauch, Kichererbsen, Kreuzkümmel, Koriander, Paprikapulver, Mehl, Zitronensaft, Salz und Pfeffer in einer Küchenmaschine zu einer fast glatten Masse verarbeiten. Aus der Masse acht gleich große Pattys formen. Auf einen Teller legen, mit Klarsichtfolie abdecken und 30 Minuten in den Kühlschrank stellen.

Die Falafel auf dem zweiten Blech verteilen und leicht mit Öl besprühen. 15 Minuten im Ofen goldbraun und gar backen. Nach der Hälfte der Backzeit vorsichtig wenden.

Inzwischen für das Joghurt-Tahini-Dressing Joghurt, Tahini, Honig und Limettensaft in einer kleinen Schüssel mit dem Schneebesen verrühren.

Kürbis, Bohnen, Tomaten, Zwiebel, Rucola, Minze und Petersilie in eine große Schüssel füllen und alles vorsichtig mischen.

Zum Servieren den Salat auf zwei Teller verteilen. Auf jeden vier Falafel legen und das Joghurt-Tahini-Dressing darüberträufeln.

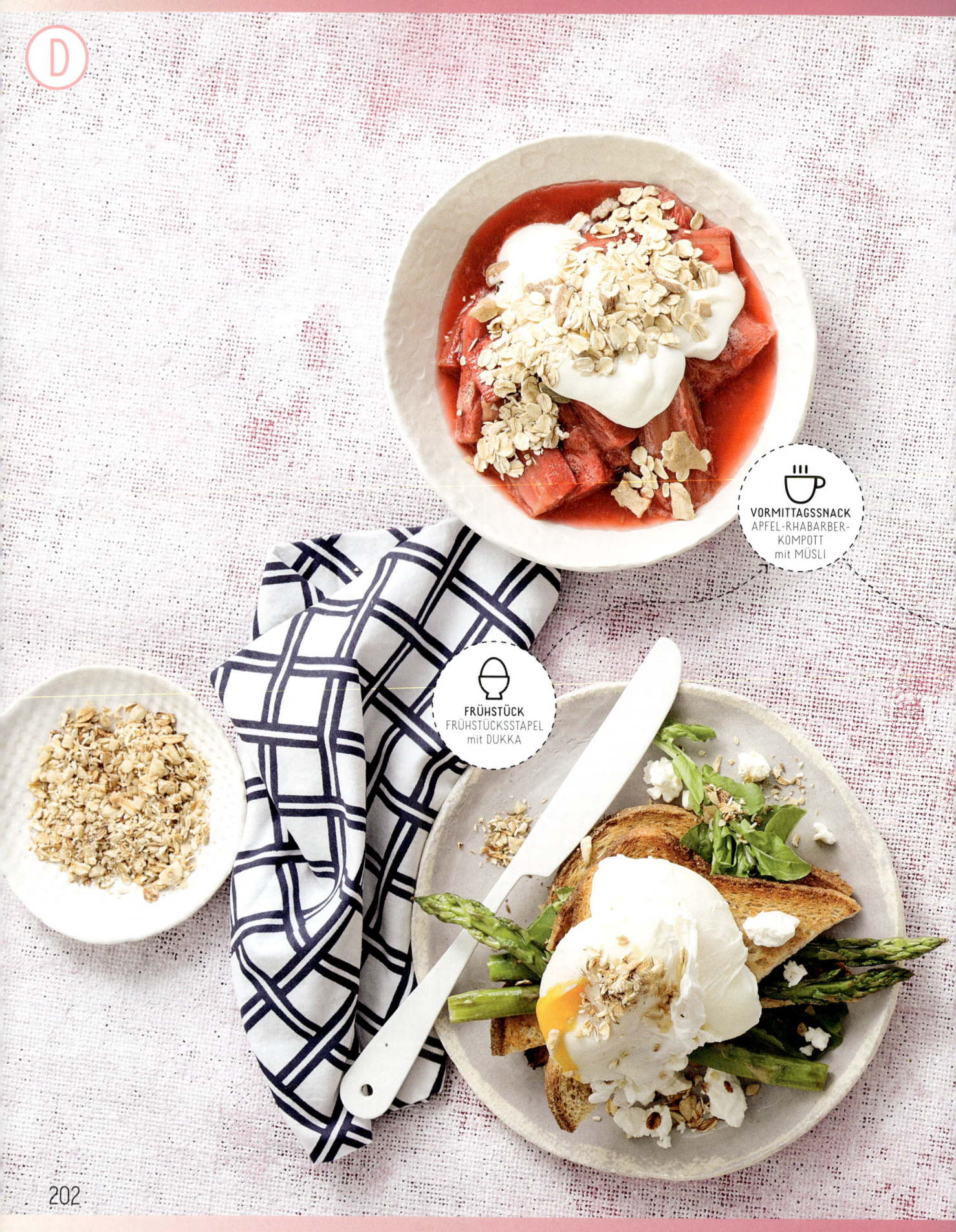

D

VORMITTAGSSNACK
APFEL-RHABARBER-
KOMPOTT
mit MÜSLI

FRÜHSTÜCK
FRÜHSTÜCKSSTAPEL
mit DUKKA

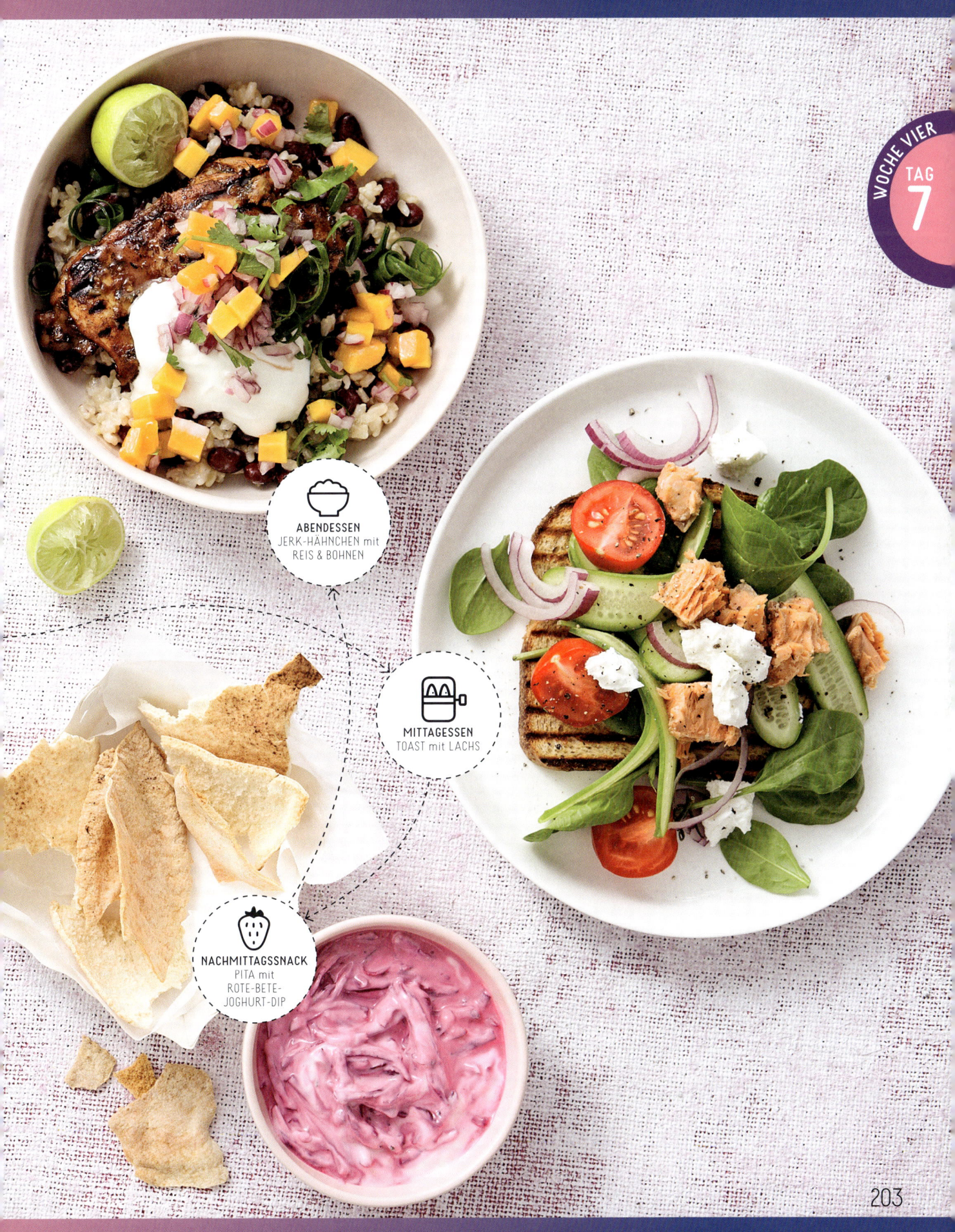

ABENDESSEN
JERK-HÄHNCHEN mit
REIS & BOHNEN

MITTAGESSEN
TOAST mit LACHS

NACHMITTAGSSNACK
PITA mit
ROTE-BETE-
JOGHURT-DIP

FRÜHSTÜCKSSTAPEL mit DUKKA

FRÜHSTÜCK | FÜR 1 PERSON | ZUBEREITUNGSZEIT 10 MINUTEN | GARZEIT 20 MINUTEN | SCHWIERIGKEITSGRAD EINFACH

3 Spargelstangen, unteres
Ende abgeschnitten

1 TL klarer Essig

2 große Eier

1 ½ Scheiben Vollkorntoast

1 kleine Handvoll Rucola

30 g salzreduzierter fettarmer
Feta, zerkrümelt

DUKKA

1 TL Haselnüsse, gehackt

1 TL Sesamsaat

15 g Haferflocken

¼ TL Koriandersamen

¼ TL Kreuzkümmelsamen

Meersalz und schwarzer
Pfeffer nach Geschmack

Für das Dukka eine antihaftbeschichtete Pfanne auf mittlerer Hitze heiß werden lassen. Die Haselnüsse hineingeben und 5–10 Minuten unter ständigem Rühren rösten, bis sie duften und leicht gebräunt sind. In eine Schüssel füllen und zum Abkühlen beiseitestellen. Die Sesamsaat in die Pfanne geben und 2 Minuten rösten, bis sie duften. In die Schüssel mit den Haselnüssen füllen und abkühlen lassen. Haselnüsse, Sesamsaat, Haferflocken, Koriandersamen, Kreuzkümmelsamen, Salz und Pfeffer in einem Mörser zu einem groben Pulver stampfen. Alternative: Elektrische Kaffeemühle verwenden.

Eine antihaftbeschichtete Pfanne auf mittlerer bis starker Hitze heiß werden lassen. Die Spargelstangen hineingeben und 3–5 Minuten rösten, bis sie zu bräunen beginnen.

Einen Topf 8 cm hoch mit Wasser füllen. Den Essig zufügen und auf mittlerer Hitze zum Kochen bringen, dann auf schwache Hitze reduzieren. Das Wasser sollte gerade noch sieden. Die Eier ins Wasser schlagen und für ein halbweiches Eigelb 2–3 Minuten oder für ein festes Eigelb 3–4 Minuten garen. Die Eier mit einem Schaumlöffel herausheben und auf Küchenpapier abtropfen lassen.

Das Brot nach Geschmack toasten und in drei Dreiecke schneiden.

Zum Servieren ein getoastetes Dreieck auf einen Teller legen und mit Rucola belegen. Ein zweites Dreieck darauflegen und den Spargel darauf verteilen. Zum Schluss mit dem dritten Dreieck und den pochierten Eiern belegen. Mit Feta und Dukka bestreuen.

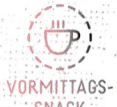

APFEL-RHABARBER-KOMPOTT mit MÜSLI

VORMITTAGS-SNACK | FÜR 1 PERSON | ZUBEREITUNGSZEIT 10 MINUTEN | GARZEIT 10 MINUTEN | SCHWIERIGKEITSGRAD EINFACH

½ mittelgroßer Apfel, geschält,

200 g Rhabarber, in Scheiben
geschnitten

4 TL Honig

½ TL Vanilleextrakt

½ Sternanis

1 Kardamomkapsel,
angestoßen

100 g fettarmer Naturjoghurt

30 g Müsli

In Scheiben geschnittener Apfel, Rhabarber, Honig, Vanilleextrakt, Sternanis und Kardamomkapsel mit 125 ml Wasser in einem mittelgroßen Topf unter gelegentlichem Rühren auf mittlerer Hitze zum Sieden bringen. Auf schwache Hitze reduzieren und 8–10 Minuten köcheln lassen, bis Rhabarber und Apfel weich sind und die Sauce eingedickt ist.

Sternanis und Kardamomkapsel herausnehmen und wegwerfen. Kompott zum Abkühlen beiseitestellen.

Zum Servieren das Apfel-Rhabarber-Kompott in eine Schüssel füllen und mit Joghurt und Müsli garnieren.

TOAST mit LACHS

MITTAGESSEN | FÜR 1 PERSON | ZUBEREITUNGSZEIT 5 MINUTEN | GARZEIT 2 MINUTEN | SCHWIERIGKEITSGRAD EINFACH

1 Scheibe Vollkorntoast

1 kleine Handvoll junge
Spinatblätter

½ mittelgroße Salatgurke, in
Scheiben geschnitten

¼ kleine rote Zwiebel, in
dünne Scheiben geschnitten

3 Kirschtomaten, halbiert

35 g Lachs aus der Dose,
abgetropft

25 g weicher Ziegenkäse

schwarzer Pfeffer nach
Geschmack

Das Brot nach Geschmack toasten.

Zum Servieren Toast auf einen Teller legen und mit Spinat, Gurke, Zwiebel, Tomate, Lachs und Ziegenkäse belegen. Mit Pfeffer würzen, falls gewünscht.

PITA-DREIECKE mit ROTE-BETE-JOGHURT-DIP

FÜR 1 PERSON | **ZUBEREITUNGSZEIT** 5 MINUTEN | **GARZEIT** 15 MINUTEN | **SCHWIERIGKEITSGRAD** EINFACH

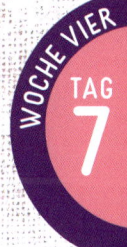

½ Vollkorn-Pita-Brot, in
4 Dreiecke geschnitten

Öl aus dem Zerstäuber

½ kleine Rote Bete

1 Prise gemahlener
Kreuzkümmel

1 Prise gemahlener Koriander

Zitronensaft nach Geschmack

100 g fettarmer Naturjoghurt

Meersalz und schwarzer
Pfeffer nach Geschmack

Den Ofen auf 200 °C (Umluft: 180 °C) vorheizen und ein Backblech mit
Backpapier auslegen.

Die Pita-Dreiecke auf dem Blech verteilen und leicht mit Öl besprühen.
5 Minuten im Ofen backen, bis sie zu bräunen beginnen. Die Dreiecke
wenden und weitere 5–8 Minuten backen, bis beide Seiten leicht gebräunt
sind. Zum Abkühlen beiseitestellen.

Inzwischen die geschälte und geriebene Rote Bete, Kreuzkümmel,
Koriander, Zitronensaft, Joghurt, Salz und Pfeffer in einer kleinen Schüssel
gründlich verrühren.

Die Pita-Dreiecke mit dem Rote-Bete-Joghurt-Dip servieren.

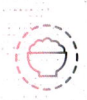

JERK-HÄHNCHEN mit REIS & BOHNEN,
MANGOSALSA & LIMETTENJOGHURT

FÜR 2 PERSONEN | **ZUBEREITUNGSZEIT** 30 MINUTEN + 4 STUNDEN MARINIERZEIT (ODER ÜBER NACHT) | **GARZEIT** 45 MINUTEN | **SCHWIERIGKEITSGRAD** MITTEL

200 g Hähnchenbrustfilet

Öl aus dem Zerstäuber

Limettenspalten zum
Servieren

JERK-MARINADE

½ kleine Zwiebel, fein gehackt

1 Frühlingszwiebel, fein
gehackt

½ frische rote Chilischote,
Samen entfernt und gehackt

1 Knoblauchzehe, gehackt

2 TL geriebener frischer
Ingwer

2 TL frische Thymianblätter,
fein gehackt

4 TL salzreduzierte Tamari-
oder Sojasauce

2 TL Honig

1 Prise Zimt

1 Prise Muskatnuss

½ TL gemahlener Piment

2 TL Limettensaft

REIS & BOHNEN

60 g Naturreis

120 ml fettarme Kokosmilch

1 Frühlingszwiebel, in dünne
Scheiben geschnitten

1 Knoblauchzehe, zerdrückt

¼ TL fein gehackter Thymian

150 g Kidneybohnen aus
der Dose, abgetropft und
abgespült

MANGOSALSA

2 mittelgroße Mangos,
geschält, Stein entfernt und
gewürfelt

½ kleine rote Zwiebel, fein
gehackt

1 EL gehacktes frisches
Koriandergrün

4 TL Limettensaft

4 TL Orangensaft

Meersalz und schwarzer
Pfeffer nach Geschmack

LIMETTENJOGHURT

200 g fettarmer Naturjoghurt

fein abgeriebene
Limettenschale und
Limettensaft nach Geschmack

Für die Jerk-Marinade Zwiebel, Frühlingszwiebel, Chili,
Knoblauch, Ingwer, Thymian, Tamari- oder Sojasauce,
Honig, Zimt, Muskatnuss, Piment und Limettensaft in einer
Küchenmaschine zu einer glatten Paste verarbeiten. In eine
flache Auflaufform gießen. Mit Einmalhandschuhen das Fleisch
hineinlegen und mit der Marinade einreiben. Mit Klarsichtfolie
abdecken und mindestens 4 Stunden oder über Nacht im
Kühlschrank marinieren.

Reis mit Kokosmilch, Frühlingszwiebel, Knoblauch, Thymian
und 80 ml Wasser auf starker Hitze zum Kochen bringen. Auf
schwache Hitze reduzieren und mit Deckel 20–25 Minuten
kochen, bis die Flüssigkeit absorbiert und der Reis weich
ist. Vom Herd nehmen, die Kidneybohnen unterrühren und
5 Minuten mit Deckel stehen lassen.

Inzwischen für die Salsa Mango, Zwiebel, Koriandergrün,
Limettensaft, Orangensaft, Salz und Pfeffer in einer kleinen
Schüssel vorsichtig verrühren. Beiseitestellen.

Eine Grillpfanne auf starker Hitze heiß werden lassen.
Das Hähnchen in die Pfanne legen und mit der Marinade
bestreichen. 5–6 Minuten grillen, dann wenden und weitere
5–6 Minuten grillen, bis das Fleisch gar ist. Auf einen Teller
legen und zum Ruhen beiseitestellen.

Für den Limettenjoghurt Joghurt, Limettenschale und
Limettensaft in einer kleinen Schüssel gut verrühren.

Zum Servieren die Reis-Bohnen-Mischung auf zwei Schüsseln
verteilen. Das Hähnchen darauf anrichten und mit Mangosalsa
garnieren. Die Joghurtsauce darüberträufeln und mit
Limettenspalten servieren.

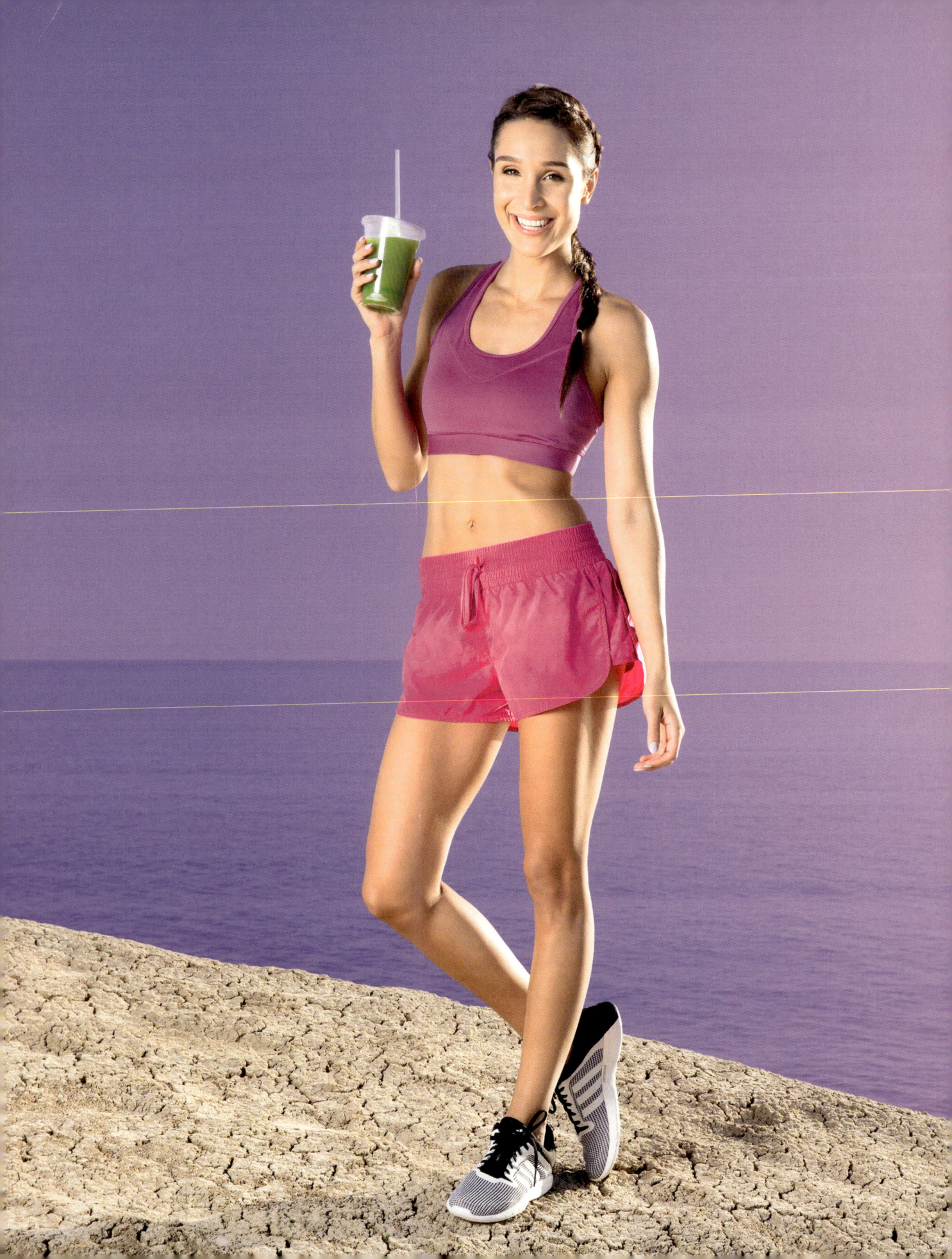

3

TEIL

AUS-TAUSCH-REZEPTE

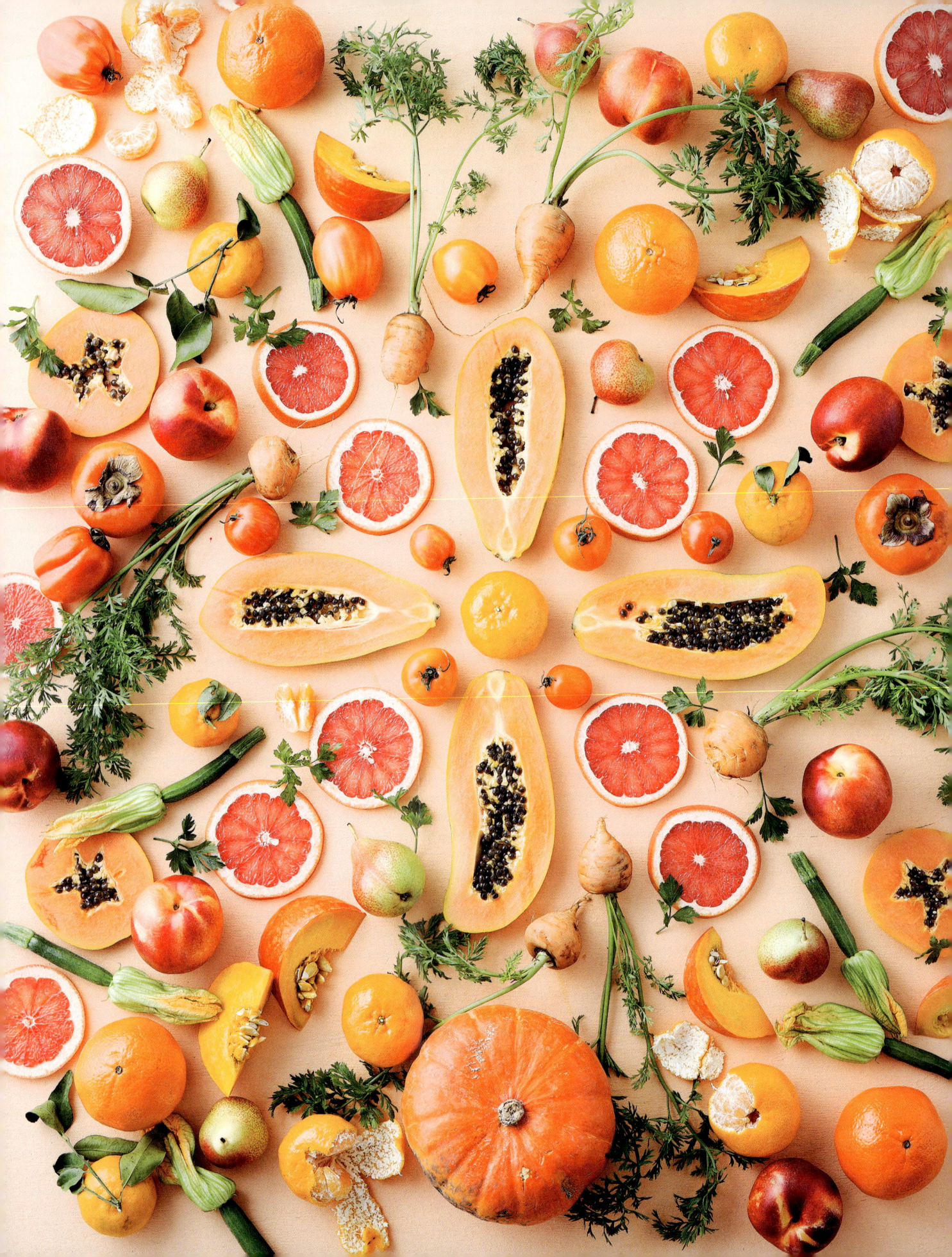

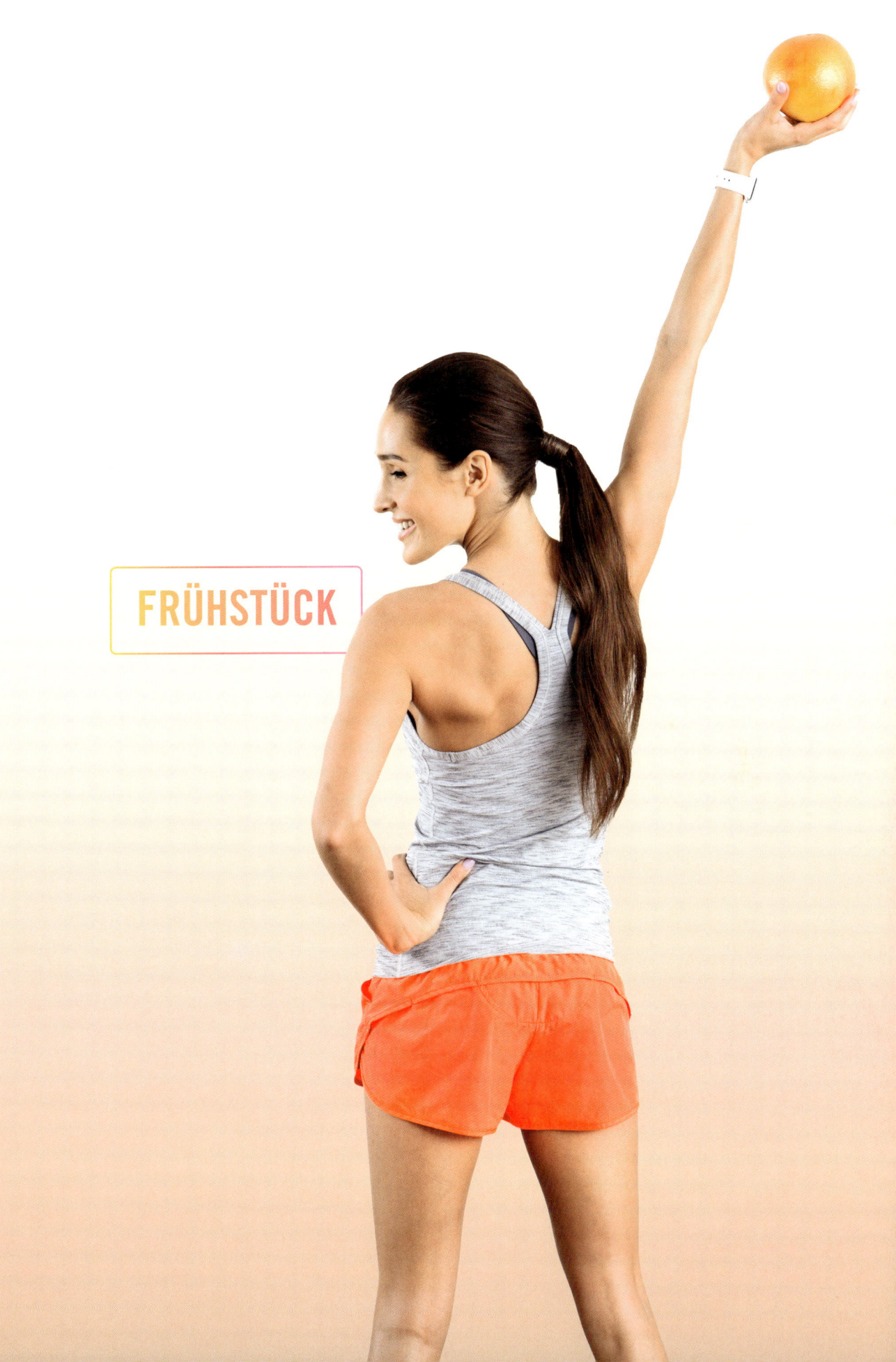

FRÜHSTÜCK

Ⓓ EIER mit AVOCADO-FETA-CREME

FÜR 1 PERSON
ZUBEREITUNGSZEIT 10 MINUTEN
GARZEIT 5 MINUTEN
SCHWIERIGKEITSGRAD EINFACH

Mein Standardfrühstück am Wochenende. Schmeckt genauso lecker wie in meinem Lieblingscafé!

25 g Avocado

¼ kleine rote Zwiebel, fein gehackt

30 g salzreduzierter fettarmer Feta, zerkrümelt

3 Kirschtomaten, geviertelt

Zitronensaft nach Geschmack

Meersalz und schwarzer Pfeffer nach Geschmack

1 TL klarer Essig

2 große Eier

2 Scheiben Vollkorntoast

1 kleine Handvoll junger Spinat

Die Avocado in eine kleine Schüssel geben und mit einer Gabel grob zerdrücken. Zwiebel, Feta, Tomate, Zitronensaft, Salz und Pfeffer zufügen und alles gut mischen.

Einen Topf 8 cm hoch mit Wasser füllen. Den Essig zufügen und auf mittlerer Hitze zum Kochen bringen, dann auf schwache bis mittlere Hitze reduzieren. Das Wasser sollte gerade noch sieden. Die Eier ins Wasser schlagen und für ein halbweiches Eigelb 2–3 Minuten oder für ein festes Eigelb 3–4 Minuten garen. Die Eier mit einem Schaumlöffel herausheben und auf Küchenpapier abtropfen lassen.

Das Brot nach Geschmack toasten.

Zum Servieren den Toast auf einen Teller legen und mit Spinat, Avocado-Feta-Creme und Eiern belegen.

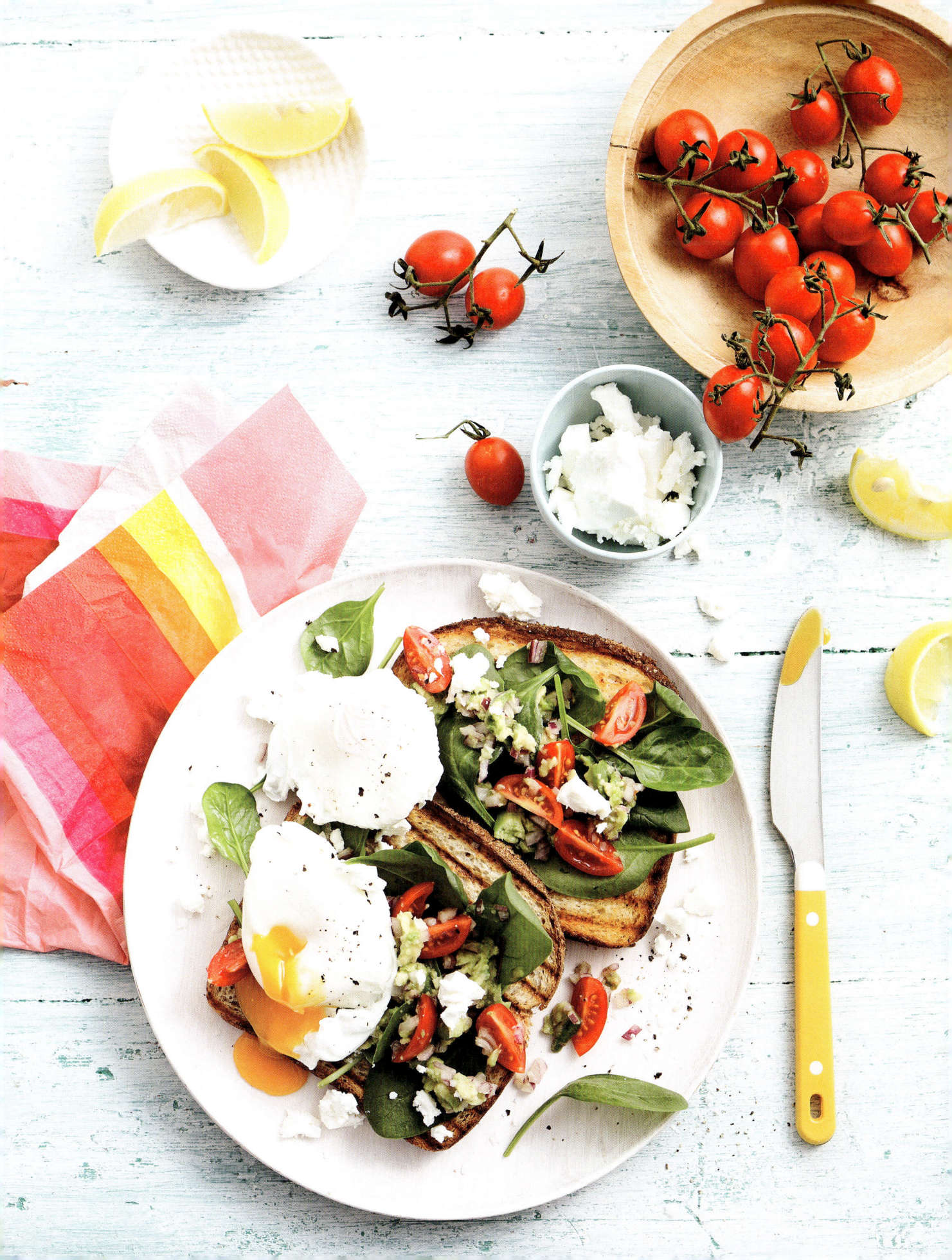

(C) GETOASTETES BROT mit FEIGE & RICOTTA

FÜR 1 PERSON
ZUBEREITUNGSZEIT 5 MINUTEN
GARZEIT 2 MINUTEN
SCHWIERIGKEITSGRAD EINFACH

Einfach lecker – Dekadenz auf Toast!

2 Scheiben Vollkornbrot

75 g fettarmer Ricotta

1 mittelgroße Feige, in
Scheiben geschnitten

15 g Walnüsse, grob gehackt

Honig zum Beträufeln

Brot nach Geschmack toasten.

Zum Servieren das Brot auf einen Teller legen. Ricotta darauf verteilen und
mit den Feigenscheiben belegen. Mit den Walnüssen bestreuen und
Honig darüberträufeln.

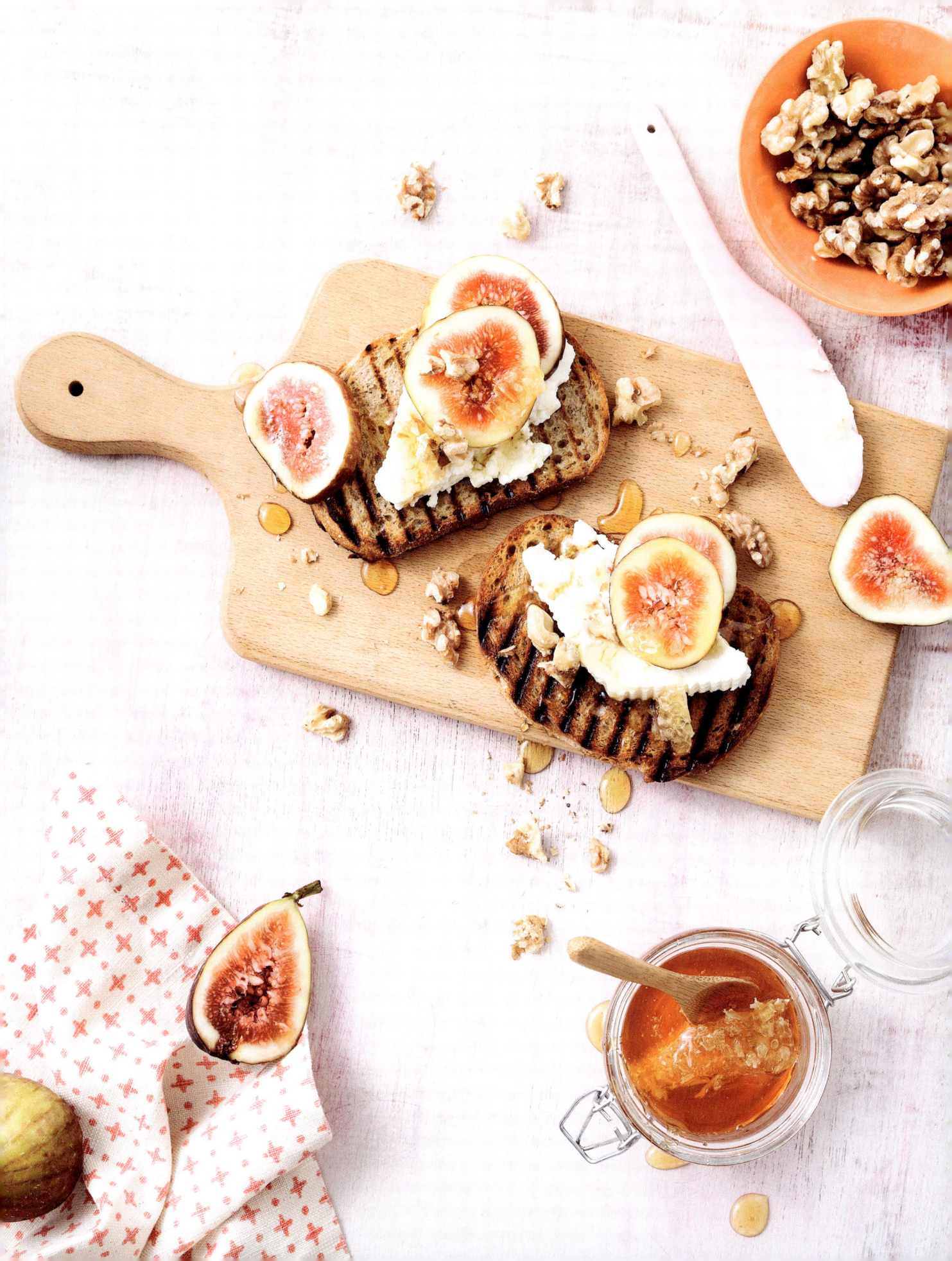

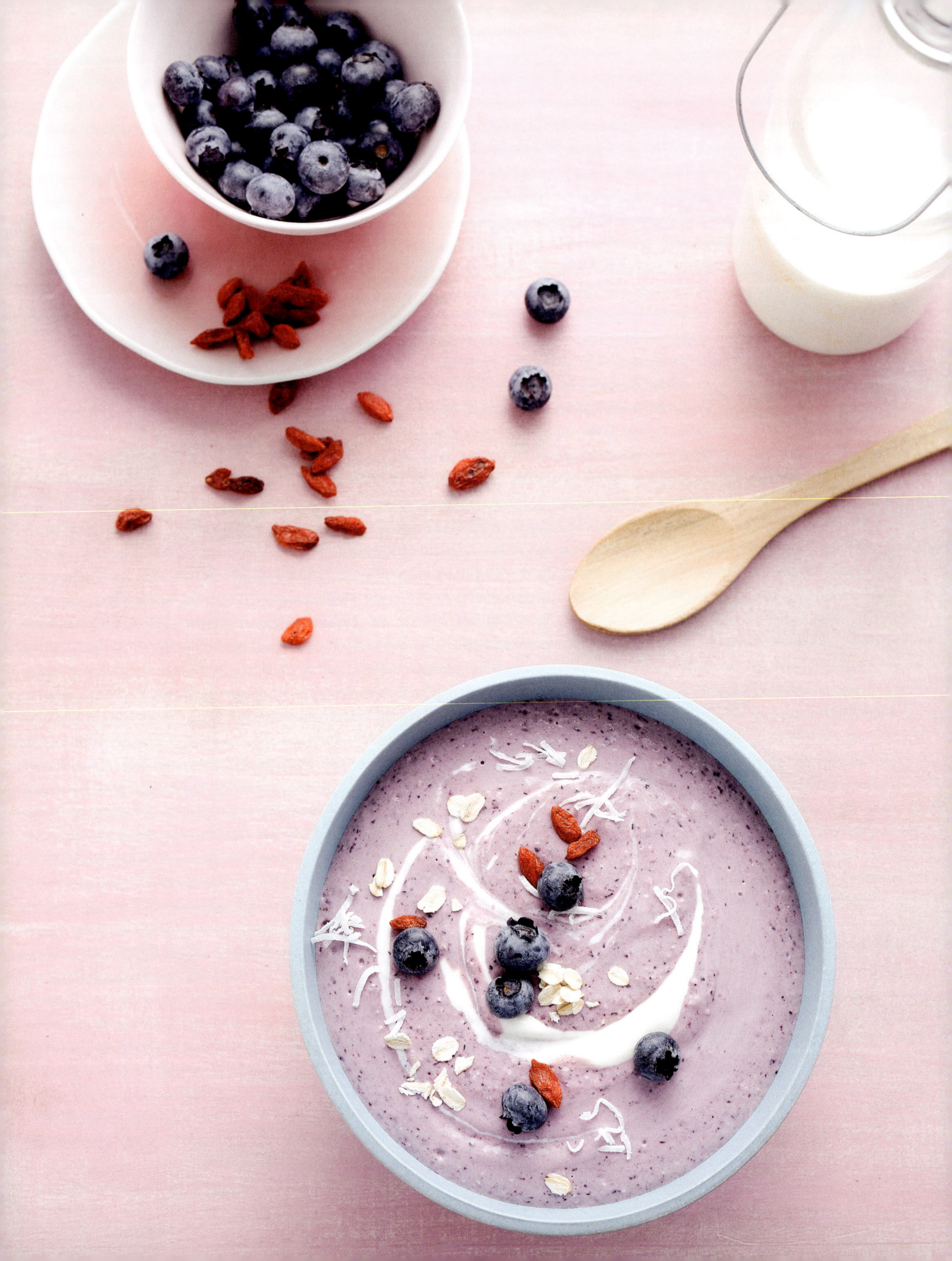

Ⓑ SMOOTHIE-BOWL mit HEIDELBEEREN

FÜR 1 PERSON

ZUBEREITUNGSZEIT 5 MINUTEN

SCHWIERIGKEITSGRAD EINFACH

Hier kommt dein neues Lieblingssommerfrühstück! Diese violette Köstlichkeit passt perfekt zu einem warmen Vormittag.

160 g tiefgekühlte Heidelbeeren

35 g Kichererbsen aus der Dose, abgetropft und abgespült

200 g fettarmer Naturjoghurt

125 ml fettarme Milch

TOPPINGS

30 g Müsli

40 g tiefgekühlte Heidelbeeren, aufgetaut

1 ½ TL Goji-Beeren

1 EL Kokosraspeln

Heidelbeeren, Kichererbsen, Joghurt und Milch in einem Mixer glatt pürieren.

Zum Servieren den Smoothie in eine Schüssel gießen und mit Müsli, Heidelbeeren, Goji-Beeren und Kokosraspeln garnieren.

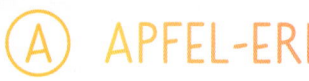

APFEL-ERDBEER-CRÊPE

FÜR 1 PERSON
ZUBEREITUNGSZEIT 5 MINUTEN
GARZEIT 7 MINUTEN
SCHWIERIGKEITSGRAD EINFACH

Dessert zum Frühstück? Ja, bitte!

½ mittelgroßer Apfel, Kerngehäuse
entfernt, in mundgerechte Stücke
geschnitten
2 TL Ahornsirup
125 g Erdbeeren, entstielt und geviertelt
100 g fettarmer Ricotta
1 Vollkorn-Lavash (Fladenbrot)

Einen kleinen Topf auf mittlere Hitze stellen. Apfel, Ahornsirup und
2 ½ Esslöffel Wasser hineingeben und mit Deckel 5 Minuten unter
gelegentlichem Rühren kochen lassen, bis der Apfel weich ist. Die
Erdbeeren zufügen und mit Deckel 1 Minute mitkochen.

Apfel und Erdbeeren in eine Schüssel füllen. Ricotta zufügen und alles
gründlich verrühren. Etwas abkühlen lassen.

Das Lavash in einer Pfanne ohne Öl 30 Sekunden auf mittlerer Hitze heiß
werden lassen. Vom Herd nehmen und halbieren.

Zum Servieren die Lavash-Hälften auf einen Teller legen und die
Apfelmischung jeweils mittig längs darauf verteilen. Die Enden
nach oben schlagen und die Brote aufrollen.

Ⓓ LINSEN-TOMATEN-BRUSCHETTA

FÜR 1 PERSON

ZUBEREITUNGSZEIT 5 MINUTEN

GARZEIT 10 MINUTEN

SCHWIERIGKEITSGRAD EINFACH

Wenn du zum Frühstück lieber etwas Deftiges isst, kommt hier das richtige Rezept für dich. Noch farbenfroher wird es mit gelben Kirschtomaten.

8 Kirschtomaten, halbiert

¾ TL Olivenöl

½ Knoblauchzehe, zerdrückt

¼ TL getrockneter Oregano

1 kleine Handvoll junger Spinat, in dünne Streifen geschnitten

150 g braune Linsen aus der Dose, abgetropft und abgespült

Zitronensaft nach Geschmack

Meersalz und schwarzer Pfeffer nach Geschmack

2 Scheiben Vollkorntoast

30 g salzreduzierter fettarmer Feta, zerkrümelt

1 TL Pinienkerne

1 EL Basilikumblätter in Streifen geschnitten

Den Ofen auf 200 °C (Umluft: 180 °C) vorheizen und ein Backblech mit Backpapier auslegen.

Die Kirschtomaten mit ¼ Teelöffel Öl in eine kleine Schüssel geben und vorsichtig mischen. Auf dem Backblech verteilen und 5 Minuten im Ofen rösten, bis sie weich werden. Beiseitestellen.

Das restliche Öl in einer antihaftbeschichteten Pfanne auf mittlerer Hitze heiß werden lassen. Knoblauch und Oregano hineingeben und unter gelegentlichem Rühren 1 Minute braten, bis es duftet. Den Spinat zufügen und 1 Minute mitbraten, bis er zusammenfällt.

Linsen, Zitronensaft, Salz und Pfeffer zufügen und unter gelegentlichem Rühren 1 Minute mitgaren, bis die Linsen warm sind.

Das Brot nach Geschmack toasten.

Zum Servieren den Toast auf einen Teller legen. Mit der Linsen-Spinat-Mischung und den gerösteten Tomaten belegen. Feta, Pinienkerne und Basilikum darüberstreuen.

Ⓓ FRÜHSTÜCKSMUFFIN mit FETA & SPINAT

FÜR 2 PERSONEN
ZUBEREITUNGSZEIT 5 MINUTEN
GARZEIT 20 MINUTEN
SCHWIERIGKEITSGRAD EINFACH

Diese herzhaften Muffins sind ein wunderbares Frühstück zum Mitnehmen! Sie lassen sich auch gut einfrieren, also kannst du gleich einen ganzen Vorrat backen und sie dann nach Bedarf einzeln auftauen und warm machen.

Öl aus dem Zerstäuber

2 große Handvoll junger Spinat, fein gehackt

30 g salzreduzierter fettarmer Feta, zerkrümelt

140 g Vollkornmehl

1 TL Backpulver

1 Prise edelsüßes Paprikapulver

4 große Eier

125 ml fettarme Milch

Meersalz und schwarzer Pfeffer nach Geschmack

1 EL Pinienkerne

Den Ofen auf 180 °C (Umluft: 160 °C) vorheizen und 6 Papierförmchen in ein Muffinblech mit 6 Mulden verteilen. Die Förmchen leicht mit Öl besprühen.

Spinat und Feta auf die Förmchen verteilen.

Mehl, Backpulver und Paprikapulver in eine große Rührschüssel sieben und gut mischen.

Eier, Milch, Salz und Pfeffer in einer Rührschüssel mit dem Schneebesen verrühren. Die Eimischung zur Mehlmischung geben und vorsichtig verrühren. Nicht zu lange rühren!

Den Teig gleichmäßig auf die Papierförmchen verteilen und einige Pinienkerne daraufdrücken. 15–20 Minuten im Ofen backen, bis die Muffins fest und goldbraun sind.

2 Minuten abkühlen lassen und servieren. Die restlichen Muffins vollständig auskühlen lassen. Sie halten sich bis zu 5 Tage im Kühlschrank oder bis zu 2 Monate im Gefrierschrank.

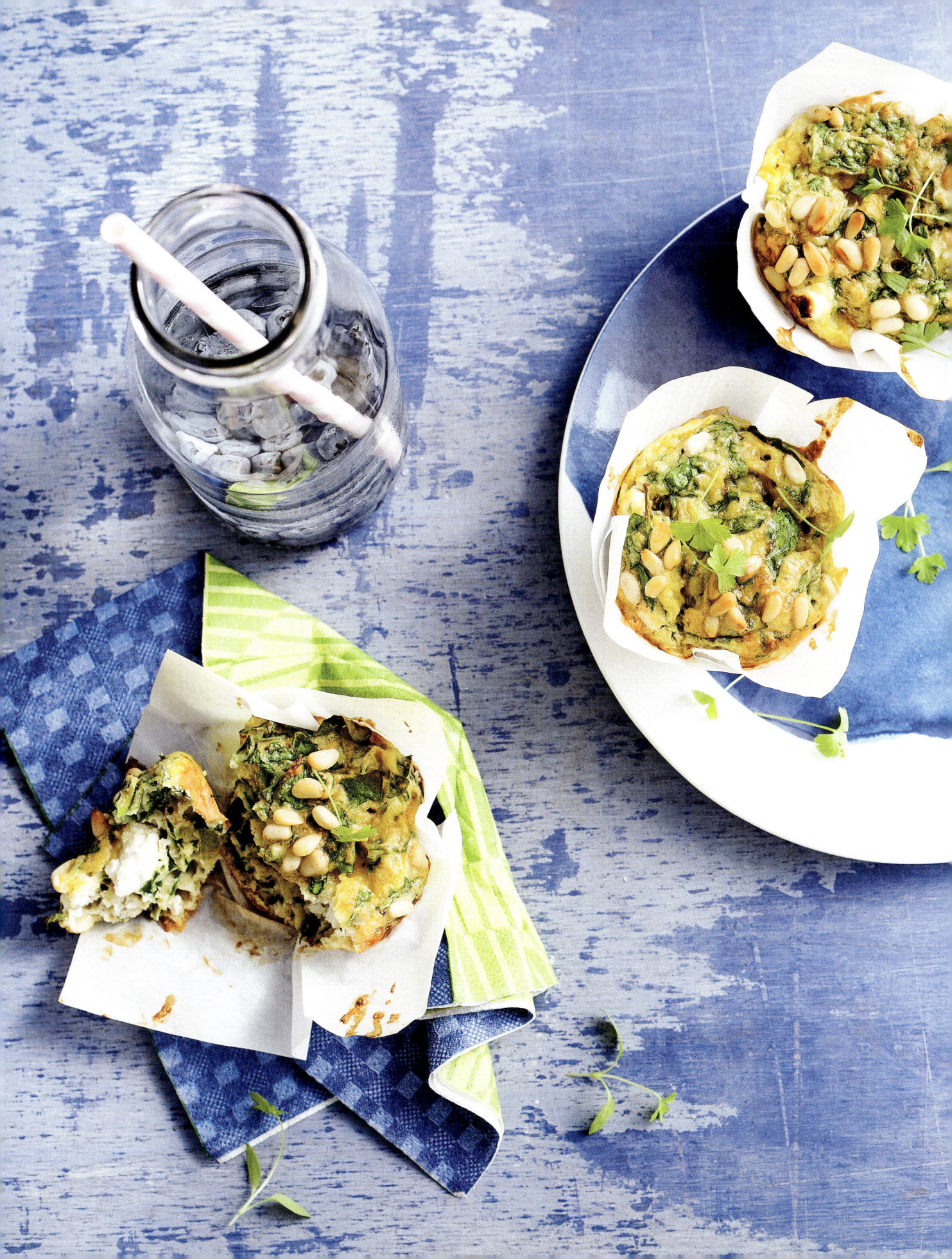

Ⓓ HAUSGEMACHTE BAKED BEANS

FÜR 1 PERSON
ZUBEREITUNGSZEIT 10 MINUTEN
GARZEIT 15 MINUTEN
SCHWIERIGKEITSGRAD EINFACH

Vergiss Baked Beans aus der Dose! Wenn du einmal dieses Rezept probiert hast, willst du nie wieder etwas anderes. Die Aromen sind phantastisch und machen einfach glücklich – das perfekte Frühstück nach einem langen Workout.

1 ½ TL Olivenöl
¼ kleine Zwiebel, fein gehackt
¼ Knoblauchzehe, zerdrückt
¼ TL gemischte getrocknete Kräuter
115 g stückige Tomaten aus der Dose
150 g Cannellini-Bohnen aus der Dose, abgetropft und abgespült

1 TL Worcestershiresauce
1 TL Ahornsirup
2 Scheiben Vollkornbrot
20 g fettreduzierter Cheddar, gerieben
1 EL gehackte frische Petersilie

Das Öl in einem kleinen Topf auf mittlerer Hitze heiß werden lassen. Zwiebel, Knoblauch und Kräuter hineingeben und unter gelegentlichem Rühren 3–4 Minuten braten, bis die Zwiebel weich und glasig ist.

Tomaten, Bohnen, Worcestershiresauce und Ahornsirup zufügen. Auf schwache bis mittlere Hitze reduzieren und unter gelegentlichem Rühren 5–10 Minuten kochen lassen.

Inzwischen das Brot nach Geschmack toasten.

Zum Servieren das Brot auf einen Teller legen und die Baked Beans darauf verteilen. Mit geriebenem Käse und Petersilie bestreuen.

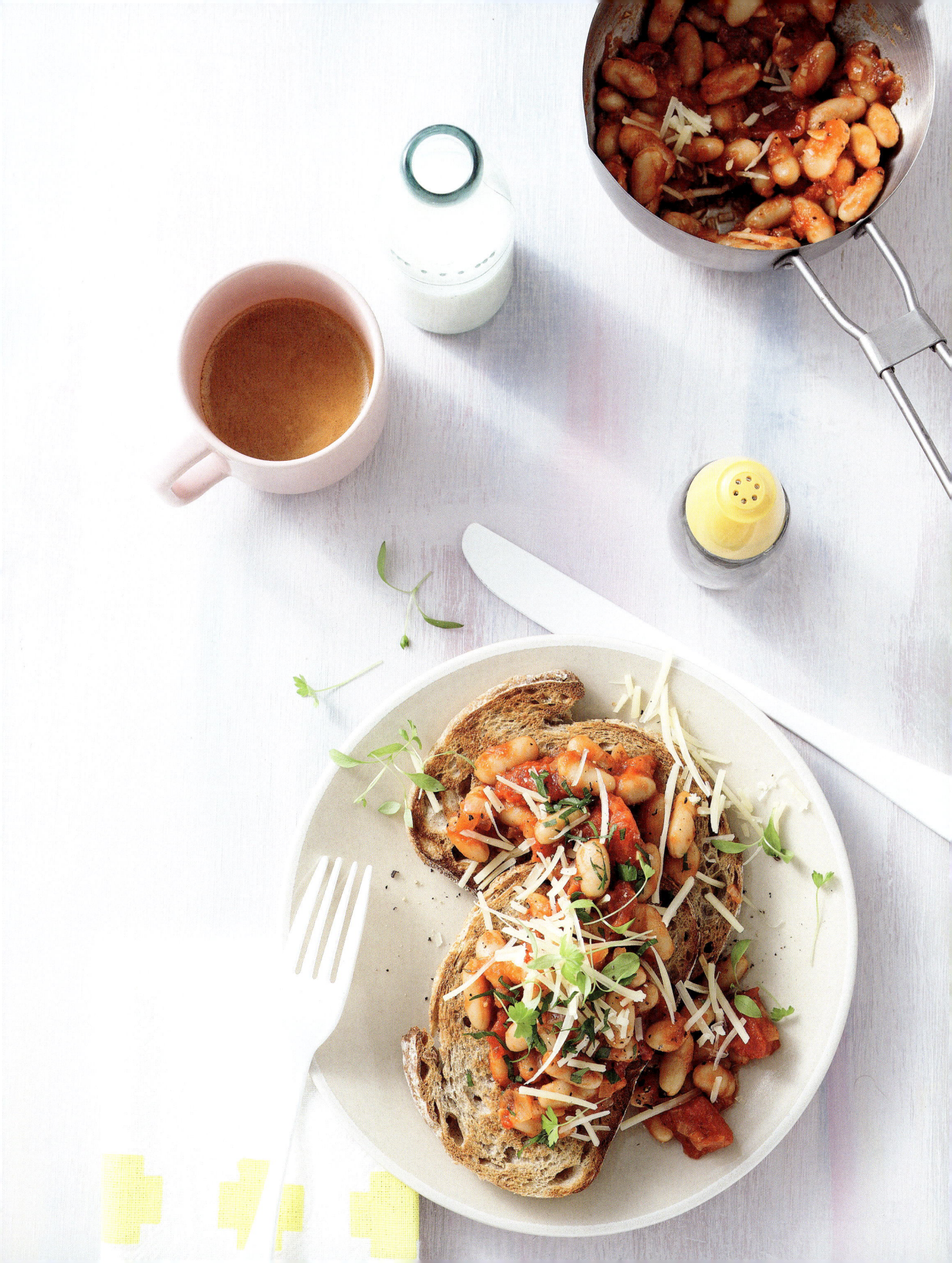

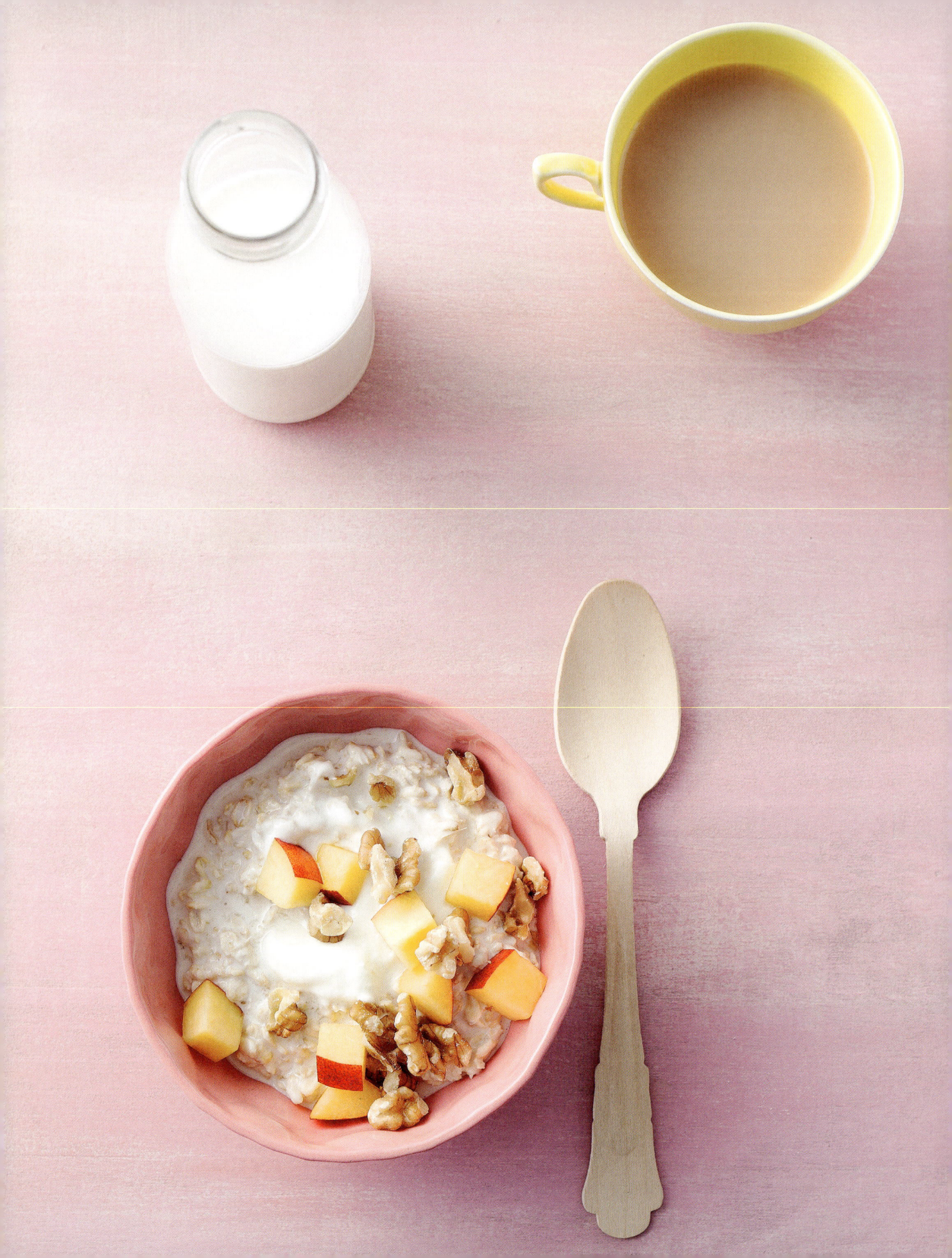

Ⓒ OVERNIGHT-OATS mit PFIRSICH & INGWER

FÜR 1 PERSON

ZUBEREITUNGSZEIT 5 MINUTEN +
KÜHLZEIT ÜBER NACHT

SCHWIERIGKEITSGRAD EINFACH

Du hast keine Lust mehr auf immer die gleichen Overnight-Oats?
Teste mal diese Kombi! Das scharfe Ingweraroma passt einfach
phantastisch zu Pfirsich. Wie gemacht für einen kühlen Herbstmorgen!

60 g Haferflocken

125 ml fettarme Milch

50 g fettarmer Naturjoghurt

1 TL fein geriebener frischer Ingwer

½ großer Pfirsich, Stein entfernt und
gewürfelt

15 g Walnüsse, grob gehackt

Haferflocken, Milch, Joghurt, Ingwer und Pfirsich in einer Schüssel
gründlich verrühren.

Die Mischung in eine Schüssel oder ein Glas füllen. Mit Klarsichtfolie
abdecken und über Nacht in den Kühlschrank stellen.

Zum Servieren die Overnight-Oats umrühren und mit Walnüssen
bestreuen.

Ⓒ OVERNIGHT-OATS mit SCHMORAPFEL

FÜR 1 PERSON

ZUBEREITUNGSZEIT 5 MINUTEN +
KÜHLZEIT ÜBER NACHT

GARZEIT 4 MINUTEN

SCHWIERIGKEITSGRAD EINFACH

Diese Kombination wärmt dich an einem kalten Wintermorgen so
richtig auf! Wenn du es gern säuerlicher magst, nimm einfach einen
Granny-Smith-Apfel, etwas süßer wird es mit der Sorte Pink Lady.

½ mittelgroßer Apfel, Kerngehäuse
entfernt, in mundgerechte Stücke
geschnitten

Zitronensaft nach Geschmack

½ TL Zimt, plus Zimt zum Bestäuben
(nach Belieben)

60 g Haferflocken

125 ml fettarme Milch

50 g fettarmer Naturjoghurt

1 EL Chiasamen

Einen kleinen Topf auf mittlere Hitze stellen. Apfel, Zitronensaft, Zimt
und 4 Teelöffel Wasser hineingeben und mit Deckel 4 Minuten unter
gelegentlichem Rühren kochen, bis der Apfel weich ist. Zum Abkühlen
beiseitestellen.

Haferflocken, Milch, Joghurt, Schmorapfel und Chiasamen in einer
Schüssel gründlich verrühren.

Die Mischung in eine Schüssel oder ein Glas füllen. Mit Klarsichtfolie
abdecken und über Nacht in den Kühlschrank stellen.

Zum Servieren die Overnight-Oats umrühren und mit Zimt bestäuben,
falls gewünscht.

C OVERNIGHT-OATS mit BANANE & PEKANNÜSSEN

FÜR 1 PERSON

ZUBEREITUNGSZEIT 5 MINUTEN +
KÜHLZEIT ÜBER NACHT

SCHWIERIGKEITSGRAD EINFACH

Keine Panik, wenn du keine Pekannüsse im Haus hast – es schmeckt auch mit Walnüssen.

60 g Haferflocken

125 ml fettarme Milch

50 g fettarmer Naturjoghurt

15 g Pekannüsse, grob gehackt

1 TL Zimt

½ mittelgroße Banane, geschält

Haferflocken, Milch, Joghurt, Pekannüsse und Zimt in einer Schüssel gründlich verrühren.

Die Mischung in eine Schüssel oder ein Glas füllen. Mit Klarsichtfolie abdecken und über Nacht in den Kühlschrank stellen.

Zum Servieren die Banane zerdrücken und unter die Overnight-Oats rühren.

Ⓓ CRÊPE mit PILZEN, SPINAT & WEISSEN BOHNEN

FÜR 1 PERSON

ZUBEREITUNGSZEIT 5 MINUTEN

GARZEIT 10 MINUTEN

SCHWIERIGKEITSGRAD EINFACH

Gönn dir doch mal eine köstliche herzhafte Crêpe zum Frühstück! Ich garantiere dir, du wirst nicht enttäuscht sein.

1 ½ TL Olivenöl

¼ kleine rote Zwiebel, fein gehackt

50 g Pilze, in dünne Scheiben geschnitten

1 kleine Handvoll junger Spinat

150 g Cannellini-Bohnen aus der Dose, abgetropft und abgespült

50 g fettarmer Ricotta

Meersalz und schwarzer Pfeffer nach Geschmack

1 Vollkorn-Lavash (Fladenbrot)

Das Öl in einer antihaftbeschichteten Pfanne auf mittlerer Hitze heiß werden lassen. Zwiebel und Pilze hineingeben und unter gelegentlichem Rühren 5 Minuten braten, bis die Zwiebel weich und glasig ist.

Spinat, Bohnen und Ricotta zufügen und unter gelegentlichem Rühren 1–2 Minuten weiterbraten, bis der Spinat zusammengefallen ist und die Bohnen und der Ricotta warm sind. Mit Salz und Pfeffer würzen, falls erwünscht.

Das Lavash in einer Pfanne ohne Öl auf mittlerer Hitze 30 Sekunden anwärmen. Vom Herd nehmen und halbieren.

Zum Servieren die Brothälften auf einen Teller legen und die Pilz-Bohnen-Mischung mittig längs darauf verteilen. Die Enden nach oben umschlagen und die Brote aufrollen.

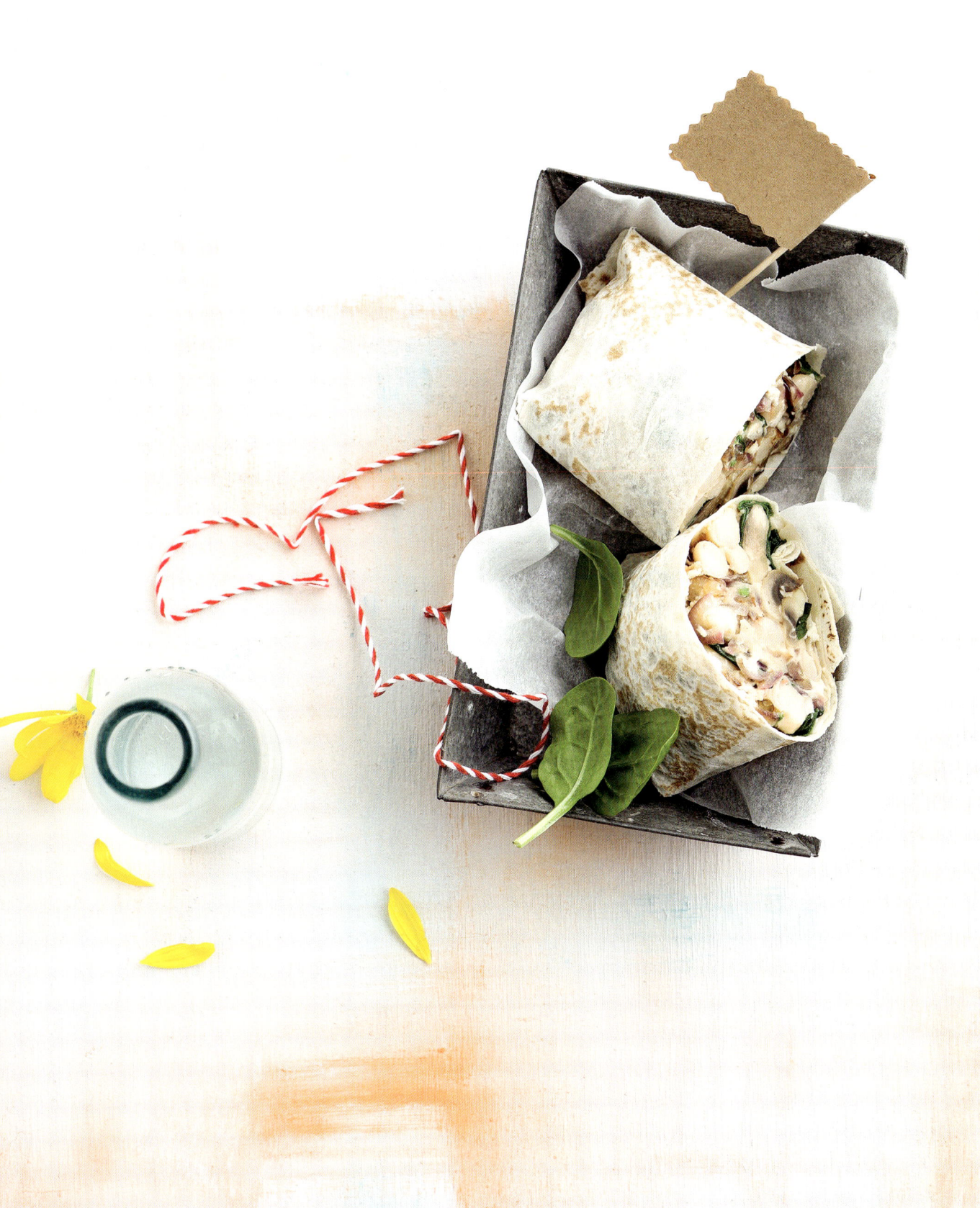

Ⓑ SMOOTHIE-BOWL mit SCHOKO-ERDNUSSBUTTER

FÜR 1 PERSON

ZUBEREITUNGSZEIT 5 MINUTEN + 30 MINUTEN EINWEICHZEIT

SCHWIERIGKEITSGRAD EINFACH

Ein gesunder Schoko-Erdnussbutter-Smoothie in der Schüssel! Wenn du Erdnussbutter nicht so gern magst, kannst du sie durch ein anderes Nussmus ersetzen. Meine Lieblingsalternativen sind Mandelmus und Cashewmus.

3 Medjool-Datteln

2 TL Erdnussmus

35 g Kichererbsen aus der Dose, abgetropft und abgespült

4 TL rohes Kakaopulver (siehe Seite 49)

100 g fettarmer Naturjoghurt

250 ml fettarme Milch

TOPPINGS

30 g Müsli

½ mittelgroße Banane, geschält und in Scheiben geschnitten

1 EL rohe Kakao-Nibs

Die Datteln in einer ofenfesten Schüssel mit kochendem Wasser bedecken und 30 Minuten einweichen. Abtropfen lassen.

Datteln, Erdnussmus, Kichererbsen, Kakaopulver, Joghurt und Milch in einem Hochleistungsmixer glatt pürieren.

Zum Servieren den Smoothie in eine Schüssel gießen und mit Müsli, Bananenscheiben und Kakao-Nibs garnieren.

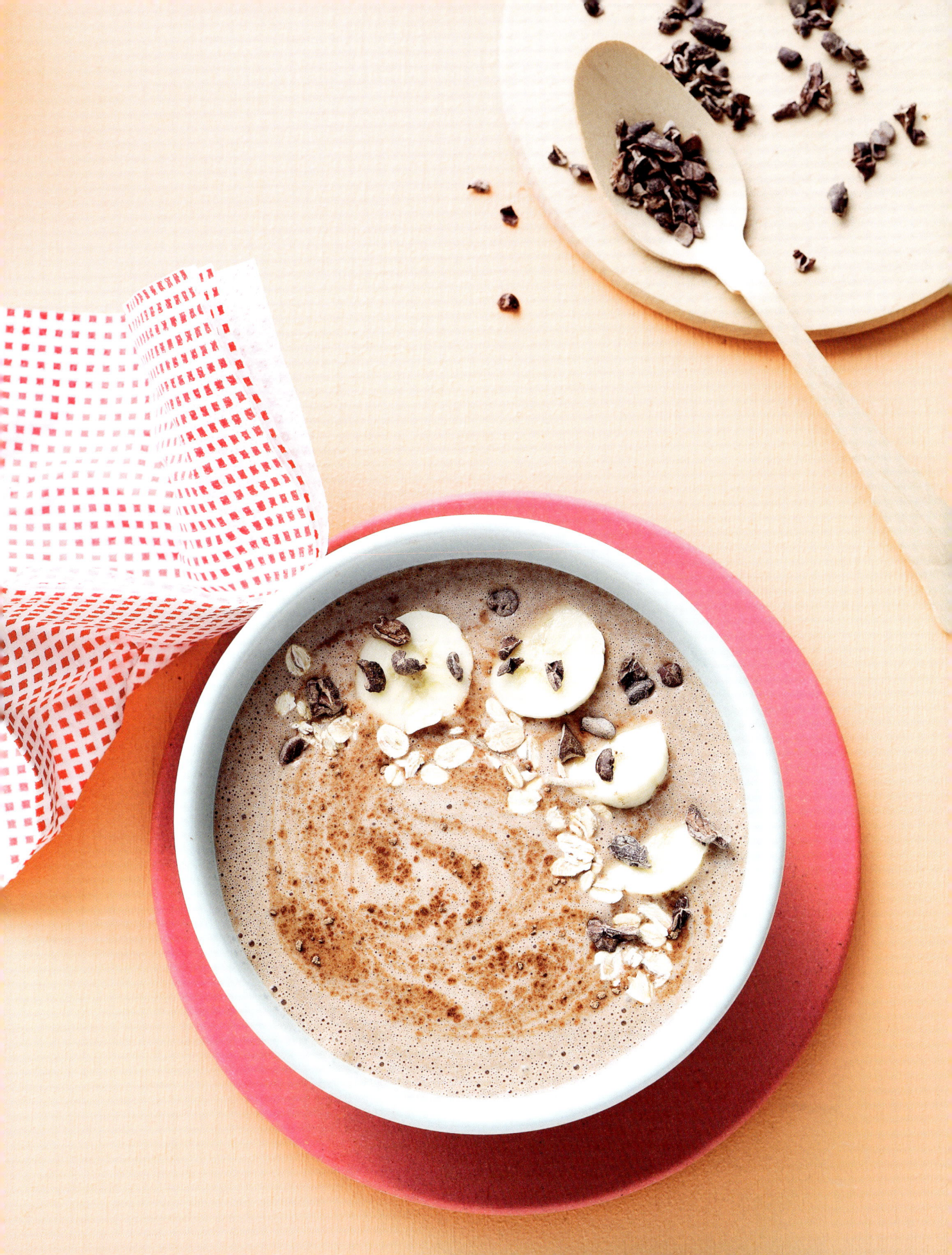

D GROSSES FRÜHSTÜCK

FÜR 1 PERSON
ZUBEREITUNGSZEIT 10 MINUTEN
GARZEIT 30 MINUTEN
SCHWIERIGKEITSGRAD EINFACH

Das ultimative Frühstück, das dich den ganzen Morgen mit Energie versorgt! Wenn du keinen Ziegenkäse magst, kannst du ihn durch 30 g Feta ersetzen.

1 TL klarer Essig
2 große Eier
¼ mittelgroße Süßkartoffel, geschält und gerieben
2 TL Vollkornmehl
Meersalz und schwarzer Pfeffer nach Geschmack

1 ½ TL Olivenöl
50 g Champignons, in dünne Scheiben geschnitten
2 Scheiben Vollkorntoast
25 g weicher Ziegenkäse

Einen Topf 8 cm hoch mit Wasser füllen. Den Essig zufügen und auf mittlerer Hitze zum Kochen bringen, dann auf schwache bis mittlere Hitze reduzieren. Das Wasser sollte gerade noch sieden. Die Eier ins Wasser schlagen und für ein halbweiches Eigelb 2–3 Minuten oder für ein festes Eigelb 3–4 Minuten garen. Die Eier mit einem Schaumlöffel herausheben und auf Küchenpapier abtropfen lassen.

Mit den Händen aus der geriebenen Süßkartoffel möglichst viel Flüssigkeit drücken. In eine Rührschüssel geben. Mehl, Salz und Pfeffer zufügen und alles mischen.

Die Hälfte des Öls in einer kleinen antihaftbeschichteten Pfanne auf mittlerer Hitze heiß werden lassen. Die Süßkartoffelmasse hineingeben und mit einem Metalllöffel flach drücken. 2–3 Minuten braten, bis das Rösti auf der Unterseite goldbraun und kross ist. Vorsichtig wenden und von der anderen Seite 2–3 Minuten braten. Auf einen Teller legen, mit Alufolie abdecken und beiseitestellen.

Das restliche Öl in der Pfanne auf mittlerer Hitze heiß werden lassen. Die Pilze hineingeben und unter gelegentlichem Rühren in 7–10 Minuten weich werden lassen.

Inzwischen das Brot nach Geschmack toasten.

Zum Servieren Toast, Süßkartoffel-Rösti und Pilze auf einem Teller anrichten. Mit den pochierten Eiern garnieren und den Ziegenkäse darüberkrümeln.

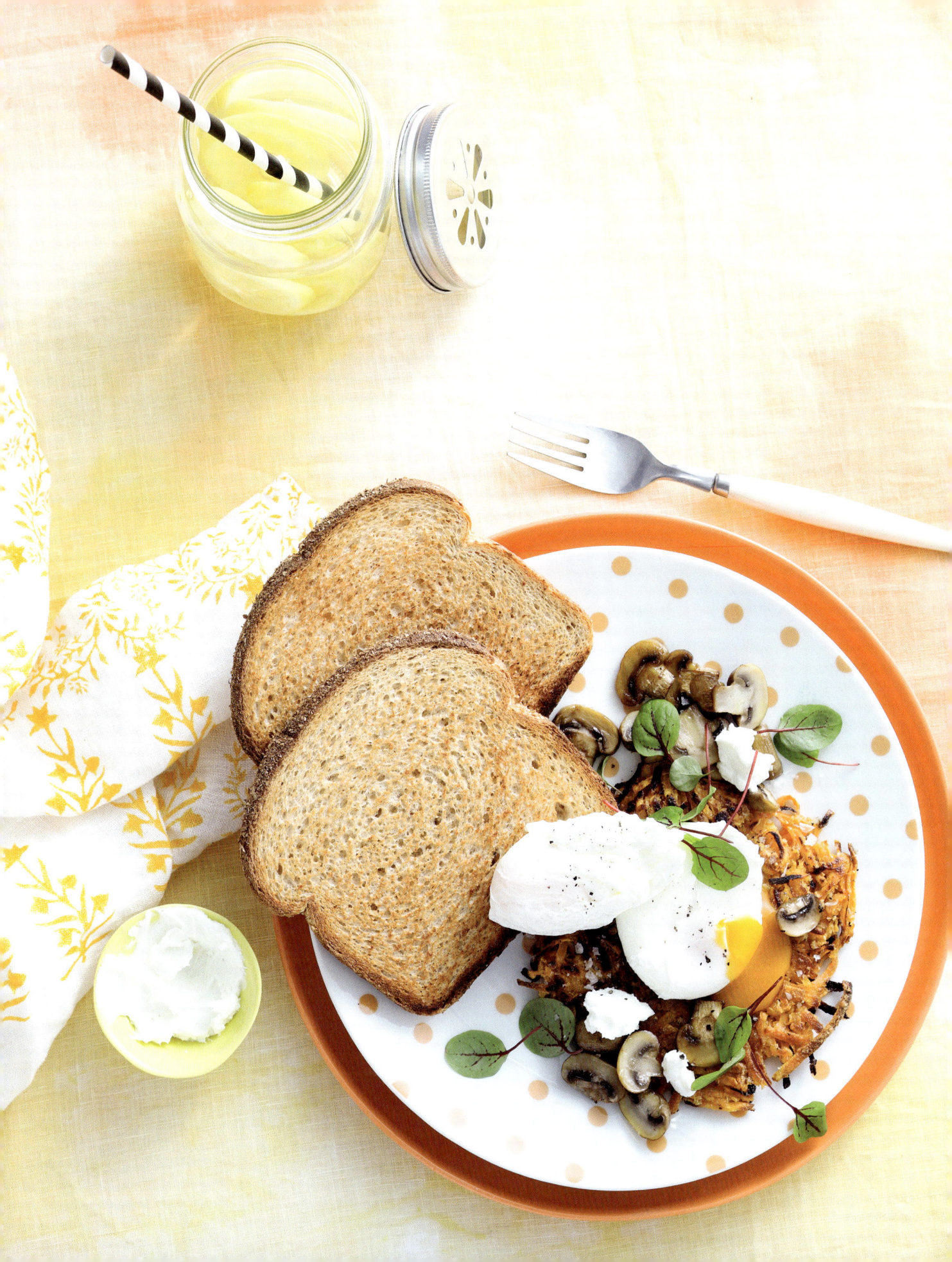

BANANE-ERDBEER-BRUSCHETTA

FÜR 1 PERSON

ZUBEREITUNGSZEIT 5 MINUTEN

GARZEIT 2 MINUTEN

SCHWIERIGKEITSGRAD EINFACH

Ich liebe die Kombination von Banane und Erdbeere, und der Ahornsirup rundet diese Bruschetta auf geradezu himmlische Weise ab! Du kannst auch andere Früchte kombinieren – am besten immer das, was gerade Saison hat.

2 Scheiben Früchtebrot

100 g fettarmer Ricotta

125 g Erdbeeren, entstielt und in Scheiben geschnitten

½ mittelgroße Banane, geschält und in Scheiben geschnitten

2 TL Ahornsirup

Das Früchtebrot nach Geschmack toasten.

Zum Servieren das Brot auf einen Teller legen und Ricotta darauf verteilen. Mit Erdbeer- und Bananenscheiben belegen und mit Ahornsirup beträufeln.

Ⓑ SCHOKO-BANANE-SMOOTHIE-BOWL

FÜR 1 PERSON
ZUBEREITUNGSZEIT 5 MINUTEN
SCHWIERIGKEITSGRAD EINFACH

In dieser dekadenten (aber gesunden) Kreation steckt eine meiner liebsten Aromakombis: Schoko und Banane!

1 mittelgroße Banane, geschält und gehackt
½ mittelgroßer Zucchino, gehackt
4 TL rohes Kakaopulver
200 g fettarmer Naturjoghurt
125 ml fettarme Milch

TOPPINGS

30 g Müsli
½ mittelgroße Banane, geschält und in Scheiben geschnitten
10 g Haselnüsse, grob gehackt

Banane, gehackte Zucchini, Kakaopulver, Joghurt und Milch in einem Hochleistungsmixer glatt pürieren.

Zum Servieren den Smoothie in eine Schüssel gießen und mit Müsli, Banane und Haselnüssen garnieren.

Ⓓ FRITTATA mit ZUCCHINI, TOMATE & REIS

FÜR 1 PERSON

ZUBEREITUNGSZEIT 10 MINUTEN

GARZEIT 35 MINUTEN

SCHWIERIGKEITSGRAD EINFACH

Ich habe den Reis hier frisch gekocht, aber mit diesem Rezept lässt sich auch wunderbar übrig gebliebener Reis verwerten. Um Zeit zu sparen, kann die Frittata auch am Vorabend zubereitet und in einem luftdichten Behälter im Kühlschrank gelagert werden.

30 g Naturreis

Öl aus dem Zerstäuber

1½ TL Olivenöl

½ mittelgroßer Zucchino, grob gerieben

½ mittelgroße Tomate, gewürfelt

30 g salzreduzierter fettarmer Feta, zerkrümelt

2 TL gehackte frische Petersilie

2 große Eier

1 Scheibe Vollkornbrot

Den Reis mit 125 ml Wasser in einem kleinen Topf unter gelegentlichem Rühren auf starker Hitze zum Kochen bringen. Deckel aufsetzen und auf schwache bis mittlere Hitze reduzieren. 20–25 Minuten köcheln lassen, bis die Flüssigkeit absorbiert und der Reis weich ist. Vom Herd nehmen und mit Deckel 5 Minuten stehen lassen. Zum Abkühlen beiseitestellen.

Den Ofen auf 180 °C (Umluft: 160 °C) vorheizen und ein Souffléförmchen (Durchmesser 8 cm) mit Öl einsprühen.

Das Öl in einer kleinen antihaftbeschichteten Pfanne auf mittlerer Hitze heiß werden lassen. Zucchini und Tomate hineingeben und unter gelegentlichem Rühren 3–4 Minuten weich werden lassen. Etwas abkühlen lassen.

Reis, Zucchini-Tomaten-Mischung, Feta und Petersilie in einer Rührschüssel gut verrühren. In das Souffléförmchen füllen.

Die Eier mit 2 ½ Esslöffeln Wasser in einer kleinen Schüssel mit dem Schneebesen verrühren. Ins Souffléförmchen gießen.

15–20 Minuten im Ofen backen, bis die Masse goldbraun und gestockt ist.

Inzwischen das Brot nach Belieben toasten.

Die Frittata mit dem Brot servieren.

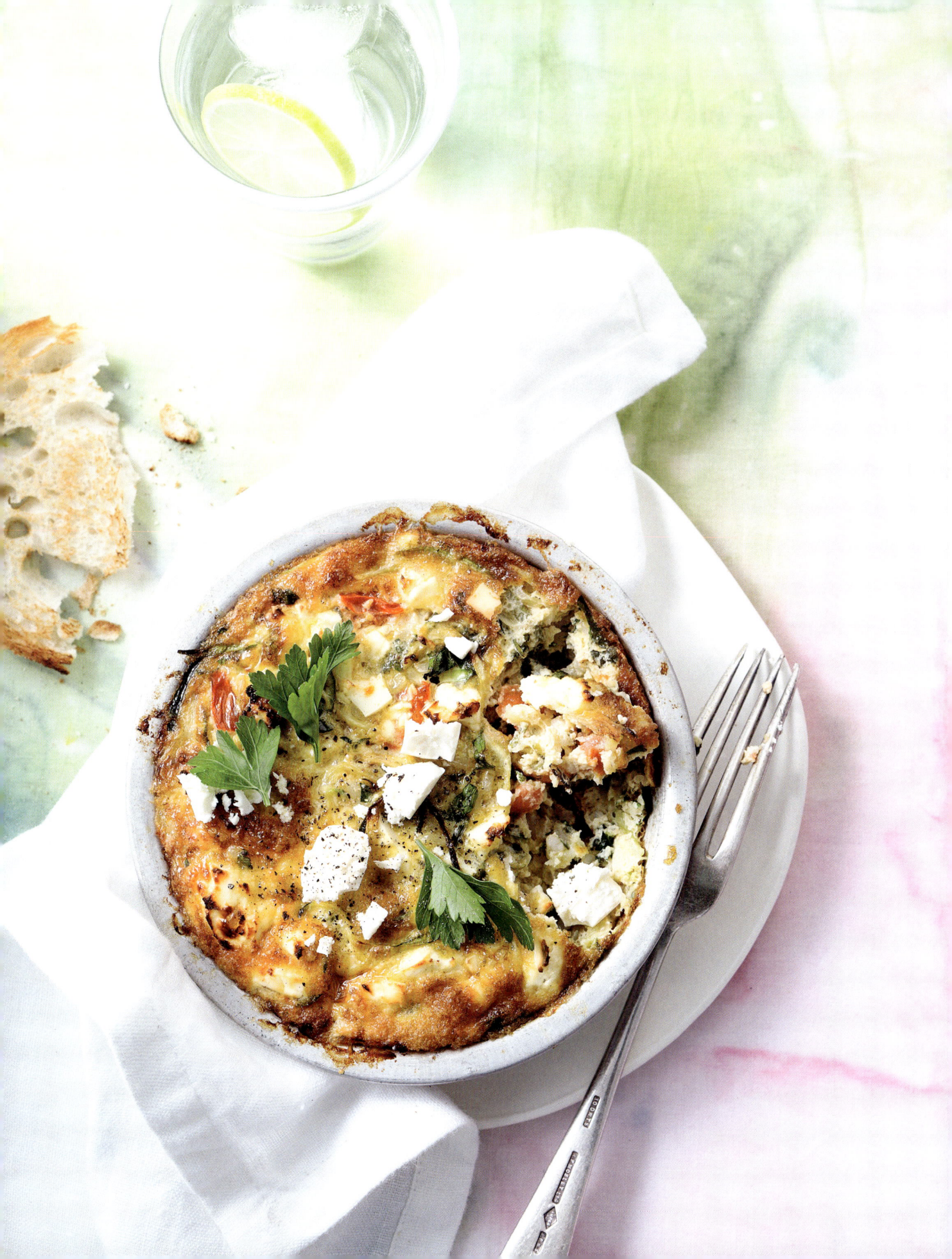

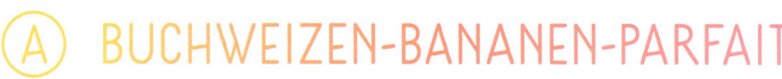

Ⓐ BUCHWEIZEN-BANANEN-PARFAIT

FÜR 1 PERSON

ZUBEREITUNGSZEIT 8 STUNDEN
EINWEICHZEIT ODER ÜBER
NACHT +
10 MINUTEN KÜHLZEIT

SCHWIERIGKEITSGRAD EINFACH

Dieses herrliche Frühstück ist ein Fest für die Geschmacksnerven!

90 g Buchweizen

200 g fettarmer Naturjoghurt

1 TL Honig

1 mittelgroße Banane, geschält und in
Scheiben geschnitten

Den Buchweizen 8 Stunden oder über Nacht in einer Schüssel mit kaltem
Wasser einweichen. Abtropfen lassen und abspülen.

Joghurt und Honig in einer kleinen Schüssel gut verrühren.

Buchweizen, Honigjoghurt und Banane in ein Glas schichten.

10 Minuten in den Kühlschrank stellen, dann servieren.

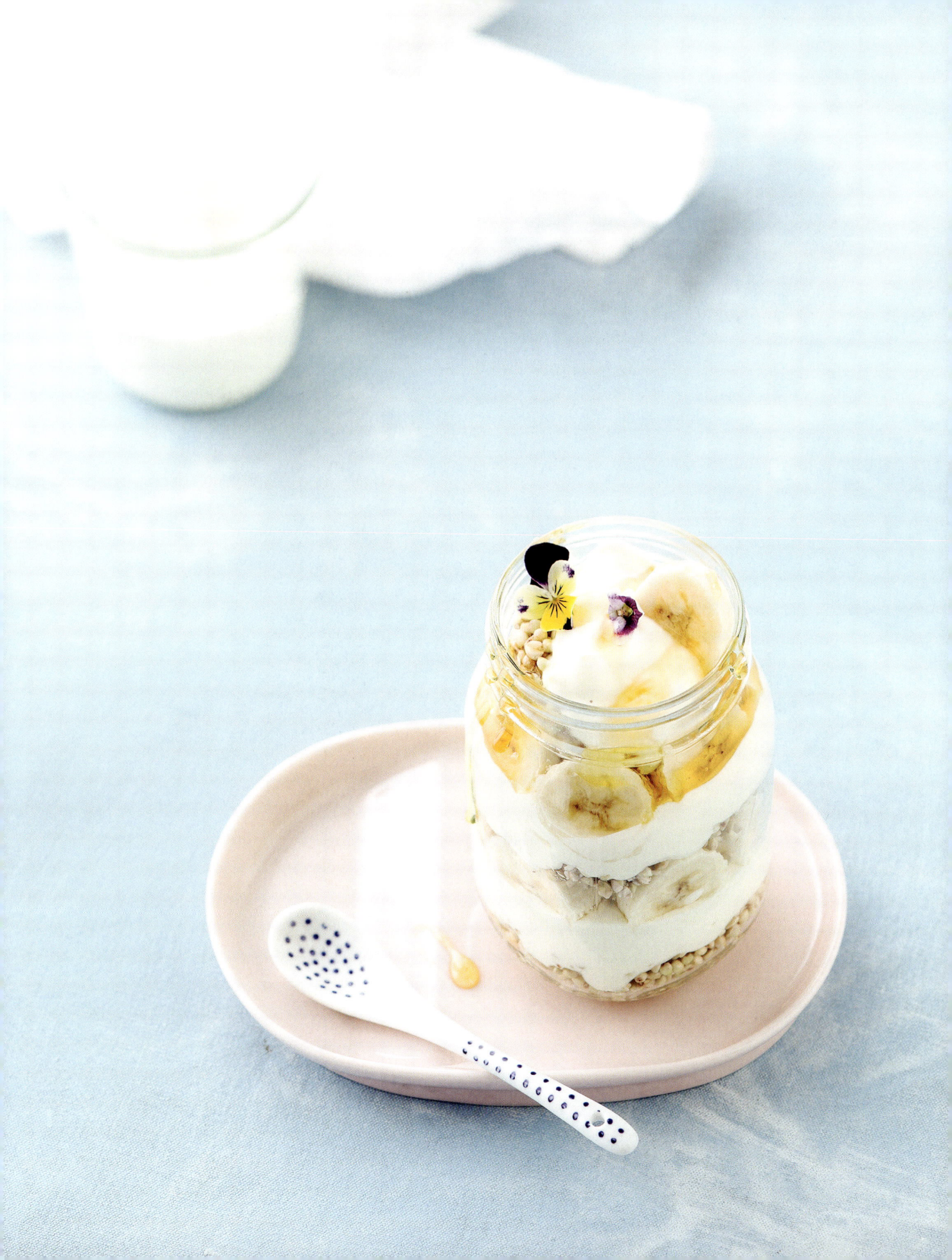

PFIRSICH-PARFAIT

FÜR 1 PERSON

ZUBEREITUNGSZEIT 5 MINUTEN +
10 MINUTEN KÜHLZEIT

SCHWIERIGKEITSGRAD EINFACH

Dieses erfrischende Parfait besteht aus nur 4 Zutaten.
Einfach und köstlich!

200 g fettarmer Naturjoghurt
1 TL Honig
60 g Müsli
150 g Pfirsichwürfel in Fruchtsaft aus
der Dose, abgetropft

Joghurt und Honig in einer kleinen Schüssel gründlich verrühren.
Honigjoghurt, Müsli und Pfirsichwürfel in ein Glas schichten.

10 Minuten in den Kühlschrank stellen, dann servieren.

Ⓓ POCHIERTE EIER mit SPARGEL

FÜR 1 PERSON
ZUBEREITUNGSZEIT 5 MINUTEN
GARZEIT 10 MINUTEN
SCHWIERIGKEITSGRAD EINFACH

Wer kann einem pochierten Ei zum Frühstück schon widerstehen?
Die gerösteten Kürbiskerne geben dem Ganzen etwas Biss. Köstlich!

1 TL klarer Essig
2 große Eier
10 g Kürbiskerne
6 Spargelstangen, Enden abgeschnitten
2 Scheiben Vollkorntoast
20 g Parmesan, gehobelt

Einen Topf 8 cm hoch mit Wasser füllen. Den Essig zufügen und auf starker bis mittlerer Hitze zum Kochen bringen, dann auf schwache bis mittlere Hitze reduzieren. Das Wasser sollte gerade noch sieden. Die Eier ins Wasser schlagen und für ein halbweiches Eigelb 2–3 Minuten oder für ein festes Eigelb 3–4 Minuten garen. Die Eier mit einem Schaumlöffel herausheben und auf Küchenpapier abtropfen lassen.

Eine antihaftbeschichtete Pfanne auf mittlerer Hitze heiß werden lassen. Die Kürbiskerne hineingeben und in 4–5 Minuten unter ständigem Rühren hellgoldbraun rösten. Aus der Pfanne nehmen und abkühlen lassen.

Die Pfanne auf mittlerer bis starker Hitze wieder heiß werden lassen. Die Spargelstangen hineingeben und 3–5 Minuten rösten, bis sie braun werden und den gewünschten Garzustand erreichen.

Inzwischen das Brot nach Geschmack toasten.

Zum Servieren den Toast auf einen Teller legen und mit Spargel und pochierten Eiern belegen. Mit Parmesan und Kürbiskernen bestreuen.

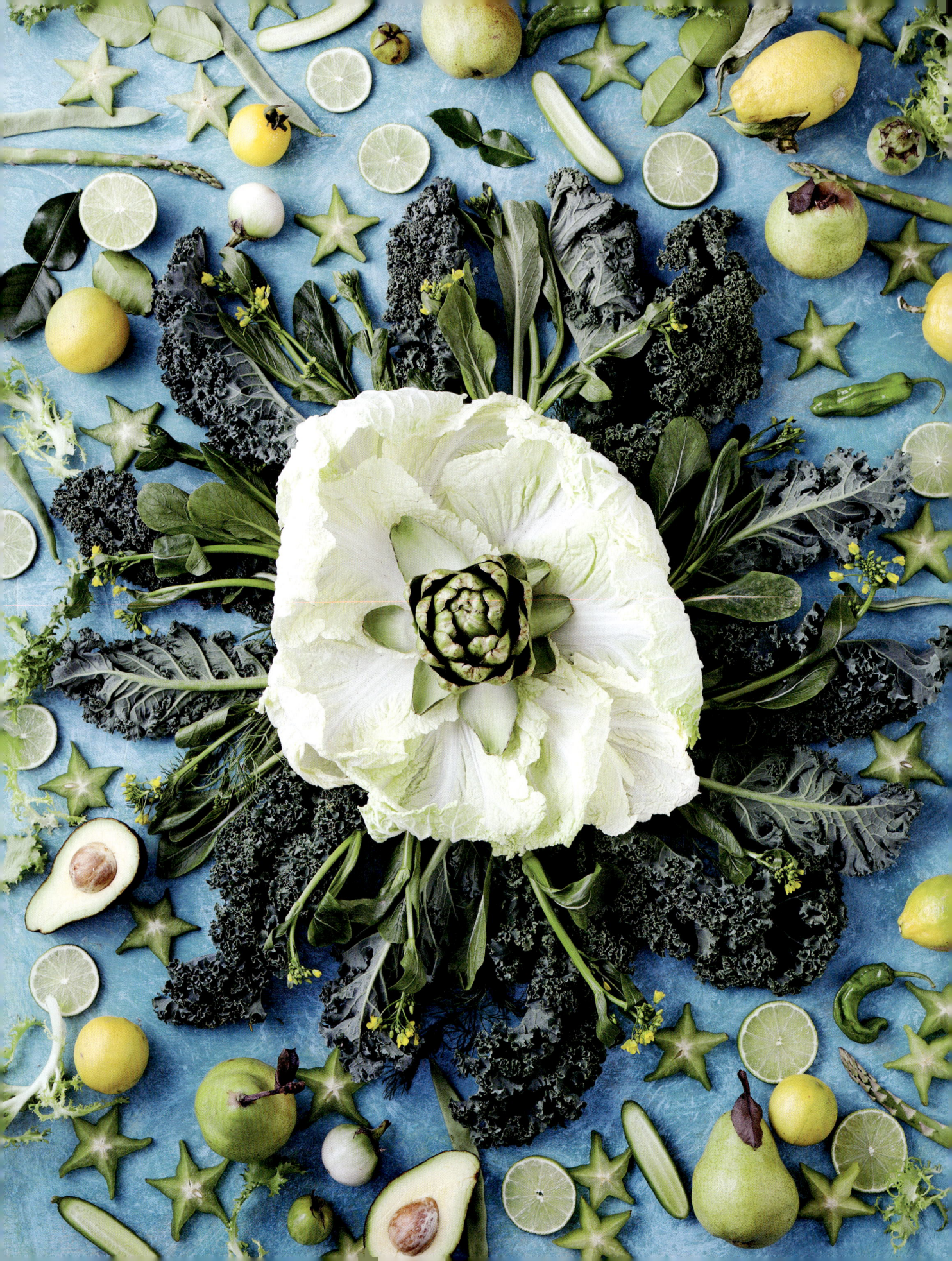

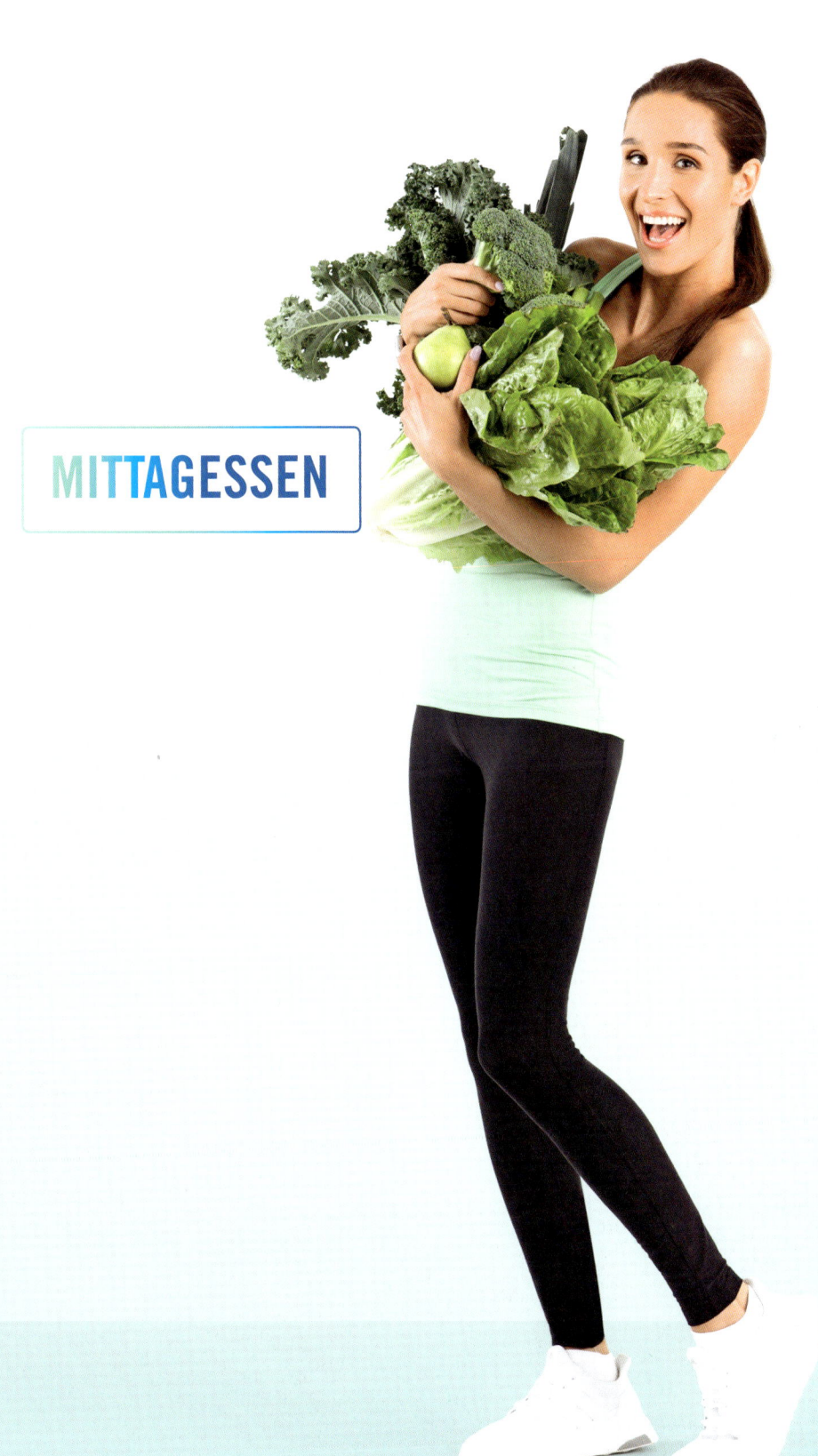

MITTAGESSEN

Ⓓ MEDITERRANE **NACHOS**

FÜR 1 PERSON

ZUBEREITUNGSZEIT 10 MINUTEN +
30 MINUTEN MARINIERZEIT

GARZEIT 10 MINUTEN

SCHWIERIGKEITSGRAD EINFACH

Dieses Rezept ist eine gesündere, farbenfrohe und aromatische – und vor allem leckerere – Version der traditionellen Nachos. Um Zeit zu sparen, kann das Pita-Brot auch am Vorabend geröstet und in einem luftdichten Behälter im Kühlschrank gelagert werden.

½ Vollkorn-Pita-Brot, in Tortenstücke geschnitten

Öl aus dem Zerstäuber

5 Kirschtomaten, halbiert

½ mittelgroße Salatgurke, fein gehackt

¼ kleine rote Zwiebel, fein gehackt

2 TL frische Minzeblätter

½ TL Balsamicoessig

Zitronensaft nach Geschmack

Meersalz und schwarzer Pfeffer nach Geschmack

2 Kalamata-Oliven, entsteint und gehackt

75 g Hummus (siehe Seite 254)

MINZJOGHURT

100 g fettarmer Naturjoghurt

½ Knoblauchzehe, zerdrückt

1 EL gehackte frische Minze

fein abgeriebene Zitronenschale und Zitronensaft nach Geschmack

Meersalz und schwarzer Pfeffer nach Geschmack

Den Ofen auf 200 °C (Umluft: 180 °C) vorheizen und ein Backblech mit Backpapier auslegen.

Die Pita-Stücke in einer Schicht auf dem Backblech verteilen und leicht mit Öl besprühen. 5 Minuten rösten, bis sie braun werden. Die Dreiecke wenden und noch 5–8 Minuten rösten, bis beide Seiten leicht gebräunt sind. Zum Abkühlen beiseitestellen.

Tomate, Gurke, Zwiebel, Minze, Essig, Zitronensaft, Salz und Pfeffer in eine Schüssel geben und vorsichtig mischen. Mit Klarsichtfolie abdecken und 30 Minuten im Kühlschrank marinieren.

Für den Minzjoghurt Joghurt, Knoblauch, Minze, Zitronenschale, Zitronensaft, Salz und Pfeffer in einer kleinen Schüssel mit dem Schneebesen verrühren.

Zum Servieren die Pita-Dreiecke auf dem Boden einer Schüssel oder auf einem Teller verteilen. Mit dem Tomaten-Gurken-Salat belegen. Die Oliven darüberstreuen und mit Hummus und Minzjoghurt garnieren.

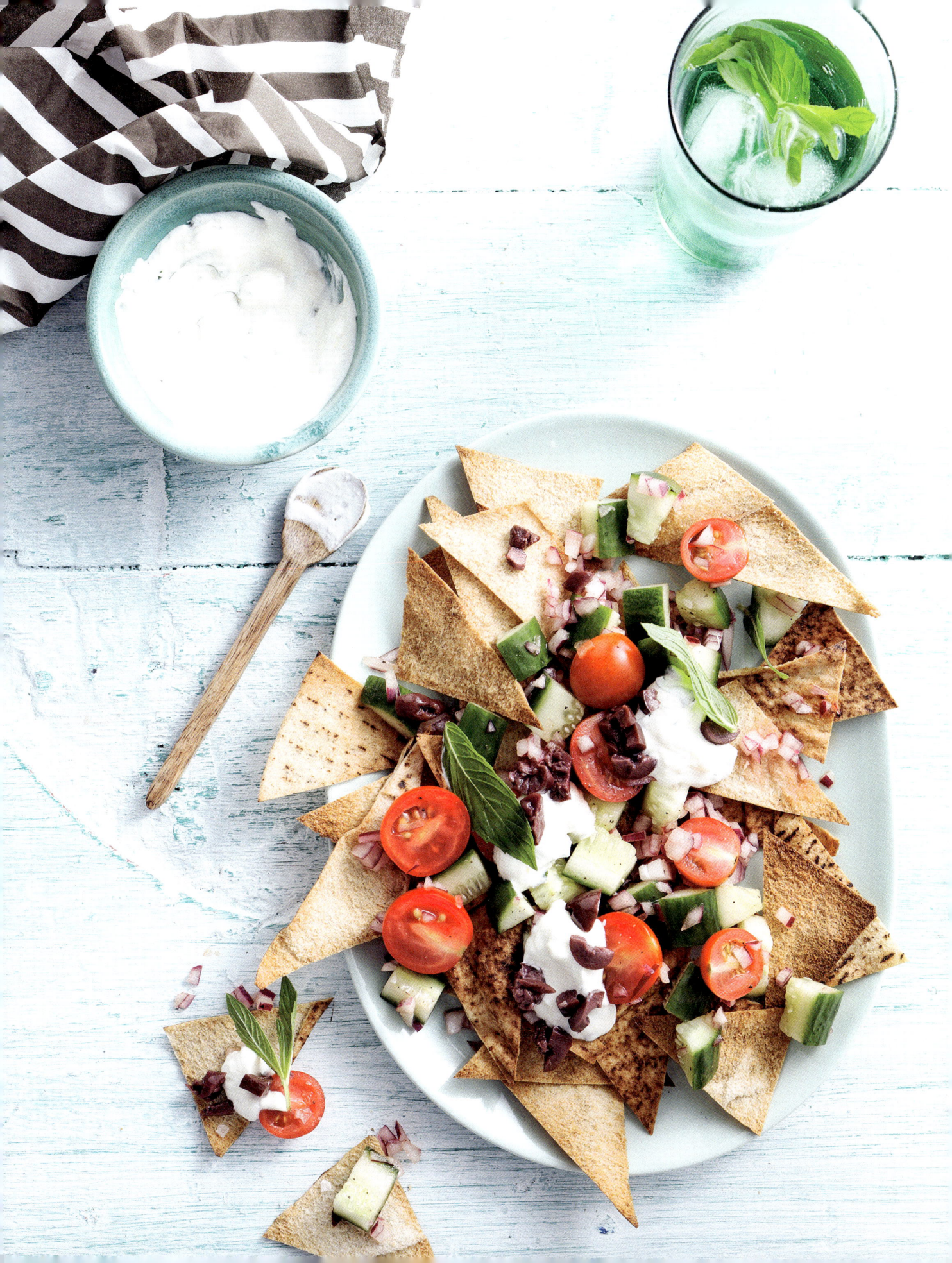

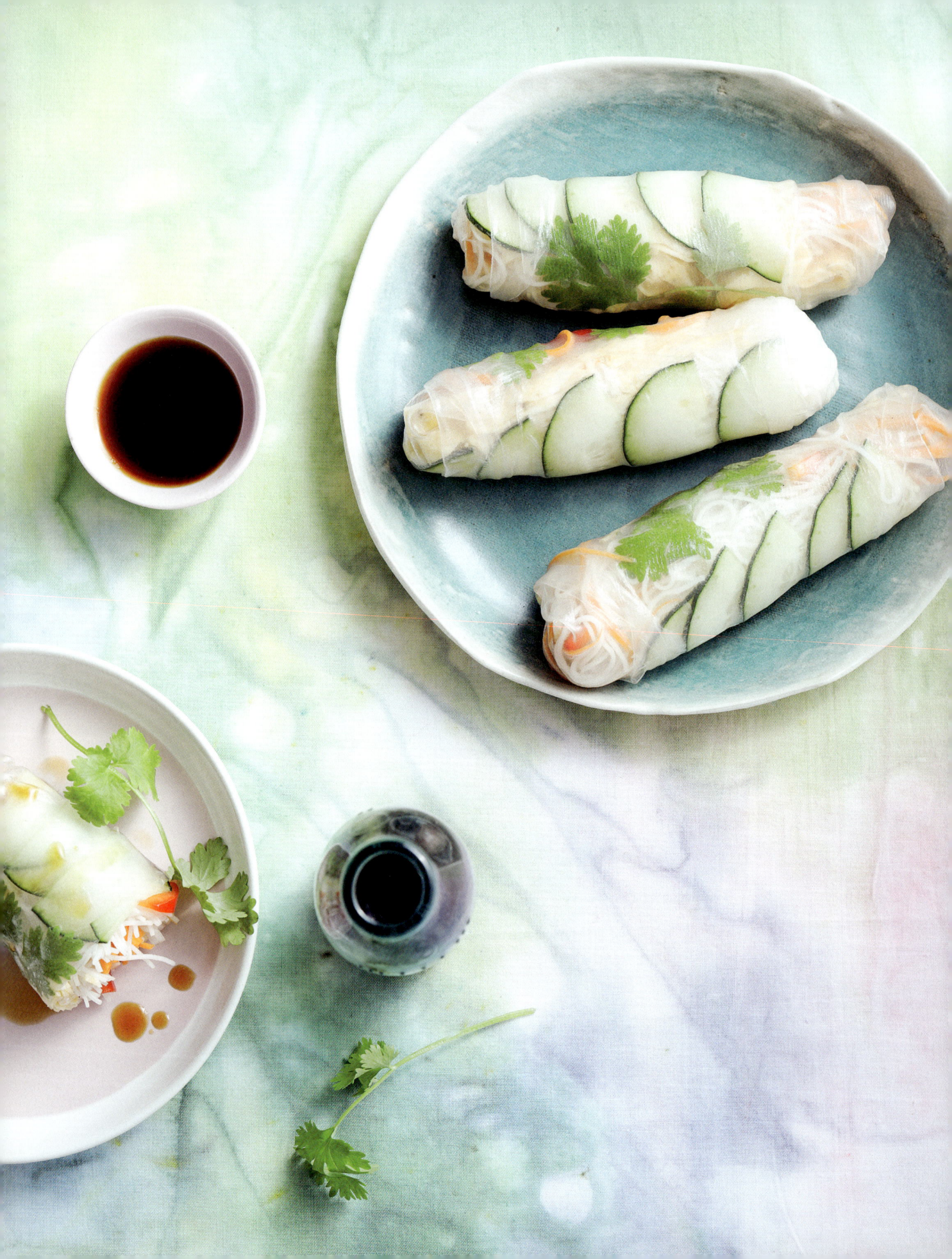

VIETNAMESISCHE ROLLEN

FÜR 1 PERSON

ZUBEREITUNGSZEIT
15 MINUTEN +
10 MINUTEN EINWEICHZEIT

GARZEIT 4 MINUTEN

SCHWIERIGKEITSGRAD EINFACH

Vietnamesische Rollen (oder »cold rolls«, wie wir in Südaustralien auch gern sagen) gehören zu meinen Lieblingsgerichten, weil sie voller köstlicher Aromen sind. Ideal für Gäste und ganz einfach zuzubereiten!

25 g Reisnudeln

Öl aus dem Zerstäuber

2 große Eier, leicht verrührt

4 kleine Teigblätter aus Reispapier

½ mittelgroße Salatgurke, in dünne Scheiben geschnitten

1 kleine Handvoll Sojasprossen

½ mittelgroße Möhre, in dünne Scheiben geschnitten

¼ mittelgroße rote Paprika, Samen entfernt und in dünne Scheiben geschnitten

frische Korianderblätter zum Servieren (nach Belieben)

salzreduzierte Tamari- oder Sojasauce zum Servieren

Nudeln in eine ofenfeste Schüssel geben und mit kochendem Wasser bedecken. 10 Minuten stehen lassen, dann mit einer Gabel lockern. Abgießen und unter fließendem kalten Wasser abschrecken. Gut abtropfen lassen und beiseitestellen, bis sie etwas abgekühlt sind. Sobald man sie anfassen kann, in kleinere Stücke schneiden.

Inzwischen eine antihaftbeschichtete Pfanne auf mittlerer Hitze heiß werden lassen und leicht mit Öl einsprühen. Die Eier hineingießen und die Pfanne schwenken, bis der Boden bedeckt ist. 1–2 Minuten stocken lassen. Das Omelette auf einen Teller legen und abkühlen lassen. Sobald man es anfassen kann, in dünne Streifen schneiden.

Teigblätter, Ei, Nudeln und das Gemüse auf eine saubere Arbeitsplatte legen.

Eine große Schüssel für die Teigblätter mit warmem Wasser füllen. Jedes Teigblatt 1 Sekunde im Wasser weich werden lassen. Nicht länger einweichen, da das Reispapier sonst schnell zu weich wird und reißt.

Das Teigblatt auf ein Schneidbrett legen und je ein Viertel Nudeln, Ei und Gemüse auf das untere Drittel setzen. Falls gewünscht, einige Korianderblätter darauf verteilen. Die untere Kante nach oben schlagen, die Seiten nach innen einschlagen und das Teigblatt aufrollen. Mit der Naht nach unten beiseitelegen und aus den restlichen Zutaten auf dieselbe Weise 3 weitere Rollen herstellen.

Zu den Rollen Tamari- oder Sojasauce in einer kleinen Schüssel zum Dippen servieren.

Ⓒ ÜPPIGES SALAT-SANDWICH mit HUMMUS

FÜR 1 PERSON

ZUBEREITUNGSZEIT 10 MINUTEN

SCHWIERIGKEITSGRAD EINFACH

Dieses farbenfrohe Sandwich enthält Gemüse in allen Regenbogenfarben. Großartig anzusehen und noch großartiger beim Reinbeißen!

150 g Hummus (siehe Seite 254)

2 Scheiben Vollkorntoast

1 kleine Handvoll Salatblätter

¼ mittelgroße Tomate, in dünne Scheiben geschnitten

¼ mittelgroße Möhre, grob gerieben

¼ mittelgroße Salatgurke, in dünne Scheiben geschnitten

¼ kleine rote Zwiebel, in dünne Scheiben geschnitten

1 kleine Handvoll Alfalfasprossen

Das Hummus auf beide Toastscheiben streichen.

Auf eine Scheibe Salat, Tomate, Möhre, Gurke, Zwiebel und Alfalfasprossen schichten.

Die andere Toastscheibe darauflegen.

Zum Servieren das Sandwich auf einen Teller legen und halbieren.

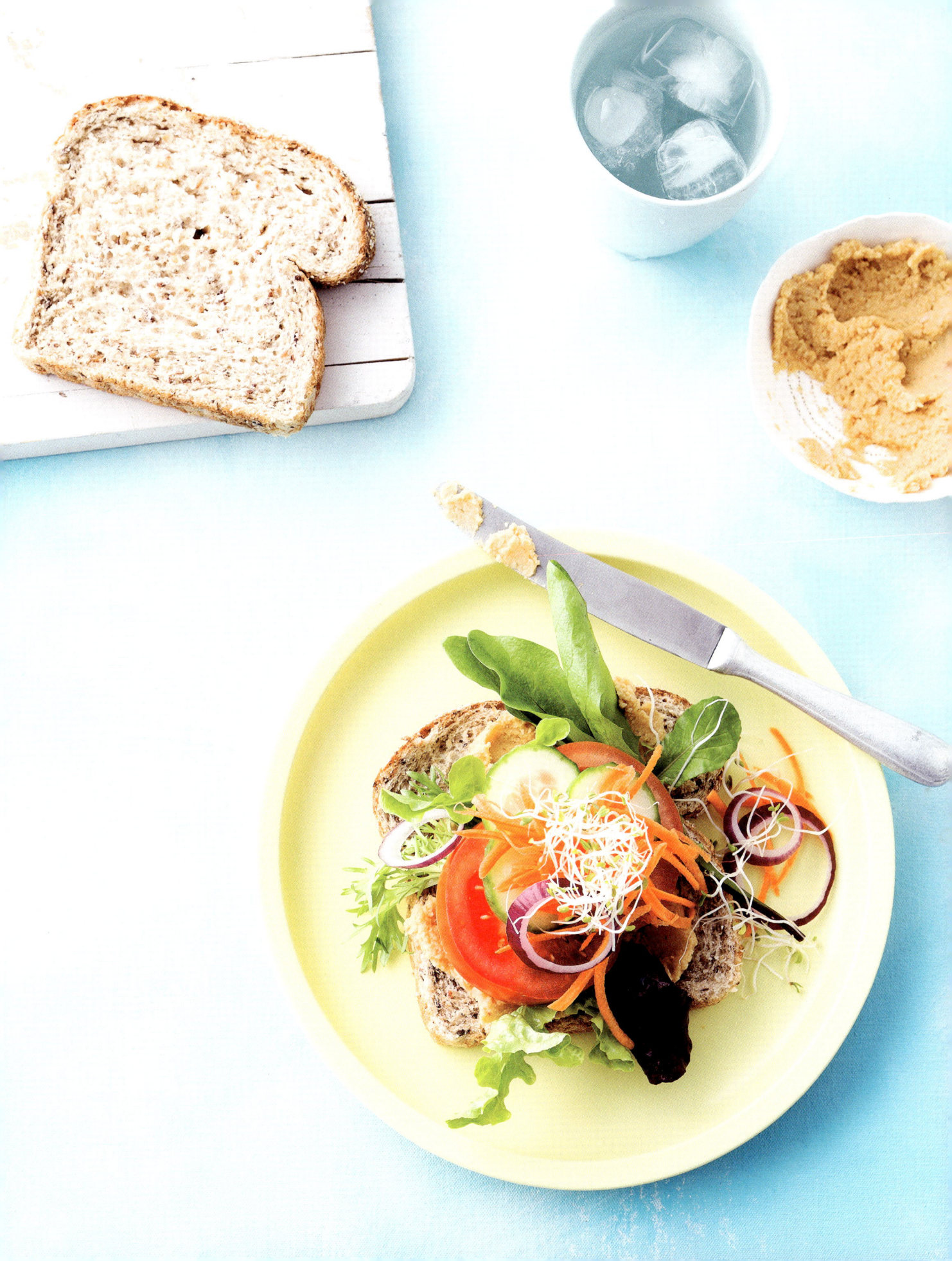

Ⓒ KNACKIGER GETREIDESALAT

FÜR 1 PERSON
ZUBEREITUNGSZEIT 10 MINUTEN
GARZEIT 35 MINUTEN
SCHWIERIGKEITSGRAD EINFACH

Du kannst dich nicht zwischen Reis oder Quinoa im Salat entscheiden? Hier bekommst du beides! Wenn du wenig Zeit hast, kannst du eine Sorte auch weglassen und die doppelte Menge der anderen nehmen.

30 g Naturreis

30 g Quinoa

90 g Brokkoli, in Röschen geschnitten

3 halbgetrocknete Tomaten, in Streifen geschnitten

150 g Kichererbsen aus der Dose, abgetropft und abgespült

1 EL fein gehackte frische Petersilie

Meersalz und schwarzer Pfeffer nach Geschmack

DRESSING

½ Knoblauchzehe, zerdrückt

1 Prise getrockneter Oregano

fein abgeriebene Zitronenschale und Zitronensaft nach Geschmack

Den Reis mit 125 ml Wasser in einem kleinen Topf unter gelegentlichem Rühren bei starker Hitze zum Kochen bringen. Deckel aufsetzen und auf schwache bis mittlere Hitze reduzieren. 20–25 Minuten köcheln lassen, bis die Flüssigkeit absorbiert und der Reis weich ist. Vom Herd nehmen und mit Deckel 5 Minuten stehen lassen. Zum Abkühlen beiseitestellen.

Inzwischen das Quinoa mit 125 ml Wasser in einem kleinen Topf unter gelegentlichem Rühren auf starker Hitze zum Kochen bringen. Deckel aufsetzen und auf schwache bis mittlere Hitze reduzieren. 10–12 Minuten köcheln lassen, bis die Quinoakörner weich sind. Überschüssige Flüssigkeit abgießen. Zum Abkühlen beiseitestellen.

Einen Topf 5 cm hoch mit Wasser füllen und einen Dämpfkorb hineinstellen. Deckel aufsetzen und das Wasser auf starker Hitze zum Kochen bringen, dann auf mittlere Hitze reduzieren. Den Brokkoli hineingeben und in 2–3 Minuten weich, aber noch bissfest dämpfen. Zum Abkühlen in eine Schüssel mit Eiswasser legen. Gut abtropfen lassen und grob hacken.

Für das Dressing Knoblauch, Oregano, Zitronenschale, Zitronensaft und 2 Teelöffel Wasser in einer kleinen Schüssel mit dem Schneebesen verrühren.

Zum Servieren Reis, Quinoa, Brokkoli, Tomaten, Kichererbsen und Petersilie in eine Schüssel füllen. Mit dem Dressing beträufeln und mit Salz und Pfeffer würzen, falls gewünscht. Alles vorsichtig mischen.

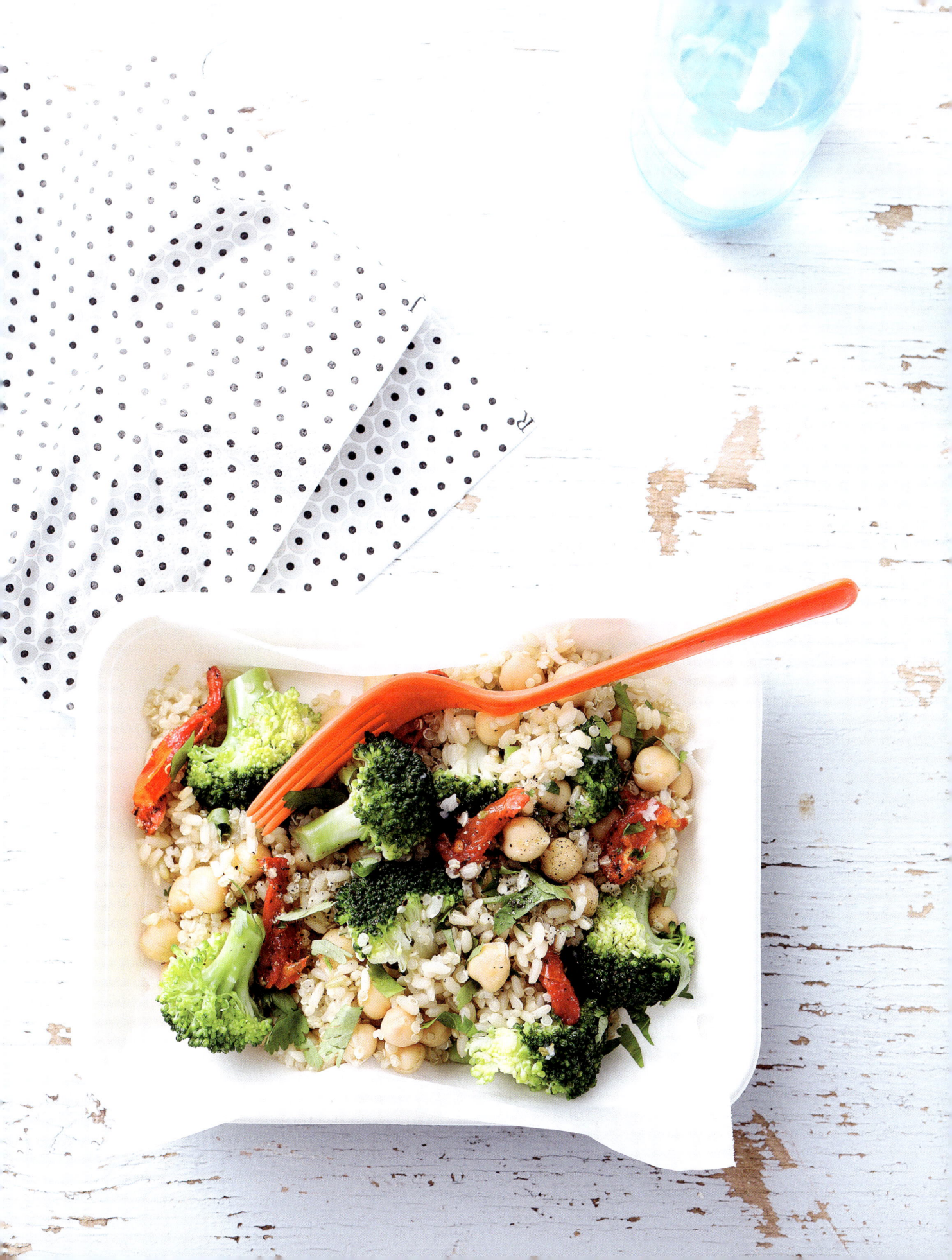

Ⓒ THAILÄNDISCHER RINDFLEISCH-NUDELSALAT

FÜR 1 PERSON

ZUBEREITUNGSZEIT
15 MINUTEN +
10 MINUTEN EINWEICHZEIT

GARZEIT 6 MINUTEN

SCHWIERIGKEITSGRAD EINFACH

»Superfrisch« ist das erste, was ich bei diesem Salat denke. Eins meiner Lieblingsrezepte!

100 g Reisnudeln

85 g mageres Rindersteak

Meersalz und schwarzer Pfeffer nach Geschmack

1 kleine Handvoll gemischte Salatblätter

5 Kirschtomaten, halbiert

¼ kleine rote Zwiebel, in dünne Scheiben geschnitten

¼ mittelgroße Salatgurke, längs halbiert und in dünne Scheiben geschnitten

1 kleine Handvoll Sojasprossen

1 kleine Handvoll frische Korianderblätter

1 kleine Handvoll frische Minzeblätter

DRESSING

¼–½ TL fein gehackte rote Chilischote

1 Knoblauchzehe, zerdrückt

2 TL abgespülte und fein gehackte Korianderstängel

1 TL Honig oder nach Geschmack

4 TL Fischsauce oder nach Geschmack

2 EL Limettensaft oder nach Geschmack

Für das Dressing Chili, Knoblauch, Korianderstängel, Honig, Fischsauce und Limettensaft in einer kleinen Schüssel mit dem Schneebesen verrühren. Falls erforderlich, mit mehr Honig, Fischsauce und Limettensaft abschmecken. Beiseitestellen.

Die Nudeln in eine ofenfeste Schüssel geben und mit kochendem Wasser bedecken. 10 Minuten stehen lassen, dann mit einer Gabel lockern. Abgießen und unter fließendem kalten Wasser abschrecken. Gut abtropfen lassen und beiseitestellen.

Eine antihaftbeschichtete Pfanne auf starker Hitze heiß werden lassen und leicht mit Öl einsprühen. Das Steak mit Salz und Pfeffer würzen, falls gewünscht. Von jeder Seite 2–3 Minuten braten, je nach gewünschtem Gargrad auch länger. Locker mit Alufolie abdecken und einige Minuten ruhen lassen. Das Steak quer zur Faserrichtung in Scheiben schneiden.

Zum Servieren Nudeln, Salatblätter, Tomate, Zwiebel, Gurke, Sprossen, Koriandergrün und Minzeblätter in eine Schüssel füllen. Mit den Fleischstreifen belegen und das Dressing darüberträufeln. Alles vorsichtig mischen.

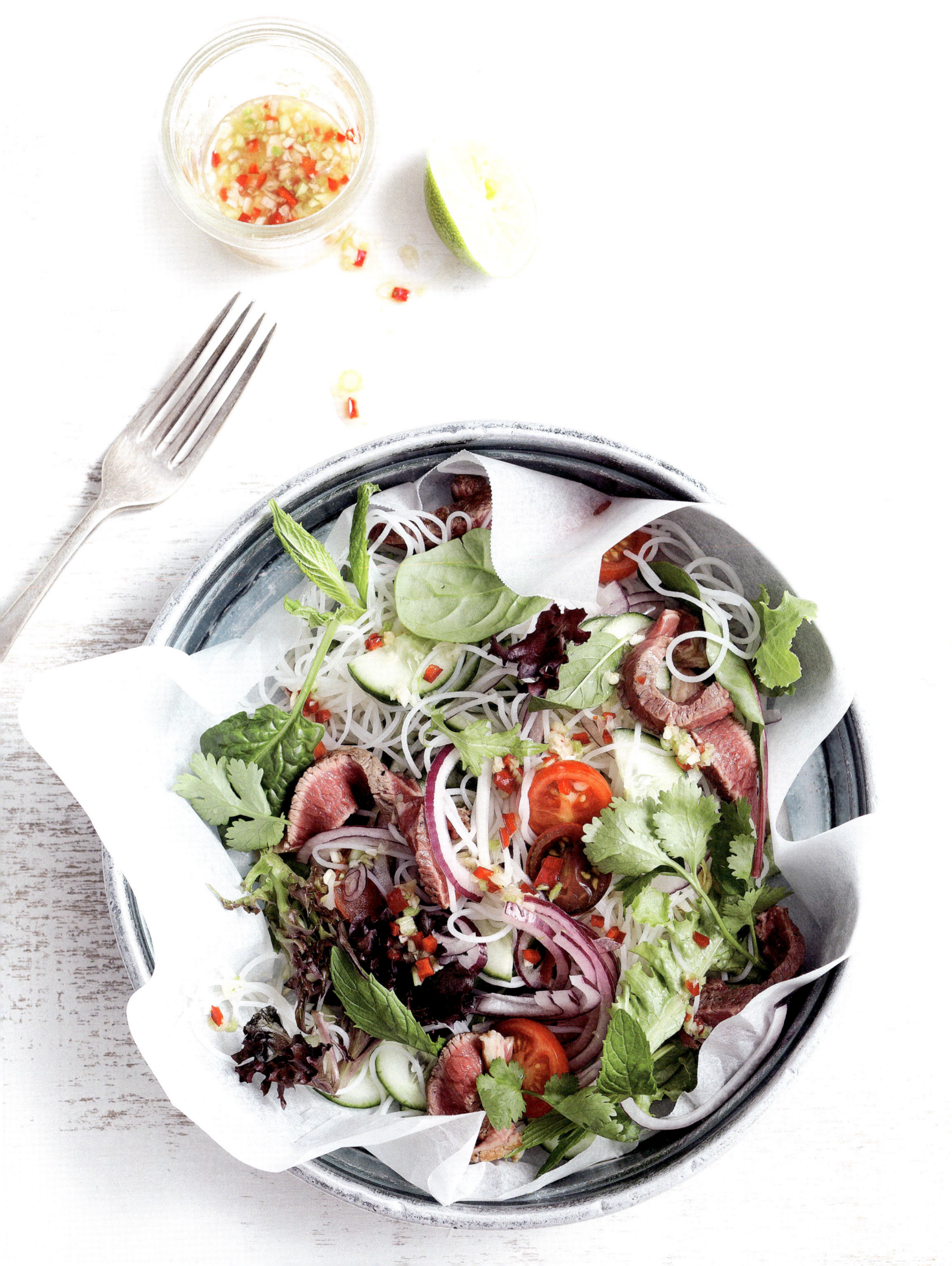

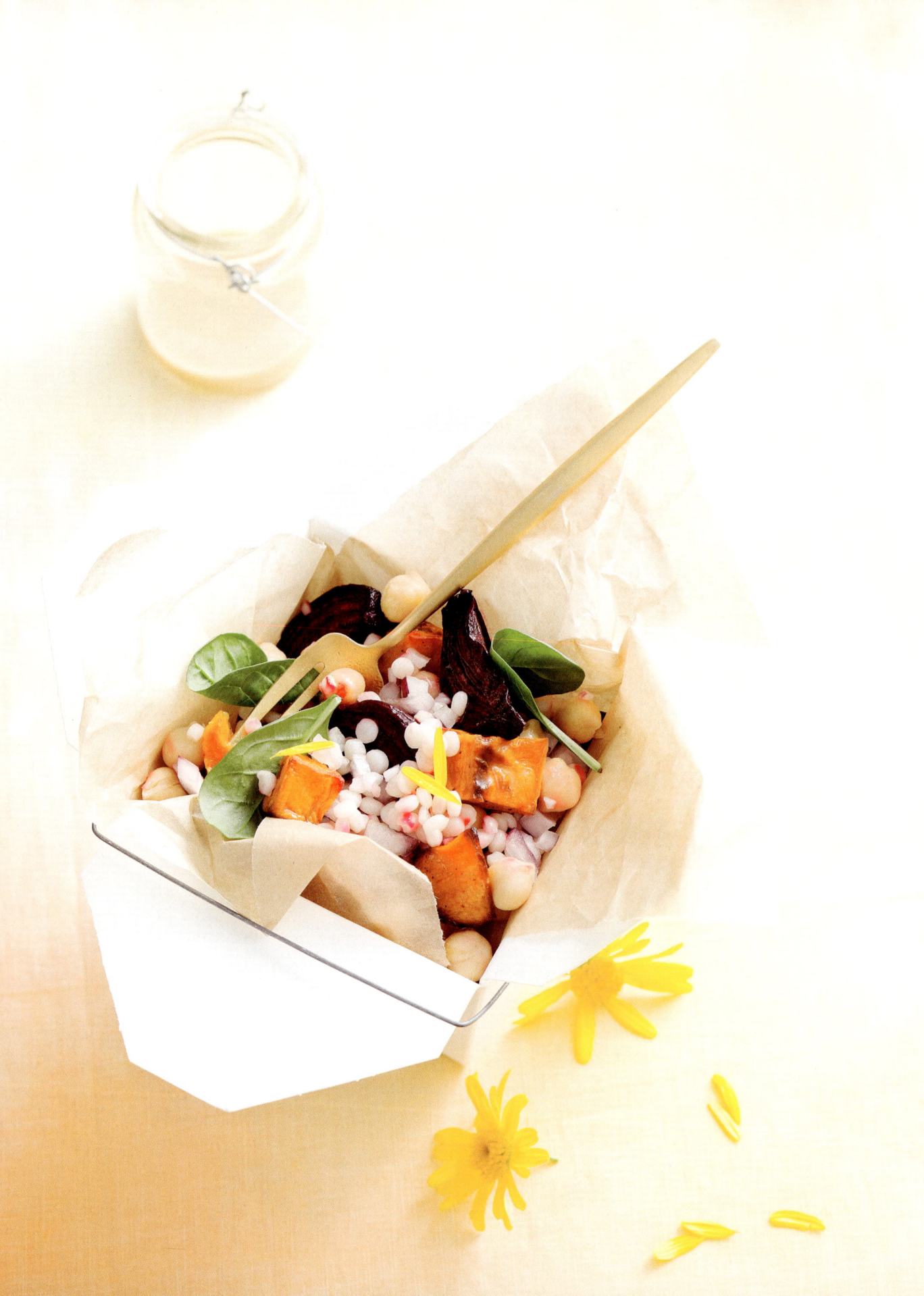

PERL-COUSCOUS-SALAT mit KÜRBIS und ROTER BETE

FÜR 1 PERSON
ZUBEREITUNGSZEIT 15 MINUTEN
GARZEIT 35 MINUTEN
SCHWIERIGKEITSGRAD EINFACH

Keine Zeit zum Kochen? Couscous, Kürbis und Rote Bete lassen sich gut am Vorabend zubereiten und in getrennten luftdichten Behältern im Kühlschrank lagern. Zum Servieren dann einfach die anderen Salatzutaten und das Dressing dazugeben. Kinderleicht!

1 kleine Rote Bete, in Spalten geschnitten

Öl aus dem Zerstäuber

Meersalz und schwarzer Pfeffer nach Geschmack

60 g Kürbis, in 1,5 cm große Würfel geschnitten

30 g Perl-Couscous

1 kleine Handvoll junger Spinat

¼ kleine rote Zwiebel, in dünne Scheiben geschnitten

150 g Kichererbsen aus der Dose, abgetropft und abgespült

DRESSING

Saft von ½ Zitrone

1 TL Dijonsenf

1 TL Honig

1 TL Rotweinessig

Den Ofen auf 180 °C (Umluft: 160 °C) vorheizen und ein Backblech mit Backpapier auslegen.

Die Rote Bete auf dem Blech verteilen und leicht mit Öl besprühen. Mit Salz und Pfeffer würzen, falls gewünscht.

10 Minuten im Ofen rösten. Das Blech aus dem Ofen nehmen, den Kürbis dazugeben und leicht mit Öl besprühen. Falls gewünscht, mit Salz und Pfeffer würzen. Weitere 15–20 Minuten rösten, bis die Bete weich und der Kürbis weich und leicht gebräunt ist. Den Kürbis dabei nach 10 Minuten mit einer Zange wenden. Zum Abkühlen beiseitestellen.

Einen Topf mit Wasser füllen und zum Kochen bringen. Den Couscous hineinrühren und auf mittlerer Hitze in 10–12 Minuten bissfest kochen. Abtropfen lassen und zum Abkühlen beiseitestellen.

Für das Dressing Zitronensaft, Senf, Honig und Essig in einer kleinen Schüssel mit dem Schneebesen verrühren.

Zum Servieren Kürbis, Rote Bete, Couscous, Spinat, Zwiebel und Kichererbsen in eine Schüssel füllen. Mit dem Dressing beträufeln und alles vorsichtig mischen.

HUMMUS

ERGIBT 75 GRAMM
ZUBEREITUNGSZEIT 10 MINUTEN
SCHWIERIGKEITSGRAD EINFACH

Wie du vermutlich schon bemerkt hast, ist dieses gesunde, fettfreie Hummus einer meiner Lieblingsdips! Dieses Rezept ergibt etwa 75 Gramm – für größere Mengen multiplizierst du einfach die Zutaten entsprechend.

75 g Kichererbsen aus der Dose, abgetropft und abgespült
¼ Knoblauchzehe, zerdrückt
Zitronensaft nach Geschmack

1 Prise geräuchertes Paprikapulver
Meersalz nach Geschmack

Kichererbsen, Knoblauch, Zitronensaft, Paprikapulver, Salz und 2 Esslöffel Wasser in eine Küchenmaschine füllen. Zu einer glatten, cremigen Paste verarbeiten.

ZAZIKI

ERGIBT 50 GRAMM
ZUBEREITUNGSZEIT
10 MINUTEN +
ABTROPFZEIT ÜBER NACHT
SCHWIERIGKEITSGRAD EINFACH

Frischen Zaziki bringe ich besonders gern zum Grillen bei Freunden und Familie mit. Dieses Rezept ergibt etwa 50 Gramm – für größere Mengen multiplizierst du einfach die Zutaten entsprechend.

50 g fettarmer Joghurt
2 cm mittelgroße Salatgurke
Zitronensaft nach Geschmack

¼ Knoblauchzehe, zerdrückt
¼ TL fein gehackter frischer Dill
Meersalz und schwarzer Pfeffer nach Geschmack

Den Joghurt in ein mit Gaze ausgelegtes Sieb füllen, über eine Schüssel hängen und über Nacht in den Kühlschrank stellen. So bekommt der Zaziki eine dickere Konsistenz.

Die Gurke schälen und die Kerne entfernen. Reiben und das überschüssige Wasser ausdrücken.

Joghurt, Gurke, Zitronensaft, Knoblauch, Dill, Salz und Pfeffer in einer kleinen Schüssel gründlich verrühren.

PITA-SANDWICH MIT GRIECHISCHEM SALAT

FÜR 1 PERSON

ZUBEREITUNGSZEIT 10 MINUTEN

SCHWIERIGKEITSGRAD EINFACH

An der griechischen Küche liebe ich, dass sie häufig so leicht und frisch ist! Manchmal bereite ich dieses Sandwich auch mit einem halben Vollkorn-Wrap zu – je nachdem, was gerade da ist.

5 Kirschtomaten, geviertelt

¼ mittelgroße Salatgurke, fein gehackt

¼ mittelgroße grüne Paprikaschote, Samen entfernt und fein gehackt

30 g salzreduzierter fettarmer Feta, zerkrümelt

1 EL gehackte frische Petersilie

1 TL Rotweinessig

Meersalz und schwarzer Pfeffer nach Geschmack

75 g Hummus (siehe linke Seite)

½ Vollkorn-Pita-Brot

Tomate, Gurke, Zwiebel, Paprika, Feta, Petersilie und Essig in eine Schüssel füllen. Mit Salz und Pfeffer würzen, falls gewünscht, und vorsichtig mischen.

Zum Servieren das Hummus auf die Innenseite der Pita-Hälfte streichen und mit dem griechischen Salat füllen.

TOAST mit THUNFISCH & SALAT

FÜR 1 PERSON

ZUBEREITUNGSZEIT 10 MINUTEN

SCHWIERIGKEITSGRAD EINFACH

Thunfisch ist eine meiner liebsten Proteinquellen. Bei diesem Rezept gebe ich gerne etwas mehr Zitrone für den richtigen Pep dazu!

40 g Cannellini-Bohnen aus der Dose, abgetropft und abgespült

1 kleine Handvoll junger Spinat

½ mittelgroße Salatgurke, mit einem Gemüseschäler in Streifen geschnitten

¼ Fenchelknolle, in dünne Scheiben geschnitten

100 g Thunfisch in Wasser aus der Dose, abgetropft und grob zerteilt

¼ kleine rote Zwiebel, fein gehackt

2 TL Kapern, abgespült und fein gehackt

2 TL fein gehackte frische Petersilie

schwarzer Pfeffer nach Geschmack

fein abgeriebene Zitronenschale und Zitronensaft nach Geschmack

1 Scheibe Vollkorntoast

Die Cannellini-Bohnen in einer kleinen Schüssel mit einer Gabel grob zu einer stückigen Paste zerdrücken.

Spinat, Gurke und Fenchel in eine zweite kleine Schüssel füllen und vorsichtig mischen.

Thunfisch, Zwiebel, Kapern, Petersilie, Pfeffer, Zitronenschale und Zitronensaft in einer kleinen Schüssel gründlich mischen.

Zum Servieren die Toastscheibe auf einen Teller legen. Die Bohnenpaste darauf verteilen und mit der Gurkenmischung und der Thunfischmischung belegen. Falls gewünscht, etwas zusätzlichen Zitronensaft darüberpressen.

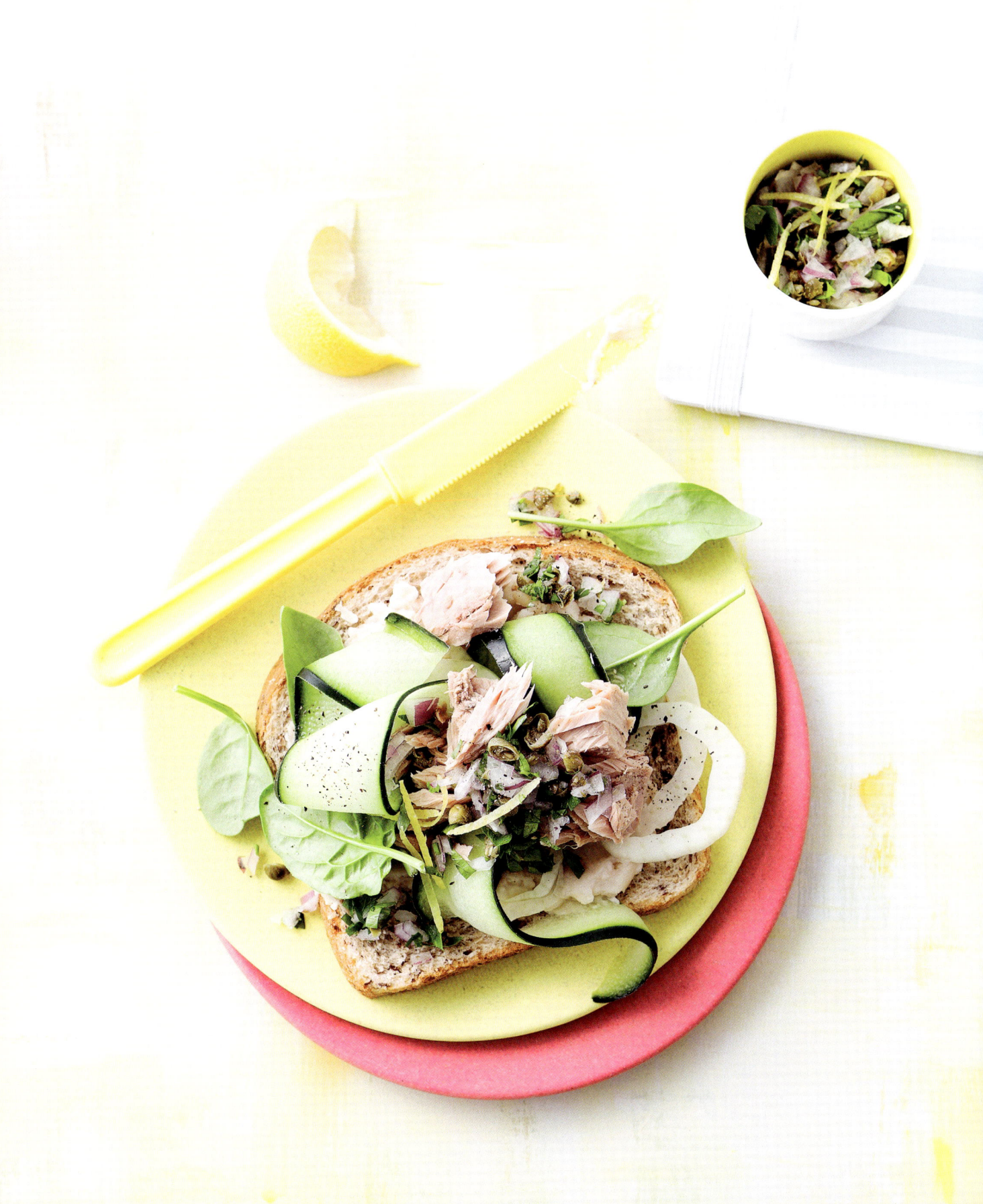

Ⓓ FATOUSCH-SALAT

FÜR 1 PERSON
ZUBEREITUNGSZEIT 10 MINUTEN
GARZEIT 10 MINUTEN
SCHWIERIGKEITSGRAD EINFACH

Ich liebe getoastetes Brot in meinen Salaten. Es ist total einfach herzustellen und macht die Konsistenz des Mittagessens gleich viel interessanter.

½ Vollkorn-Pita-Brot

Öl aus dem Zerstäuber

½ mittelgroße Salatgurke, mit einem Gemüseschäler in Streifen geschnitten

5 Kirschtomaten, halbiert

1 Radieschen, in dünne Scheiben geschnitten

¼ kleine rote Zwiebel, in dünne Scheiben geschnitten

1 kleine Handvoll frische Minzeblätter

1 kleine Handvoll frische Petersilienblätter

30 g salzreduzierter fettarmer Feta, zerkrümelt

HUMMUS-DRESSING

75 g Hummus (siehe Seite 254)

Saft von ¼ Zitrone

Den Ofen auf 200 °C (Umluft: 180 °C) vorheizen und ein Backblech mit Backpapier auslegen.

Das Pita-Brot auf das Backblech legen und leicht mit Öl besprühen. 5 Minuten im Ofen backen, bis es zu bräunen beginnt. Wenden und noch einmal 5–8 Minuten backen, bis beide Seiten leicht gebräunt sind, dann zum Abkühlen beiseitelegen. Sobald man es anfassen kann, in mundgerechte Stücke reißen.

Für das Hummus-Dressing Hummus, Zitronensaft und 2 Teelöffel Wasser in einer kleinen Schüssel mit dem Schneebesen verrühren. Wenn das Dressing zu fest ist, so lange immer wieder ¼ Teelöffel Wasser zufügen, bis die gewünschte Konsistenz erreicht ist.

Zum Servieren Pita-Stücke, Tomate, Radieschen, Zwiebel, Minze und Petersilie in einer Schüssel vorsichtig mischen. Mit dem Hummus-Dressing beträufeln und mit Feta garnieren.

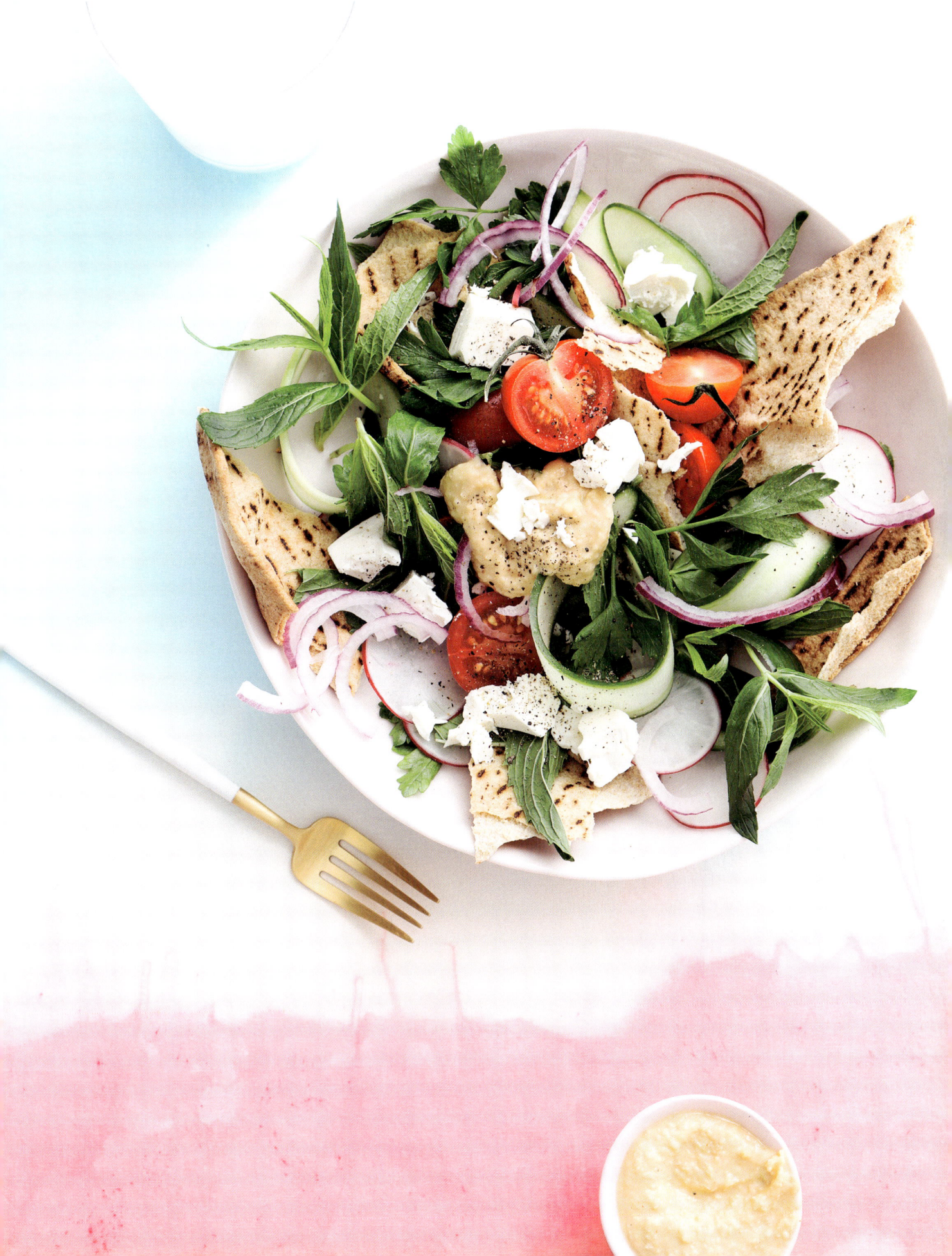

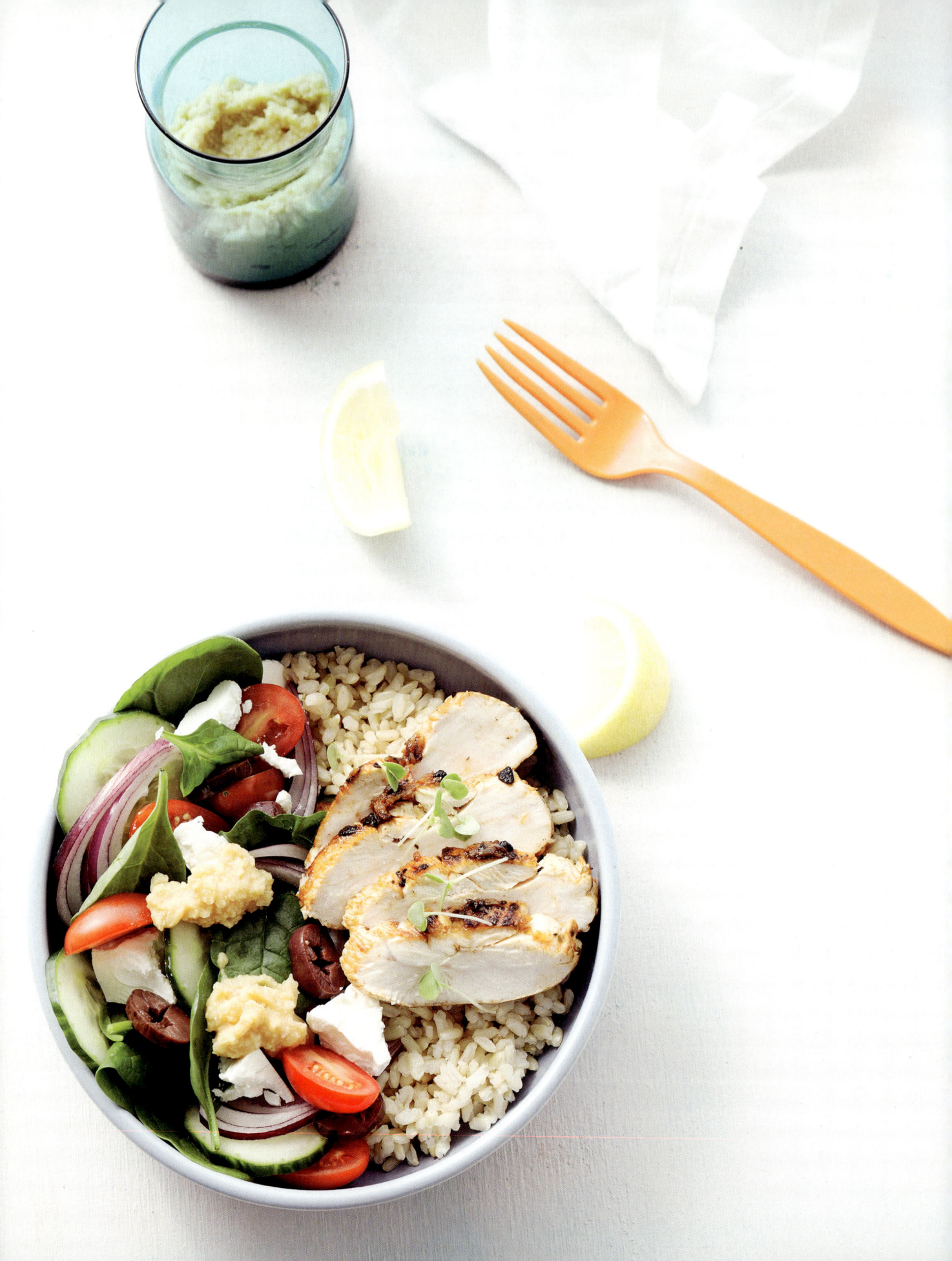

Ⓑ HÄHNCHEN-REIS-SCHÜSSEL

FÜR 1 PERSON

ZUBEREITUNGSZEIT
10 MINUTEN +
30 MINUTEN MARINIERZEIT
ODER ÜBER NACHT

GARZEIT 30 MINUTEN

SCHWIERIGKEITSGRAD EINFACH

Ein herzhaftes Gericht voller köstlicher kräftiger Aromen. Wenn du alle Zutaten am Vorabend vorbereitest, brauchst du dieses Mittagessen nur schnell zusammenzuwerfen und mitzunehmen. Kinderleicht!

Zitronensaft nach Geschmack

2 TL fein gehackte frische Petersilie

½ Knoblauchzehe, zerdrückt

¼ TL Paprikapulver

¼ TL getrockneter Oregano

Meersalz und schwarzer Pfeffer nach Geschmack

75 g Hähnchenbrustfilet

60 g Naturreis

Öl aus dem Zerstäuber

1 kleine Handvoll junger Spinat, gehackt

5 Kirschtomaten, halbiert

¼ mittelgroße Salatgurke, in dünne Scheiben geschnitten

¼ kleine rote Zwiebel, in dünne Scheiben geschnitten

2 Kalamata-Oliven, entsteint und in Scheiben geschnitten

30 g salzreduzierter fettarmer Feta, zerkrümelt

40 g Hummus (siehe Seite 254)

Zitronenspalten zum Servieren

Zitronensaft, Petersilie, Knoblauch, Paprikapulver, Oregano, Salz und Pfeffer in einer mittelgroßen Schüssel mit dem Schneebesen verrühren. Das Hähnchen in die Schüssel legen und mit der Gewürzmischung einreiben, bis es überall bedeckt ist. Mit Klarsichtfolie abdecken und 30 Minuten oder über Nacht im Kühlschrank marinieren.

Reis mit 300 ml Wasser in einem kleinen Topf unter gelegentlichem Rühren auf starker Hitze zum Kochen bringen. Deckel aufsetzen und auf schwache bis mittlere Hitze reduzieren. 20–25 Minuten köcheln lassen, bis die Flüssigkeit absorbiert und der Reis weich ist. Vom Herd nehmen und mit Deckel 5 Minuten stehen lassen. Zum Abkühlen beiseitestellen.

Eine antihaftbeschichtete Pfanne auf mittlerer Hitze heiß werden lassen und leicht mit Öl einsprühen. Das Hähnchen hineingeben und von jeder Seite 5–6 Minuten braten, bis es gar ist. Auf einen Teller legen und ruhen lassen. In dicke Scheiben schneiden.

Spinat, Tomate, Gurke, Zwiebel, Oliven und Feta in einer Schüssel vorsichtig mischen.

Zum Servieren den Reis in eine Hälfte einer Schüssel geben. Den Salat in die andere Hälfte füllen und mit Hähnchen und Hummus garnieren. Mit Zitronenspalten servieren.

Ⓑ TOASTIE mit GEGRILLTEM GEMÜSE & KICHERERBSENPASTE

FÜR 1 PERSON

ZUBEREITUNGSZEIT 10 MINUTEN

GARZEIT 15 MINUTEN

SCHWIERIGKEITSGRAD EINFACH

Dieses mediterran angehauchte Toastie ist einfach superlecker. Die Kichererbsen runden das Aroma perfekt ab! Das Gemüse kann schon am Vorabend gegrillt und in einem luftdichten Behälter im Kühlschrank gelagert werden.

¼ mittelgroße Aubergine, in 1 cm dicke Scheiben geschnitten

½ mittelgroßer Zucchino, in 1 cm dicke Scheiben geschnitten

⅛ mittelgroße rote Paprikaschote, Samen entfernt und gehackt

Öl aus dem Zerstäuber

2 Scheiben Vollkorntoast

1 kleine Handvoll junger Spinat

30 g salzreduzierter fettarmer Feta, zerkrümelt

KICHERERBSENPASTE

150 g Kichererbsen aus der Dose, abgetropft und abgespült

½ Knoblauchzehe, zerdrückt

1 Prise edelsüßes Paprikapulver

Zitronensaft nach Geschmack

Meersalz und schwarzer Pfeffer nach Geschmack

Ein Grillblech oder eine Grillpfanne auf starker Hitze heiß werden lassen.

Aubergine, Zucchino und Paprika in eine große Schüssel geben und so mit Öl besprühen, dass sie überall leicht benetzt sind.

Aubergine, Zucchino und Paprika portionsweise in 4–6 Minuten weich grillen, dabei gelegentlich wenden. Zum Abkühlen beiseitestellen.

Ein Sandwicheisen vorheizen.

Für die Kichererbsenpaste Kichererbsen, Knoblauch, Paprikapulver, Zitronensaft, Salz und Pfeffer in einer kleinen Schüssel mit einer Gabel grob zu einer stückigen Paste zerdrücken. Wenn sie zu fest ist, so lange kaltes Wasser zufügen, bis die gewünschte Konsistenz erreicht ist.

Die Toastscheiben auf ein sauberes Schneidbrett legen und mit der Kichererbsenpaste bestreichen. Auf eine Scheibe Spinat, Grillgemüse und Feta schichten. Die andere Toastscheibe darauflegen.

Sandwich in das Sandwicheisen legen und den Deckel sanft hinunterdrücken. In 3–5 Minuten goldbraun toasten.

Zum Servieren den Toastie auf einen Teller legen und halbieren.

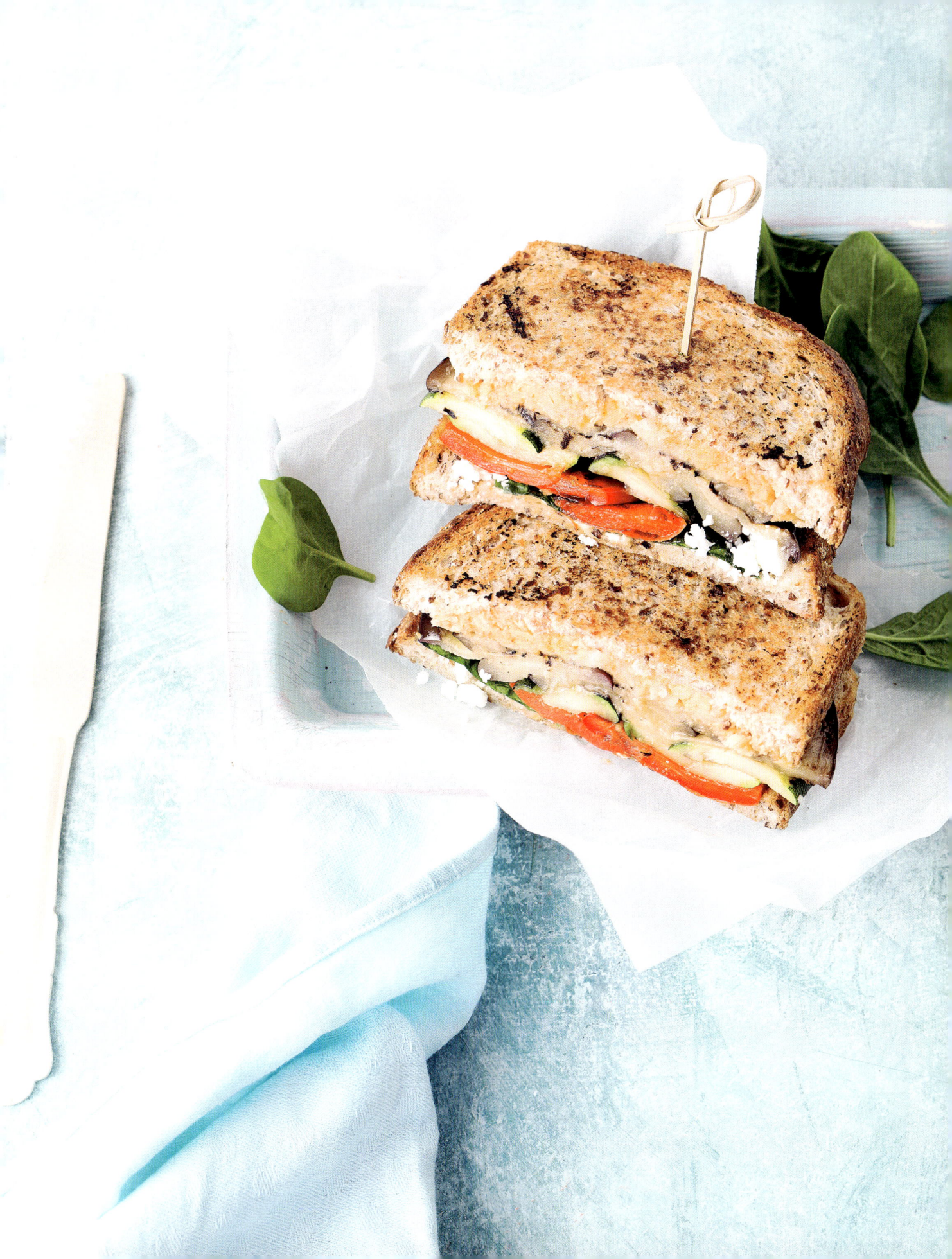

TOASTIE MIT RINDFLEISCH & KARAMELLISIERTER ZWIEBEL

FÜR 1 PERSON

ZUBEREITUNGSZEIT 10 MINUTEN

GARZEIT 35 MINUTEN

SCHWIERIGKEITSGRAD EINFACH

Diese Kombination macht aus einem einfachen Toastie ein richtig herzhaftes Mittagessen! Du magst kein Rindfleisch? Auch Hühnchen versorgt dich mit Proteinen. Die karamellisierte Zwiebel hält sich bis zu 5 Tagen in einem luftdichten Behälter im Kühlschrank.

2 Scheiben Vollkorntoast

65 g gegartes Rindfleisch, in Scheiben geschnitten

½ mittelgroße Tomate, in Scheiben geschnitten

30 g salzreduzierter fettarmer Feta, zerkrümelt

1 kleine Handvoll Rucola

KARAMELLISIERTE ZWIEBEL

Öl aus dem Zerstäuber

½ kleine Speisezwiebel, in Ringe geschnitten

2 TL Ahornsirup

2 TL Balsamicoessig

Für die karamellisierte Zwiebel eine kleine antihaftbeschichtete Pfanne auf schwacher Hitze heiß werden lassen und leicht mit Öl einsprühen. Die Zwiebelringe hineingeben und 15–20 Minuten unter gelegentlichem Rühren langsam weich und goldbraun braten. Die Hitze nicht erhöhen, da die Zwiebel sonst anbrennt. Ahornsirup und Balsamicoessig zufügen und unter gelegentlichem Rühren 5–10 Minuten weitergaren, bis die Zwiebelringe klebrig und karamellisiert sind. Zum Abkühlen beiseitestellen.

Ein Sandwicheisen vorheizen.

Eine Scheibe Brot auf ein sauberes Schneidbrett legen. Karamellisierte Zwiebel, Fleisch, Tomate, Feta und Rucola daraufschichten. Die andere Brotscheibe darauflegen.

Das Sandwich in das Sandwicheisen legen und den Deckel sanft hinunterdrücken. 3–5 Minuten toasten, bis das Sandwich goldbraun ist.

Zum Servieren den Toastie auf einen Teller legen und halbieren.

Ⓑ HÄHNCHEN-KÄSE-TOASTIE

FÜR 1 PERSON
ZUBEREITUNGSZEIT 5 MINUTEN
GARZEIT 5 MINUTEN
SCHWIERIGKEITSGRAD EINFACH

Manchmal reicht ein Sandwich einfach nicht, und deswegen LIEBE ich Toasties! Und was wäre ein Toastie ohne Käse? In diesem Rezept habe ich Jarlsberg verwendet, aber Cheddar oder Mozzarella passen ebenso gut.

2 Scheiben Vollkorntoast

1 große Handvoll junger Spinat

80 g gekochtes Hähnchen, grob zerkleinert

¼ kleine rote Zwiebel, in dünne Scheiben geschnitten

3 halbgetrocknete Tomaten, in Streifen geschnitten

20 g Jarlsberg, in Scheiben geschnitten

Ein Sandwicheisen vorheizen.

Eine Scheibe Toast auf ein sauberes Schneidbrett legen. Spinat, Hähnchen, Zwiebel, Tomate und Käse daraufschichten. Die andere Toasthälfte darauflegen.

Das Sandwich in das Sandwicheisen legen und den Deckel sanft nach unten drücken. 3–5 Minuten toasten, bis der Käse geschmolzen und das Sandwich goldbraun ist.

Zum Servieren den Toastie auf einen Teller legen und halbieren.

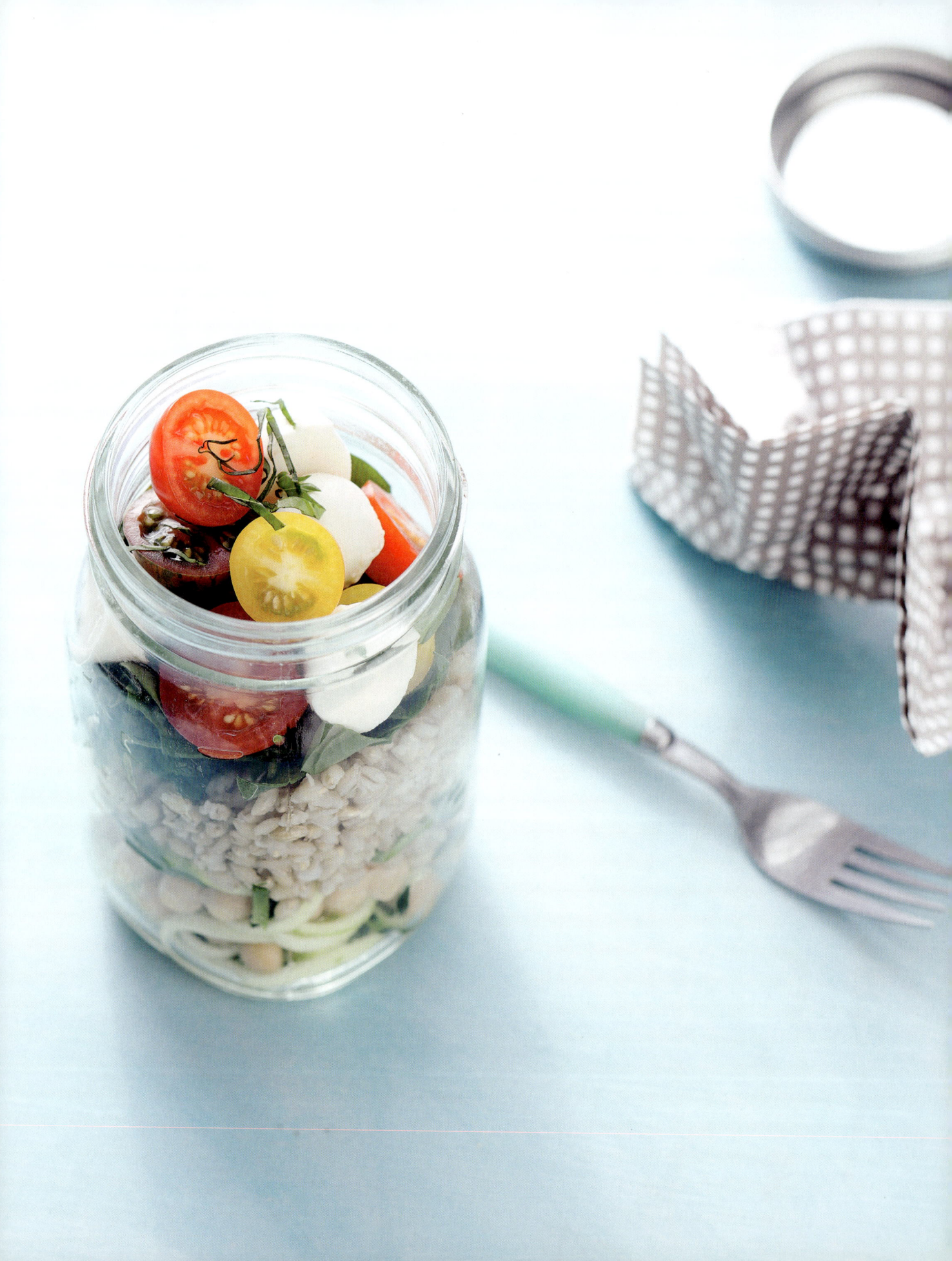

ⓓ MASON-JAR-SALAD MIT ZUCCHINI-NUDELN & PERLGRAUPEN

FÜR 1 PERSON

ZUBEREITUNGSZEIT 10 MINUTEN

GARZEIT 30 MINUTEN

SCHWIERIGKEITSGRAD EINFACH

Der Schlüssel zu einem perfekten Mason-Jar-Salad ist die Reihenfolge! Ich beginne immer mit dem Dressing und schichte dann die »härteren« Zutaten wie Gemüse, Bohnen, Getreide oder Nudeln darüber. Dann kommen Käse und Protein, gefolgt von weicherem Gemüse und zum Schluss je nach Rezept Nüsse, Samen oder getrocknete Früchte. Dann noch das Blattgemüse und fertig ist der Salat! Die Perlgraupen können auch am Vorabend gekocht und nach dem Abkühlen in einem luftdichten Behälter im Kühlschrank gelagert werden.

40 g Perlgraupen

1 TL Zitronensaft

Meersalz und schwarzer Pfeffer nach Geschmack

2 TL fein gehacktes frisches Basilikum

½ mittelgroßer Zucchino, mit dem Spiralschneider zu Nudeln verarbeitet

75 g Kichererbsen aus der Dose, abgetropft und abgespült

20 g Bocconcini (Mini-Mozzarella), halbiert

5 Kirschtomaten, halbiert

1 kleine Handvoll junger Spinat, in feine Streifen geschnitten

4 frische Basilikumblätter (zusätzlich), gehackt

Die Perlgraupen mit 125 ml Wasser in einen Topf geben und auf starker Hitze unter gelegentlichem Rühren zum Kochen bringen. Deckel aufsetzen und auf schwache Hitze reduzieren. 25–30 Minuten köcheln lassen, bis die Perlgraupen weich sind. Vom Herd nehmen und mit Deckel 5 Minuten stehen lassen. Überschüssige Flüssigkeit abgießen und Perlgraupen zum Abkühlen beiseitestellen.

Zitronensaft, Salz, Pfeffer, Basilikum und 2 Teelöffel Wasser in einer kleinen Schüssel mit dem Schneebesen verrühren. In ein Schraubglas gießen.

Zucchininudeln und Kichererbsen in einer Schüssel vorsichtig mischen. Auf das Dressing ins Schraubglas füllen.

Perlgraupen, Bocconcini, Tomaten, Spinat und zusätzliches Basilikum in das Glas schichten.

Zum Servieren den Inhalt des Schraubglases in eine Schüssel stürzen und alles vorsichtig mischen.

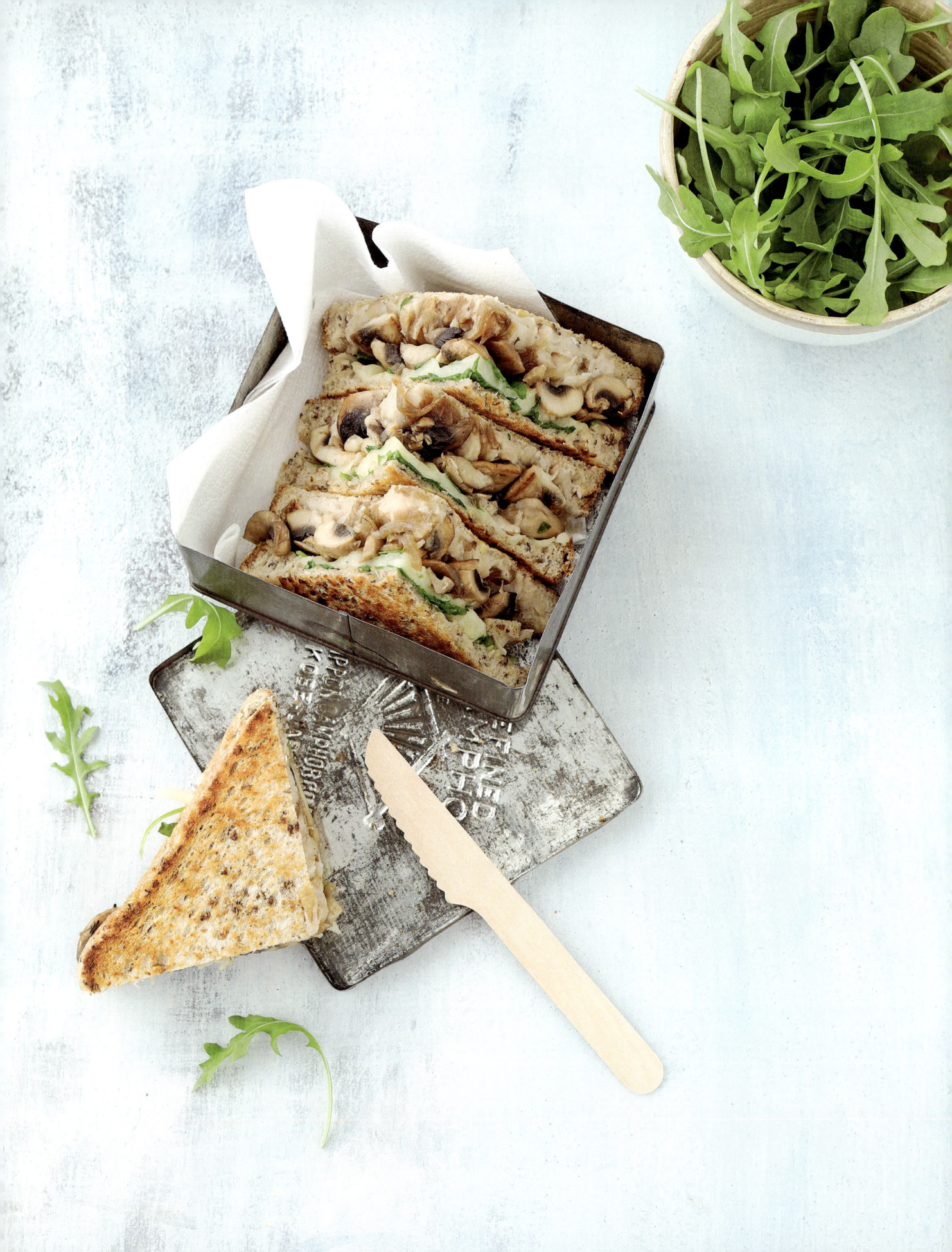

TOASTIE MIT ZART SCHMELZENDEN PILZEN

FÜR 1 PERSON

ZUBEREITUNGSZEIT 10 MINUTEN

GARZEIT 20 MINUTEN

SCHWIERIGKEITSGRAD EINFACH

Dieser Toastie zergeht auf der Zunge! Am besten mit braunen oder weißen Champignons zubereiten.

Öl aus dem Zerstäuber

¼ kleine Zwiebel, in dünne Scheiben geschnitten

½ Knoblauchzehe, zerdrückt

¼ TL gehackter frischer Thymian

100 g Pilze, in Scheiben geschnitten

2 TL gehackte frische Petersilie

Meersalz und schwarzer Pfeffer nach Geschmack

20 g Mozzarella, gerieben

150 g Cannellini-Bohnen aus der Dose, abgetropft und abgespült

¼ TL gemahlener Kreuzkümmel

2 TL Zitronensaft

2 Scheiben Vollkorntoast

1 kleine Handvoll Rucola

Eine antihaftbeschichtete Pfanne auf mittlerer Hitze heiß werden lassen und mit Öl einsprühen. Die Zwiebel hineingeben und in 5 Minuten unter gelegentlichem Rühren weich und glasig braten.

Knoblauch und Thymian zufügen und unter ständigem Rühren 1 Minute mitbraten, bis alles duftet. Die Pilze zufügen und in 10 Minuten weich braten. Vom Herd nehmen und die überschüssige Flüssigkeit abgießen.

Die Petersilie unterrühren und mit Salz und Pfeffer würzen, falls gewünscht. Zum Abkühlen beiseitestellen.

Nach dem Abkühlen den Mozzarella vorsichtig unterrühren.

Bohnen, Kreuzkümmel und Zitronensaft in einer kleinen Schüssel mit einer Gabel grob zu einer stückigen Paste zerdrücken. Wenn sie zu dick ist, so lange kaltes Wasser zufügen, bis die gewünschte Konsistenz erreicht ist.

Ein Sandwicheisen vorheizen.

Eine Scheibe Toast auf ein sauberes Schneidbrett legen und die Bohnenpaste darauf verteilen. Pilzmischung und Rucola daraufschichten. Die andere Toastscheibe darauflegen.

Das Sandwich in das Sandwicheisen legen und den Deckel sanft hinunterdrücken. In 3–5 Minuten goldbraun toasten.

Zum Servieren den Toastie auf einen Teller legen und halbieren oder vierteln.

SALAT mit GEGRILLTER AUBERGINE & QUINOA

FÜR 1 PERSON
ZUBEREITUNGSZEIT 10 MINUTEN
GARZEIT 15 MINUTEN
SCHWIERIGKEITSGRAD EINFACH

Platz da, langweiliger Salat – hier kommt der Held des Tages! Wenn du Aubergine nicht magst, kannst du stattdessen auch gegrillte Zucchini nehmen.

60 g Quinoa

¼ mittelgroße Aubergine, in 1 cm dicke Scheiben geschnitten

Öl aus dem Zerstäuber

4 Kalamata-Oliven, entsteint und in Scheiben geschnitten

1 kleine Handvoll Rucola

150 g Kichererbsen aus der Dose, abgetropft und abgespült

1 EL frische Basilikumblätter

frisch gemahlener schwarzer Pfeffer (nach Belieben)

30 g salzreduzierter fettarmer Feta, zerkrümelt

Quinoa mit 160 ml Wasser in einen Topf geben und auf starker Hitze unter gelegentlichem Rühren zum Kochen bringen. Deckel aufsetzen und auf schwache Hitze reduzieren. 10–12 Minuten köcheln lassen, bis die Flüssigkeit absorbiert und die Quinoakörner weich sind.

Grillblech oder Grillpfanne auf starker Hitze heiß werden lassen.

Die Auberginenscheiben leicht mit Öl besprühen. In 4–6 Minuten weich grillen, dabei gelegentlich wenden. Zum Abkühlen beiseitelegen.

Zum Servieren Quinoa, Oliven, Rucola, Kichererbsen, Basilikum und Aubergine in eine Schüssel füllen. Mit Pfeffer würzen, falls gewünscht, und alles vorsichtig mischen. Den Feta darüberstreuen.

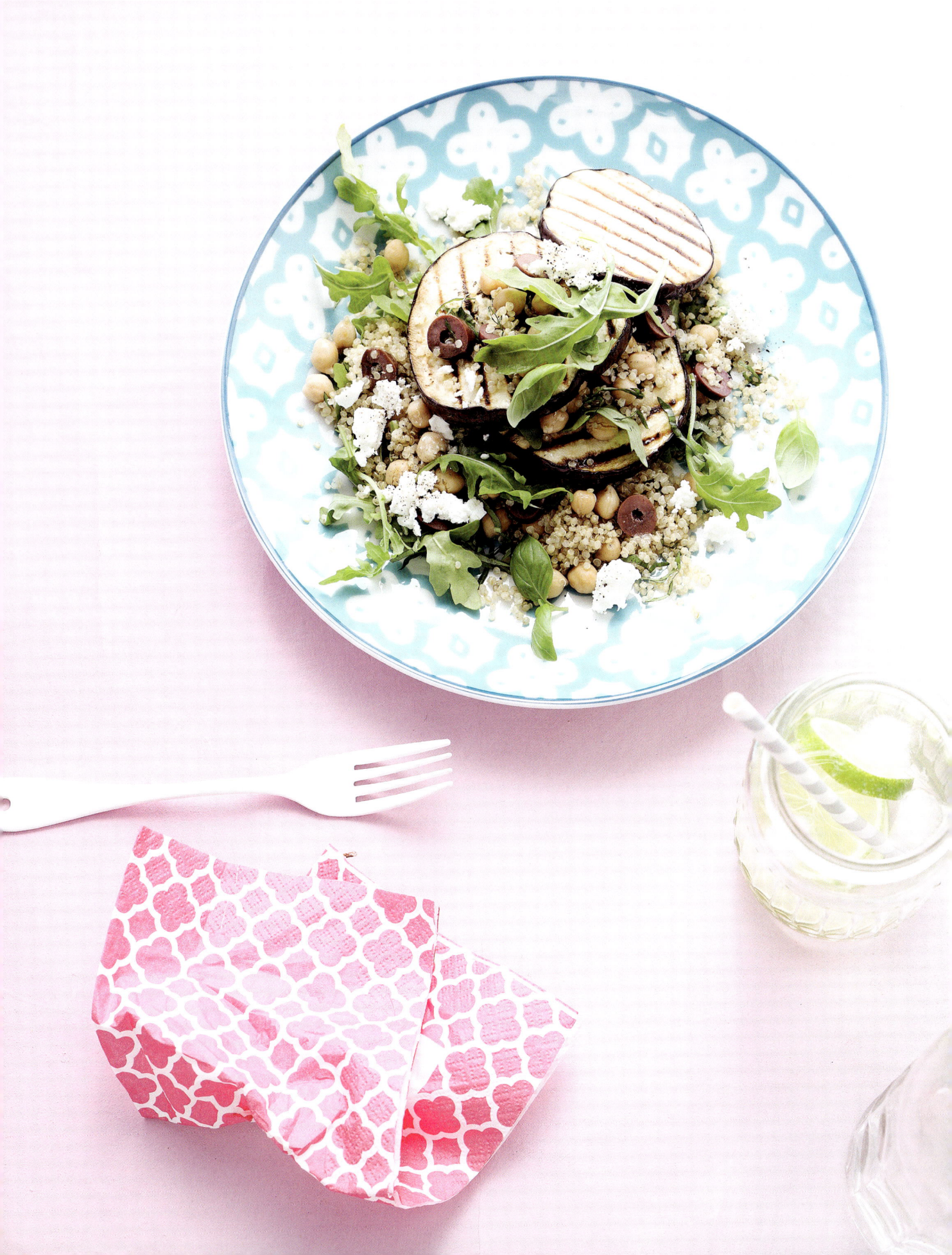

Ⓑ MEDITERRANE TACOS

FÜR 1 PERSON
ZUBEREITUNGSZEIT 10 MINUTEN
GARZEIT 12 MINUTEN
SCHWIERIGKEITSGRAD EINFACH

Ein herzhaft-köstliches Mittagessen! Es ist schnell zubereitet, steckt voller Gemüse und herrlichen Aromen und eignet sich außerdem ideal, um übrig gebliebene Hähnchenbrust zu verwerten.

500 ml salzreduzierte Gemüsebrühe

80 g Hähnchenbrustfilet

5 Kirschtomaten, geviertelt

¼ mittelgroße Salatgurke, gewürfelt

¼ kleine rote Zwiebel, gewürfelt

1 TL Rotweinessig

Meersalz und schwarzer Pfeffer nach Geschmack

1 Vollkorn-Pita-Brot

40 g Hummus (siehe Seite 254)

1 kleine Handvoll Salatblätter, in feine Streifen geschnitten

2 Kalamata-Oliven, entsteint und in Scheiben geschnitten

30 g salzreduzierter fettarmer Feta, zerkrümelt

Die Brühe in einem kleinen Topf auf mittlerer Hitze heiß werden lassen. Das Hähnchen hineingeben und auf schwache bis mittlere Hitze reduzieren. In 10–12 Minuten gar kochen. Überschüssige Flüssigkeit abgießen. Das Fleisch mit zwei Gabeln grob zerteilen und vollständig auskühlen lassen. Um Zeit zu sparen, kann das Hähnchen auch am Vorabend zubereitet und in einem luftdichten Behälter im Kühlschrank gelagert werden.

Tomate, Gurke, Zwiebel, Essig, Salz und Pfeffer in einer kleinen Schüssel vorsichtig mischen.

Das Pita-Brot in einer großen Pfanne ohne Öl auf mittlerer bis starker Hitze von jeder Seite 30 Sekunden anwärmen. Vom Herd nehmen.

Zum Servieren das Hummus auf das Pita-Brot streichen und Hähnchen, Salat, Tomatenmischung, Oliven und Feta daraufschichten. Zur Hälfte umklappen.

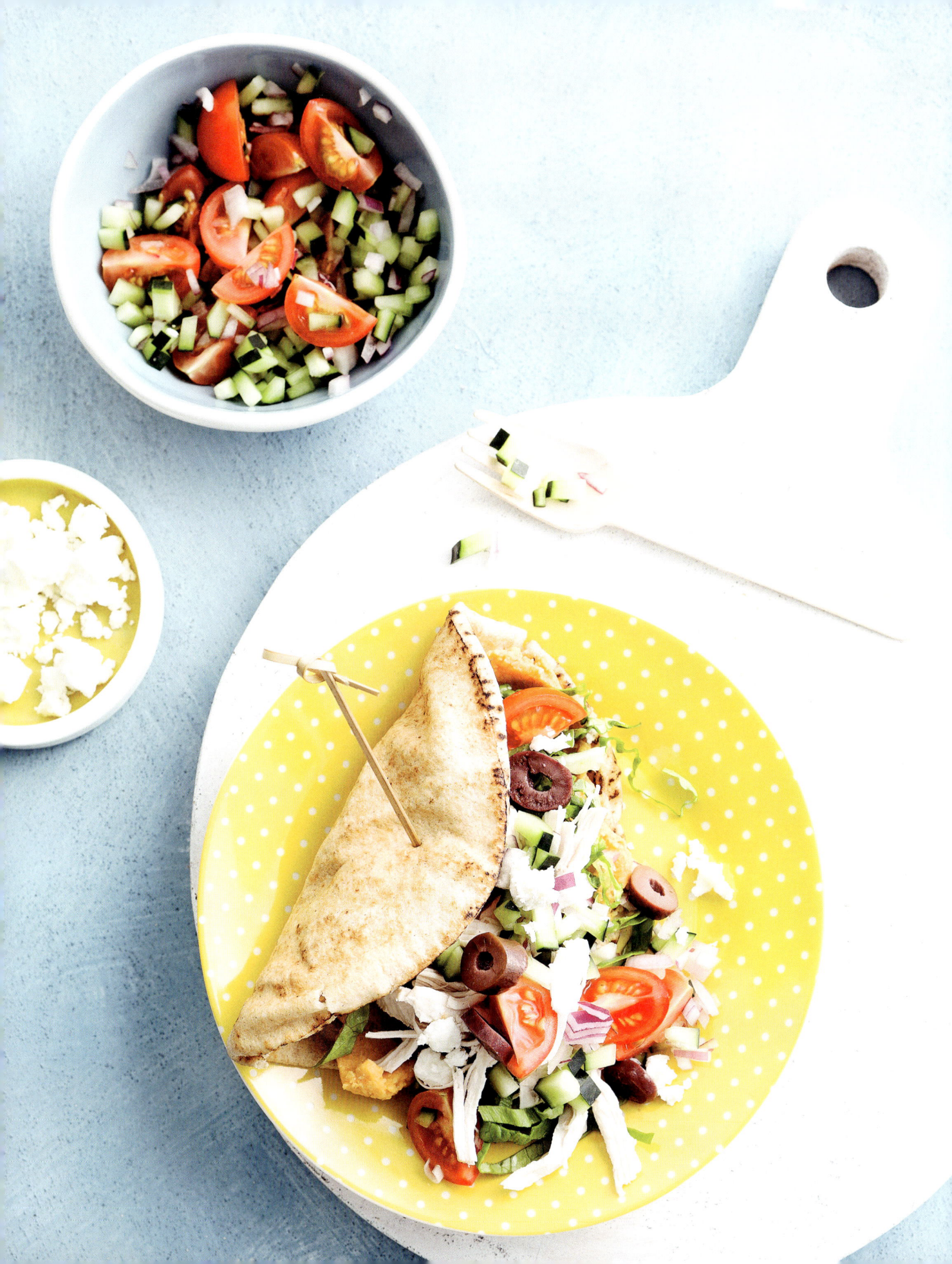

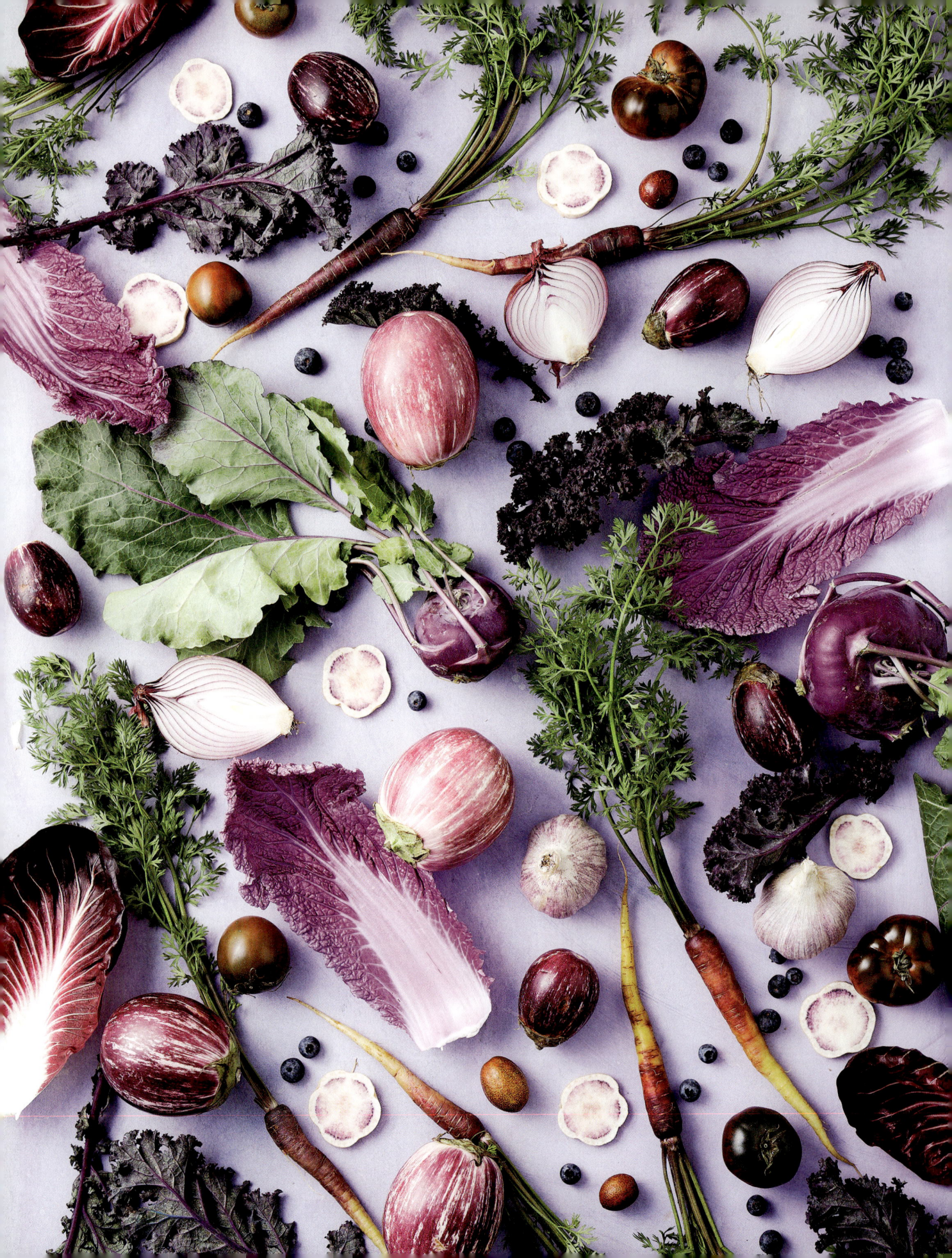

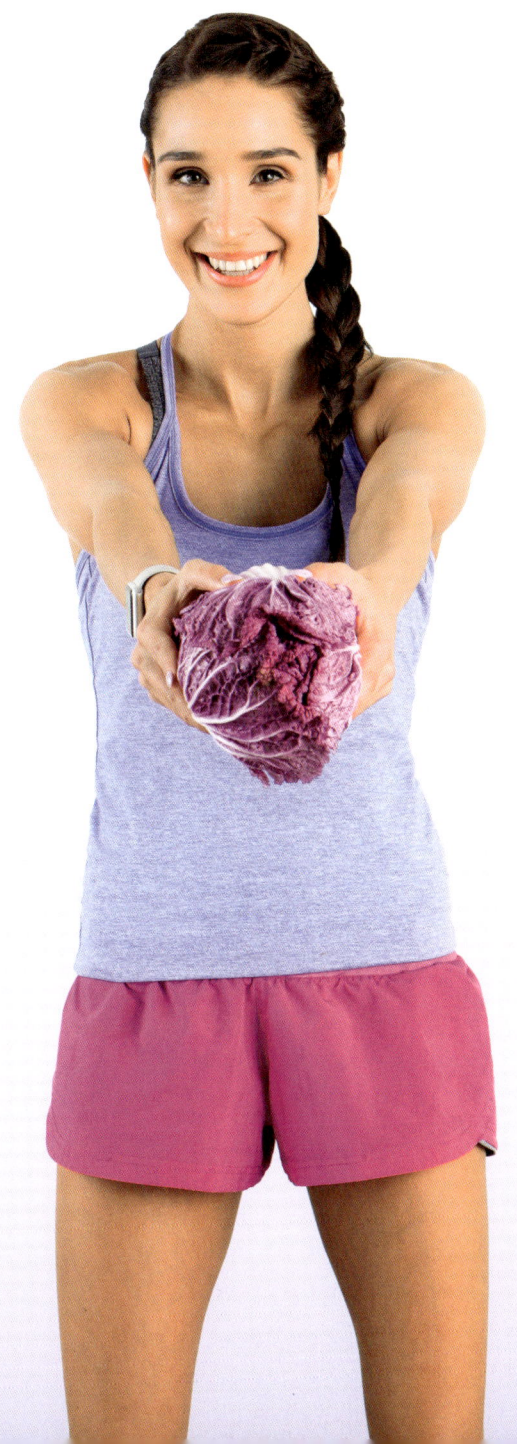

ABENDESSEN

Ⓑ CAJUN-HÄHNCHEN-BURGER

FÜR 2 PERSONEN

ZUBEREITUNGSZEIT
15 MINUTEN +
30 MINUTEN MARINIERZEIT

GARZEIT 10 MINUTEN

SCHWIERIGKEITSGRAD EINFACH

Leckeres Hähnchen mit würzigem Kick – mal was anderes als immer nur der übliche Burger mit Rindfleisch.

200 g Hähnchenbrustfilet,
in 4 gleich große Teile geschnitten

Öl aus dem Zerstäuber

100 g fettarmer Naturjoghurt

Limettensaft nach Geschmack

2 Vollkornbrötchen

1 große Handvoll Salatblätter

1 kleine Handvoll junger Spinat

1 mittelgroße Tomate,
in Scheiben geschnitten

1 mittelgroße Salatgurke,
in Scheiben geschnitten

½ kleine rote Zwiebel,
in dünne Scheiben geschnitten

20 g fettarmer Cheddar,
in Scheiben geschnitten

CAJUN-GEWÜRZMISCHUNG

2 TL gemahlener Kreuzkümmel

2 TL gemahlener Koriander

2 TL edelsüßes Paprikapulver

1 TL Cayennepfeffer

Die Hähnchenteile auf ein sauberes Schneidbrett zwischen zwei Stück Klarsichtfolie legen und mit einer Teigrolle leicht flach klopfen. Die Stücke sollten möglichst gleich dick sein.

Für die Cajun-Gewürzmischung Kreuzkümmel, Koriander, Paprikapulver und Cayennepfeffer in einer kleinen Schüssel mischen.

Die Hähnchenteile in die Schüssel legen und so mit der Gewürzmischung einreiben, dass alle Teile überall damit bedeckt sind. Mit Klarsichtfolie abdecken und 30 Minuten in den Kühlschrank stellen.

Eine große antihaftbeschichtete Pfanne auf mittlerer bis starker Hitze heiß werden lassen und leicht mit Öl einsprühen. Das Hähnchen hineinlegen und von jeder Seite 2–3 Minuten braten, bis es gar ist. Auf einen Teller legen und beiseitestellen.

Inzwischen Joghurt und Limettensaft in einer kleinen Schüssel mit dem Schneebesen verrühren.

Zum Servieren die Brötchen halbieren und auf dem Toaster oder unter dem Ofengrill leicht rösten. Auf jeweils eine Brötchenhälfte Joghurt-Dressing, Salat, Spinat, Hähnchen, Tomate, Gurke, Zwiebel und Käse schichten. Die andere Brötchenhälfte darauflegen.

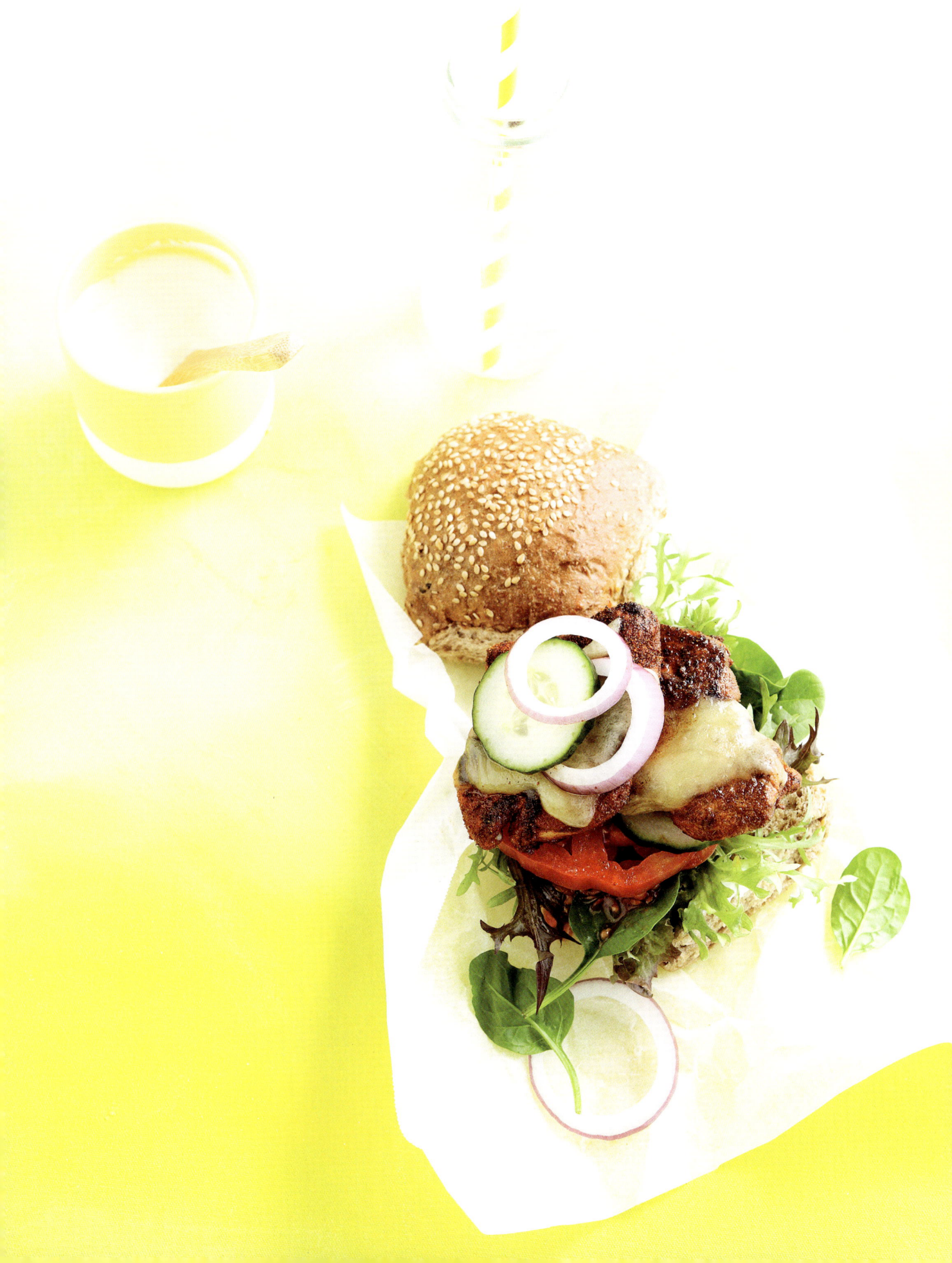

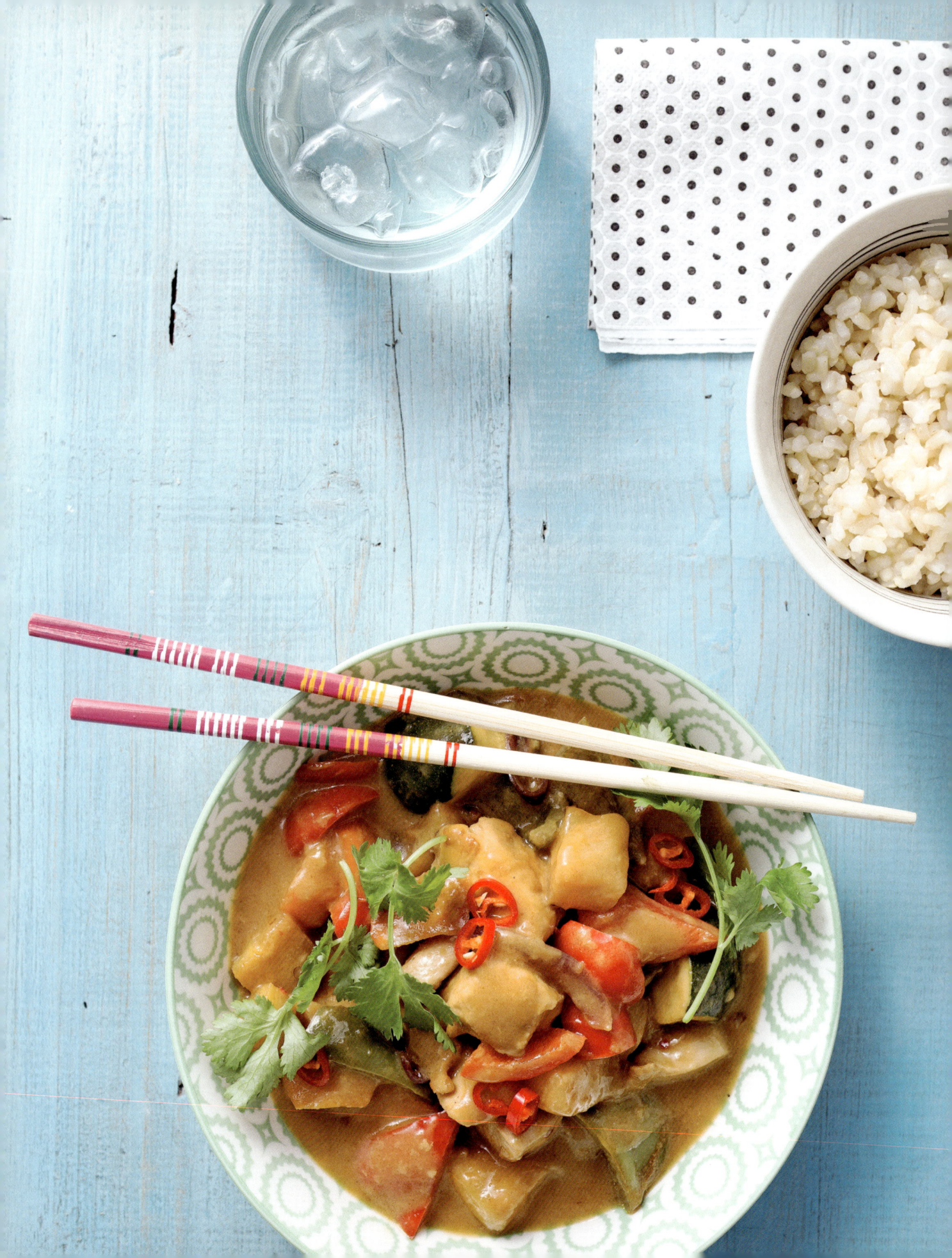

Ⓓ SÜSS-SAURES HÄHNCHEN mit REIS

FÜR 2 PERSONEN
ZUBEREITUNGSZEIT 15 MINUTEN
GARZEIT 45 MINUTEN
SCHWIERIGKEITSGRAD MITTEL

Dieses Rezept ist um Klassen besser als die Take-away-Version – und viel gesünder!

60 g Naturreis

1 EL Sonnenblumenöl

½ kleine rote Zwiebel, grob gehackt

½ mittelgroße Möhre, grob gehackt

1 Knoblauchzehe, zerdrückt

½ TL fein geriebener Ingwer

200 g Hähnchenbrustfilet, in 2,5 cm große Stücke geschnitten

½ mittelgroße grüne Paprikaschote, Samen entfernt und grob gehackt

½ mittelgroße rote Paprikaschote, Samen entfernt und grob gehackt

1 mittelgroßer Zucchino, gehackt

250 g Ananas, grob in Stücke geschnitten

250 ml fettarme Milch

1 EL Maisstärke

etwas Koriandergrün

frische rote Chilischoten, in Ringe geschnitten, zum Garnieren

SÜSS-SAURE SAUCE

90 g Ananas, Strunk entfernt

2½ EL salzreduzierte Tamari- oder Sojasauce

4 TL Honig

2 TL klarer Essig

¼ TL Chiliflocken (nach Belieben)

Für die Sauce die Ananas in einem Hochleistungsmixer oder einer Küchenmaschine pürieren. In eine kleine Schüssel gießen. Tamari- oder Sojasauce, Honig, Essig und Chiliflocken (falls verwendet) zufügen und mit dem Schneebesen verrühren.

Den Reis mit 200 ml Wasser in einem kleinen Topf unter gelegentlichem Rühren auf starker Hitze zum Kochen bringen. Deckel aufsetzen und auf schwache bis mittlere Hitze reduzieren. 20–25 Minuten köcheln lassen, bis die Flüssigkeit absorbiert und der Reis weich ist. Vom Herd nehmen und mit Deckel 5 Minuten stehen lassen.

Inzwischen das Öl in einer großen antihaftbeschichteten Pfanne auf mittlerer bis starker Hitze heiß werden lassen. Zwiebel und Möhre hineingeben und unter gelegentlichem Rühren 2–3 Minuten braten. Knoblauch, Ingwer und Hähnchen zufügen und unter häufigem Rühren 5–7 Minuten braten, bis das Fleisch gar ist.

Auf mittlere Hitze reduzieren und grüne und rote Paprika sowie gehackte Zucchini zufügen. 4–5 Minuten mitbraten, bis das Gemüse weich, aber noch bissfest ist. Die Ananas zufügen und 2 Minuten weiterbraten. Die Sauce in die Pfanne geben und unter gelegentlichem Rühren zum Kochen bringen.

Milch und Maismehl in einer kleinen Schüssel mit dem Schneebesen verrühren, dann nach und nach unter die Hähnchen-Gemüse-Pfanne rühren. 2–3 Minuten unter ständigem Rühren eindicken lassen.

Zum Servieren den Reis auf zwei Schüsseln verteilen und das süß-saure Hähnchen darauf anrichten. Mit Koriandergrün und Chiliringen bestreuen.

LACHS mit SOMMER-SALSA

FÜR 2 PERSONEN

ZUBEREITUNGSZEIT 10 MINUTEN

GARZEIT 30 MINUTEN

SCHWIERIGKEITSGRAD EINFACH

Hier kommt dein Lieblingssommersalat! Er besteht aus frischen, nahrhaften Zutaten wie Avocado, Tomate, Limette und Lachs, und man kann ihn wunderbar gemeinsam mit Freunden an einem warmen Sommerabend genießen.

120 g Naturreis

1 ½ mittelgroße Tomaten, fein gewürfelt

1 ½ mittelgroße Salatgurken, fein gewürfelt

½ kleine rote Zwiebel, fein gewürfelt

100 g Avocado, fein gewürfelt

feine Schnittlauchröllchen nach Geschmack

fein gehackter frischer Dill nach Geschmack

Saft von 1 Limette

2 EL Kapern, abgespült (nach Belieben)

Öl aus dem Zerstäuber

170 g Lachsfilet, entgrätet

1 kleine Handvoll junger Spinat

Reis mit 300 ml Wasser in einem kleinen Topf unter gelegentlichem Rühren auf starker Hitze zum Kochen bringen. Deckel aufsetzen und auf schwache bis mittlere Hitze reduzieren. 20–25 Minuten köcheln lassen, bis die Flüssigkeit absorbiert und der Reis weich ist. Vom Herd nehmen und mit Deckel 5 Minuten stehen lassen. Abkühlen lassen.

Inzwischen Tomate, Gurke, Zwiebel und Avocado in eine mittelgroße Schüssel füllen. Schnittlauch, Dill, Limettensaft und Kapern zufügen und alles vorsichtig mischen.

Eine mittelgroße antihaftbeschichtete Pfanne auf mittlerer Hitze heiß werden lassen und leicht mit Öl aus dem Zerstäuber einsprühen. Den Lachs hineinlegen und unter gelegentlichem Wenden 7–10 Minuten bis zur gewünschten Garstufe braten. Auf einen Teller legen und 2 Minuten ruhen lassen. In dicke Scheiben schneiden.

Zum Servieren den Spinat auf zwei Teller verteilen. Reis, Salsa und Lachs darauf anrichten.

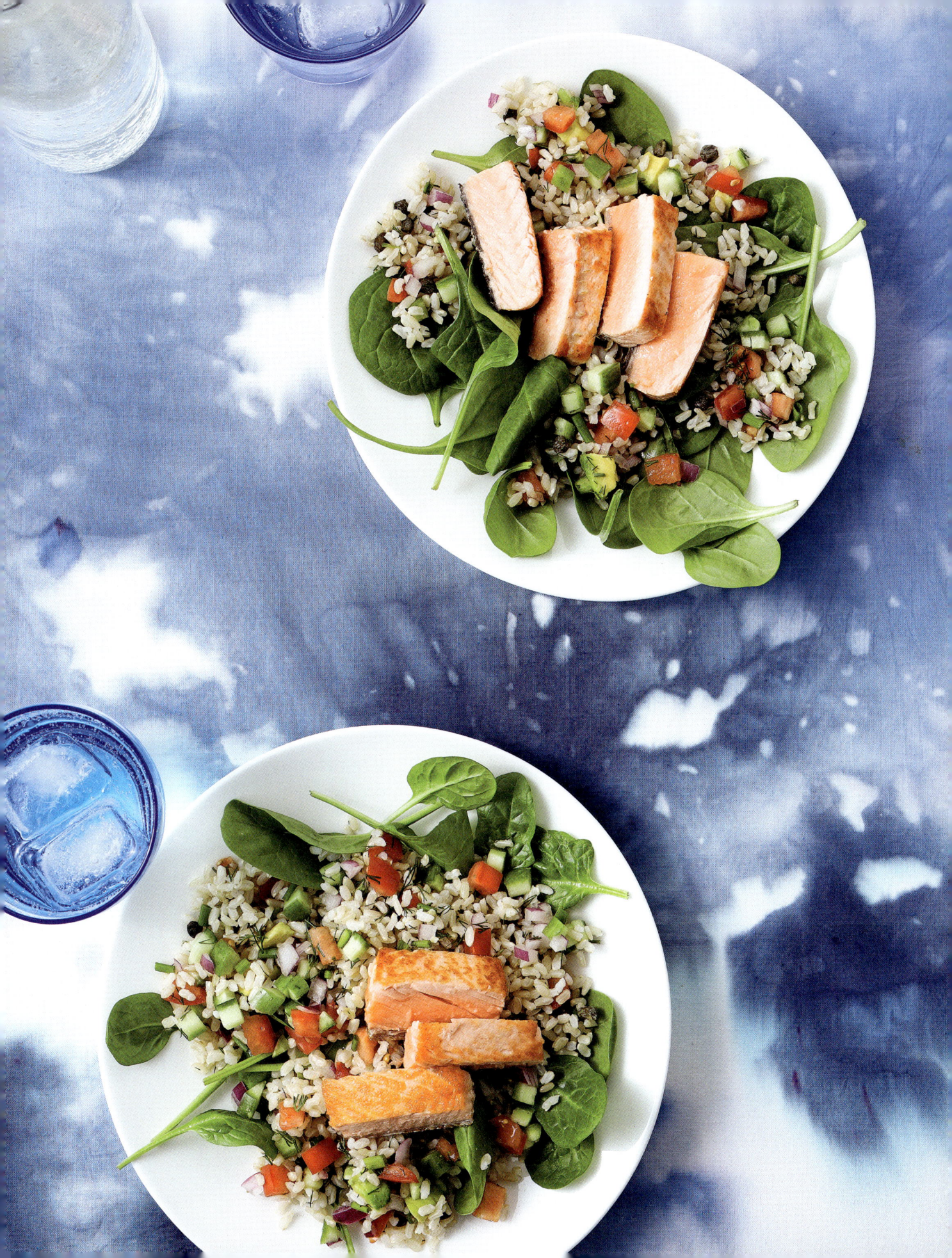

(D) ENCHILADAS mit SÜSSKARTOFFEL-BOHNEN-FÜLLUNG und GUACAMOLE

FÜR 4 PERSONEN

ZUBEREITUNGSZEIT 15 MINUTEN

GARZEIT 45 MINUTEN

SCHWIERIGKEITSGRAD MITTEL

Ich liebe ja schon normale Guacamole, aber die Variante mit Granatapfelkernen ist einfach umwerfend! Die Kerne bringen so viel Farbe, Aroma und eine knackige Konsistenz ins Spiel – großartig!

Öl aus dem Zerstäuber

½ kleine rote Zwiebel, fein gehackt

2 Knoblauchzehen, zerdrückt

2 TL Chilipulver

½ TL gemahlener Kreuzkümmel

½ TL edelsüßes Paprikapulver

1 Prise getrockneter Oregano

Meersalz und schwarzer Pfeffer

450 g stückige Tomaten aus der Dose

125 ml salzreduzierte Gemüsebrühe

2 mittelgroße Süßkartoffeln, geschält und in 2 cm große Stücke geschnitten

600 g schwarze Bohnen aus der Dose, abgetropft und abgespült

8 getrocknete Aprikosen, fein gewürfelt

2 Vollkorn-Wraps

80 g fettarmer Cheddar, grob gerieben

GUACAMOLE

100 g Avocado

2 Granatäpfel

Limettensaft nach Geschmack

fein gehackte frische Chilischote nach Geschmack

½ kleine rote Zwiebel, fein gehackt

2 EL frisches, gehacktes Koriandergrün

Meersalz und schwarzer Pfeffer nach Geschmack

Den Ofen auf 200 °C (Umluft: 180 °C) vorheizen.

Einen großen Topf auf mittlere Hitze stellen und leicht mit Öl aus dem Zerstäuber einsprühen. Die Zwiebel hineingeben und unter häufigem Rühren 5–7 Minuten braten, bis sie weich und glasig ist. Knoblauch, Chilipulver, Kreuzkümmel, Paprikapulver, Oregano, Salz und Pfeffer zufügen und unter ständigem Rühren 1 Minute mitbraten, bis die Mischung duftet. Topf vom Herd nehmen und die Tomaten einrühren. Mit einem Pürierstab vorsichtig glatt pürieren. Die Hälfte der Mischung in eine Schüssel füllen.

Den Topf wieder auf den Herd stellen, die Brühe einrühren und auf schwacher bis mittlerer Hitze aufsieden lassen. Die Süßkartoffel hineingeben und mit Deckel unter gelegentlichem Rühren 10–15 Minuten kochen lassen, bis die Süßkartoffel weich ist. Vom Herd nehmen und schwarze Bohnen und getrocknete Aprikosen unterrühren.

Die Wraps auf ein Schneidbrett legen und halbieren. Auf jede Hälfte ein Viertel der Süßkartoffel-Tomaten-Masse verteilen. Jeden Wrap so aufrollen, dass die Füllung eingeschlossen ist, und mit der Naht nach unten in eine Auflaufform legen. Die aufgehobene Tomatensauce darüberlöffeln und mit dem Käse bestreuen. 20 Minuten im Ofen backen, bis der Käse geschmolzen und die Füllung heiß ist.

Inzwischen für die Guacamole das Avocadofleisch mit dem Löffel herauskratzen und in eine kleine Schüssel geben, dann grob mit einer Gabel zerdrücken. Die Granatäpfel halbieren und leicht an die Schüssel klopfen, um die Samen zu lösen. Limettenschale, Chili, Zwiebel und Koriandergrün zufügen und alles vorsichtig mischen. Mit Salz und Pfeffer würzen, falls gewünscht.

Zum Servieren die Enchiladas auf vier Teller verteilen und mit der Guacamole garnieren.

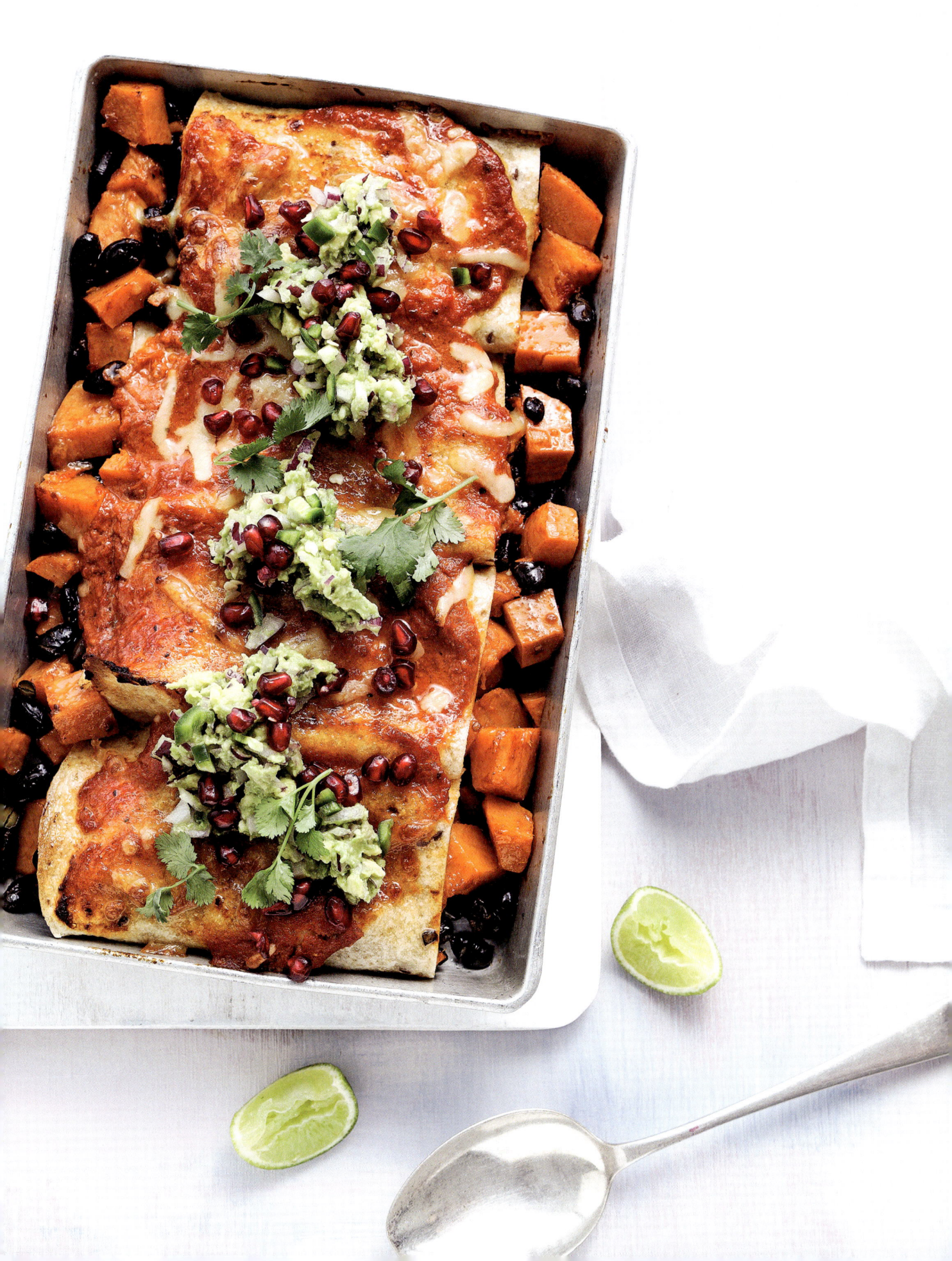

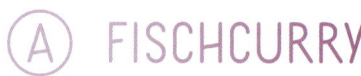

FISCHCURRY

FÜR 2 PERSONEN

ZUBEREITUNGSZEIT 10 MINUTEN

GARZEIT 30 MINUTEN

SCHWIERIGKEITSGRAD EINFACH

Du bist dir nicht sicher, welcher Fisch in dieses Curry passt? Mit Tilapia, Steinbutt oder Glattbutt schmeckt es besonders gut.

120 g Naturreis

1 EL Olivenöl

½ kleine Zwiebel, fein gewürfelt

4 TL gelbe Currypaste

½ mittelgroße grüne Paprika, Samen entfernt und in Streifen geschnitten

15 grüne Bohnen, in Streifen geschnitten und Enden abgeschnitten

350 ml salzreduzierte Gemüsebrühe

125 ml fettarme Kokosmilch

1 TL Fischsauce

Limettensaft nach Geschmack

250 g Weißfischfilet, in 3 cm große Würfel geschnitten

1 große Handvoll junger Spinat

Meersalz und schwarzer Pfeffer nach Geschmack

1 Frühlingszwiebel, in Scheiben geschnitten

Den Reis mit 300 ml Wasser in einem kleinen Topf unter gelegentlichem Rühren auf starker Hitze zum Kochen bringen. Deckel aufsetzen und auf schwache bis mittlere Hitze reduzieren. 20–25 Minuten köcheln lassen, bis die Flüssigkeit absorbiert und der Reis weich ist. Vom Herd nehmen und mit Deckel 5 Minuten stehen lassen.

Inzwischen das Öl in einem Topf auf mittlerer Hitze heiß werden lassen. Die Zwiebel hineingeben und unter gelegentlichem Rühren 2–3 Minuten weich werden lassen.

Die Currypaste zufügen und unter gelegentlichem Rühren 1–2 Minuten mitbraten, bis sie duftet.

Paprika und Bohnen zufügen und umrühren, bis sie mit der Paste bedeckt sind. 2–3 Minuten unter gelegentlichem Rühren braten.

Die Gemüsebrühe einrühren und alles zum Kochen bringen. Auf schwache bis mittlere Hitze reduzieren, dann Kokosmilch, Fischsauce und Limettensaft einrühren.

Den Fisch zufügen und vorsichtig umrühren. 10–15 Minuten köcheln lassen, bis der Fisch gar ist. In den letzten 5 Minuten den Spinat zufügen und vorsichtig unterrühren. Mit Salz und Pfeffer würzen.

Zum Servieren den Reis in zwei Schüsseln füllen und das Fischcurry darauf verteilen. Die Frühlingszwiebel darüberstreuen.

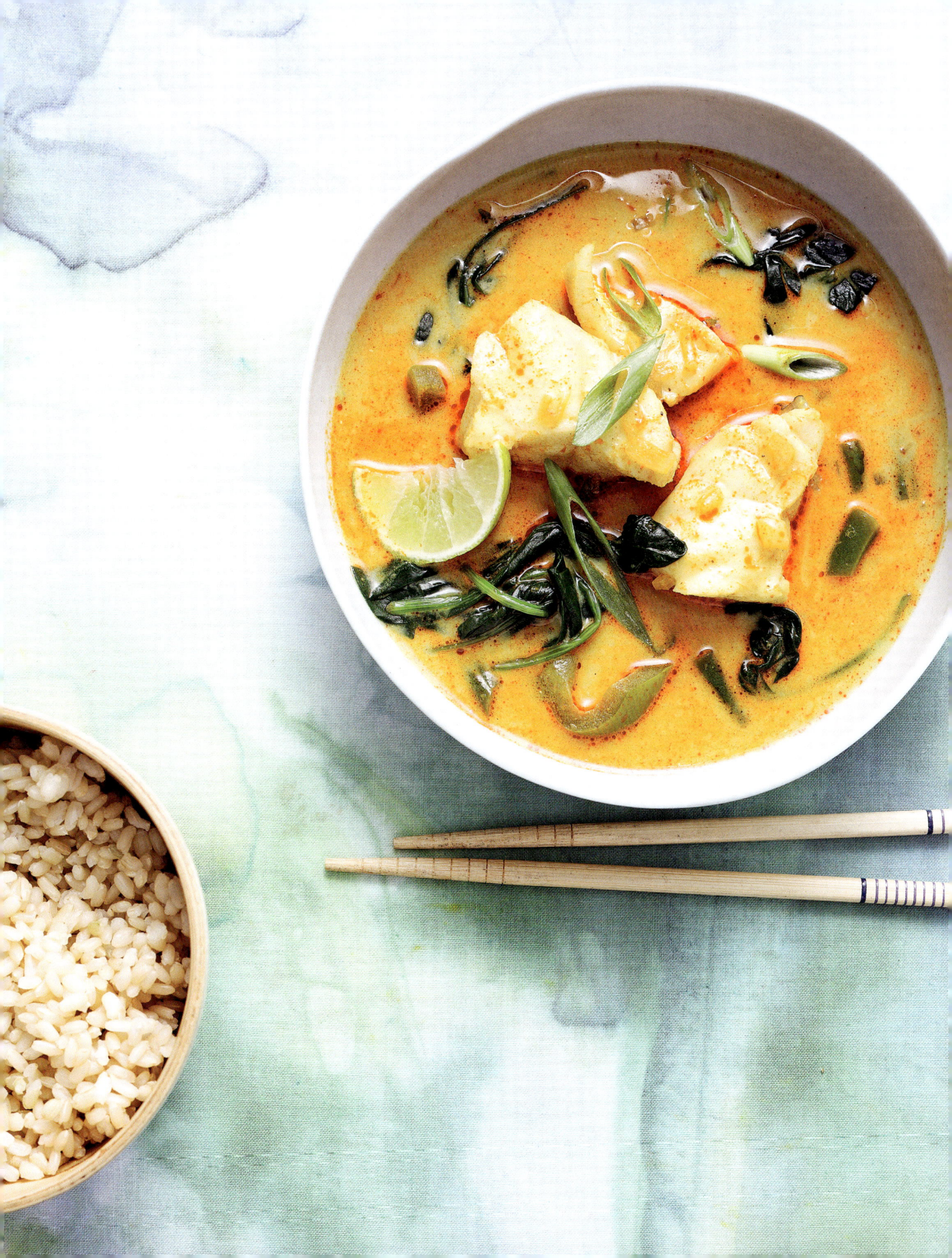

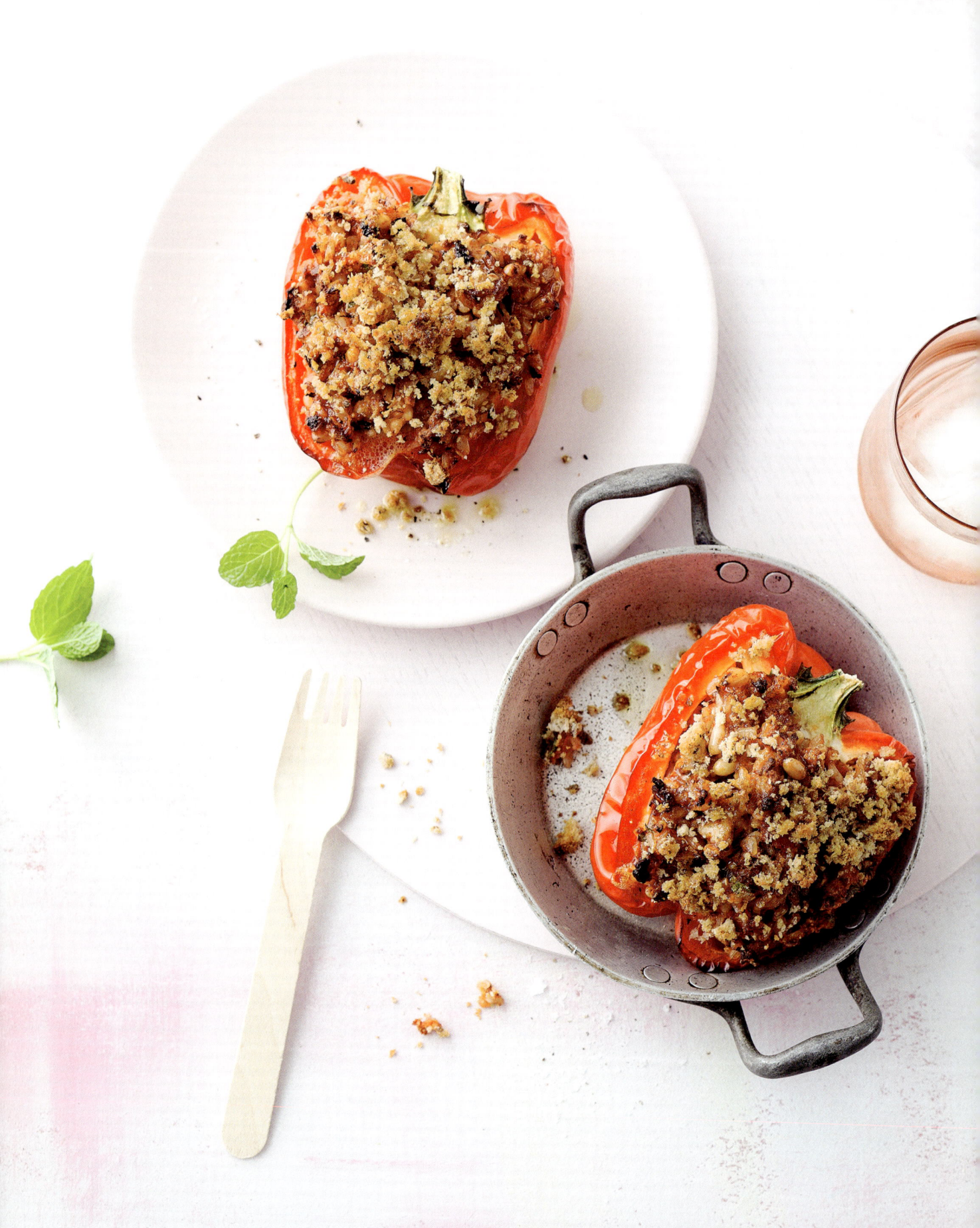

YEMISTA (GEFÜLLTE PAPRIKA MIT REIS)

FÜR 2 PERSONEN
ZUBEREITUNGSZEIT 10 MINUTEN
GARZEIT 1 STUNDE 20 MINUTEN
SCHWIERIGKEITSGRAD MITTEL

Als ich klein war, fragte mich meine *yiayia* (Großmutter) bei jedem Besuch, was ich gern zum Abendessen haben wollte. Meine Antwort war immer: »Yemista!« Ich liebe dieses Gericht heute noch und du bestimmt bald auch!

90 g Naturreis
1 Scheibe Vollkorntoast
1 EL Olivenöl
½ kleine Zwiebel, fein gehackt
1 Knoblauchzehe, zerdrückt
220 g Puten- oder Hähnchenhackfleisch
150 g stückige Tomaten aus der Dose
4 TL Tomatenmark
20 g Pinienkerne

1 EL fein gehackte frische Petersilie
2 TL fein gehackte frische Minze
fein abgeriebene Schale und Saft von 1 Zitrone
Meersalz und schwarzer Pfeffer nach Geschmack
1 mittelgroße rote Paprikaschote, längs halbiert und Samen entfernt

Den Reis mit 250 ml Wasser in einem kleinen Topf unter gelegentlichem Rühren auf starker Hitze zum Kochen bringen. Deckel aufsetzen und auf schwache bis mittlere Hitze reduzieren. 20–25 Minuten köcheln lassen, bis die Flüssigkeit absorbiert und der Reis weich ist. Vom Herd nehmen und mit Deckel 5 Minuten stehen lassen.

Toast in kleine Stücke reißen. In einer Küchenmaschine zu grobem Paniermehl verarbeiten.

Den Ofen auf 180 °C (Umluft: 160 °C) vorheizen und ein Backblech mit Backpapier auslegen.

2 Teelöffel Öl in einer großen antihaftbeschichteten Pfanne auf mittlerer Hitze heiß werden lassen. Zwiebel, Knoblauch und Hackfleisch hineingeben und 10 Minuten braten, bis das Hackfleisch gebräunt ist, dabei häufig mit einem Holzlöffel umrühren. Vom Herd nehmen.

Reis, Tomaten, Tomatenmark, Pinienkerne, Petersilie, Minze, Zitronenschale, Zitronensaft, Salz und Pfeffer zufügen und alles vorsichtig verrühren.

Die Füllung auf die Paprikahälften aufteilen.

Die gefüllten Paprikahälften auf das Backblech legen. Mit Paniermehl bestreuen und mit dem restlichen Öl beträufeln.

40–45 Minuten im Ofen rösten, bis die Paprika weich ist. Servieren.

Ⓑ VEGETARISCHE PIZZA

FÜR 2 PERSONEN
ZUBEREITUNGSZEIT 10 MINUTEN
GARZEIT 10 MINUTEN
SCHWIERIGKEITSGRAD EINFACH

Kein Fleisch? Kein Problem! Diese gesunde vegetarische Pizza mit einem Belag aus Linsen und passierten Tomaten steckt trotzdem randvoll mit Proteinen.

300 g braune Linsen aus der Dose, abgetropft und abgespült

75 g passierte Tomaten

2 Vollkorn-Pita-Brote

½ mittelgroße Aubergine, in dünne Scheiben geschnitten

100 g Pilze, in dünne Scheiben geschnitten

1 mittelgroße Tomate, in Scheiben geschnitten

40 g Mozzarella, grob gerieben

Meersalz und schwarzer Pfeffer nach Geschmack

1 kleine Handvoll Rucola

Den Ofen auf 180 °C (Umluft: 160 °C) vorheizen und ein Backblech mit Backpapier auslegen.

Linsen und Tomaten in einer Rührschüssel gründlich mischen.

Die Pita-Brote auf eine saubere Arbeitsfläche legen und mit der Linsen-Tomaten-Mischung bestreichen. Aubergine, Pilze und Tomate darauf verteilen. Mit dem Käse bestreuen und mit Salz und Pfeffer würzen, falls gewünscht.

Die Pizzen auf dem Backblech verteilen und 8–10 Minuten backen, bis der Belag heiß und der Käse geschmolzen und an den Rändern goldbraun ist.

Zum Servieren die Pizzen mit Rucola garnieren.

RINDFLEISCH-LINSEN-SUPPE

FÜR 4 PERSONEN

ZUBEREITUNGSZEIT 20 MINUTEN

GARZEIT 1 STUNDE 40 MINUTEN

SCHWIERIGKEITSGRAD EINFACH

Die ideale Wintersuppe, wenn es draußen kalt ist und regnet. Außerdem eine wunderbare Möglichkeit, Gemüsereste im Kühlschrank zu verbrauchen.

1 EL Olivenöl

340 g magere Fehlrippe vom Rind, in 2 cm große Würfel geschnitten

1 kleine Zwiebel, gewürfelt

2 mittelgroße Möhren, gewürfelt

2 Selleriestangen, gewürfelt

2 Knoblauchzehen, zerdrückt

2 TL gehackter frischer Rosmarin

500 ml salzreduzierte Gemüsebrühe

1 Lorbeerblatt

2 mittelgroße Süßkartoffeln, geschält und in 1,5 cm große Würfel geschnitten

3 mittelgroße Tomaten, gewürfelt

15 grüne Bohnen, Enden abgeschnitten und gehackt

60 g tiefgekühlte Erbsen

300 g braune Linsen aus der Dose, abgetropft und abgespült

1 kleine Handvoll gehackte frische Petersilie

schwarzer Pfeffer nach Geschmack

80 g fettarmer Cheddar, gerieben

Die Hälfte des Öls in einem großen Topf auf mittlerer bis starker Hitze heiß werden lassen. Das Fleisch unter häufigem Rühren 2–3 Minuten anbräunen. Auf einen Teller legen.

Das restliche Öl auf mittlerer Hitze in der Pfanne heiß werden lassen. Zwiebel, Möhre und Sellerie hineingeben und unter gelegentlichem Rühren 5–7 Minuten braten, bis das Gemüse weich wird. Knoblauch und Rosmarin zufügen und unter häufigem Rühren 1 Minute mitbraten, bis sie duften. Das Fleisch wieder in die Pfanne geben.

Brühe, Lorbeerblatt und 250 ml Wasser zufügen und auf starker Hitze alles zum Kochen bringen. Auf schwache bis mittlere Hitze reduzieren und mit Deckel unter gelegentlichem Rühren 1 Stunde köcheln lassen. Falls Schaum an die Oberfläche steigt, vorsichtig abschöpfen und entsorgen.

Süßkartoffel, Tomate, Bohnen, Erbsen und Linsen zufügen und mit Deckel 20–30 Minuten köcheln lassen, bis das Fleisch zart ist. Die Petersilie unterrühren und mit Pfeffer würzen, falls gewünscht.

Zum Servieren die Suppe in Schüsseln schöpfen und mit dem Käse bestreuen.

Ⓑ LAMM-KÖFTE mit QUINOA-TABOULÉ & ZAZIKI

FÜR 2 PERSONEN

ZUBEREITUNGSZEIT
20 MINUTEN +
30 MINUTEN KÜHLZEIT

GARZEIT 25 MINUTEN

SCHWIERIGKEITSGRAD EINFACH

Ich liebe Zaziki! Profi-Tipp: Ein Sieb mit Gaze auslegen, über eine Schüssel hängen und den Joghurt über Nacht darin abtropfen lassen. So wird der Zaziki doppelt so lecker!

170 g Lammhackfleisch

½ kleine Zwiebel, fein gehackt

½ TL edelsüßes Paprikapulver

½ TL gemahlener Kreuzkümmel

1 Prise Zimt

1 EL fein gehacktes Koriandergrün

1 EL fein gehackte frische Minze

fein abgeriebene Zitronenschale nach Geschmack

Meersalz und schwarzer Pfeffer nach Geschmack

Öl aus dem Zerstäuber

200 g Zaziki (siehe Seite 254)

QUINOA-TABOULÉ

120 g Quinoa

1 Knoblauchzehe, zerdrückt

1 große Handvoll frische Petersilie, gehackt

1 mittelgroße Tomate, fein gehackt

1 mittelgroße Salatgurke, fein gehackt

½ kleine rote Zwiebel, fein gehackt

1 große Handvoll junger Spinat, gehackt

Zitronensaft nach Geschmack

Meersalz und schwarzer Pfeffer nach Geschmack

Hackfleisch, Zwiebel, Paprikapulver, Kreuzkümmel, Zimt, Koriandergrün, Minze und Zitronenschale in eine mittelgroße Schüssel geben. Mit Salz und Pfeffer würzen und alles gründlich verrühren.

Aus der Masse acht kleine Würste oder Bällchen formen. Auf einen Teller legen, mit Klarsichtfolie abdecken und 30 Minuten in den Kühlschrank stellen.

Den Ofen auf 180 °C (Umluft: 160 °C) vorheizen und ein Backblech mit Backpapier auslegen.

Eine große antihaftbeschichtete Pfanne auf mittlerer bis starker Hitze heiß werden lassen und leicht mit Öl einsprühen. Die Köfte hineingeben und von jeder Seite 2 Minuten leicht anbräunen. Auf das Backblech legen und weitere 10 Minuten im Ofen backen, bis sie gar sind.

Für das Taboulé Quinoa mit 300 ml Wasser in einen Topf geben und auf starker Hitze unter gelegentlichem Rühren zum Kochen bringen. Deckel aufsetzen und auf schwache Hitze reduzieren. 10–12 Minuten köcheln lassen, bis die Flüssigkeit absorbiert und die Quinoakörner weich sind. Zum Abkühlen beiseitestellen.

Quinoa, Knoblauch, Petersilie, Tomate, Gurke, Zwiebel, Spinat und Zitronensaft in eine Rührschüssel füllen. Mit Salz und Pfeffer würzen, falls gewünscht, und alles vorsichtig mischen.

Zum Servieren das Quinoa-Taboulé auf zwei Teller verteilen. Die Lamm-Köfte darauf anrichten und mit dem Zaziki beträufeln.

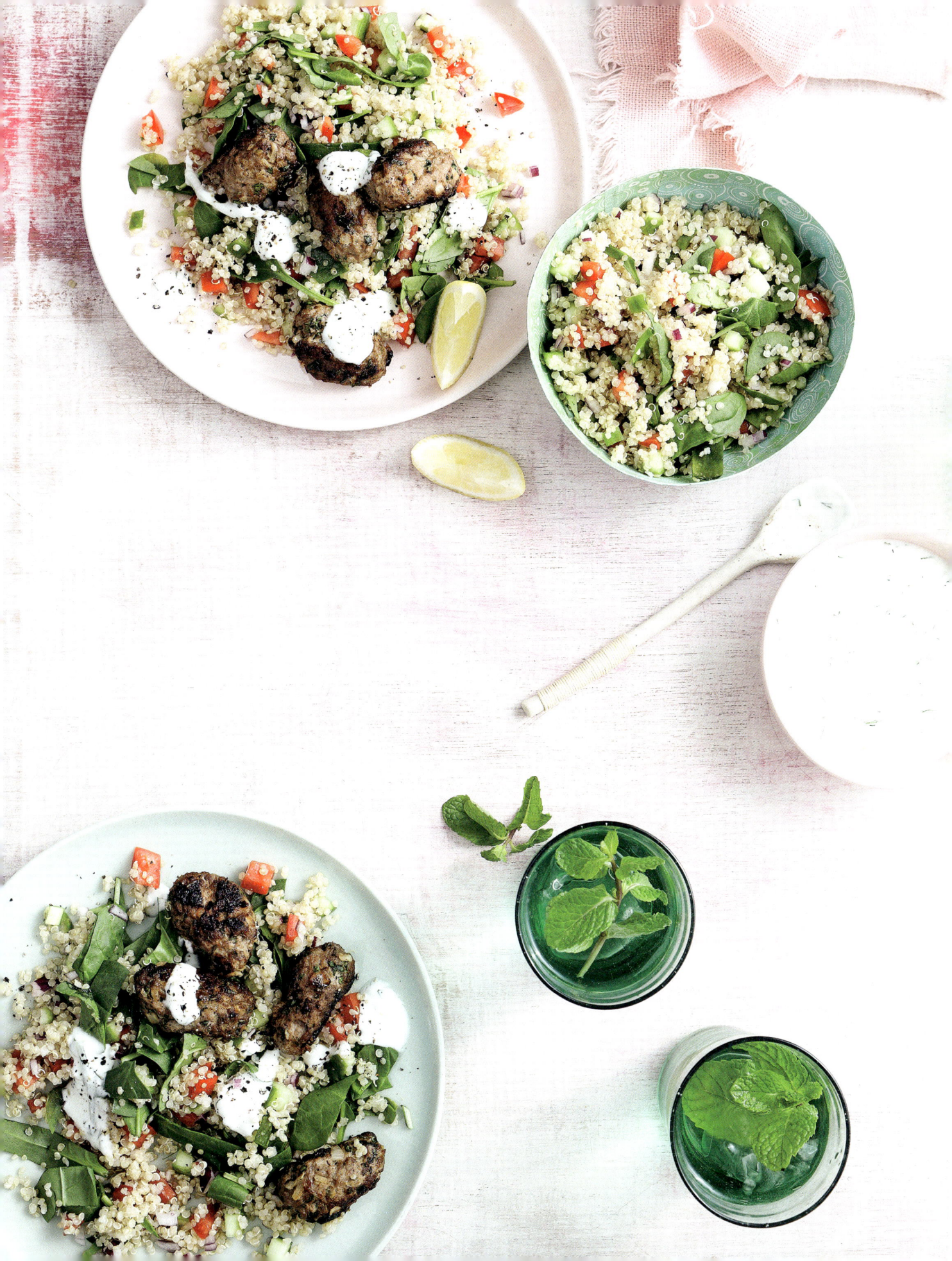

KARTOFFELSUPPE mit HÄHNCHEN & MAIS

FÜR 4 PERSONEN

ZUBEREITUNGSZEIT 15 MINUTEN

GARZEIT 40 MINUTEN

SCHWIERIGKEITSGRAD EINFACH

Du fühlst dich krank und bist nicht richtig fit? Dann ist diese Suppe genau das Richtige für dich!

1 EL Olivenöl

1 kleine Zwiebel, fein gehackt

2 Selleriestangen, gewürfelt

1 mittelgroße Möhre, gewürfelt

1 Lorbeerblatt

2 Knoblauchzehen, zerdrückt

2 mittelgroße Kartoffeln, in 1,5 cm große Würfel geschnitten

600 g Hähnchenbrustfilet, in 2 cm große Stücke geschnitten

750 ml salzreduzierte Gemüsebrühe

240 g Mais aus der Dose, abgetropft und abgespült

150 g Cannellini-Bohnen aus der Dose, abgetropft und abgespült

500 ml fettarme Milch

2 Frühlingszwiebeln, in Scheiben geschnitten

Meersalz und schwarzer Pfeffer nach Geschmack

2 TL Maisstärke

Öl in einem großen Topf auf mittlerer Hitze heiß werden lassen. Zwiebel, Sellerie, Möhre und Lorbeerblatt hineingeben und 5–7 Minuten unter gelegentlichem Rühren anbraten, bis das Gemüse weich wird. Knoblauch zufügen und unter häufigem Rühren 1 Minute mitbraten, bis er duftet.

Kartoffeln, Hähnchen und Brühe zufügen und auf mittlerer Hitze aufsieden lassen. Auf schwache bis mittlere Hitze reduzieren und 20–25 Minuten unter gelegentlichem Rühren kochen lassen, bis Kartoffeln und Hähnchen weich sind.

Mais, Bohnen, Milch und die Hälfte der Frühlingszwiebeln unterrühren. 5 Minuten unter gelegentlichem Rühren mitkochen, bis alles heiß ist. Mit Salz und Pfeffer würzen, falls gewünscht.

Um die Suppe einzudicken, die Maisstärke in einer kleinen Schüssel mit 2 ½ Esslöffeln Suppe mischen. Wieder in die Suppe gießen und unter sanftem Rühren 2–3 Minuten weiterkochen.

Zum Servieren die Suppe in Schüsseln schöpfen und die restlichen Frühlingszwiebelscheiben darüberstreuen.

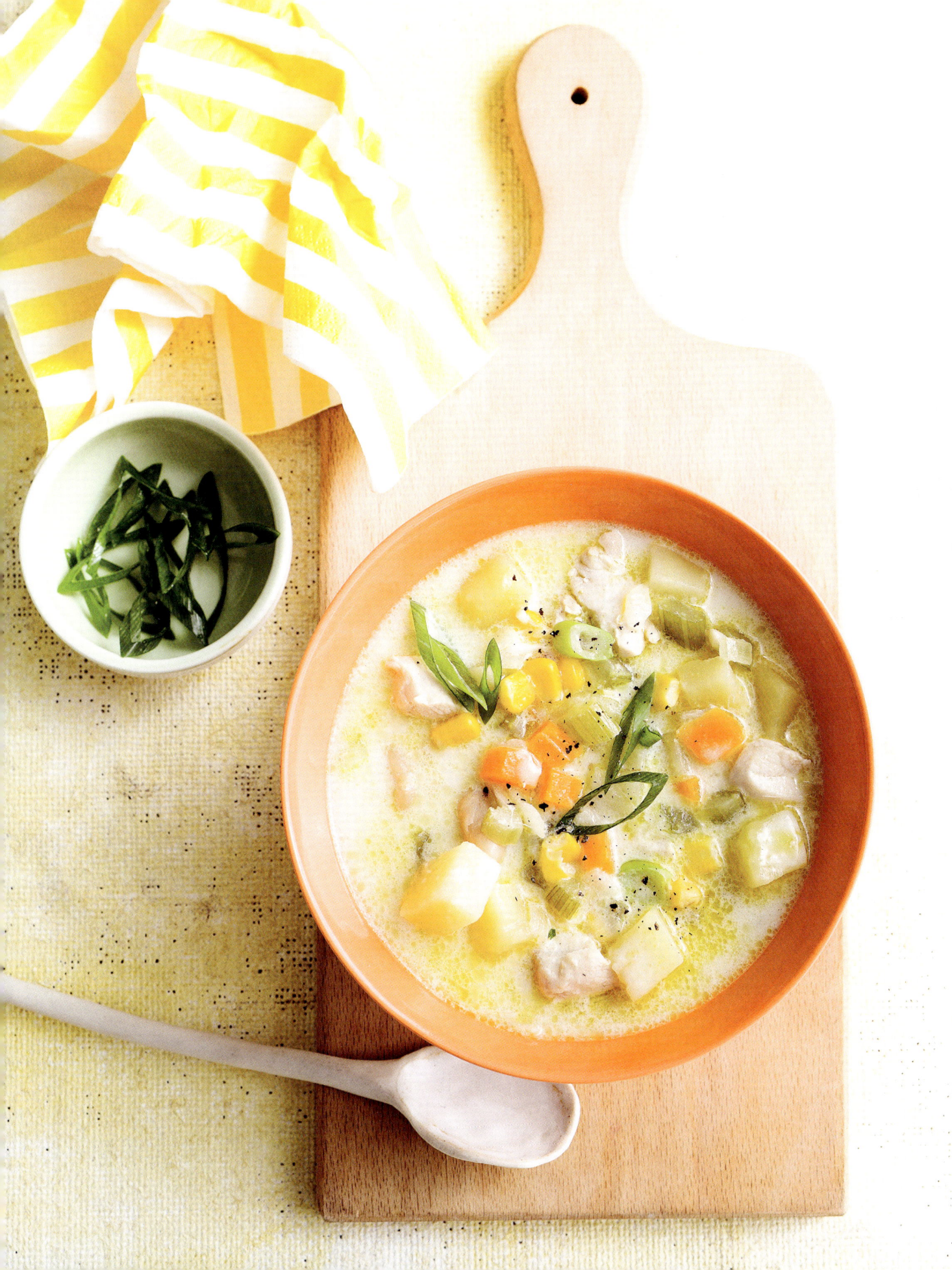

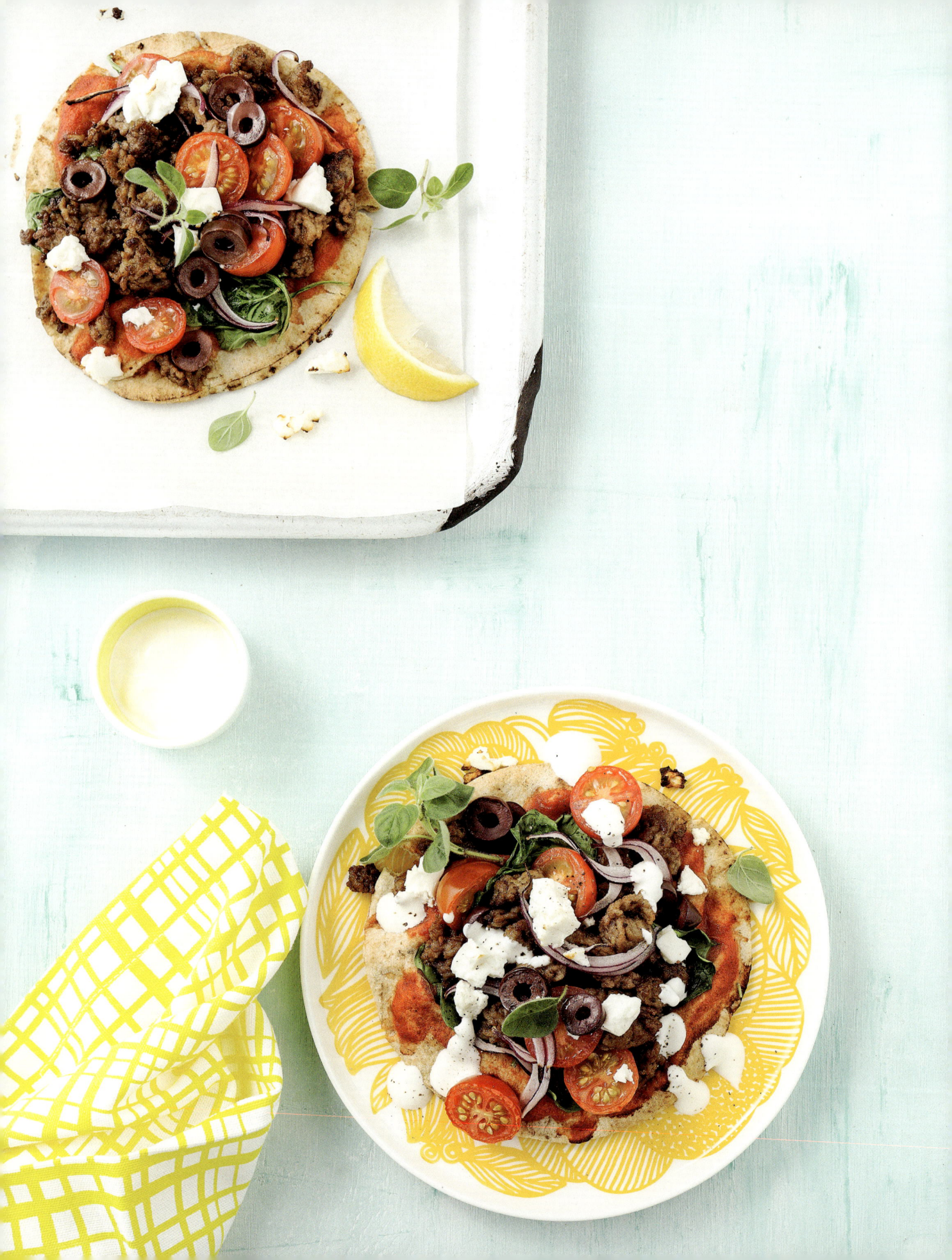

Ⓑ GRIECHISCHE LAMMPIZZA

FÜR 2 PERSONEN

ZUBEREITUNGSZEIT 10 MINUTEN

GARZEIT 20 MINUTEN

SCHWIERIGKEITSGRAD EINFACH

Du magst Gyros oder Lamm vom Spieß? Dann wirst du diese Pizza auf jeden Fall lieben! Sie verströmt alle guten griechischen Aromen und lässt sich kinderleicht zubereiten. Ideal für einen gemütlichen Freitagabend zu Hause.

Öl aus dem Zerstäuber

1 Knoblauchzehe, zerdrückt

170 g mageres Lammhackfleisch

Meersalz und schwarzer Pfeffer nach Geschmack

2 Vollkorn-Pita-Brote

75 g passierte Tomaten

1 große Handvoll junger Spinat

½ kleine rote Zwiebel, in dünne Scheiben geschnitten

10 Kirschtomaten, halbiert

8 Kalamata-Oliven, entsteint und in Scheiben geschnitten

30 g salzreduzierter fettarmer Feta, zerkrümelt

JOGHURTSAUCE

100 g fettarmer Naturjoghurt

½ Knoblauchzehe, zerdrückt

Zitronensaft nach Geschmack

Den Ofen auf 180 °C (Umluft: 160 °C) vorheizen und ein Backblech mit Backpapier auslegen.

Eine große antihaftbeschichtete Pfanne auf mittlerer Hitze heiß werden lassen und leicht mit Öl einsprühen. Knoblauch und Hackfleisch hineingeben und 5–7 Minuten anbräunen, dabei häufig mit einem Holzlöffel umrühren. Mit Salz und Pfeffer würzen, falls gewünscht. Überschüssige Flüssigkeit abgießen.

Die Pita-Brote auf eine saubere Arbeitsfläche legen und mit den passierten Tomaten bestreichen. Spinat, Hackfleisch, Zwiebel, Tomate, Oliven und Feta darauf verteilen.

Die Pizzen auf das Backblech legen und 8–10 Minuten im Ofen backen, bis der Belag heiß ist und die Ränder goldbraun sind.

Inzwischen für die Joghurtsauce Joghurt, Knoblauch und Zitronensaft in einer kleinen Schüssel mit dem Schneebesen verrühren.

Zum Servieren die Pizzen mit der Joghurtsauce garnieren.

GARNELENPFANNE

FÜR 2 PERSONEN

ZUBEREITUNGSZEIT
10 MINUTEN +
10 MINUTEN EINWEICHZEIT

GARZEIT 10 MINUTEN

SCHWIERIGKEITSGRAD EINFACH

Dieses Pfannengericht koche ich besonders gern unter der Woche, weil es sich so einfach und schnell zubereiten lässt – genau das Richtige nach einem langen Arbeitstag!

200 g frische Eiernudeln

1 EL Sesamöl

20 mittelgroße rohe Riesengarnelen, ausgelöst und Darmfäden entfernt, Schwänze intakt

½ kleine rote Zwiebel, in dünne Scheiben geschnitten

½ mittelgroße grüne Paprika, Samen entfernt und in dünne Streifen geschnitten

1 mittelgroße Möhre, in dünne Scheiben geschnitten

120 g Zuckerschoten, halbiert und Enden abgeschnitten

20 g ungesalzene Cashewkerne, grob gehackt

HONIG-ZITRONEN-SAUCE

200 ml salzreduzierte Gemüsebrühe

1 TL Honig

2 cm frischer Ingwer, geschält und fein gehackt

Zitronensaft nach Geschmack

½ TL salzreduzierte Tamari- oder Sojasauce

Die Nudeln in eine ofenfeste Schüssel legen und mit kochendem Wasser bedecken. 10 Minuten stehen lassen, dann mit einer Gabel auflockern. Abgießen und unter fließendem kalten Wasser abschrecken. Gut abtropfen lassen und zum Abkühlen beiseitestellen.

Inzwischen für die Sauce Brühe, Honig, Ingwer, Zitronensaft und Tamari- oder Sojasauce in einer kleinen Schüssel mit dem Schneebesen verrühren.

Einen Wok auf starker Hitze heiß werden lassen. Die Hälfte des Öls hineingeben und vorsichtig schwenken, bis die Wokwände benetzt sind. Sehr heiß werden lassen.

Die Garnelen hineingeben und 2–3 Minuten unter Rühren braten, bis sie die Farbe wechseln. Auf einen Teller legen und ruhen lassen.

Das restliche Öl auf starker Hitze im Wok heiß werden lassen. Zwiebel, Paprika und Möhre hineingeben und in 3–4 Minuten unter Rühren braten, bis sie weich, aber noch bissfest sind. Die Zuckerschoten zufügen und 1 Minute mitbraten.

Die Sauce hineingießen und alles vorsichtig mischen. Die Garnelen zufügen und 1–2 Minuten weiterkochen, bis sie gerade gar sind. Die Nudeln zufügen und alles vorsichtig mischen.

Zum Servieren die Garnelenpfanne auf zwei Schüsseln verteilen und die Cashewkerne darüberstreuen.

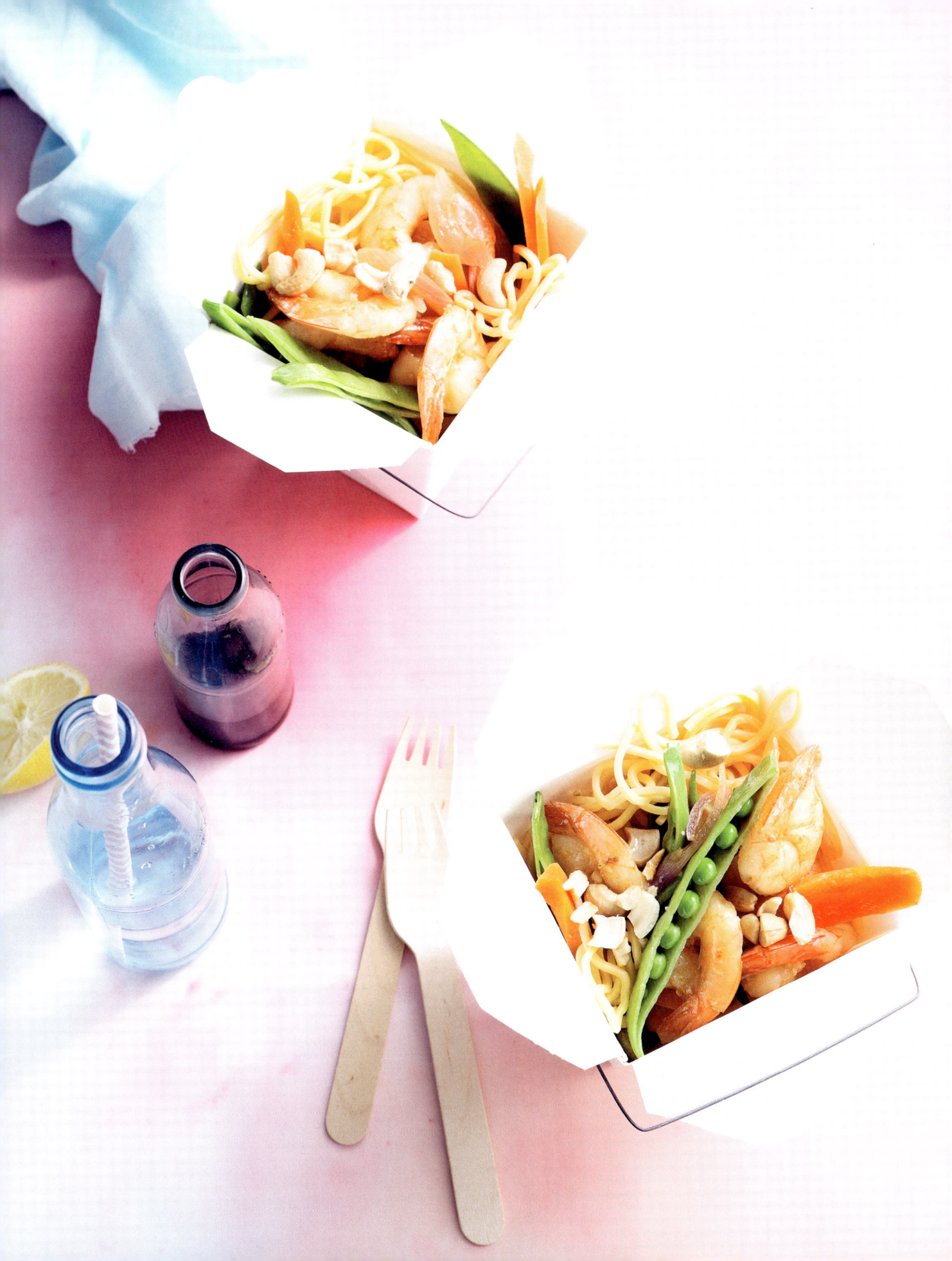

Ⓓ QUINOA-PILAW mit HUHN

FÜR 2 PERSONEN
ZUBEREITUNGSZEIT 10 MINUTEN
GARZEIT 35 MINUTEN
SCHWIERIGKEITSGRAD EINFACH

Quinoa ist ja derzeit schwer angesagt, daher wollte ich diesem Pilaw-Gericht einen modernen Dreh verpassen und statt Reis Quinoa verwenden. Und das Ergebnis ist umwerfend! Das Quinoa verleiht dem Ganzen eine wunderbare Konsistenz, die dir bestimmt genauso gut gefällt wie mir. Aber wenn dir ein traditioneller Pilaw lieber ist, kannst du das Quinoa auch einfach durch die gleiche Menge Naturreis ersetzen.

Öl aus dem Zerstäuber
200 g Hähnchenbrustfilet, in 2 cm große Stücke geschnitten
½ kleine Zwiebel, fein gehackt
1 Knoblauchzehe, zerdrückt
½ TL Garam Masala
¼ TL Kurkuma
60 g Quinoa

150 ml salzreduzierte Gemüsebrühe
140 g Brokkoli, in Röschen geschnitten
60 g tiefgekühlte Erbsen
60 g getrocknete Cranberrys
20 g ungesalzene Cashewkerne
etwas frisches Koriandergrün
200 g fettarmer Naturjoghurt

Einen großen Topf auf mittlere bis starke Hitze stellen und mit Öl einsprühen. Die Hälfte des Hähnchens hineingeben und 5 Minuten unter gelegentlichem Rühren anbräunen. Auf einem Teller beiseitestellen. Mit dem restlichen Hähnchen ebenso verfahren.

Den Topf auf mittlerer Hitze erneut heiß werden lassen und leicht mit Öl einsprühen. Die Zwiebel hineingeben und 5 Minuten unter gelegentlichem Rühren weich und glasig braten. Knoblauch, Garam Masala und Kurkuma zufügen und 1 Minute unter ständigem Rühren mitbraten, bis alles duftet.

Quinoa, Brühe und Hähnchen zufügen und auf starker Hitze zum Kochen bringen. Auf schwache Hitze reduzieren und mit Deckel 15–20 Minuten köcheln lassen, bis die Flüssigkeit absorbiert und die Quinoakörner weich sind.

Einen Topf 5 cm hoch mit Wasser füllen und einen Dämpfkorb hineinstellen. Deckel aufsetzen und das Wasser auf starker Hitze zum Kochen bringen, dann auf mittlere Hitze reduzieren.

Die Brokkoliröschen hineingeben und mit Deckel 3 Minuten dämpfen. Die Erbsen zufügen und 2–3 Minuten weiterdämpfen, bis Brokkoli und Erbsen weich sind.

Brokkoli und Erbsen zur Hähnchen-Quinoa-Mischung geben und alles vorsichtig verrühren.

Zum Servieren den Pilaw auf zwei Schüsseln verteilen. Mit Cranberrys, Cashewkernen und Koriandergrün bestreuen und mit dem Joghurt beträufeln.

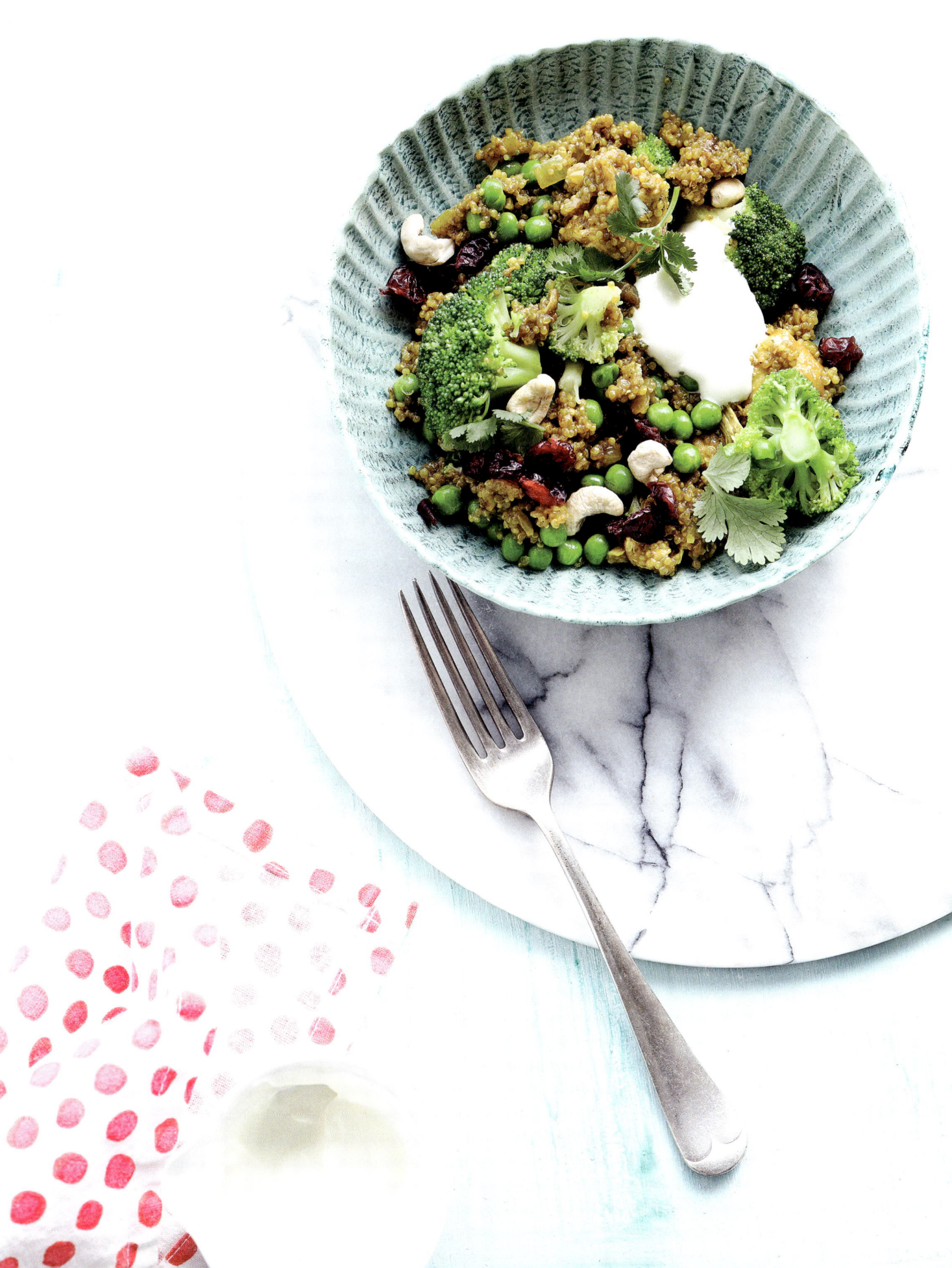

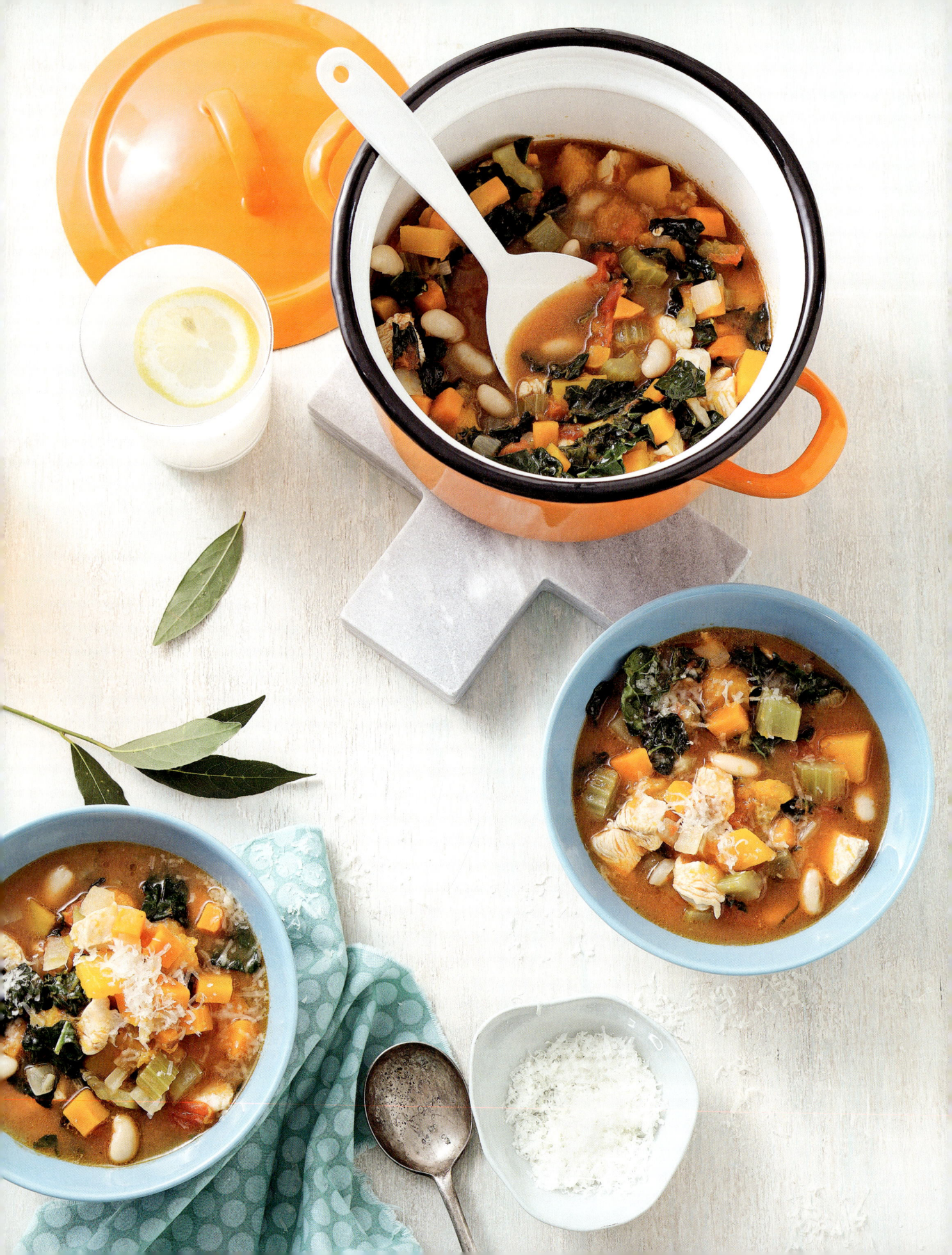

Ⓒ TOSKANISCHE BOHNEN-HÄHNCHEN-SUPPE

FÜR 4 PERSONEN
ZUBEREITUNGSZEIT 15 MINUTEN
GARZEIT 40 MINUTEN
SCHWIERIGKEITSGRAD EINFACH

Am besten kochst du gleich eine große Menge dieser herzhaften italienisch angehauchten Suppe und frierst Einzelportionen für später ein!

1 EL Olivenöl

1 kleine Zwiebel, fein gehackt

2 mittelgroße Möhren, gehackt

4 Selleriestangen, gehackt

2 Knoblauchzehen, zerdrückt

½ TL gehackter frischer Thymian

½ TL gehackter frischer Rosmarin

1 Lorbeerblatt

400 g Hähnchenbrustfilet, in mundgerechte Stücke geschnitten

750 ml salzreduzierte Gemüsebrühe

480 g Kürbis, in 2 cm große Stücke geschnitten

300 g stückige Tomaten aus der Dose

3 große Handvoll Grünkohl, gehackt

300 g Cannellini-Bohnen aus der Dose, abgetropft und abgespült

Meersalz und schwarzer Pfeffer nach Geschmack

80 g Parmesan, gerieben

Das Öl in einem großen Topf auf mittlerer Hitze heiß werden lassen. Zwiebel, Möhre und Sellerie hineingeben und in 8–10 Minuten unter gelegentlichem Rühren weich werden lassen.

Knoblauch, Thymian, Rosmarin und Lorbeerblatt zufügen und 1 Minute unter gelegentlichem Rühren mitbraten, bis alles duftet.

Hähnchen zufügen und 5 Minuten unter häufigem Rühren leicht anbräunen.

Brühe, Kürbis, Tomaten und Grünkohl unterrühren und auf starker Hitze zum Kochen bringen. Auf schwache Hitze reduzieren und 10 Minuten köcheln lassen. Die Bohnen zufügen und 10–15 Minuten weiterköcheln lassen. Mit Salz und Pfeffer würzen, falls gewünscht.

Zum Servieren die Suppe in Schüsseln schöpfen und mit dem geriebenen Parmesan bestreuen.

Ⓑ KICHERERBSEN-ROTE-BETE-BURGER

FÜR 2 PERSONEN

ZUBEREITUNGSZEIT
10 MINUTEN +
30 MINUTEN KÜHLZEIT

GARZEIT 45 MINUTEN

SCHWIERIGKEITSGRAD EINFACH

Bei diesem Burger-Patty sieht jeder rot! Ich finde die leuchtende Farbe einfach phantastisch. Fast zu schade zum Essen!

300 g Kichererbsen aus der Dose, abgetropft und abgespült

Öl aus dem Zerstäuber

½ kleine Zwiebel, fein gehackt

1 Knoblauchzehe, zerdrückt

2 kleine Rote Beten, geschält und gerieben

2 TL Balsamicoessig

2 TL gehackte frische Petersilie

Meersalz und schwarzer Pfeffer nach Geschmack

2 Vollkornbrötchen

20 g fettarmer Cheddar

1 mittelgroße Salatgurke, in Scheiben geschnitten

1 kleine Handvoll Alfalfasprossen

100 g fettarmer Naturjoghurt

Die Kichererbsen in eine Rührschüssel geben und mit einem Kartoffelstampfer nicht zu fein stampfen – die Masse sollte noch stückig sein. Beiseitestellen.

Eine antihaftbeschichtete Pfanne auf mittlerer Hitze heiß werden lassen und leicht mit Öl einsprühen. Die Zwiebel hineingeben und unter gelegentlichem Rühren in 5 Minuten weich und glasig braten. Den Knoblauch zufügen und unter gelegentlichem Rühren 1 Minute weiterbraten.

Die Bete in die Pfanne geben und 5–6 Minuten mitbraten, bis sie gar ist. Den Essig unterrühren, dann vom Herd nehmen. Bete-Mischung und Petersilie zu den Kichererbsen geben und alles gut vermengen. Mit Salz und Pfeffer würzen, falls erwünscht, und zum Abkühlen beiseitestellen.

Aus der Masse zwei gleich große Pattys formen. Auf einen Teller legen, mit Klarsichtfolie abdecken und 30 Minuten in den Kühlschrank stellen.

Den Ofen auf 180 °C (Umluft: 160 °C) vorheizen und ein Backblech mit Backpapier auslegen.

Die Pattys auf das Backblech legen und leicht mit Öl aus dem Zerstäuber besprühen. 15 Minuten backen, dann vorsichtig wenden und weitere 15 Minuten backen. Aus dem Ofen nehmen und 5 Minuten ruhen lassen.

Zum Servieren die Brötchen halbieren und auf dem Toaster oder unter dem heißen Ofengrill leicht rösten. Auf jeweils eine Brötchenhälfte Käse, Gurke und Alfalfasprossen schichten und einen Patty darauflegen. Den Joghurt darüberträufeln und die andere Brötchenhälfte darauflegen.

Ⓓ GEMÜSE-PILAW

FÜR 2 PERSONEN
ZUBEREITUNGSZEIT 15 MINUTEN
GARZEIT 30 MINUTEN
SCHWIERIGKEITSGRAD EINFACH

Der cremige Ziegenkäse und die knackigen Pistazien verleihen diesem Gericht eine besonders interessante Konsistenz. Nach dem ersten Bissen wirst du wissen, was ich meine!

Öl aus dem Zerstäuber
½ kleine Zwiebel, gewürfelt
1 Knoblauchzehe, zerdrückt
1 TL Kurkuma
1 TL gemahlener Kreuzkümmel
1 TL gemahlener Koriander
½ TL Zimt
1 TL Chilipulver
60 g Naturreis
200 g braune Champignons, in Scheiben geschnitten
½ mittelgroße Möhre, grob gerieben

15 grüne Bohnen, in Streifen geschnitten und Enden abgeschnitten
200 ml salzreduzierte Gemüsebrühe
300 g Kichererbsen aus der Dose, abgetropft und abgespült
50 g Sultaninen
Meersalz und schwarzer Pfeffer nach Geschmack
1 EL gehackte frische Petersilie
20 g ungesalzene Pistazien, gehackt
50 g weicher Ziegenkäse, zerkrümelt

Einen großen Topf auf mittlere Hitze stellen und mit Öl einsprühen. Die Zwiebel hineingeben und unter gelegentlichem Rühren in 5 Minuten weich und glasig braten.

Knoblauch, Kurkuma, Kreuzkümmel, Koriander, Zimt und Chilipulver zufügen und unter ständigem Rühren 1 Minute mitbraten, bis die Mischung duftet.

Reis, Pilze, Möhren und Bohnen zufügen und 3 Minuten unter ständigem Rühren weiterbraten.

Die Brühe einrühren und auf starker Hitze zum Kochen bringen. Auf schwache Hitze reduzieren und mit Deckel 15–20 Minuten köcheln lassen, bis die Flüssigkeit absorbiert und der Reis weich ist. Vom Herd nehmen und Kichererbsen und Sultaninen einrühren. 5 Minuten mit Deckel stehen lassen, dann mit einer Gabel auflockern. Mit Salz und Pfeffer würzen, falls erwünscht.

Zum Servieren den Pilaw auf zwei Schüsseln verteilen und mit Petersilie, Pistazien und Ziegenkäse bestreuen.

GELBES CURRY MIT TOFU

FÜR 2 PERSONEN

ZUBEREITUNGSZEIT 15 MINUTEN

GARZEIT 30 MINUTEN

SCHWIERIGKEITSGRAD EINFACH

Du findest, das Curry sieht lecker aus, magst aber keinen Tofu? Dann ersetze ihn einfach durch eine Portion deiner Lieblings-Proteinquelle.

120 g Naturreis

1 EL Olivenöl

4 TL gelbe Currypaste

1 mittelgroße Möhre, gehackt

1 frische rote Chilischote, Samen entfernt und in dünne Scheiben geschnitten

90 g Brokkoli, in Röschen geschnitten

30 g tiefgekühlte Erbsen

100 g Pilze, in Scheiben geschnitten

250 ml salzreduzierte Gemüsebrühe

150 g Kichererbsen aus der Dose, abgetropft und abgespült

170 g fester Tofu, in 2 cm große Würfel geschnitten

2 TL salzreduzierte Tamari- oder Sojasauce

125 ml fettarme Kokosmilch

1 TL Maisstärke (nach Belieben)

Limettenspalten zum Servieren

Den Reis mit 300 ml Wasser in einem kleinen Topf unter gelegentlichem Rühren auf starker Hitze zum Kochen bringen. Deckel aufsetzen und auf schwache bis mittlere Hitze reduzieren. 20–25 Minuten köcheln lassen, bis die Flüssigkeit absorbiert und der Reis weich ist. Vom Herd nehmen und mit Deckel 5 Minuten stehen lassen.

Inzwischen das Öl in einem mittelgroßen Topf auf mittlerer Hitze heiß werden lassen. Die Currypaste hineingeben und unter gelegentlichem Rühren 2–3 Minuten braten, bis sie duftet.

Möhre, Chilischote, Brokkoli, Erbsen und Pilze zufügen und unter ständigem Rühren 5 Minuten braten.

Brühe, Kichererbsen und Tofu zufügen und unter gelegentlichem Rühren 1 Minute mitbraten. Auf schwache bis mittlere Hitze reduzieren und mit Deckel 10–15 Minuten köcheln lassen, bis das Gemüse weich ist.

Tamari- oder Sojasauce und Kokosmilch einrühren und ohne Deckel 2–3 Minuten kochen lassen.

Wenn das Curry zu dünn aussieht, die Stärke und 2 Esslöffel Curryflüssigkeit in einer kleinen Schüssel verrühren. Wieder zum Curry geben und unter sanftem Rühren 2–3 Minuten eindicken lassen.

Zum Servieren den Reis in zwei Schüsseln füllen und mit dem gelben Curry garnieren. Dazu Limettenspalten reichen.

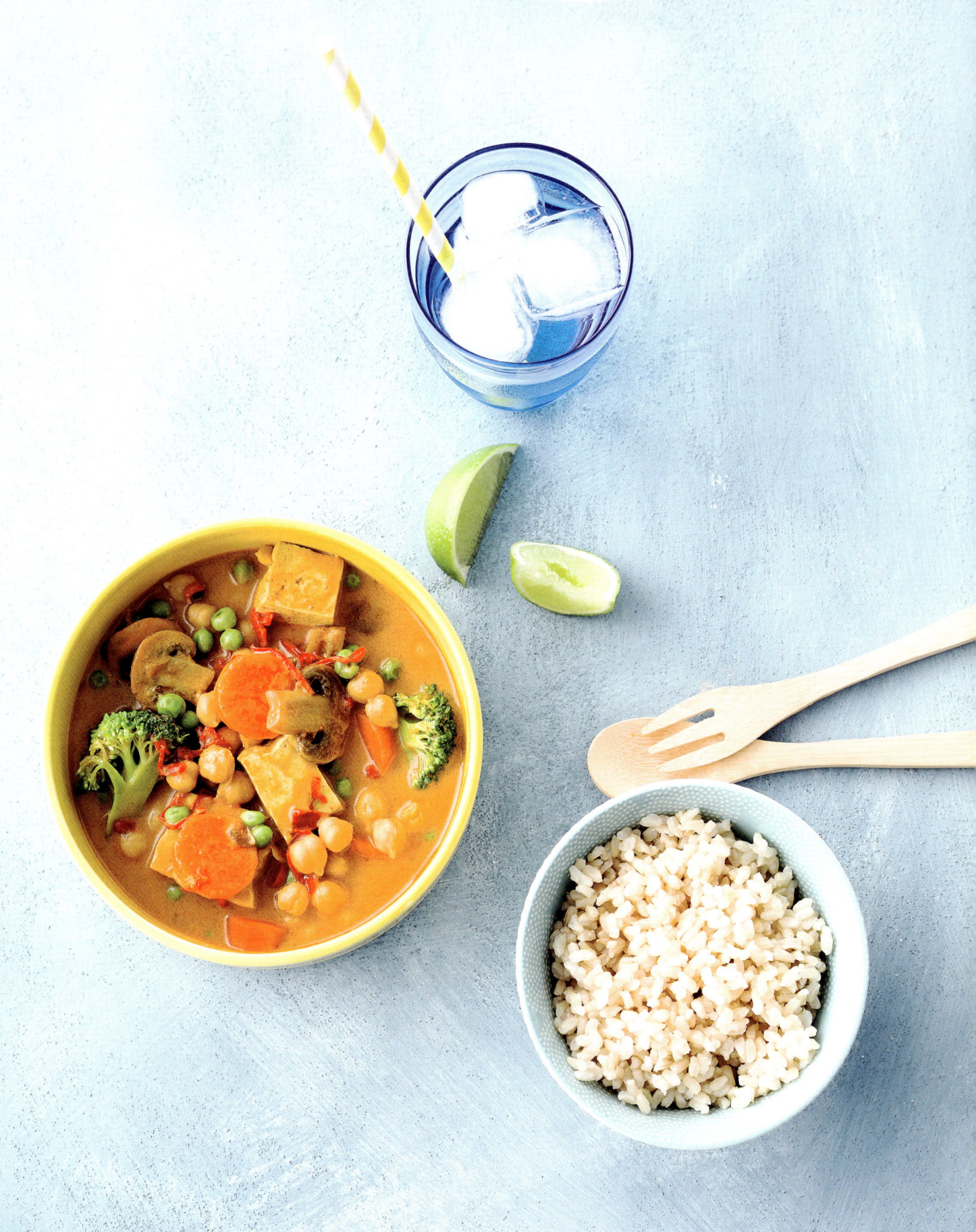

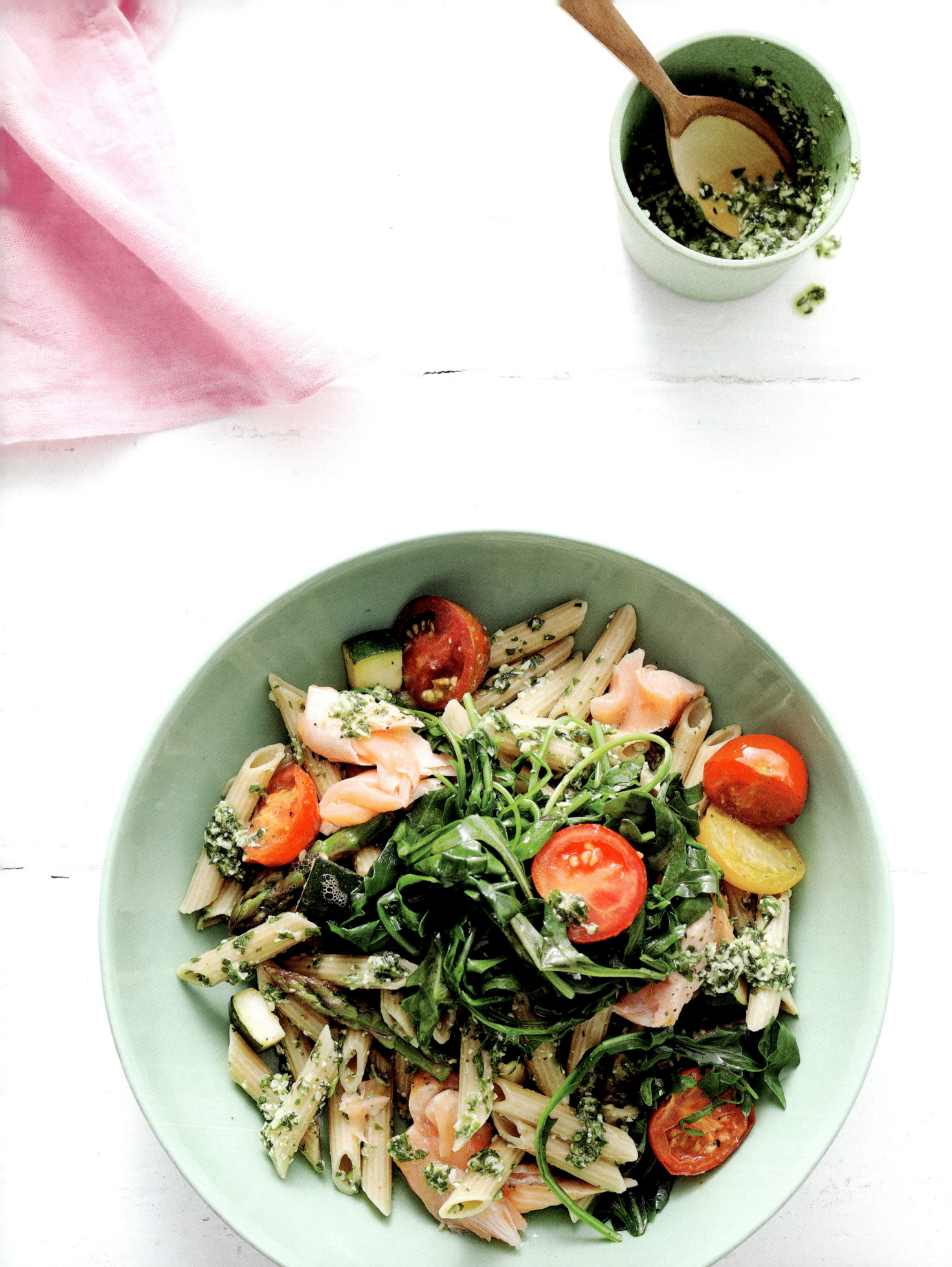

NUDELN MIT LACHS & PESTO

FÜR 2 PERSONEN

ZUBEREITUNGSZEIT 15 MINUTEN

GARZEIT 20 MINUTEN

SCHWIERIGKEITSGRAD MITTEL

Ich habe in diesem Pesto-Rezept Basilikum verwendet, aber du kannst stattdessen auch Koriandergrün oder Petersilie nehmen. Anstelle von Pinienkernen passen auch gut Mandeln oder Cashewkerne dazu. Es gibt so viele Möglichkeiten!

160 g Vollkornnudeln

Öl aus dem Zerstäuber

170 g Lachsfilet, enthäutet und entgrätet

¼ kleine Zwiebel, gewürfelt

1 mittelgroßer Zucchino, gehackt

6 Spargelstangen, in Scheiben geschnitten und Enden abgeschnitten

8 Kirschtomaten, halbiert

1 große Handvoll Rucola

Meersalz und schwarzer Pfeffer nach Geschmack

PESTO

2 große Handvoll frische Basilikumblätter

1 Knoblauchzehe, zerdrückt

20 g Pinienkerne

½ TL fein abgeriebene Zitronenschale

2½ EL Zitronensaft

1 EL Olivenöl

Meersalz und schwarzer Pfeffer nach Geschmack

Für das Pesto Basilikum, Knoblauch, Pinienkerne, Zitronenschale und Zitronensaft in einer Küchenmaschine fein zerkleinern. Öl und 4 Esslöffel Wasser zufügen und zu einer glatten Paste verarbeiten. Wenn die Masse zu fest ist, jeweils 4 Teelöffel Wasser zufügen, bis die gewünschte Konsistenz erreicht ist. Mit Salz und Pfeffer würzen, falls gewünscht.

Einen großen Topf mit Wasser füllen, eine Prise Salz zufügen und zum Kochen bringen. Die Nudeln hineingeben und al dente kochen. Abtropfen lassen und beiseitestellen.

Inzwischen eine antihaftbeschichtete Pfanne auf mittlerer Hitze heiß werden lassen und leicht mit Öl einsprühen. Den Lachs hineingeben und 5–6 Minuten oder bis zum gewünschten Garzustand braten. Auf einen Teller legen und 2 Minuten zum Ruhen beiseitestellen. Den Lachs mit zwei Gabeln in große Stücke teilen.

Die Pfanne auswischen, auf mittlerer Hitze heiß werden lassen und leicht mit Öl einsprühen. Die Zwiebel hineingeben und unter gelegentlichem Rühren 3 Minuten braten, bis sie weich, aber nicht gebräunt ist. Zucchinistücke, Spargel und Tomate zufügen und 5 Minuten braten, bis das Gemüse weich wird.

Rucola zufügen und 1 Minute mitbraten, bis er zusammenfällt. Vom Herd nehmen und Pesto unterrühren. Die Nudeln zufügen und alles vorsichtig mischen. Mit Salz und Pfeffer würzen, falls gewünscht.

Zum Servieren Pesto-Nudeln und Lachs auf zwei Schüsseln verteilen.

Ⓓ GEFÜLLTE TOMATEN mit QUINOA & LINSEN

FÜR 2 PERSONEN
ZUBEREITUNGSZEIT 15 MINUTEN
GARZEIT 40 MINUTEN
SCHWIERIGKEITSGRAD EINFACH

In der griechischen Küche wird fast immer Reis zum Füllen von Paprika oder Tomaten verwendet. Bei diesem Rezept habe ich ein bisschen mit Quinoa und getrockneten Früchten experimentiert – und das Ergebnis gefällt mir ausgesprochen gut. :)

60 g Quinoa

4 kleine Tomaten

Öl aus dem Zerstäuber

½ kleine Zwiebel, fein gehackt

½ Knoblauchzehe, zerdrückt

½ TL getrocknetes Basilikum

½ mittelgroßer Zucchino, grob gerieben

1 große Handvoll junger Spinat, fein gehackt

300 g braune Linsen aus der Dose, abgetropft und abgespült

50 g Korinthen

20 g Pinienkerne, grob gehackt

60 g salzreduzierter fettarmer Feta, zerkrümelt

Meersalz und schwarzer Pfeffer nach Geschmack

Den Ofen auf 180 °C (Umluft: 160 °C) vorheizen und ein Backblech mit Backpapier auslegen.

Quinoa mit 160 ml Wasser in einem Topf unter gelegentlichem Rühren auf starker Hitze zum Kochen bringen. Deckel aufsetzen und auf schwache Hitze reduzieren. 10–12 Minuten köcheln lassen, bis die Flüssigkeit absorbiert und die Quinoakörner weich sind. Etwas abkühlen lassen.

Den oberen Teil der Tomaten abschneiden und für später beiseitelegen. Ohne die Haut zu verletzen, das Tomatenfleisch vorsichtig herauslöffeln und klein hacken.

Eine antihaftbeschichtete Pfanne auf mittlerer Hitze heiß werden lassen und leicht mit Öl einsprühen. Zwiebel, Knoblauch und Basilikum hineingeben und unter häufigem Rühren 5 Minuten braten, bis die Zwiebel weich und glasig ist. Gehackte Tomate, Zucchini und Spinat zufügen und unter gelegentlichem Rühren 2–3 Minuten weiterbraten, bis die Zucchini weich sind und der Spinat zusammengefallen ist.

Quinoa, Zucchini-Spinat-Masse, Linsen, Korinthen, Pinienkerne, Feta, Salz und Pfeffer in einer Schüssel vorsichtig mischen.

Die Tomaten gleichmäßig mit der Quinoamasse füllen, die Deckel daraufsetzen und auf das Backblech heben.

20–25 Minuten backen, bis die Tomaten weich sind und die Füllung heiß ist. Servieren.

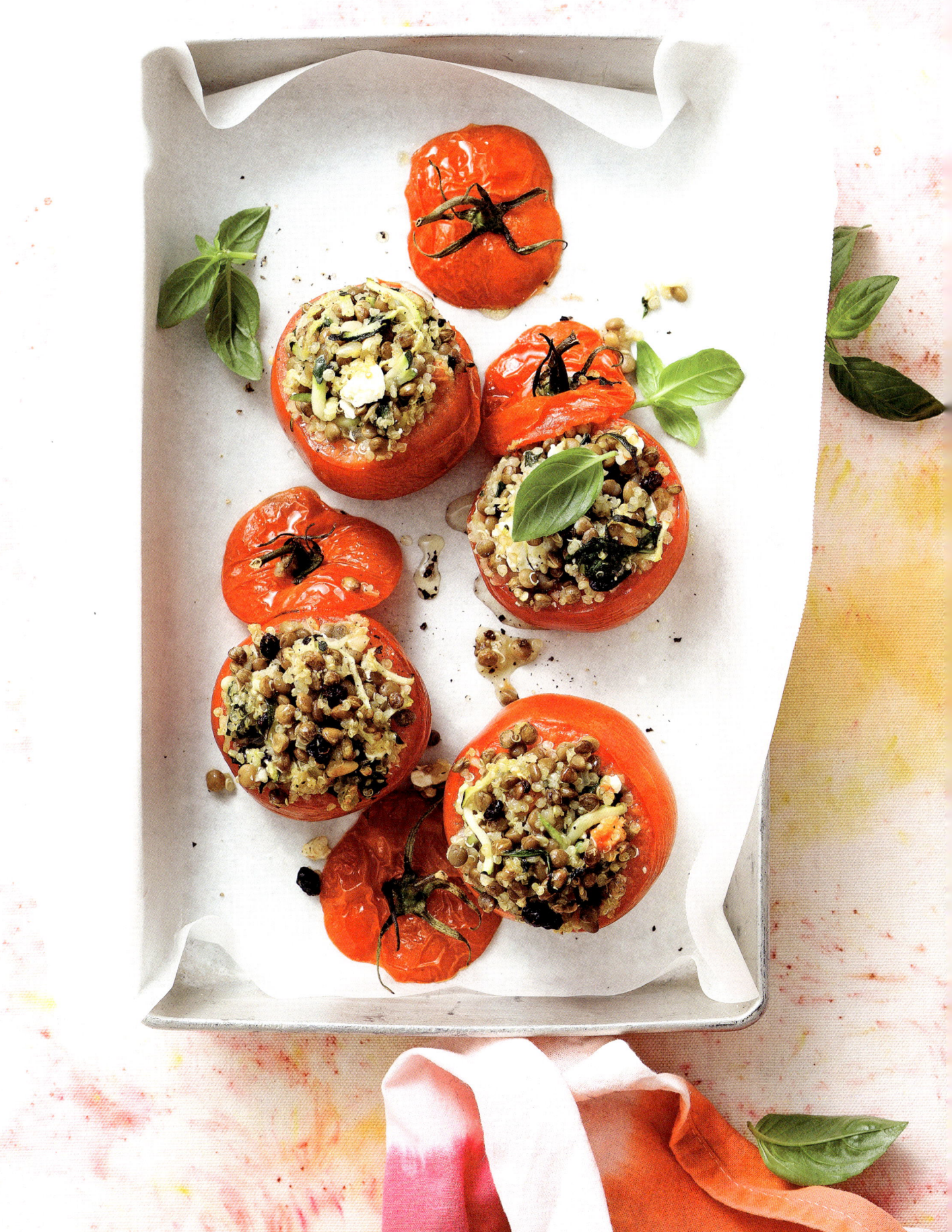

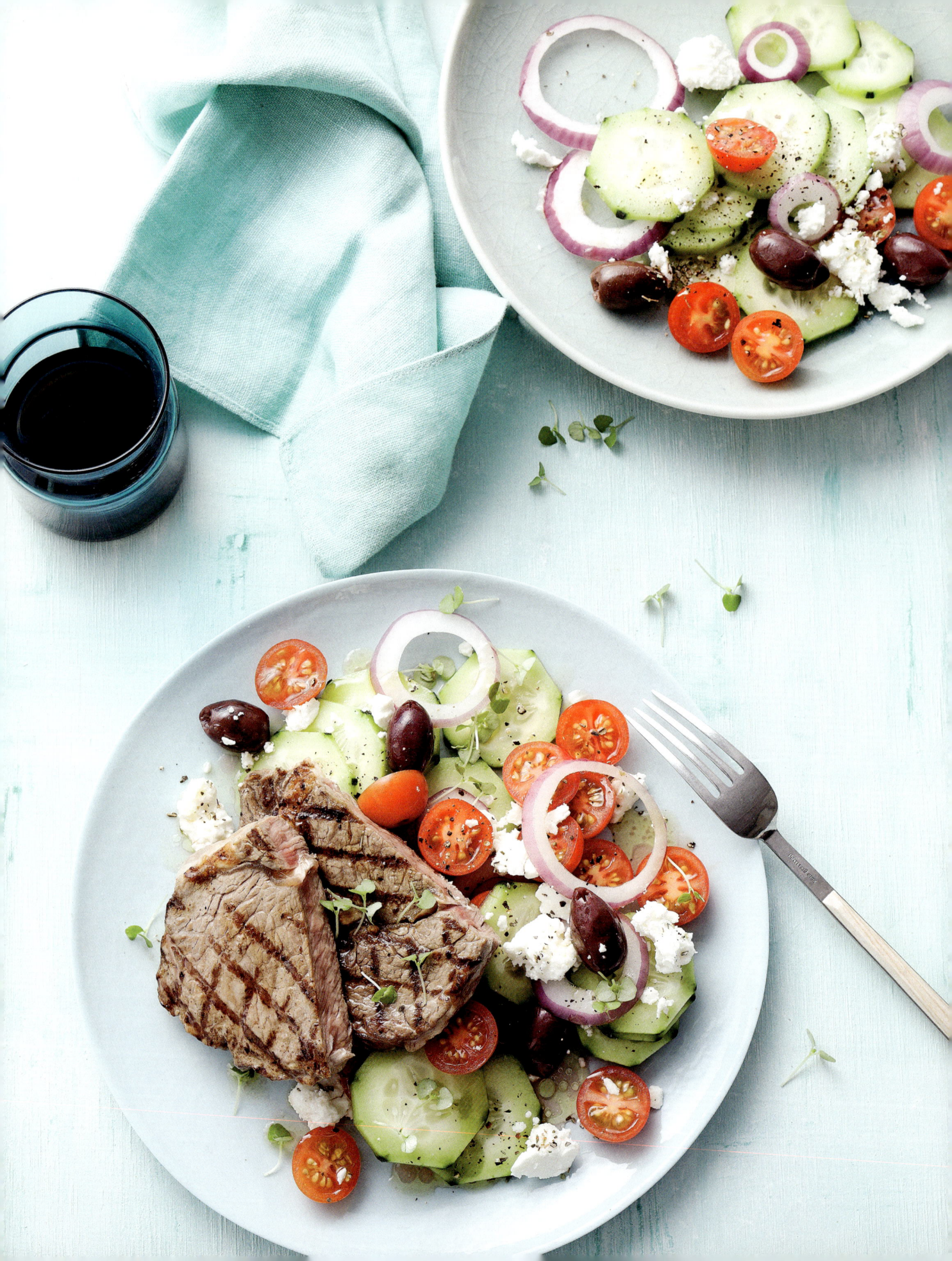

Ⓒ GEGRILLTES STEAK mit HORIATIKI (GRIECHISCHEM SALAT)

FÜR 2 PERSONEN
ZUBEREITUNGSZEIT 10 MINUTEN
GARZEIT 12 MINUTEN
SCHWIERIGKEITSGRAD EINFACH

So einfach und so lecker. Es ist eins von Tobis Lieblingsgerichten – und meine Mum kocht es ständig für ihn!

2 Steaks à 125 g (Porterhouse oder Rib-Eye)

Öl aus dem Zerstäuber

Meersalz und schwarzer Pfeffer nach Geschmack

20 Kirschtomaten, halbiert

2 mittelgroße Salatgurken, geschält und in Scheiben geschnitten

1 kleine rote Zwiebel, in dünne Scheiben geschnitten

16 Kalamata-Oliven, entsteint

60 g salzreduzierter fettarmer Feta, zerkrümelt

DRESSING

1½ TL natives Olivenöl extra

1 TL Rotweinessig

½ TL getrockneter Oregano

Grillblech oder Grillpfanne auf mittlerer bis starker Hitze heiß werden lassen.

Die Steaks auf einen Teller legen und von beiden Seiten leicht mit Öl besprühen. Mit Salz und Pfeffer würzen, falls gewünscht.

Die Steaks 4–5 Minuten grillen, bis sie leichte Grillstreifen zeigen. Wenden und weitere 5 Minuten (medium) oder bis zur gewünschten Garstufe grillen. Locker mit Alufolie abdecken und 2 Minuten ruhen lassen.

Für das Dressing Öl, Essig und Oregano in einer kleinen Schüssel mit dem Schneebesen verrühren.

Tomaten, Gurke, Zwiebel, Oliven und Feta in eine große Schüssel füllen. Das Dressing darüberträufeln und alles vorsichtig mischen.

Zum Servieren die Steaks auf zwei Teller legen und den griechischen Salat daneben verteilen.

Ⓒ GEGRILLTES RINDFLEISCH mit CHIMICHURRI-SAUCE

FÜR 2 PERSONEN

ZUBEREITUNGSZEIT 20 MINUTEN

GARZEIT 25 MINUTEN

SCHWIERIGKEITSGRAD MITTEL

Chimi-was?! Chimichurri ist eine sattgrüne Sauce, so ähnlich wie Pesto. Zu gegrilltem Fleisch schmeckt sie ganz wunderbar!

Öl aus dem Zerstäuber

1 mittelgroße Süßkartoffel, geschält und gewürfelt

1 mittelgroßer Zucchino, gewürfelt

1 mittelgroße rote Paprikaschote, Samen entfernt und gewürfelt

60 g tiefgekühlter Mais, aufgetaut

150 g Cannellini-Bohnen aus der Dose, abgetropft und abgespült

1 kleine Handvoll Rucola

170 g mageres Beefsteak

CHIMICHURRI-SAUCE

1 große Handvoll frische Petersilie

2 TL Oreganoblätter

1 Knoblauchzehe, zerdrückt

1 Frühlingszwiebel, gehackt

½ TL Chiliflocken

2 TL Zitronensaft

¾ TL Olivenöl

2 TL Weißweinessig

Meersalz und schwarzer Pfeffer nach Geschmack

TAHINI-JOGHURT-DRESSING

200 g fettarmer Naturjoghurt

1 TL Tahini

½ Knoblauchzehe, zerdrückt

Zitronensaft nach Geschmack

Meersalz und schwarzer Pfeffer nach Geschmack

Für die Chimichurri-Sauce Petersilie, Oregano, Knoblauch, Frühlingszwiebel, Chiliflocken, Zitronensaft, Öl, Essig, Salz und Pfeffer in eine Küchenmaschine füllen und gut mischen. Beiseitestellen.

Eine große antihaftbeschichtete Pfanne auf mittlerer Hitze heiß werden lassen und leicht mit Öl einsprühen. Die Süßkartoffel hineingeben und unter gelegentlichem Rühren 5 Minuten anbraten. Zucchiniwürfel, Paprika und Mais zufügen und 5 Minuten weiterbraten, bis die Süßkartoffel weich ist (sie sollte sich leicht mit der Gabel einstechen lassen). Die Bohnen zufügen und noch eine Minute heiß werden lassen. Rucola und das gare Gemüse in eine große Schüssel geben und vorsichtig mischen.

Für das Tahini-Joghurt-Dressing Joghurt, Tahini, Knoblauch, Zitronensaft, Salz und Pfeffer in einer kleinen Schüssel mit dem Schneebesen verrühren.

Grillblech oder Grillpfanne auf starker Hitze heiß werden lassen. Das Steak 4–5 Minuten grillen, bis es leichte Grillstreifen zeigt. Wenden und weitere 5–7 Minuten (medium) oder bis zur gewünschten Garstufe grillen. Locker mit Alufolie abdecken und 2 Minuten ruhen lassen. In mundgerechte Streifen schneiden.

Zum Servieren den Gemüse-Rucola-Salat auf zwei Teller verteilen und mit den Steakstreifen garnieren. Mit der Chimichurri-Sauce und dem Tahini-Joghurt-Dressing beträufeln.

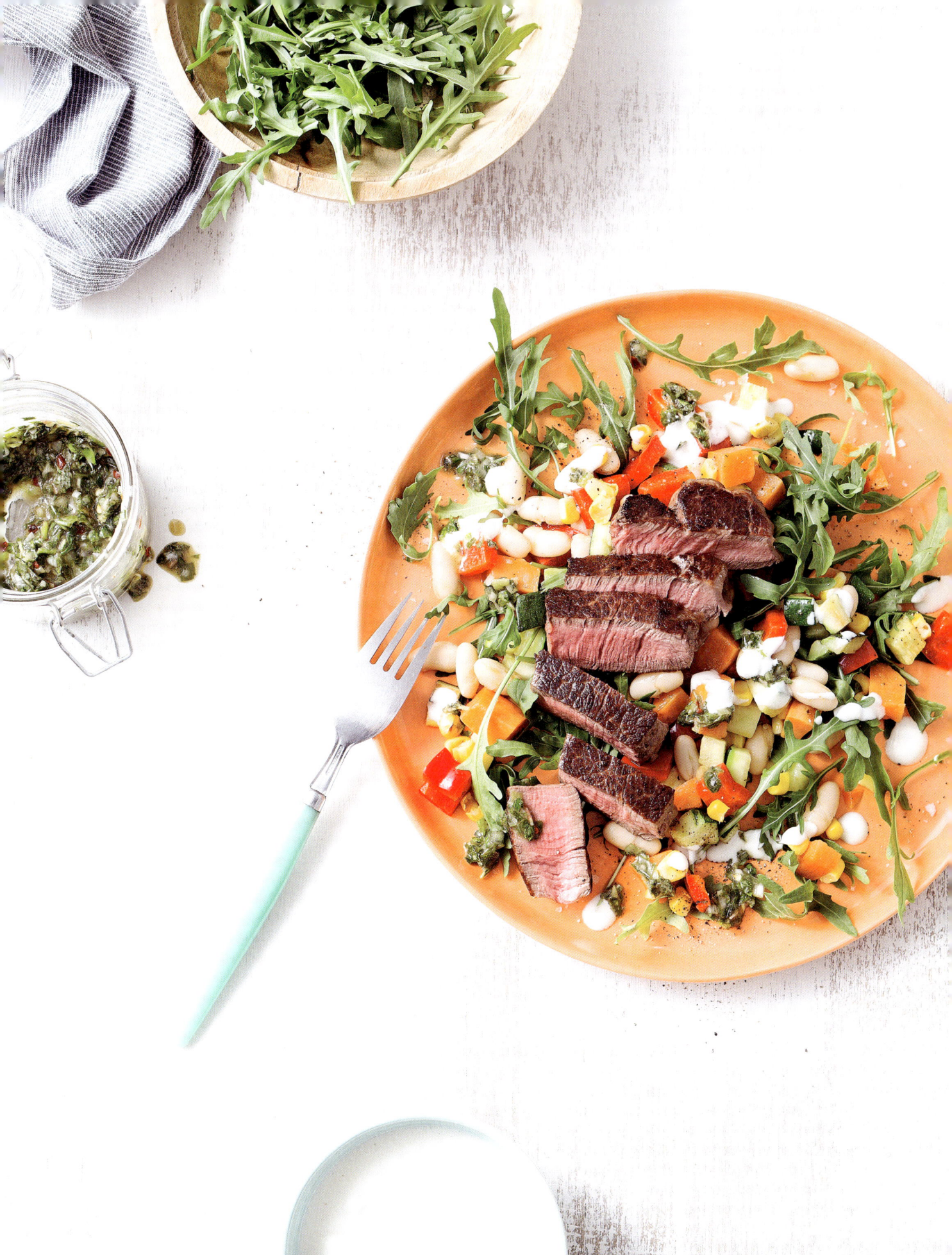

⒟ GEGRILLTER BABY-OKTOPUS mit FENCHEL-RUCOLA-APFEL-SALAT

FÜR 2 PERSONEN

ZUBEREITUNGSZEIT
15 MINUTEN +
2 STUNDEN MARINIERZEIT
ODER ÜBER NACHT

GARZEIT 15 MINUTEN

SCHWIERIGKEITSGRAD MITTEL

Diesen Salat mache ich regelmäßig für Grillfeste mit meiner Familie. So wunderbar leicht und frisch!

300 g Baby-Oktopus, geputzt

1 EL Olivenöl

1 TL Rotweinessig

fein abgeriebene Zitronenschale und Zitronensaft nach Geschmack

1 Knoblauchzehe, zerdrückt

Meersalz und schwarzer Pfeffer nach Geschmack

60 g salzreduzierter fettarmer Feta, zerkrümelt

1 EL fein gehackte frische Petersilie

FENCHEL-RUCOLA-APFEL-SALAT

2 kleine Fenchelknollen, in dünne Scheiben geschnitten

1 große Handvoll Rucola

75 g Kichererbsen aus der Dose, abgetropft und abgespült

2 mittelgroße grüne Äpfel, Kerngehäuse entfernt und in dünne Scheiben geschnitten

Saft von ½ Zitrone

CROÛTONS

2 Scheiben Sauerteigbrot

Öl aus dem Zerstäuber

½ Knoblauchzehe

Den Baby-Oktopus in einen Dämpfkorb über einem Topf mit kochendem Wasser legen. Deckel aufsetzen und 5–6 Minuten dämpfen, bis die Tentakeln sich leicht eingerollt haben und der Oktopus gar ist. In eine Schüssel legen und beiseitestellen.

Öl, Essig, Zitronenschale, Zitronensaft, Knoblauch, Salz und Pfeffer in einer mittelgroßen Schüssel mit dem Schneebesen verrühren. Den Oktopus in die Schüssel mit der Marinade legen. Mit Klarsichtfolie abdecken und 2 Stunden oder über Nacht im Kühlschrank marinieren.

Grillblech oder Grillpfanne auf mittlerer bis starker Hitze heiß werden lassen.

Für den Salat Fenchel, Rucola, Kichererbsen und Apfel in eine Schüssel füllen. Den Zitronensaft darüberträufeln und alles vorsichtig mischen.

Für die Croûtons die Brotscheiben von beiden Seiten mit Öl besprühen. Auf das Grillblech oder in die Grillpfanne geben und von jeder Seite 1–2 Minuten rösten. Zum Aromatisieren mit der Schnittseite der Knoblauchzehe abreiben.

Den Oktopus abtropfen lassen und unter häufigem Wenden 4–5 Minuten auf dem Grillblech oder in der Grillpfanne grillen, bis die Ränder leicht schwarz sind und das Fleisch durchgewärmt ist.

Zum Servieren Fenchel-Rucola-Apfel-Salat auf zwei Teller verteilen und mit dem gegrillten Oktopus garnieren. Mit Feta und Petersilie bestreuen. Dazu die Croûtons reichen.

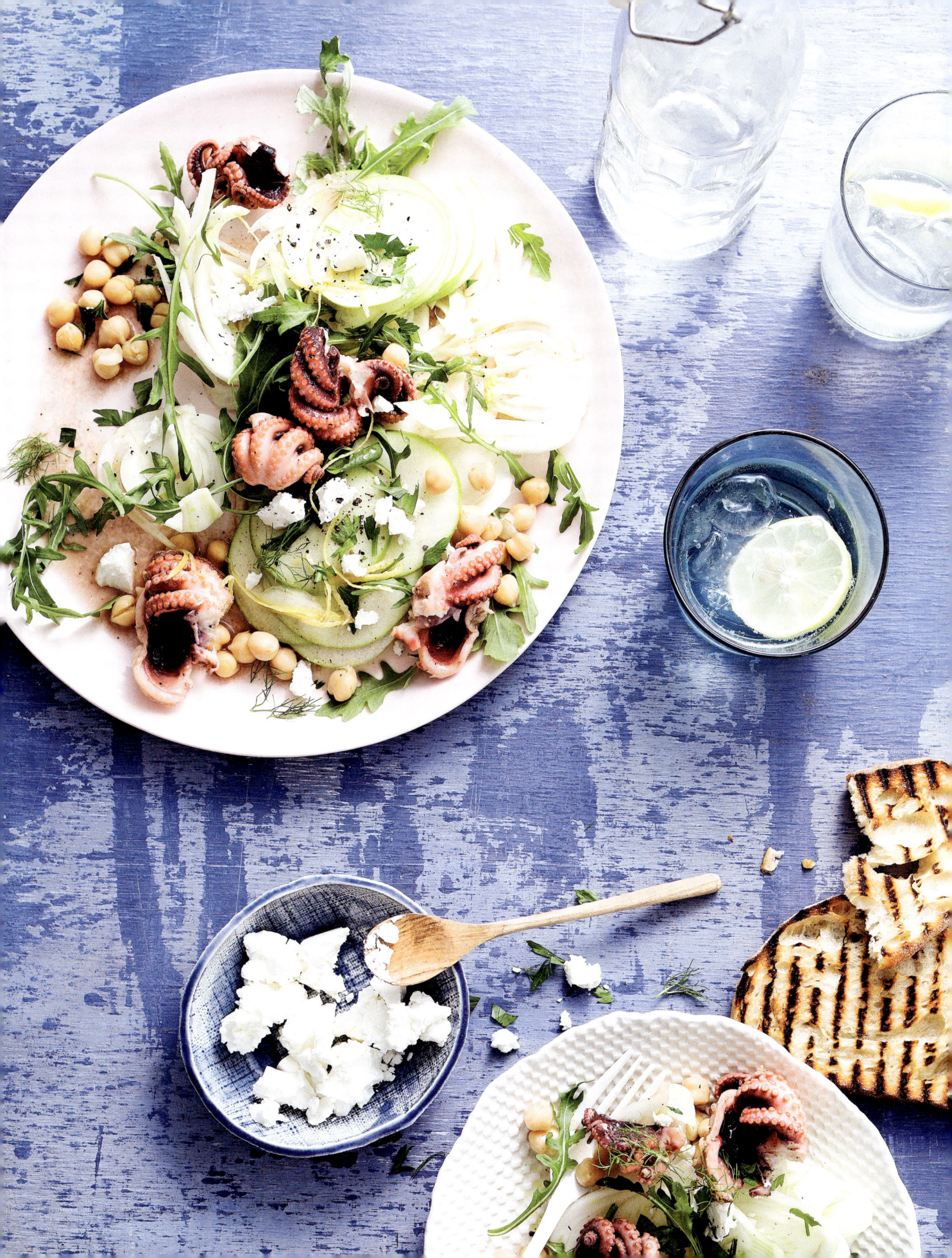

Ⓑ HÄHNCHEN-TACOS

FÜR 2 PERSONEN

ZUBEREITUNGSZEIT
15 MINUTEN +
30 MINUTEN MARINIERZEIT

GARZEIT 15 MINUTEN

SCHWIERIGKEITSGRAD EINFACH

Ich probiere ja gern neue Kombinationen aus, aber bei diesem Rezept bin ich bei traditionellen mexikanischen Aromen geblieben. Damit kann man einfach nichts falsch machen!

1 TL gemahlener Kreuzkümmel
½ TL edelsüßes Paprikapulver
1 Prise Chilipulver
½ Knoblauchzehe, zerdrückt
Saft von 1 Limette
200 g Hähnchenbrustfilet
Öl aus dem Zerstäuber
1 mittelgroße Tomate, gewürfelt
½ kleine rote Zwiebel, gewürfelt
60 g tiefgekühlter Mais, aufgetaut
¼ mittelgroße grüne Paprikaschote, Samen entfernt und gewürfelt

2 Vollkorn-Wraps
1 große Handvoll Salatblätter, in feine Streifen geschnitten
20 g fettarmer Cheddar, gerieben

DRESSING
100 g fettarmer Naturjoghurt
Limettensaft nach Geschmack
1 EL gehackte frische Petersilie

Kreuzkümmel, Paprikapulver, Chilipulver, Knoblauch und Limettensaft in einer mittelgroßen Schüssel mit dem Schneebesen verrühren. Das Hähnchen in die Schüssel legen und mit der Gewürzmischung einreiben. Mit Klarsichtfolie abdecken und 30 Minuten im Kühlschrank marinieren.

Eine antihaftbeschichtete Pfanne auf mittlerer Hitze heiß werden lassen und leicht mit Öl einsprühen. Das Hähnchen hineinlegen und von jeder Seite 4–6 Minuten braten, bis es gar ist. Auf einen Teller legen und ruhen lassen.

Für das Dressing Joghurt, Limettensaft und Petersilie in einer kleinen Schüssel mit dem Schneebesen verrühren.

Tomate, Zwiebel, Mais und Paprika in eine kleine Schüssel füllen und vorsichtig mischen.

Die Wraps in einer großen Pfanne ohne Öl auf mittlerer bis starker Hitze von jeder Seite 30 Sekunden anwärmen. Vom Herd nehmen und halbieren.

Zum Servieren die Wrap-Hälften auf zwei Teller legen. Mit Salat, Käse, Hähnchen und Tomatenmischung belegen. Mit dem Dressing beträufeln und zur Hälfte umklappen.

WÜRZIGES BLUMENKOHL-KICHERERBSEN-CURRY

FÜR 2 PERSONEN
ZUBEREITUNGSZEIT 10 MINUTEN
GARZEIT 30 MINUTEN
SCHWIERIGKEITSGRAD EINFACH

Wer es gerne etwas schärfer mag, rührt einfach mehr Chili in dieses vegetarische Curry.

120 g Naturreis

1 EL Olivenöl

½ kleine Zwiebel, fein gehackt

2 Knoblauchzehen, zerdrückt

2 cm frischer Ingwer, geschält und gerieben

½ TL gemahlener Koriander

1 TL gemahlener Kreuzkümmel

1 TL Garam Masala

2 TL Kurkuma

1 Prise Chiliflocken

150 g stückige Tomaten aus der Dose

200 ml salzreduzierte Gemüsebrühe

150 g Blumenkohl, in Röschen geschnitten

300 g Kichererbsen aus der Dose, abgetropft und abgespült

125 ml fettarme Kokosmilch

30 g tiefgekühlte Erbsen

Meersalz und schwarzer Pfeffer nach Geschmack

2 EL gehacktes frisches Koriandergrün

Den Reis mit 300 ml Wasser in einem kleinen Topf unter gelegentlichem Rühren auf starker Hitze zum Kochen bringen. Deckel aufsetzen und auf schwache bis mittlere Hitze reduzieren. 20–25 Minuten köcheln lassen, bis die Flüssigkeit absorbiert und der Reis weich ist. Vom Herd nehmen und mit Deckel 5 Minuten stehen lassen.

Inzwischen das Öl in einem großen Topf auf mittlerer Hitze heiß werden lassen. Zwiebel, Knoblauch und Ingwer hineingeben und unter gelegentlichem Rühren 5 Minuten braten, bis die Zwiebel weich und glasig ist. Koriander, Kreuzkümmel, Garam Masala, Kurkuma und Chiliflocken zufügen. Unter gelegentlichem Rühren 2–3 Minuten weiterbraten, bis alles duftet.

Tomaten, Brühe, Blumenkohl, Kichererbsen, Kokosmilch und Erbsen unterrühren und auf starker Hitze zum Kochen bringen. Auf schwache bis mittlere Hitze reduzieren und mit Deckel unter gelegentlichem Rühren 15 Minuten köcheln lassen.

Den Deckel abnehmen und unter gelegentlichem Rühren 5 Minuten weiterkochen lassen, bis die Sauce etwas eingedickt ist. Mit Salz und Pfeffer würzen, falls gewünscht.

Zum Servieren den Reis in zwei Schüsseln füllen und das Blumenkohl-Kichererbsen-Curry darauf verteilen. Mit dem Koriandergrün bestreuen.

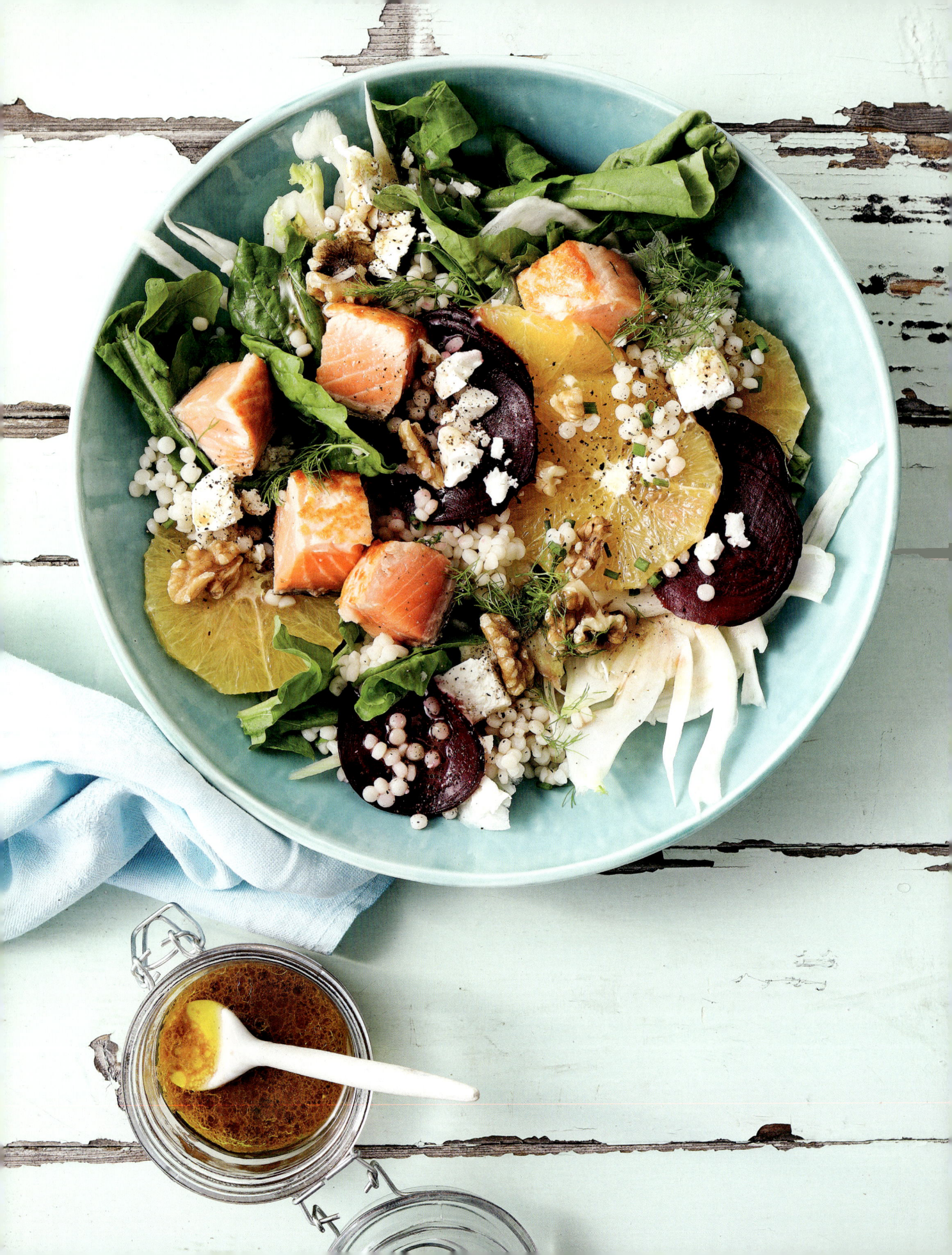

Ⓓ LACHS MIT PERL-COUSCOUS & SALAT aus ROTER BETE, FENCHEL & ORANGE

FÜR 2 PERSONEN

ZUBEREITUNGSZEIT 15 MINUTEN

GARZEIT 45 MINUTEN

SCHWIERIGKEITSGRAD EINFACH

Dieser Salat sieht genauso gut aus, wie er schmeckt! Die Rote Bete kann auch am Vorabend gekocht und bis zum Gebrauch in einem luftdichten Behälter im Kühlschrank gelagert werden.

60 g Perl-Couscous

Öl aus dem Zerstäuber

170 g Lachsfilet, enthäutet und entgrätet

10 g Walnüsse

60 g salzreduzierter fettarmer Feta, zerkrümelt

2 TL gehackter frischer Dill

2 TL Schnittlauchröllchen

SALAT MIT ROTER BETE, FENCHEL & ORANGE

2 kleine Rote Beten

2 mittelgroße Orangen

1 kleine Fenchelknolle, in dünne Scheiben geschnitten

1 große Handvoll Rucola

DRESSING

1½ TL Olivenöl

1 TL Rotweinessig

½ TL Dijonsenf

Meersalz und schwarzer Pfeffer nach Geschmack

Den Ofen auf 180 °C (Umluft: 160 °C) vorheizen.

Die Roten Beten mit 4 Teelöffeln Wasser in Alufolie wickeln (so lassen sie sich besser dämpfen). In einen kleinen Bräter legen und 30–40 Minuten im Ofen weich rösten. Für die Garprobe einen Spieß in eine Bete stechen – wenn er leicht hineingleitet, ist die Bete gar. Zum Abkühlen beiseitestellen. Sobald man sie anfassen kann, schälen und in Scheiben schneiden.

Wasser in einem Topf zum Kochen bringen. Den Perl-Couscous hineinrühren und auf mittlerer Hitze in 10–12 Minuten bissfest kochen. Abtropfen und zum Abkühlen beiseitestellen.

Inzwischen die Orangen über einer mittelgroßen Schüssel schälen, um den Saft aufzufangen. In Scheiben schneiden oder filetieren. Reste in die Schüssel ausdrücken, um den Saft zu gewinnen, und diesen beiseitestellen.

Für das Dressing Öl, Essig, Senf und den aufgehobenen Orangensaft in einer kleinen Schüssel mit dem Schneebesen verrühren. Mit Salz und Pfeffer würzen, falls gewünscht.

Eine antihaftbeschichtete Pfanne auf mittlerer Hitze heiß werden lassen und leicht mit Öl einsprühen. Den Lachs hineingeben und 5–6 Minuten bis zur gewünschten Garstufe braten, dabei gelegentlich wenden. Auf einen Teller legen und 2 Minuten ruhen lassen. In mundgerechte Stücke schneiden.

Rote Bete, Orangenspalten, Fenchel und Rucola in eine Rührschüssel geben. Mit dem Dressing beträufeln und alles vorsichtig mischen.

Zum Servieren den Perl-Couscous auf zwei Tellern verteilen. Mit Salat und Lachs garnieren und Walnüsse, Feta und Schnittlauchröllchen darüberstreuen.

Ⓑ CHILI CON KÜRBIS

FÜR 2 PERSONEN

ZUBEREITUNGSZEIT 10 MINUTEN

GARZEIT 45 MINUTEN

SCHWIERIGKEITSGRAD EINFACH

Eine vegetarische Variante des mexikanischen Klassikers, die auch Nicht-Vegetariern schmeckt!

120 g Naturreis

240 g Kürbis, in 2 cm große Würfel geschnitten

Öl aus dem Zerstäuber

½ kleine Zwiebel, fein gehackt

1 Knoblauchzehe, zerdrückt

1 frische grüne Chilischote, gehackt, plus gehackte Chilischote zum Garnieren (nach Belieben)

220 g stückige Tomaten aus der Dose

125 ml salzreduzierte Gemüsebrühe

150 g schwarze Bohnen aus der Dose, abgetropft und abgespült

150 g Kichererbsen aus der Dose, abgetropft und abgespült

1–2 TL Chilipulver

½ TL gemahlener Kreuzkümmel

½ TL edelsüßes Paprikapulver

¼ TL getrockneter Oregano

Meersalz und schwarzer Pfeffer nach Geschmack

200 g fettarmer Naturjoghurt

Reis mit 300 ml Wasser in einem kleinen Topf unter gelegentlichem Rühren auf starker Hitze zum Kochen bringen. Deckel aufsetzen und auf schwache bis mittlere Hitze reduzieren. 20–25 Minuten köcheln lassen, bis die Flüssigkeit absorbiert und der Reis weich ist. Vom Herd nehmen und mit Deckel 5 Minuten stehen lassen.

Einen Topf 5 cm hoch mit Wasser füllen und einen Dämpfkorb hineinsetzen. Deckel aufsetzen und das Wasser auf starker Hitze zum Kochen bringen, dann auf mittlere Hitze reduzieren. Den Kürbis hineingeben und mit Deckel in 10–12 Minuten weich dämpfen. Beim Hineinstechen mit einem Messer sollte noch etwas Widerstand zu spüren sein – der Kürbis gart in den späteren Zubereitungsschritten noch weiter.

Die Hälfte des Kürbisses grob zerdrücken.

Einen Topf auf mittlere Hitze stellen und leicht mit Öl einsprühen. Die Zwiebel hineingeben und unter gelegentlichem Rühren 3 Minuten braten. Knoblauch und grüne Chilischote (falls verwendet) zufügen und unter gelegentlichem Rühren weitere 2 Minuten braten, bis alles weich ist und duftet.

Zerdrückten Kürbis, Kürbiswürfel, Tomaten, Brühe, schwarze Bohnen und Kichererbsen zufügen. Chilipulver, Kreuzkümmel, Paprikapulver und Oregano zufügen. Abschmecken und mit Kreuzkümmel und Chilipulver nachwürzen.

Das Chili auf starker Hitze zum Kochen bringen, dabei gelegentlich umrühren, damit alle Zutaten gut vermischt sind. Auf schwache Hitze reduzieren und 20 Minuten unter gelegentlichem Rühren köcheln lassen. Wenn die Sauce am Ende der Garzeit zu dick ist, etwas Wasser unterrühren. Mit Salz und Pfeffer würzen, falls gewünscht.

Zum Servieren das Chili con Kürbis auf zwei Schüsseln verteilen und mit dem Joghurt garnieren. Gehackte grüne Chilischote darüberstreuen (falls verwendet) und den Reis dazu reichen.

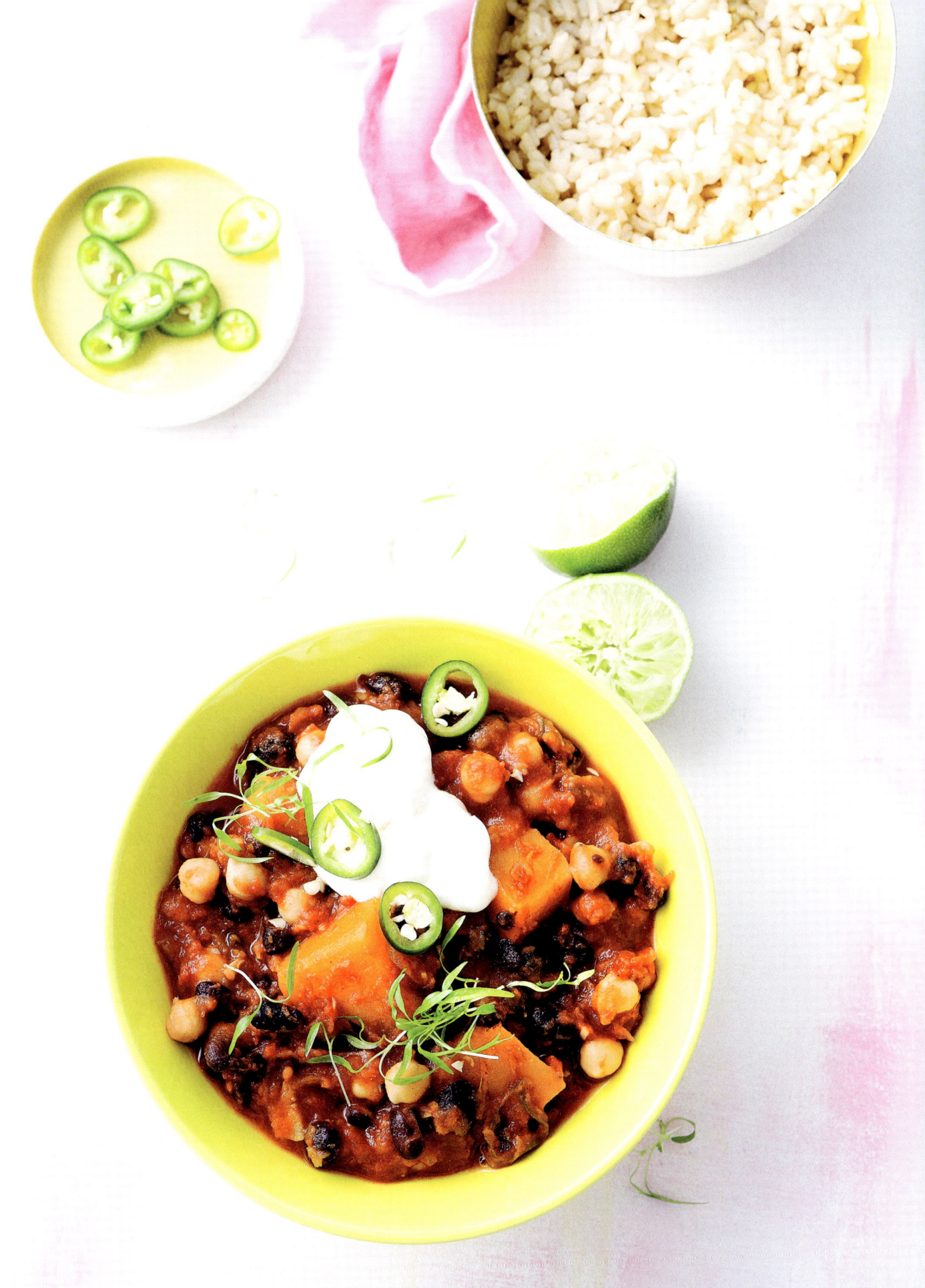

KOKOS-LACHS mit ASIATISCHEM GRÜNGEMÜSE

FÜR 2 PERSONEN
ZUBEREITUNGSZEIT 10 MINUTEN
GARZEIT 30 MINUTEN
SCHWIERIGKEITSGRAD EINFACH

Ich liebe das Aroma von Kokosnüssen! In diesem herrlich duftenden Gericht passt es wunderbar zu dem frischen asiatischen Gemüse. Einfach lecker!

120 g Naturreis

190 ml fettarme Kokosmilch

½ Zitronengrasstängel, nur das Innere des weißen Teils, fein gehackt

2 cm frischer Ingwer, geschält und in dünne Scheiben geschnitten

fein abgeriebene Schale und Saft von 1 Limette

2 TL Fischsauce

2 TL Honig

1 Frühlingszwiebel, in dünne Scheiben geschnitten

2 Lachsfilets à 85 g, enthäutet und entgrätet

180 g Pak Choi, grob gehackt

15 grüne Bohnen, halbiert und Enden abgeschnitten

80 g Zuckerschoten, halbiert und Enden abgeschnitten

2 TL Sesamsaat

Reis mit 300 ml Wasser in einem kleinen Topf unter gelegentlichem Rühren auf starker Hitze zum Kochen bringen. Deckel aufsetzen und auf schwache bis mittlere Hitze reduzieren. 20–25 Minuten köcheln lassen, bis die Flüssigkeit absorbiert und der Reis weich ist. Vom Herd nehmen und mit Deckel 5 Minuten stehen lassen.

Inzwischen Kokosmilch, Zitronengras, Ingwer, Limettenschale, Limettensaft, Fischsauce, Honig und Frühlingszwiebel in einem Topf auf mittlerer Hitze aufsieden lassen.

Den Lachs zufügen und 8–10 Minuten mitköcheln lassen, bis die gewünschte Garstufe erreicht und die Kokossauce eingedickt ist.

Einen Topf 5 cm hoch mit Wasser füllen und einen Dämpfkorb hineinstellen. Deckel aufsetzen und das Wasser auf starker Hitze zum Kochen bringen, dann auf mittlere Hitze reduzieren. Pak Choi und grüne Bohnen hineingeben und mit Deckel 3 Minuten dämpfen. Die Zuckerschoten zufügen und weitere 2–3 Minuten dämpfen, bis das Gemüse weich, aber noch bissfest ist.

Zum Servieren den Reis auf zwei Schüsseln verteilen und mit dem Lachsfilet und dem gedämpften Gemüse garnieren. Kokossauce darüberlöffeln und mit Sesamsaat bestreuen.

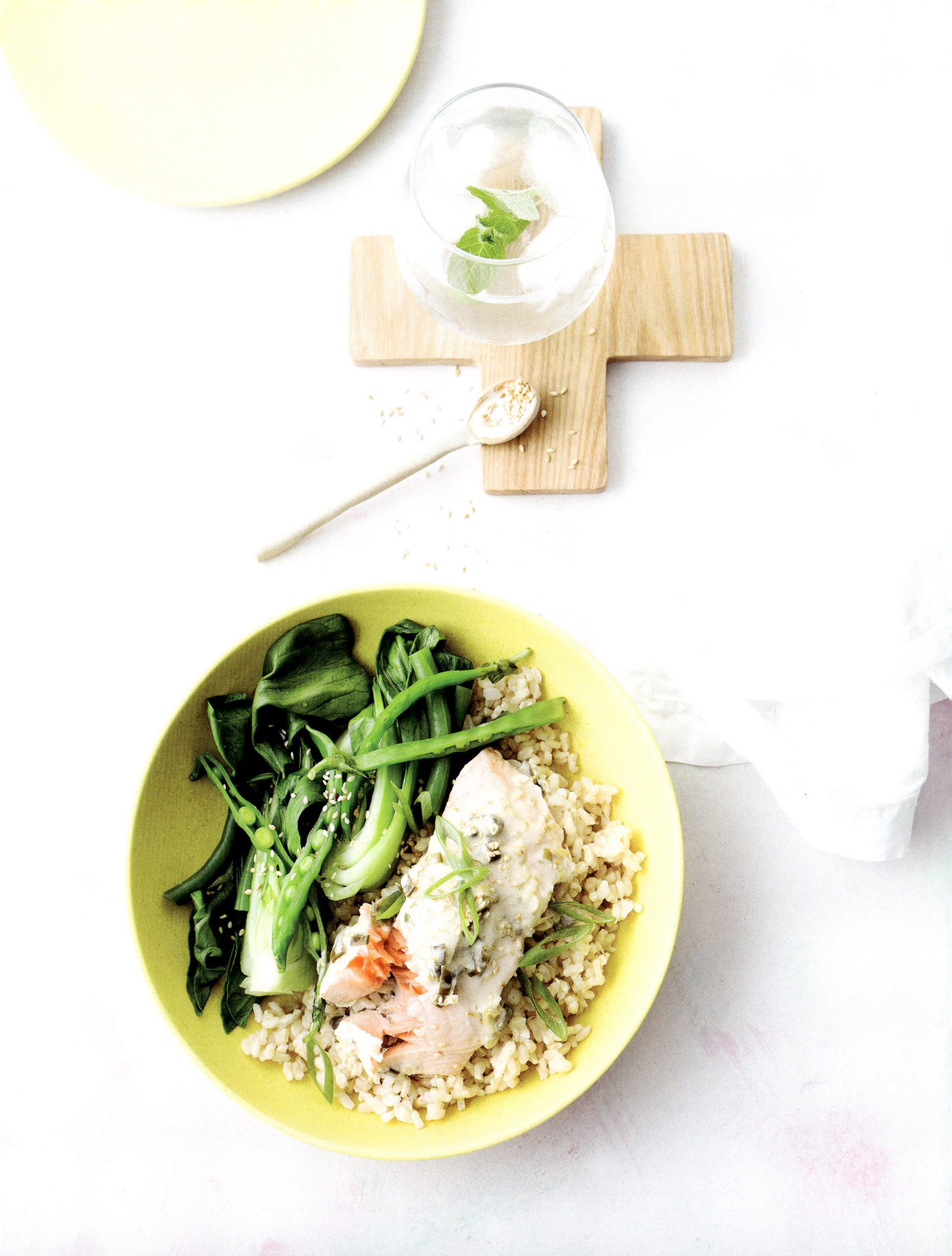

Ⓒ OSSOBUCO

FÜR 2 PERSONEN

ZUBEREITUNGSZEIT 15 MINUTEN

GARZEIT 2 STUNDEN

SCHWIERIGKEITSGRAD EINFACH

Ich gehöre zu den Menschen, die in ihrer Freizeit gerne putzen (ich ertrage einfach keinen Dreck im Haus!). Dieses Slow-Cooking-Gericht stelle ich manchmal in den Ofen, während ich saubermache. Es wärmt so herrlich an einem kalten Wintertag!

2 kleine Beinscheiben (Ossobuco) vom Kalb

4 TL Vollkornmehl

Meersalz und schwarzer Pfeffer nach Geschmack

1½ TL Olivenöl

1 kleine Zwiebel, gewürfelt

3 Knoblauchzehen, zerdrückt

1 mittelgroße Möhre, gewürfelt

2 Selleriestangen, gewürfelt

2 Lorbeerblätter

300 g stückige Tomaten aus der Dose

250 ml salzreduzierte Gemüsebrühe

1 TL getrockneter Thymian

1 TL getrockneter Oregano

gehackte frische Petersilie zum Garnieren

SÜSSKARTOFFELPÜREE

1 mittelgroße Süßkartoffel, geschält und in 2 cm große Würfel geschnitten

60 ml fettarme Milch

30 g Parmesan, gerieben

Meersalz und schwarzer Pfeffer nach Belieben

Den Ofen auf 150 °C (Umluft: 130 °C) vorheizen.

Ossobuco, Mehl, Salz und Pfeffer in einen Bratschlauch (oder einen Plastikbeutel mit Zipverschluss) füllen und schütteln, bis die Ossobuco-Scheiben leicht bedeckt sind. Aus dem Beutel nehmen und überschüssiges Mehl abschütteln.

Das Öl in einem Topf auf mittlerer Hitze heiß werden lassen. Die Beinscheiben hineingeben und 4–5 Minuten unter gelegentlichem Wenden leicht anbräunen. Das Fleisch aus dem Topf nehmen und beiseitelegen.

Zwiebel, Knoblauch, Möhre, Sellerie und Lorbeerblätter in den Topf geben und unter gelegentlichem Rühren 3–4 Minuten weich werden lassen. Tomaten, Brühe, Thymian, Oregano, Salz und Pfeffer zufügen und zum Kochen bringen.

Ossobuco-Gemüse-Mischung in eine Auflaufform füllen und mit einem Deckel oder mit Alufolie abdecken. 1 ½ Stunden im Ofen schmoren.

Deckel oder Folie abnehmen und 15 Minuten weiterschmoren, damit die Sauce einkocht.

Inzwischen für das Kartoffelpüree einen Topf Wasser auf mittlerer bis starker Hitze zum Kochen bringen. Die Süßkartoffel hineingeben und in 10 Minuten weich kochen. Abtropfen lassen und wieder in den warmen Topf geben. Auf schwacher Hitze 30 Sekunden rütteln, bis die überschüssige Flüssigkeit verdampft ist. Vom Herd nehmen.

Mit einem Kartoffelstampfer die Süßkartoffel grob zerdrücken. Nach und nach die Milch zugießen und weiterstampfen, bis ein glattes Püree entsteht. Parmesan, Salz und Pfeffer zufügen und alles gut verrühren.

Zum Servieren das Kartoffelpüree auf zwei Teller verteilen und mit dem Ossobuco garnieren. Mit der Petersilie bestreuen.

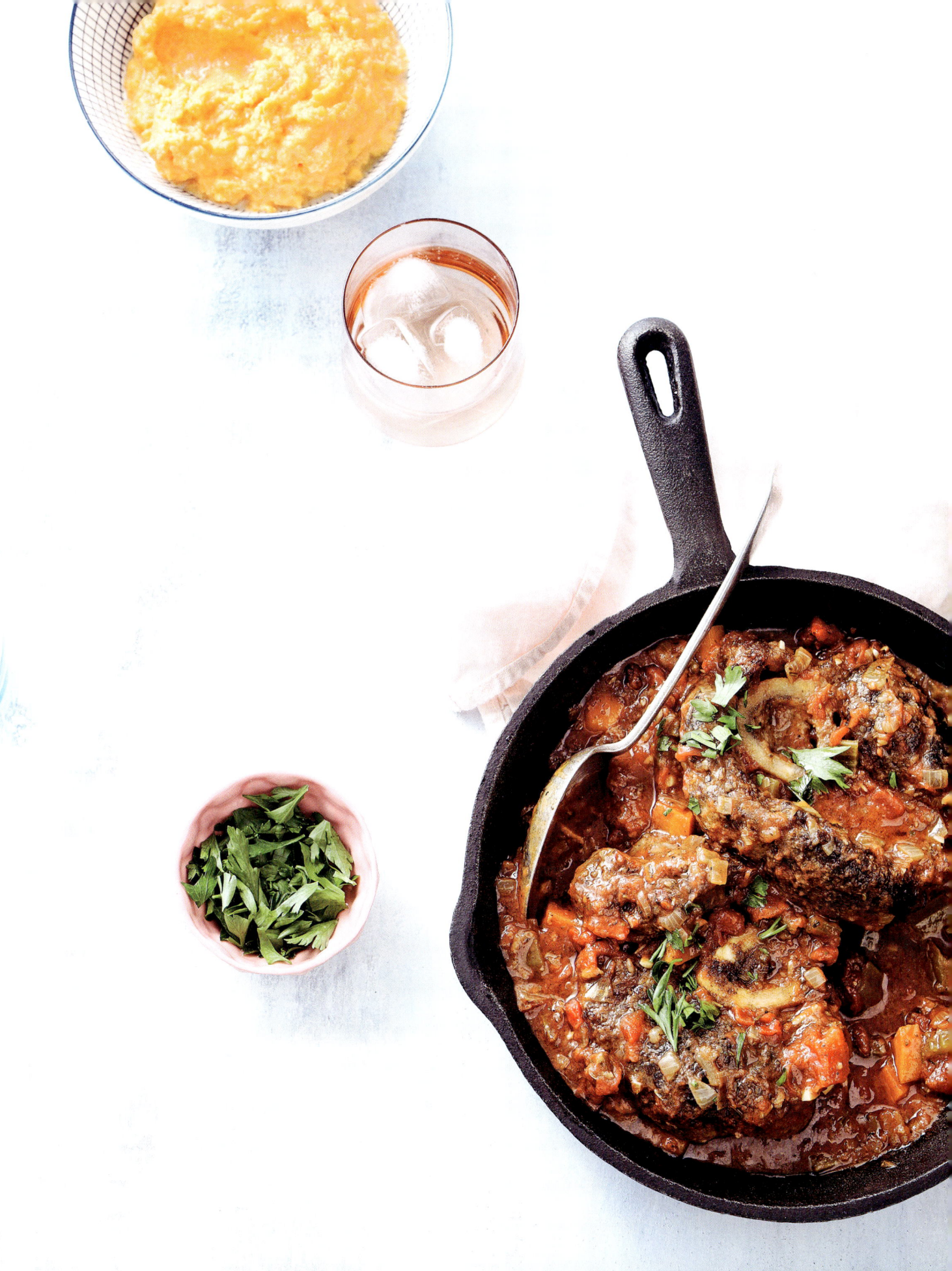

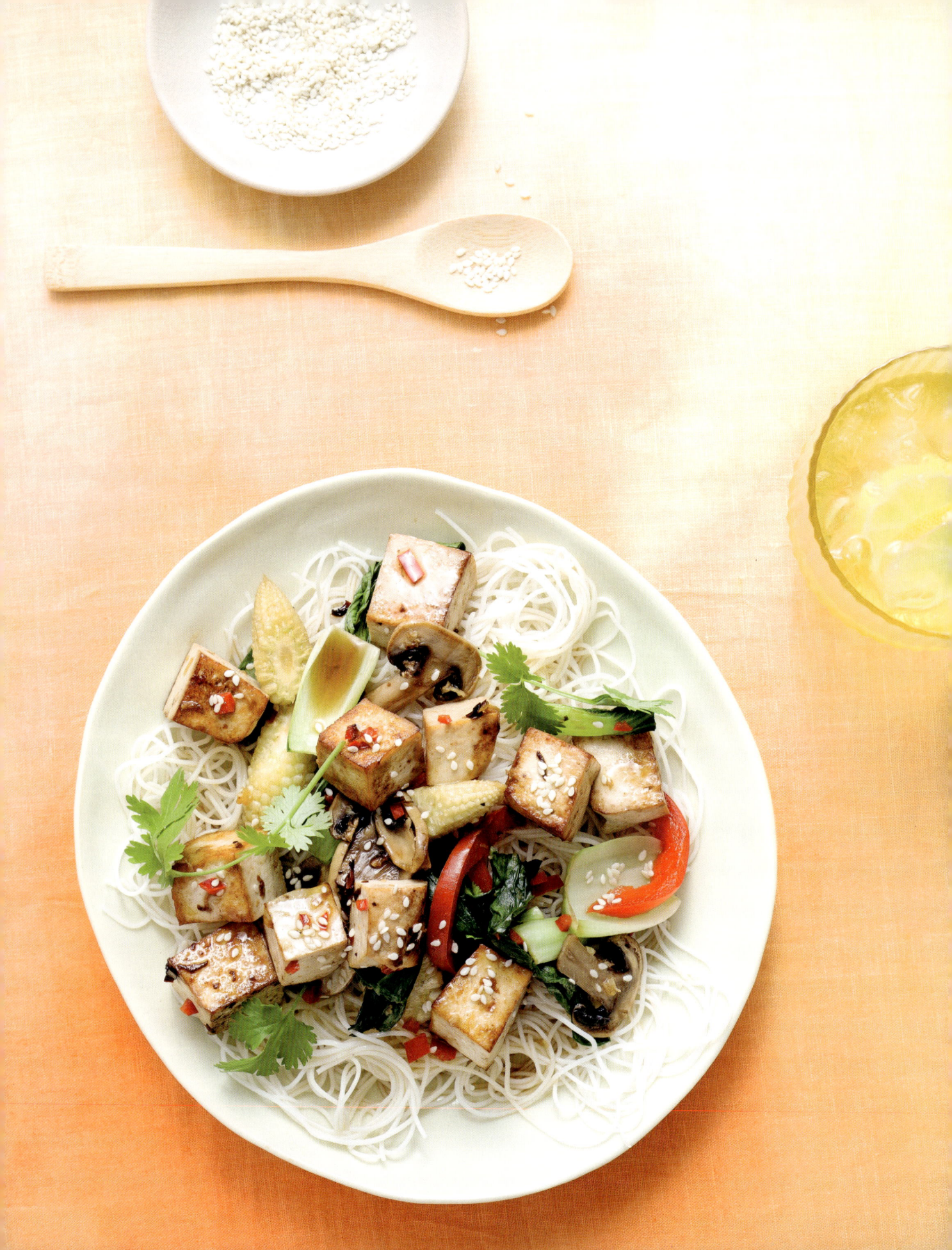

CHILI-TOFU-PFANNE

FÜR 2 PERSONEN

ZUBEREITUNGSZEIT
20 MINUTEN +
10 MINUTEN EINWEICHZEIT +
15 MINUTEN MARINIERZEIT

GARZEIT 15 MINUTEN

SCHWIERIGKEITSGRAD EINFACH

Dieses köstliche Pfannengericht glänzt mit vielen frischen, leckeren Zutaten. Die Kombination aus Chili und Tofu kitzelt die Geschmacksnerven! Wenn du nicht gerne scharf isst, nimmst du einfach weniger Chili.

200 g Reisnudeln

1 frische lange rote Chilischote, Samen entfernt und fein gewürfelt

1 Knoblauchzehe, zerdrückt

2 cm frischer Ingwer, fein gerieben

80 ml salzreduzierte Tamari- oder Sojasauce

340 g fester Tofu, in 2 cm große Würfel geschnitten

1 EL Sesamöl

½ mittelgroße rote Paprika, Samen entfernt und in dünne Streifen geschnitten

100 g Pilze, in Scheiben geschnitten

60 g Babymaiskolben, in Scheiben geschnitten

120 g Pak Choi, grob gehackt

1 EL Sesamsaat

frische Korianderblätter zum Garnieren

Die Nudeln in eine ofenfeste Schüssel geben und mit kochendem Wasser bedecken. 10 Minuten stehen lassen, dann mit einer Gabel lockern. Abgießen und unter fließendem kaltem Wasser abschrecken. Gut abtropfen lassen und beiseitestellen.

Chili, Knoblauch, Ingwer und Tamari- oder Sojasauce in einer flachen Schüssel mit dem Schneebesen verrühren. Den Tofu zufügen und in der Sauce wenden, bis er überall benetzt ist. Mit Klarsichtfolie abdecken und 15 Minuten im Kühlschrank marinieren.

Den Tofu aus der Schüssel nehmen, die Marinade aufheben. Einen Wok auf starker Hitze heiß werden lassen. Die Hälfte des Öls hineingeben und vorsichtig schwenken, bis die Wokwände benetzt sind. Auf dem Herd stehen lassen, bis er sehr heiß ist. Die Hälfte des Tofus hineingeben und in 3 Minuten goldbraun braten, dabei vorsichtig bewegen und wenden. Auf einen Teller legen. Den Wok erneut heiß werden lassen und mit dem restlichen Tofu ebenso verfahren.

Das restliche Öl im Wok auf starker Hitze heiß werden lassen. Paprika, Pilze, Babymais und Pak Choi hineingeben und 3–4 Minuten braten, bis das Gemüse weich, aber noch bissfest ist. Tofu und Marinade zufügen und 1 Minute unter Rühren mitbraten. Die Nudeln zufügen und alles vorsichtig mischen, bis sie heiß sind, dabei aufpassen, dass der Tofu intakt bleibt.

Zum Servieren das Pfannengericht auf zwei Schüsseln verteilen und mit Sesamsaat und Koriandergrün bestreuen.

Ⓒ VEGETARISCHE MOUSSAKA

FÜR 2 PERSONEN
ZUBEREITUNGSZEIT 15 MINUTEN
GARZEIT 1 STUNDE
SCHWIERIGKEITSGRAD MITTEL

Moussaka ist eins meiner griechischen Lieblingsgerichte. Traditionell wird sie mit Fleisch zubereitet, aber ich habe mir diese Version ausgedacht, damit meine vegetarischen Freunde nicht leer ausgehen!

1 mittelgroße Aubergine, in dünne Scheiben geschnitten

Öl aus dem Zerstäuber

1½ TL Olivenöl

½ kleine Zwiebel, fein gewürfelt

1 Knoblauchzehe, zerdrückt

1 mittelgroße Möhre, grob gerieben

1 TL getrockneter Oregano

220 g stückige Tomaten aus der Dose

125 ml salzreduzierte Gemüsebrühe

450 g braune Linsen aus der Dose, abgetropft und abgespült

1 mittelgroße Kartoffel, geschält

40 g fettarmer Cheddar, gerieben

Den Ofen auf 180 °C (Umluft: 160 °C) vorheizen und ein Backblech mit Backpapier auslegen.

Die Auberginenscheiben auf dem Backblech verteilen und leicht mit Öl besprühen. In 15–20 Minuten weich rösten. Beiseitestellen.

Inzwischen das Öl in einem großen Topf auf mittlerer Hitze heiß werden lassen. Zwiebel, Knoblauch und Möhre hineingeben und unter gelegentlichem Rühren in 5 Minuten weich braten. Den Oregano zufügen und unter ständigem Rühren 1 Minute mitbraten, bis die Mischung duftet.

Tomaten, Brühe und Linsen unterrühren. Auf schwache bis mittlere Hitze reduzieren und mit Deckel unter gelegentlichem Rühren 15 Minuten köcheln lassen.

Die Kartoffel in einen Topf geben und so viel kaltes Wasser zugießen, dass sie fast bedeckt ist. Auf starker Hitze zum Kochen bringen und 15 Minuten kochen lassen, bis die Kartoffel weich ist, dann abtropfen lassen und zum Abkühlen beiseitestellen. Sobald man sie anfassen kann, in 5 mm dicke Scheiben schneiden.

Eine kleine Kelle Linsenmasse auf dem Boden einer Auflaufform mit einem Fassungsvermögen von 2 Litern verteilen. Die Hälfte der Auberginenscheiben darauflegen, gefolgt von der Hälfte der restlichen Linsenmasse. Wiederholen und mit der Linsenmasse abschließen.

Die Kartoffelscheiben auf den Linsen verteilen und den geriebenen Käse darüberstreuen.

30 Minuten im Ofen backen, bis die Kartoffelscheiben goldbraun sind. 5 Minuten stehen lassen und servieren.

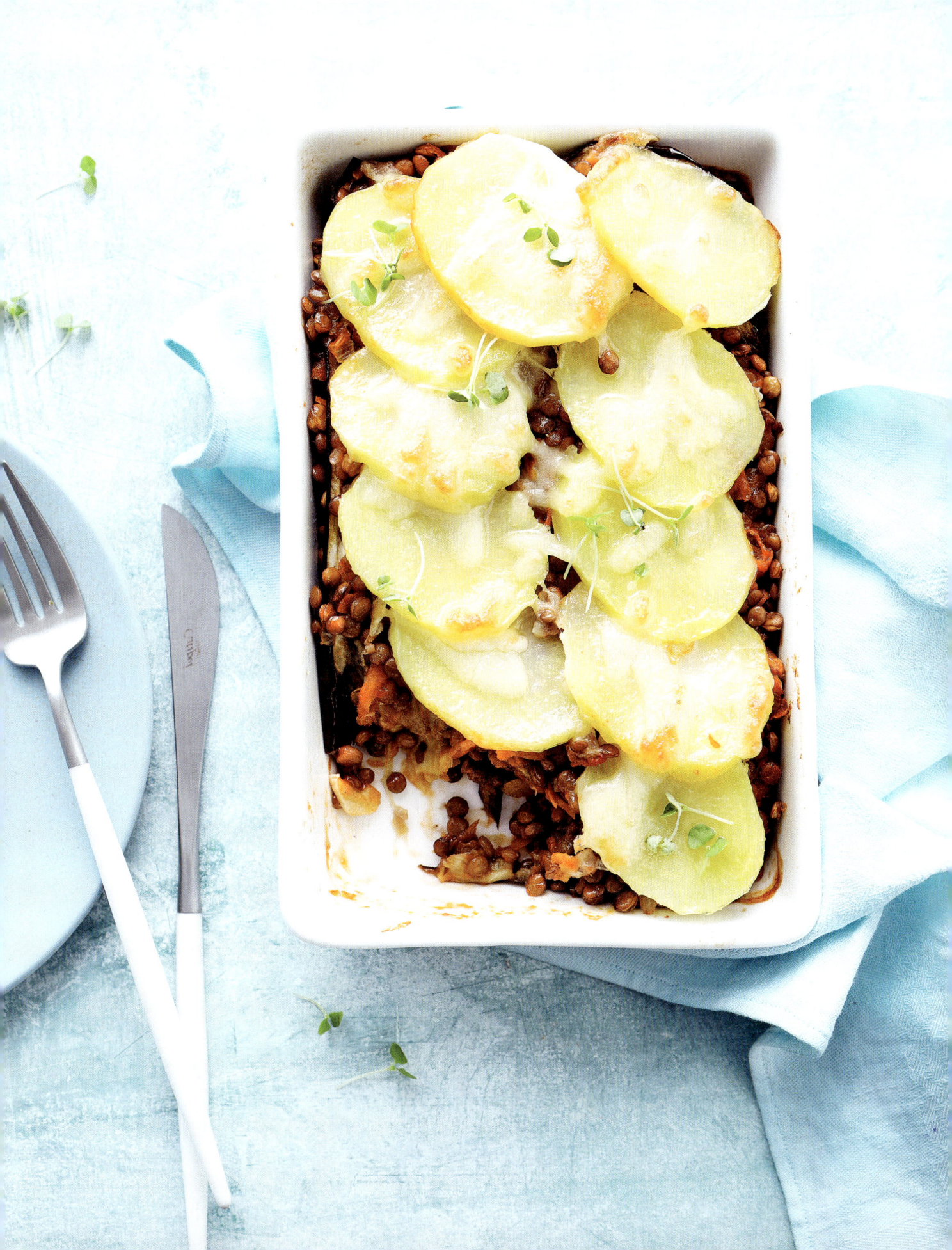

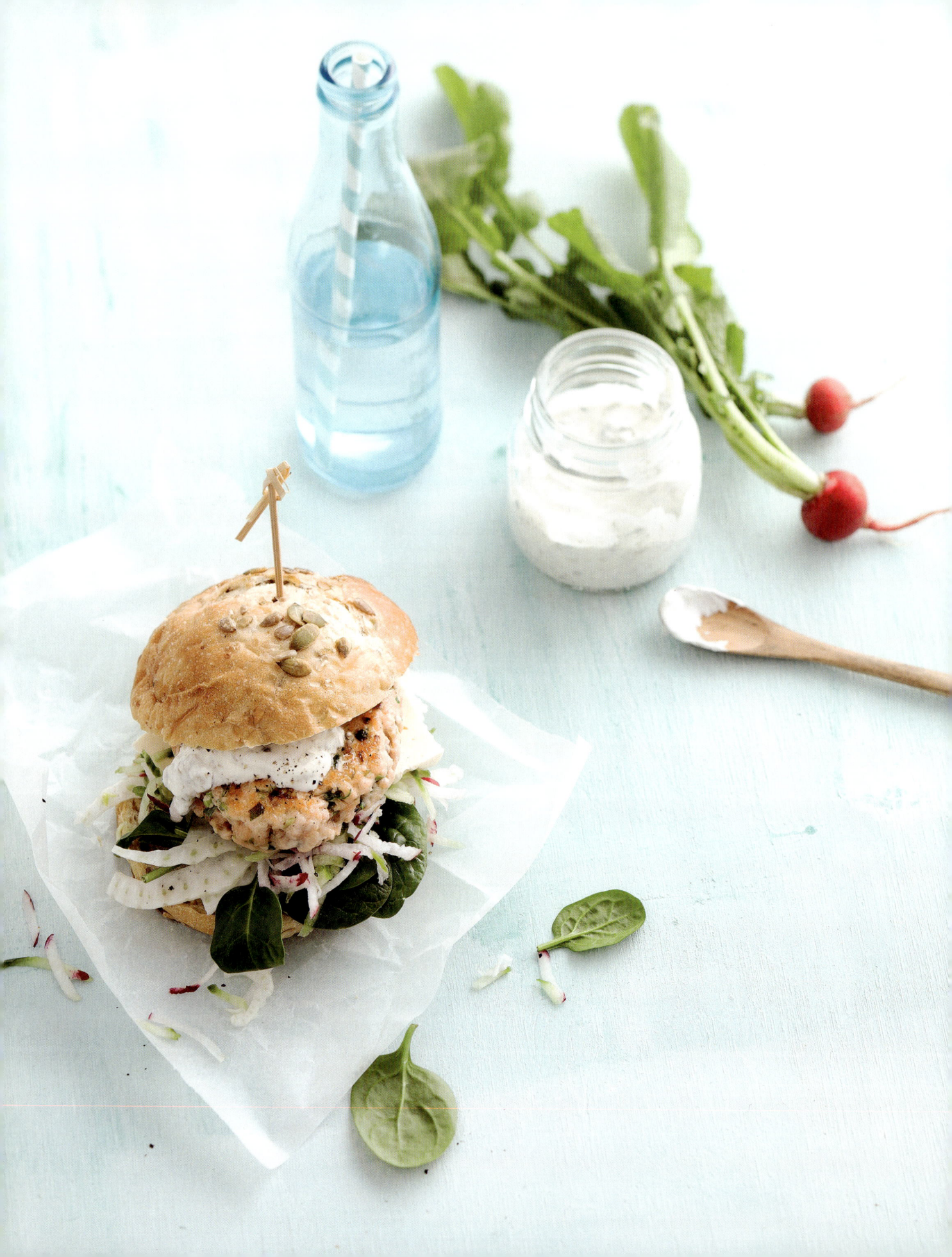

FISCHBURGER mit KAPERN-JOGHURT

FÜR 2 PERSONEN

ZUBEREITUNGSZEIT
20 MINUTEN +
30 MINUTEN KÜHLZEIT

GARZEIT 15 MINUTEN

SCHWIERIGKEITSGRAD EINFACH

Ein Bissen von diesem Burger und du bist süchtig! ;) Der Kapern-Joghurt steuert ein schönes zitroniges Aroma bei, das nicht nur gut zum Fisch passt, sondern auch zum Salat.

1 Lachsfilet (170 g), enthäutet, entgrätet und grob gehackt

1 Frühlingszwiebel, fein gehackt

2 TL fein gehackte frische Petersilie

½ TL Dijonsenf

Meersalz und schwarzer Pfeffer nach Geschmack

Öl aus dem Zerstäuber

1 mittelgroße Salatgurke, gerieben

4 Radieschen, gerieben

1 kleine Fenchelknolle, in dünne Scheiben geschnitten

2 Vollkornbrötchen

1 kleine Handvoll junger Spinat

KAPERN-JOGHURT

100 g fettarmer Naturjoghurt

30 g salzreduzierter fettarmer Feta, zerkrümelt

2½ EL Kapern, abgespült, abgetropft und fein gehackt

2 TL gehackter frischer Dill

Zitronensaft nach Geschmack

Lachs, Frühlingszwiebel, Petersilie, Senf, Salz und Pfeffer in einer Küchenmaschine kurz verarbeiten, bis der Fisch grob zerkleinert ist. Mit nassen Händen zwei gleich große Pattys aus der Masse formen. Auf einen Teller legen, mit Klarsichtfolie abdecken und 30 Minuten in den Kühlschrank stellen.

Für den Kapern-Joghurt den Joghurt, Feta, Kapern, Dill und Zitronensaft in einer kleinen Schüssel mit dem Schneebesen verrühren.

Eine große antihaftbeschichtete Pfanne auf mittlerer Hitze heiß werden lassen und leicht mit Öl aus dem Zerstäuber einsprühen. Die Pattys hineingeben und 4–5 Minuten braten, dann vorsichtig wenden und weitere 4–5 Minuten braten, bis sie gar sind.

Gurke, Radieschen und Fenchel in eine kleine Schüssel füllen und vorsichtig mischen.

Zum Servieren die Brötchen halbieren und auf dem Toaster oder unter dem heißen Ofengrill leicht rösten. Auf jeweils eine Brötchenhälfte Spinat, Gurkenmischung und Lachspatty schichten. Mit dem Kapern-Joghurt beträufeln und die andere Brötchenhälfte darauflegen.

HÄHNCHEN-SÜSSKARTOFFEL-CURRY

FÜR 2 PERSONEN

ZUBEREITUNGSZEIT 10 MINUTEN

GARZEIT 40 MINUTEN

SCHWIERIGKEITSGRAD EINFACH

Dieses herzhafte Gericht wärmt von innen! Deshalb esse ich es besonders gern im Winter!

120 g Naturreis

1 EL Olivenöl

½ kleine Zwiebel, gewürfelt

200 g Hähnchenbrustfilet, in 2,5 cm große Stücke geschnitten

2 ½ EL Korma-Currypaste

1 Knoblauchzehe, zerdrückt

100 ml salzreduzierte Gemüsebrühe

150 g stückige Tomaten aus der Dose

1 mittelgroße Süßkartoffel, geschält und in 2,5 cm große Würfel geschnitten

125 ml fettarme Kokosmilch

1 kleine Handvoll junger Spinat

frische Korianderstängel zum Garnieren

Den Reis mit 300 ml Wasser in einem kleinen Topf unter gelegentlichem Rühren auf starker Hitze zum Kochen bringen. Deckel aufsetzen und auf schwache bis mittlere Hitze reduzieren. 20–25 Minuten köcheln lassen, bis die Flüssigkeit absorbiert und der Reis weich ist. Vom Herd nehmen und mit Deckel 5 Minuten stehen lassen.

Inzwischen das Öl in einem mittelgroßen Topf auf mittlerer Hitze heiß werden lassen. Die Zwiebel hineingeben und unter häufigem Rühren in 4–5 Minuten weich und glasig braten. Das Hähnchen zufügen und unter häufigem Rühren 5 Minuten leicht anbräunen.

Currypaste und Knoblauch zufügen und 2 Minuten unter ständigem Rühren mitbraten. Brühe, Tomaten und Süßkartoffelwürfel einrühren. Auf schwache bis mittlere Hitze reduzieren und 20–25 Minuten köcheln lassen, bis das Hähnchen gar und die Süßkartoffel weich ist.

Kokosmilch und Spinat einrühren und 5 Minuten köcheln lassen, bis der Spinat zusammengefallen ist.

Zum Servieren den Reis in zwei Schüsseln füllen und das Hähnchen-Süßkartoffel-Curry darauf verteilen. Mit dem Koriandergrün bestreuen.

Ⓑ GEMÜSE-BOHNEN-TACOS

FÜR 2 PERSONEN
ZUBEREITUNGSZEIT 10 MINUTEN
GARZEIT 25 MINUTEN
SCHWIERIGKEITSGRAD EINFACH

Suchst du nach einer Idee für ein schnelles Abendessen? Diese Tacos sind im Handumdrehen zubereitet. Die Füllung passt auch wunderbar zu Burritos, Quesadillas und Enchiladas.

Öl aus dem Zerstäuber
½ kleine rote Zwiebel, gewürfelt
1 Knoblauchzehe, zerdrückt
1 TL gemahlener Kreuzkümmel
½ TL edelsüßes Paprikapulver
1 Prise Chilipulver
1 mittelgroßer Zucchino, gewürfelt
¼ mittelgroße rote Paprikaschote, Samen entfernt und gewürfelt
60 g tiefgekühlter Mais

150 g stückige Tomaten aus der Dose
300 g Kidneybohnen aus der Dose, abgetropft und abgespült
1 EL gehacktes frisches Koriandergrün
Limettensaft nach Geschmack
Meersalz und schwarzer Pfeffer nach Geschmack
2 Vollkorn-Wraps
40 g fettarmer Cheddar, gerieben

Eine antihaftbeschichtete Pfanne auf mittlerer Hitze heiß werden lassen und leicht mit Öl einsprühen. Die Zwiebel hineingeben und unter gelegentlichem Rühren in 5 Minuten weich und glasig braten. Knoblauch, Kreuzkümmel, Paprikapulver und Chilipulver zufügen und unter ständigem Rühren 1 Minute mitbraten, bis alles duftet.

Zucchiniwürfel, Paprika und Mais zufügen und 5–7 Minuten braten, bis das Gemüse weich ist. Tomaten und Kidneybohnen unterrühren. Auf schwache bis mittlere Hitze reduzieren und unter gelegentlichem Rühren 10 Minuten köcheln lassen.

Topf vom Herd nehmen. Koriandergrün und Limettensaft zufügen und unterrühren.

Die Wraps in einer großen Pfanne ohne Öl auf mittlerer bis starker Hitze von jeder Seite 30 Sekunden anwärmen. Vom Herd nehmen und halbieren.

Zum Servieren die Wrap-Hälften auf zwei Teller legen. Die Gemüse-Bohnen-Mischung darauf verteilen und mit dem geriebenen Käse bestreuen. Zur Hälfte umklappen.

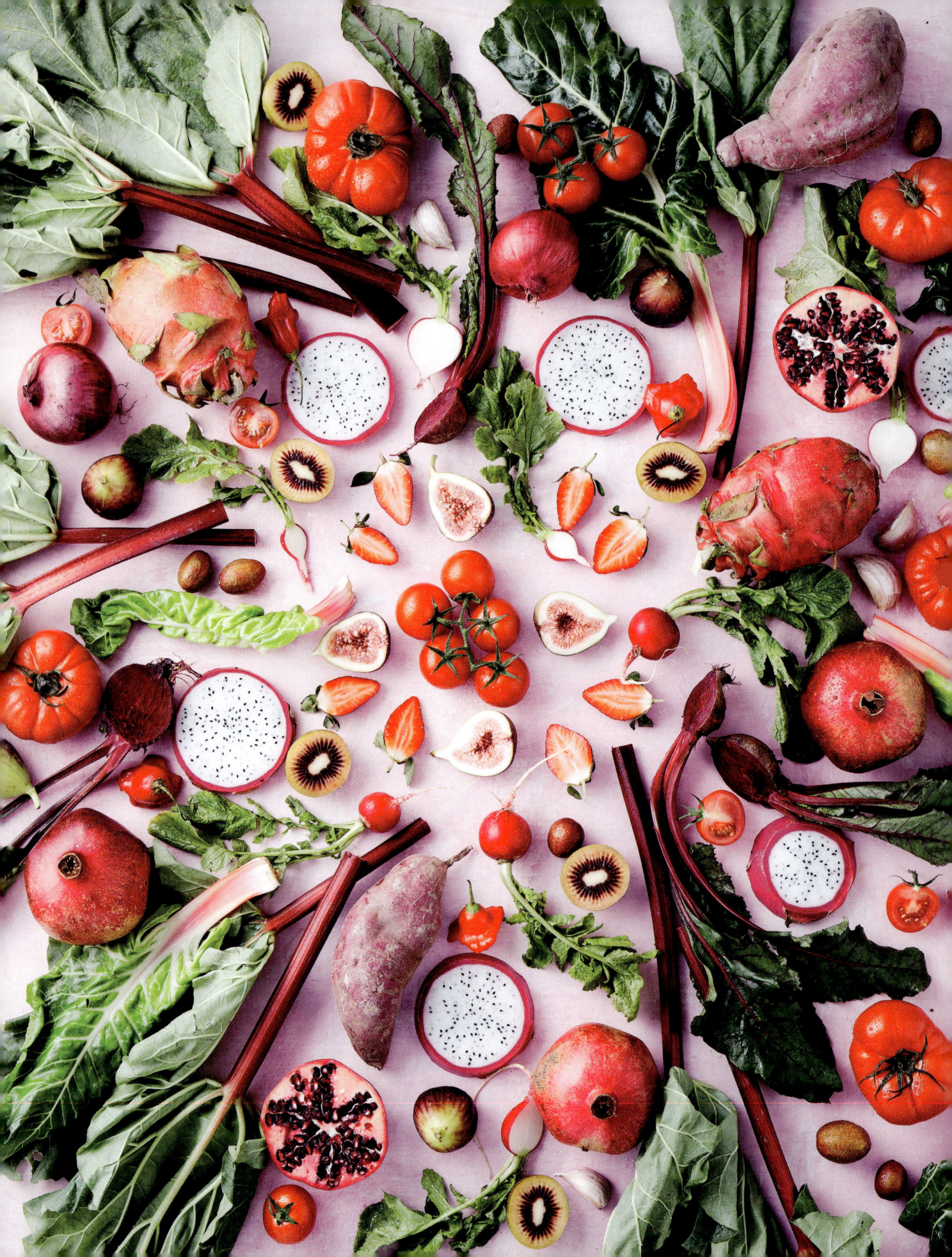

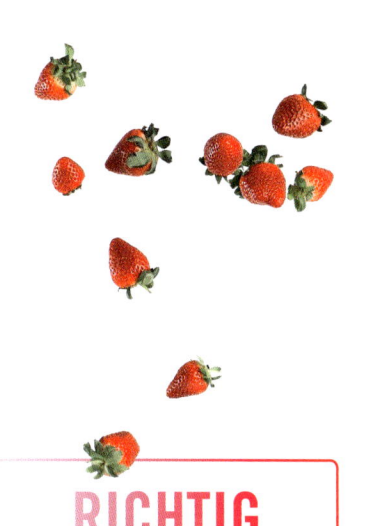

RICHTIG SÜNDIGEN

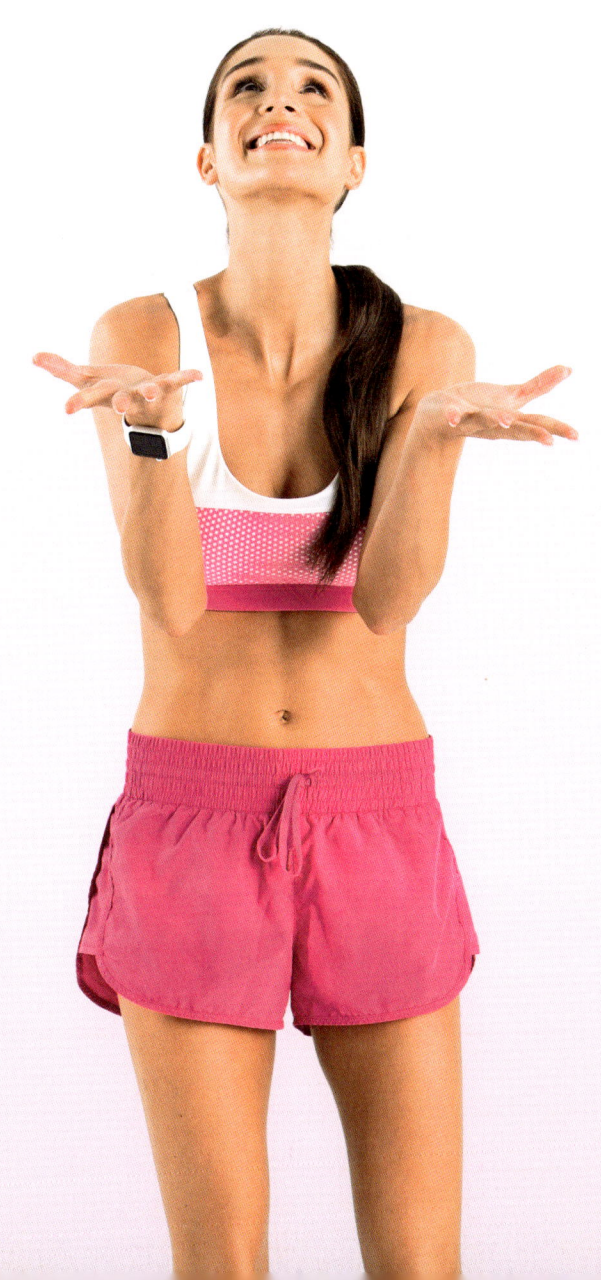

CHOCOLATE-BARK

ERGIBT ETWA 10 STÜCK

ZUBEREITUNGSZEIT
10 MINUTEN +
2–3 STUNDEN AUSHÄRTEZEIT

SCHWIERIGKEITSGRAD EINFACH

Hier kommt deine Chance, kreativ zu werden! Streu einfach deine Lieblingsnüsse, -kerne oder -trockenfrüchte auf die Chocolate-Bark. Du kannst gar nichts falsch machen!

500 g dunkle Schokolade, grob gehackt

TOPPINGS

20 g Kokoschips

35 g geröstete Mandeln, grob gehackt

1 EL Kürbiskerne

2 EL getrocknete Himbeeren, Erdbeeren oder Goji-Beeren

Ein Backblech mit Backpapier auslegen.

Wasser in einem großen Topf auf mittlerer Hitze zum Sieden bringen.

Die Schokolade in eine ofenfeste Schüssel geben und auf den Topf stellen. Der Schüsselboden darf das Wasser nicht berühren!

Die Schokolade unter ständigem Rühren erhitzen, bis sie vollständig geschmolzen und glatt ist.

Die geschmolzene Schokolade auf das Backblech gießen. Mit einem Teigschaber gleichmäßig verteilen.

Die Toppings auf der noch warmen Schokolade verteilen.

Das Blech für mindestens 2–3 Stunden oder über Nacht in den Kühlschrank stellen.

Zum Servieren das Backpapier abziehen und die Schokolade in große Stücke brechen.

Die Chocolate-Bark hält sich in einem luftdichten Behälter im Kühlschrank bis zu zwei Wochen – falls sie überhaupt so lange reicht!

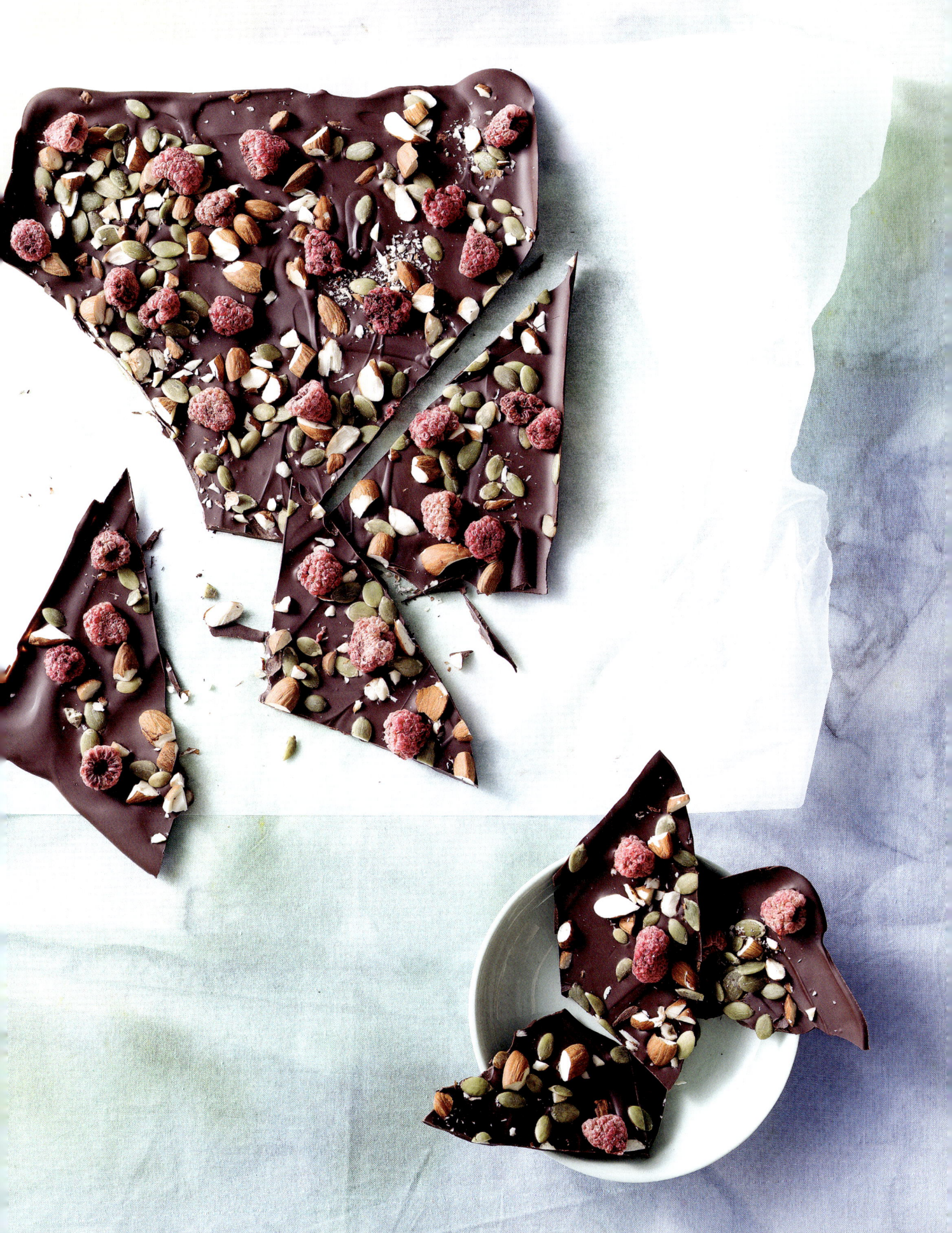

EXOTISCHER OBSTTELLER

FÜR 1 PERSON

ZUBEREITUNGSZEIT 15 MINUTEN

SCHWIERIGKEITSGRAD EINFACH

Beim Zusammenstellen eines Obsttellers versuche ich immer, Früchte zu verwenden, die gerade Saison haben – sie sind frischer und schmecken viel besser!

Hier eine Auswahl meiner Lieblingsfrüchte (je nach Jahreszeit):

Banane	Papaya
Heidelbeeren	Ananas
Drachenfrucht	Granatapfel
Feigen	Himbeeren
Kiwi	Erdbeeren
Mango	Wassermelone
Orange	Kokoschips zum Dekorieren
Passionsfrucht	

Zum Servieren die Früchte auf einem großen Teller anrichten und mit Kokoschips dekorieren.

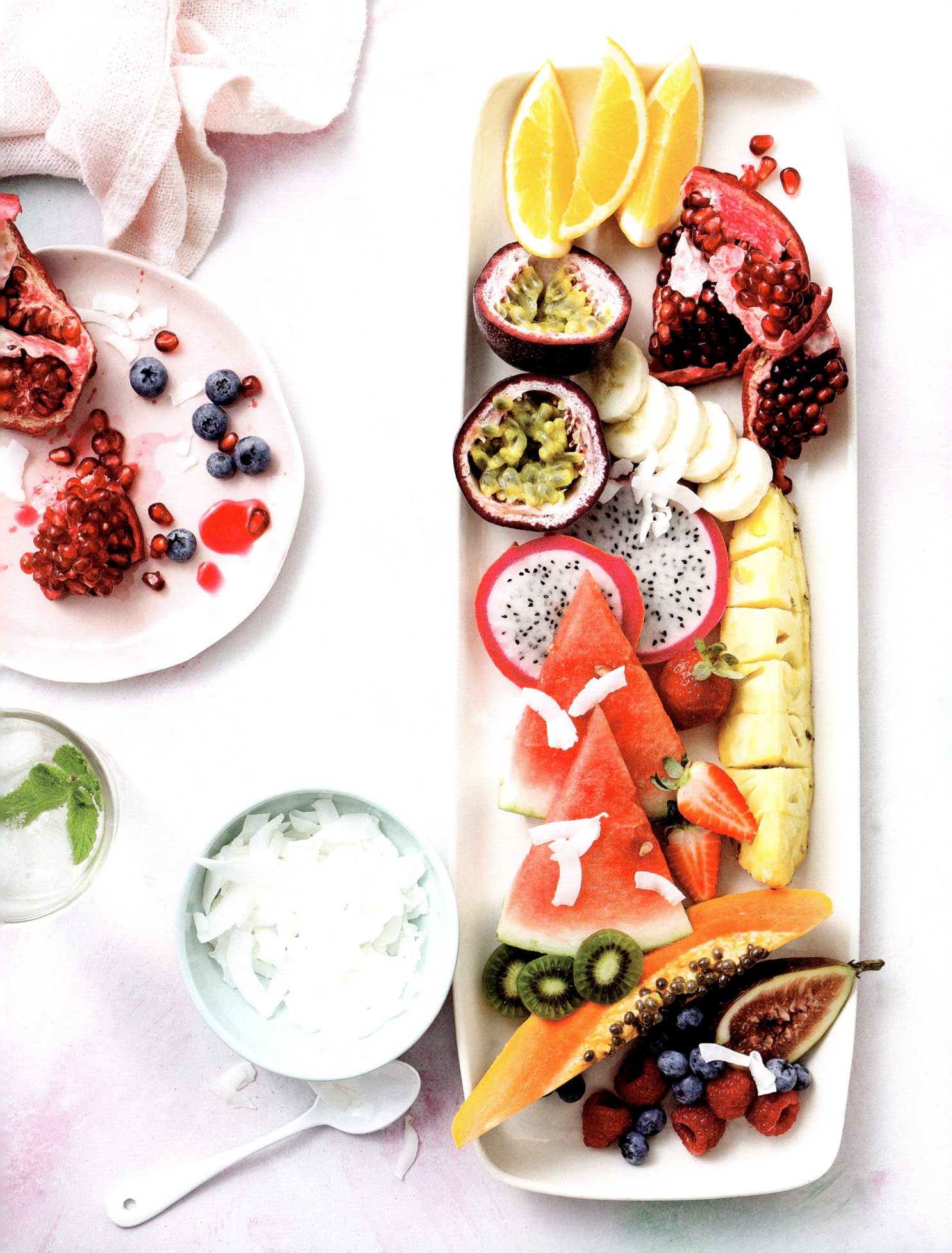

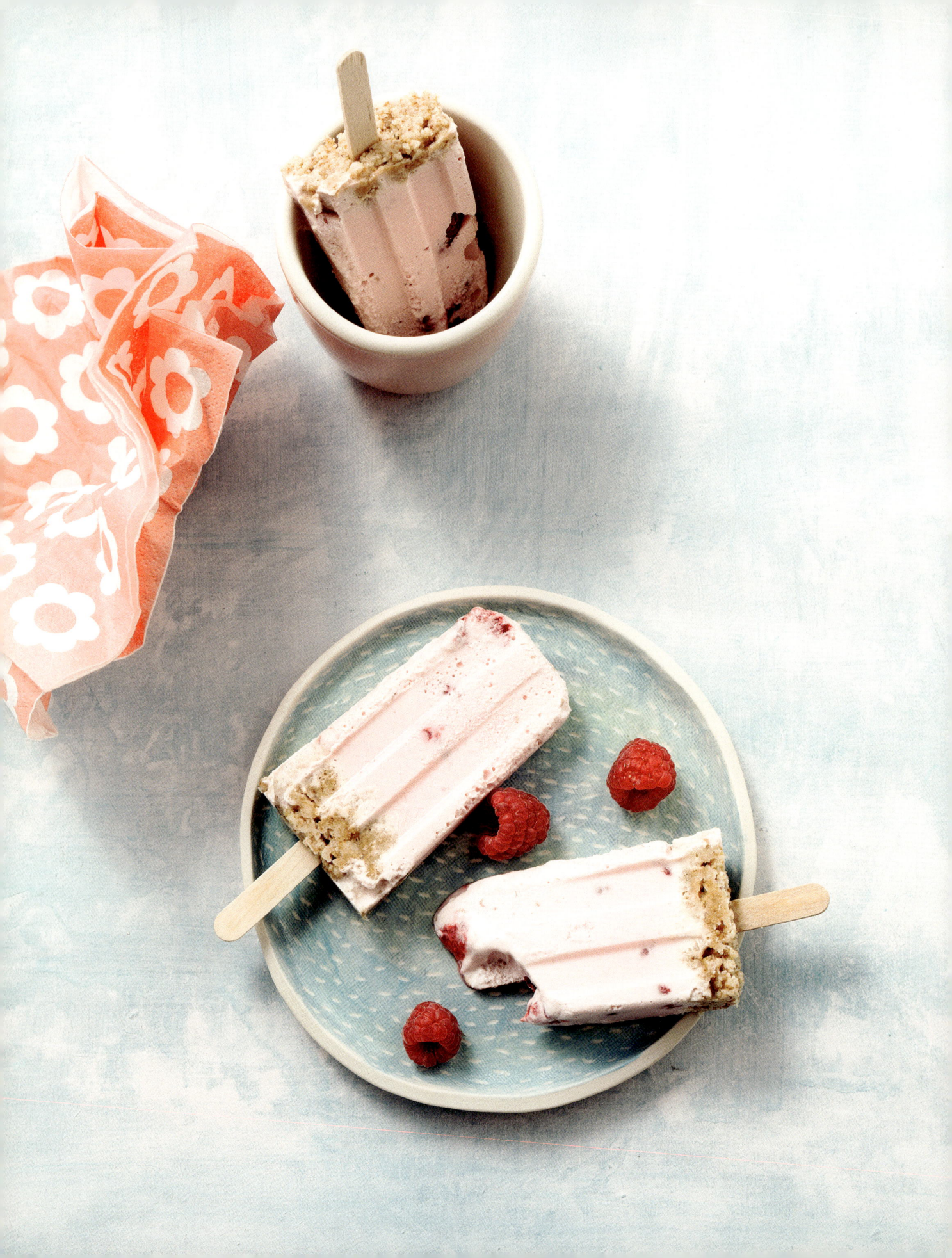

HIMBEER-KÄSEKUCHEN-EIS AM STIEL

ERGIBT 6 STÜCK

ZUBEREITUNGSZEIT
10 MINUTEN +
GEFRIERZEIT ÜBER NACHT

SCHWIERIGKEITSGRAD EINFACH

Frage: Was ist besser als Himbeer-Käsekuchen?
Antwort: Himbeer-Käsekuchen, den man unterwegs essen kann!

65 g Himbeeren, plus einige Himbeeren zum Dekorieren

85 g fettarmer griechischer Joghurt

120 g fettarmer Frischkäse

85 ml Mandelmilch

1 TL Vanilleextrakt

NUSSBODEN

35 g gemahlene Mandeln

1 EL Kokosblütenzucker

1 EL Kokosöl, zerlassen

Für den Nussboden Mandeln, Kokosblütenzucker und Kokosöl in einer Pfanne verrühren, bis eine krümelige Mischung entsteht. Beiseitestellen.

Himbeeren, Joghurt, Frischkäse, Mandelmilch und Vanilleextrakt in einer Küchenmaschine zu einer glatten, cremigen Masse verarbeiten.

Die Käsekuchenmasse gleichmäßig in 6 Stieleisformen füllen, dabei ab und zu ganze frische Himbeeren einarbeiten. Die Formen nicht bis zum Rand füllen, sondern oben ein Stück freilassen.

Den Nussboden oben in die Stieleisformen füllen und mit einem Löffel sanft andrücken.

Die Eisstiele hineinstecken und über Nacht gefrieren lassen.

Um das Eis aus den Formen zu lösen, etwa 15 Sekunden unter fließendes heißes Wasser halten und dann vorsichtig herausziehen.

SÜSSKARTOFFEL-KAKAO-BROWNIES

ERGIBT 16 STÜCK

ZUBEREITUNGSZEIT
10 MINUTEN +
10 MINUTEN ABKÜHLZEIT

GARZEIT 40 MINUTEN

SCHWIERIGKEITSGRAD EINFACH

Ja, du hast richtig gelesen! Süßkartoffeln im Dessert kommen dir auf den ersten Blick vielleicht seltsam vor, aber glaub mir, es wird dir gefallen – schokoladig, klebrig und verboten lecker!

2 mittelgroße Süßkartoffeln, geschält und in große Stücke geschnitten

70 g gemahlene Mandeln

60 g Vollkornmehl

1 TL Zimt

10 Medjool-Datteln, entsteint und gehackt

35 g rohes Kakaopulver (siehe Seite 49), plus Kakaopulver zum Bestäuben

60 ml Ahornsirup

1 Prise Meersalz

Den Ofen auf 180 °C vorheizen (Umluft: 160 °C) und eine quadratische Backform (Seitenlänge: 20 cm) mit Backpapier auslegen.

Einen Topf 5 cm hoch mit Wasser füllen und einen Dämpfkorb hineinstellen. Deckel aufsetzen und das Wasser auf starker Hitze zum Kochen bringen, dann auf mittlere Hitze reduzieren. Die Süßkartoffel hineingeben und 15 Minuten dämpfen, bis sie ganz weich ist.

Süßkartoffel, gemahlene Mandeln, Mehl, Zimt, Datteln, Kakaopulver, Ahornsirup und Salz in einer Küchenmaschine zu einem glatten Teig verarbeiten.

Den Teig in die Kuchenform gießen und 20–25 Minuten im Ofen backen, bis an einem in die Mitte gesteckten Holzspieß keine Krümel mehr hängen bleiben.

In der Form 10 Minuten abkühlen lassen. Aus der Form nehmen und in gleich große Quadrate schneiden.

Zum Servieren mit Kakaopulver bestäuben.

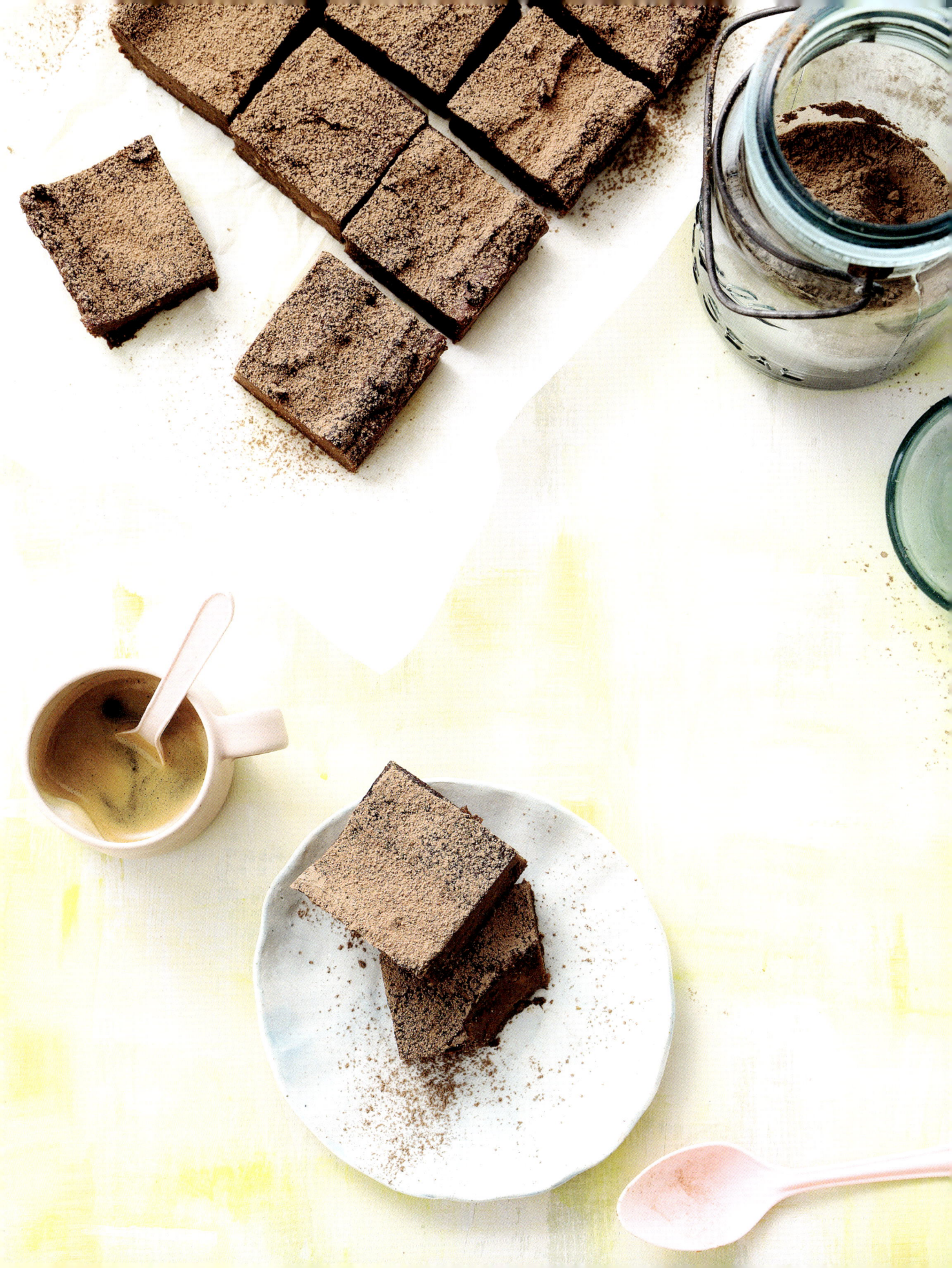

GEFRORENE SCHOKO-BANANEN-HAPPEN

FÜR 2 PERSONEN

ZUBEREITUNGSZEIT
5 MINUTEN +
30 MINUTEN GEFRIERZEIT

GARZEIT 2 MINUTEN

SCHWIERIGKEITSGRAD EINFACH

Hast du fünf Minuten Zeit? Diese Happen sind total einfach zuzubereiten und du brauchst nur drei Zutaten! Daran sieht man mal wieder, dass für einen köstlichen Nachtisch nicht immer haufenweise teure Einkäufe nötig sind.

160 g dunkle Schokolade
4 TL Kokosöl, zerlassen
1 mittelgroße Banane, geschält und in
5 mm dicke Scheiben geschnitten

Ein Backblech mit Backpapier auslegen.

Die Schokolade in eine mikrowellenfeste Form legen und auf mittlerer Stufe 30 Sekunden in der Mikrowelle erwärmen. Herausnehmen und umrühren. Auf diese Weise die Schokolade immer wieder 30 Sekunden lang erhitzen, bis sie geschmolzen und glatt ist. Das Kokosöl zufügen und gründlich unterrühren.

Mit einer Gabel die Bananenscheiben in die Schokoladenmasse tunken und auf das Backblech legen.

Das Blech in den Gefrierschrank stellen und die Happen 30 Minuten aushärten lassen.

Zum Servieren direkt aus dem Gefrierschrank genießen.

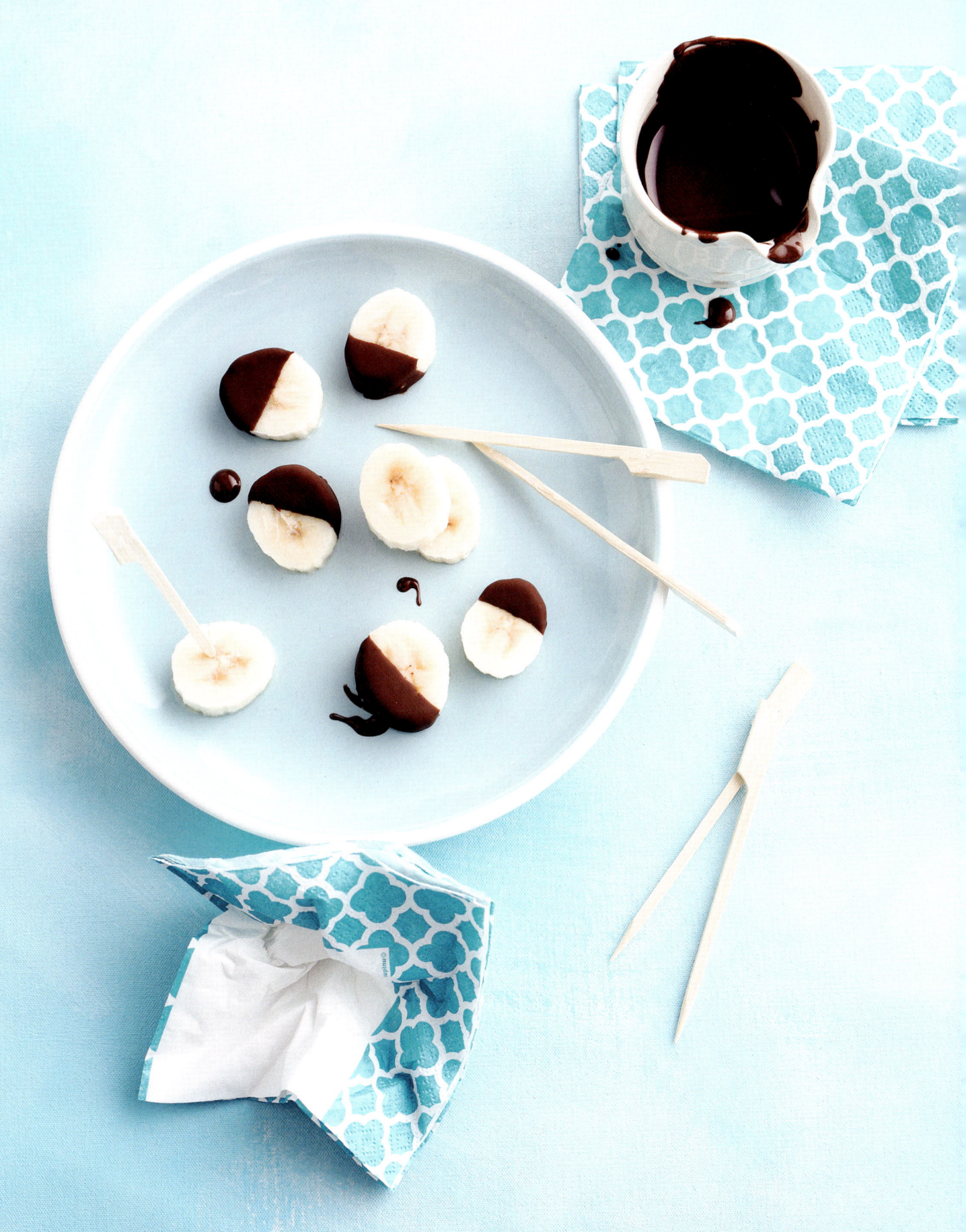

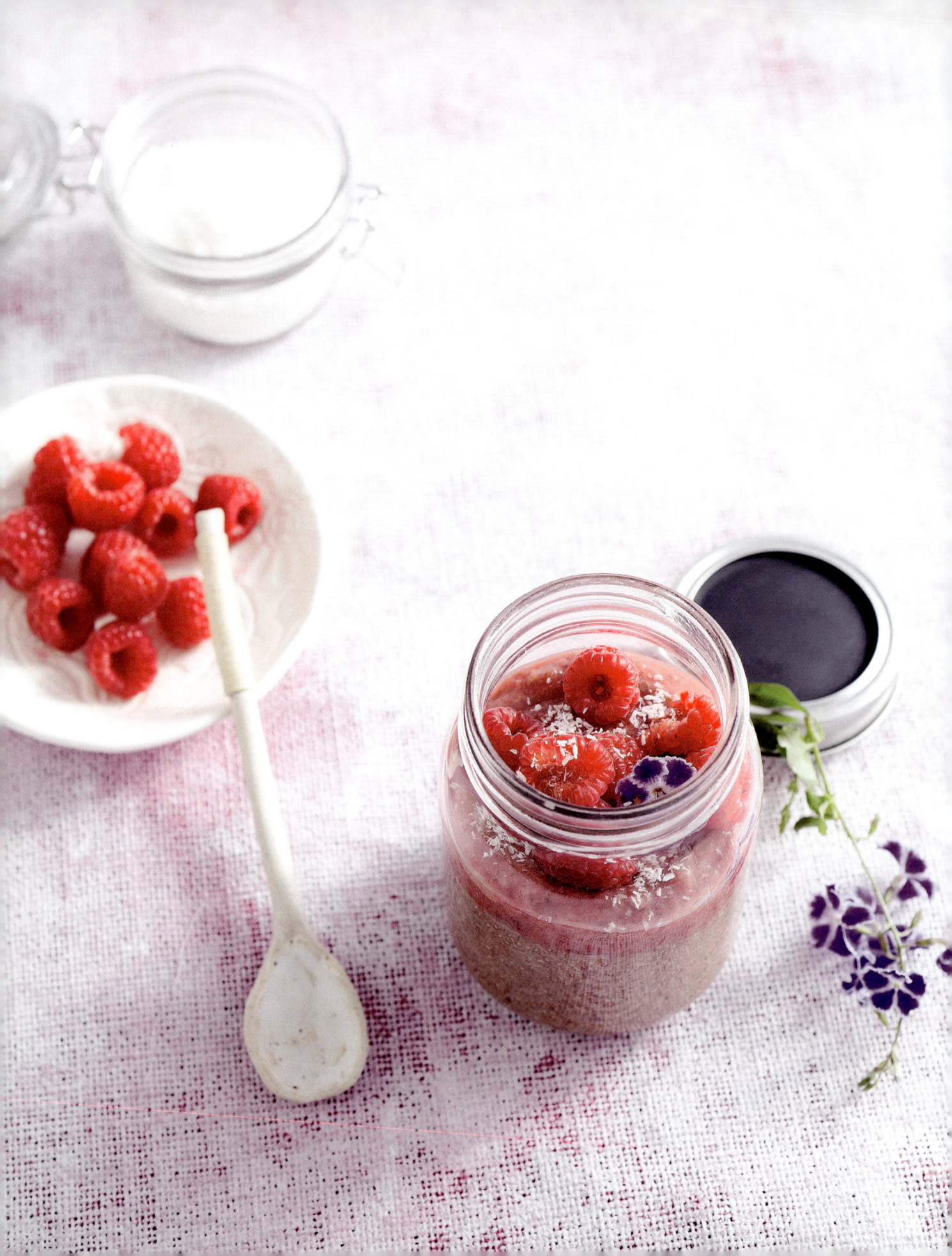

SCHOKO-HIMBEER-CHIA-PUDDING

FÜR 1 PERSON

ZUBEREITUNGSZEIT
5 MINUTEN +
20 MINUTEN BIS 1 STUNDE
KÜHLZEIT ODER ÜBER NACHT

SCHWIERIGKEITSGRAD EINFACH

Mit dieser Kombi kann man einfach nichts verkehrt machen. Die säuerlichen Himbeeren bilden ein schönes Gegengewicht zur süßen Schokolade. Du kannst beim Topping auch mit Heidelbeeren, Brombeeren oder gemischten Beeren experimentieren. Einfach zu lecker!

45 g Chiasamen
250 ml Milch nach Wahl
½ TL Zimt
2 TL rohes Kakaopulver (siehe Seite 49)
1 Prise Meersalz

TOPPING
65 g Himbeeren
2½ EL Milch nach Wahl
3 Medjool-Datteln, entsteint und grob gehackt
Kokosraspeln zum Garnieren

Chiasamen, Milch, Zimt, Kakaopulver und Salz in einer Rührschüssel gut verrühren. In ein Schraubglas mit 500 ml Fassungsvermögen füllen und 20 Minuten bis 1 Stunde oder über Nacht im Kühlschrank gelieren lassen.

Inzwischen für das Topping 45 g Himbeeren, Milch und Datteln in einem Hochleistungsmixer glatt pürieren.

Zum Servieren den Schoko-Chia-Pudding mit der Himbeersauce garnieren und die restlichen Himbeeren und die Kokosraspeln darauf verteilen.

SCHOKO-NUSS-SCHNITTEN

ERGIBT 12 STÜCK

ZUBEREITUNGSZEIT
15 MINUTEN +
1 STUNDE 30 MINUTEN
KÜHLZEIT

SCHWIERIGKEITSGRAD EINFACH

Schokolade + Erdnussbutter = Muss ich noch mehr sagen?
Diese Leckerei schmeckt einfach zum Niederknien gut.

BODEN

130 g ungesalzene Cashewkerne

8 Medjool-Datteln, entsteint und
gehackt

1 TL Vanilleschotenpaste oder
Vanilleextrakt

1 EL Kokosöl

1 Prise Meersalz

ERDNUSSFÜLLUNG

80 g geröstete ungesalzene Erdnüsse

2½ EL Erdnussmus

8 Medjool-Datteln, entsteint und
gehackt

125 ml Mandelmilch (oder Milch
nach Wahl)

SCHOKOSCHICHT

30 g rohes Kakaopulver (siehe Seite 49)

50 g Kokosöl, zerlassen

2½ EL Ahornsirup

zerstoßene Erdnüsse zum Garnieren
(nach Belieben)

Eine rechteckige Backform (25 cm x 16 cm) mit Klarsichtfolie auslegen.

Für den Boden die Cashewkerne in einer Küchenmaschine zu einer
krümeligen Masse zerkleinern. Datteln, Vanille, Kokosöl und Salz zufügen
und alles in der Maschine gut vermengen. Die Mischung sollte etwas
klebrig sein. Wenn sie zu dick ist, 1–2 Esslöffel Wasser zufügen.

Mit nassen Händen die Masse in die Backform drücken und in den
Gefrierschrank stellen, während du die Erdnussbutterfüllung zubereitest.

Für die Erdnussbutterfüllung die Erdnüsse in einer Küchenmaschine zu
einer krümeligen Masse zerkleinern. Erdnussmus, Datteln, Mandelmilch
und 4 Esslöffel Wasser zufügen und zu einer glatten Masse verarbeiten.
Dabei gelegentlich die Füllung von den Wänden der Rührschüssel schaben.

Die Erdnussfüllung auf dem Boden verteilen und 1 Stunde im Kühlschrank
fest werden lassen.

Für die Schokoschicht Kakaopulver, Kokosöl und Ahornsirup in einer
Schüssel mit dem Schneebesen verrühren. Die Schokoschicht über die
Erdnussfüllung gießen und die Erdnüsse (falls verwendet) darüberstreuen.

Die Masse 30 Minuten im Kühlschrank fest werden lassen, mit der
Klarsichtfolie herausheben, dann in Quadrate schneiden und servieren.

Hält sich in einem luftdichten Behälter bis zu 10 Tage im Kühlschrank.

SCHOKO-NUSSMUS-CUPS AUS 3 ZUTATEN

ERGIBT 24 STÜCK

ZUBEREITUNGSZEIT
10 MINUTEN +
45 MINUTEN GEFRIERZEIT

GARZEIT 2 MINUTEN

SCHWIERIGKEITSGRAD EINFACH

Mandelmus? Cashewmus? Oder wie wäre es mit Erdnussmus? Du hast die Wahl! Wenn du magst, kannst du die Nussmus-Cups auch mit Meersalzflocken bestreuen.

240 g dunkle Schokoladentropfen
85 ml Kokosöl, zerlassen
240 g reines Nussmus nach Wahl

24 Mini-Cupcake-Manschetten in eine Mini-Muffinform mit 24 Vertiefungen verteilen.

Die Schokolade in eine mikrowellenfeste Form legen und auf mittlerer Stufe 30 Sekunden in der Mikrowelle erwärmen. Herausnehmen und umrühren. Auf diese Weise die Schokolade immer wieder 30 Sekunden lang erhitzen, bis sie geschmolzen und glatt ist, dazwischen jeweils umrühren. 2 ½ Esslöffel Kokosöl zufügen und gründlich unterrühren.

In jede Manschette 1 Teelöffel der Schokoladenmasse geben. Mit dem Löffel die Schokolade leicht gegen die Wände der Papiermanschette drücken – so läuft die Füllung später nicht aus.

Das Blech 10 Minuten in den Gefrierschrank stellen, bis die Schokolade hart ist.

In der Zwischenzeit das restliche Kokosöl mit dem Nussmus in einer kleinen Schüssel gründlich verrühren.

Das Blech aus dem Gefrierschrank nehmen und in jede Papiermanschette etwa 2 Teelöffel der Nussmusmasse geben. Wieder in den Gefrierschrank stellen und 5 Minuten hart werden lassen.

Falls die restliche Schokomasse inzwischen wieder fest wird, noch einmal 15 Sekunden in der Mikrowelle erhitzen und glatt rühren.

Das Blech aus dem Gefrierschrank nehmen und die restliche Schokomasse gleichmäßig so über das Nussmus löffeln, dass es nicht mehr zu sehen ist.

Das Blech 30 Minuten in den Gefrierschrank stellen, bis die Nussmus-Cups fest sind. Die Papiermanschetten abziehen und servieren.

Halten sich in einem luftdichten Behälter im Kühlschrank bis zu einer Woche.

DESSERT-PIZZA

FÜR 2 PERSONEN

ZUBEREITUNGSZEIT 10 MINUTEN

GARZEIT 15 MINUTEN

SCHWIERIGKEITSGRAD EINFACH

Ein Pizza-Abend mit Freunden? Dieses Rezept wird deine Gäste begeistern! Wenn du tiefgekühlte statt frische Beeren nimmst, lass sie erst vollständig auftauen, bevor du deine Pizza damit belegst.

BROWNIE-BODEN

50 g gemahlene Mandeln

45 g Mehl

2½ EL Maisstärke

1 Ei

2½ EL rohes Kakaopulver (siehe Seite 49)

2½ EL Kokosblütenzucker

½ TL Backpulver

125 ml Milch nach Wahl

1 TL Kokosöl, zerlassen

TOPPING

120 g fettarmer Frischkäse

125 g fettarmer griechischer Joghurt

½ TL Vanilleextrakt

Erdbeeren, entstielt und in Scheiben geschnitten, zum Servieren

Himbeeren zum Servieren

Kokoschips zum Servieren

Minzeblätter zum Servieren

Den Ofen auf 180 °C (Umluft: 160 °C) vorheizen und ein rundes Pizzablech mit Backpapier auslegen.

Für den Brownie-Boden gemahlene Mandeln, Mehl und Maisstärke in einer Rührschüssel gründlich mischen. Ei, Kakaopulver, Kokosblütenzucker, Backpulver und Milch zufügen und alles gründlich verrühren.

Den Teig von der Mitte aus ins Blech gießen und 10 Minuten backen. Mit dem Kokosöl bepinseln und 5 Minuten weiterbacken. Beiseitestellen und leicht abkühlen lassen.

Inzwischen für das Topping Frischkäse, Joghurt und Vanille in einer Schüssel gut verrühren. Mit einem Teigschaber auf dem Browniebboden verteilen.

Zum Servieren mit Erdbeeren, Himbeeren, Kokoschips und Minzeblättern garnieren. Die Pizza mit einem scharfen Messer in kleinere Stücke schneiden.

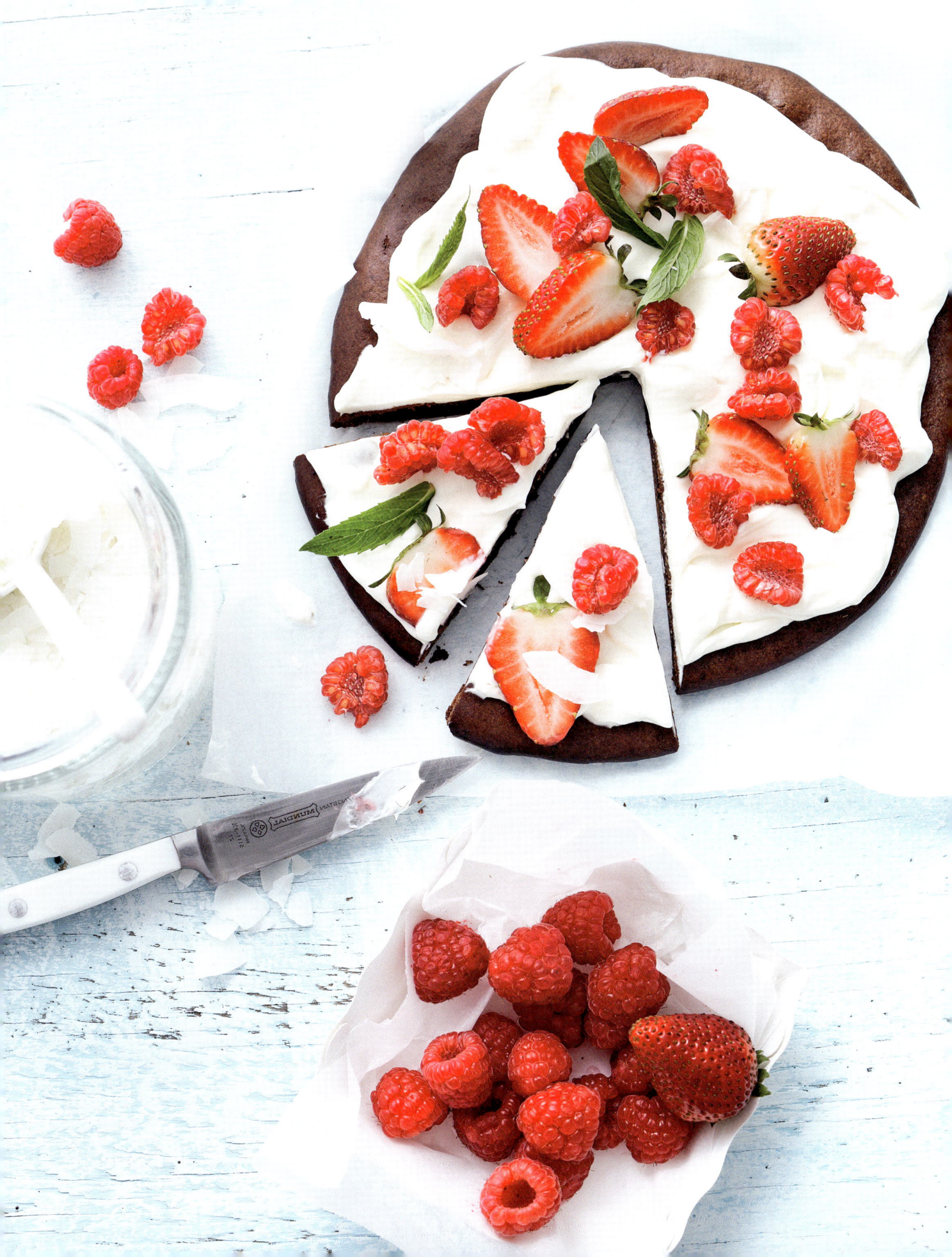

GESÜNDERES TIRAMISU

FÜR 6–8 PERSONEN

ZUBEREITUNGSZEIT
20 MINUTEN +
10 MINUTEN RUHEZEIT +
20 MINUTEN ABKÜHLZEIT +
KÜHLZEIT ÜBER NACHT

GARZEIT 25 MINUTEN

SCHWIERIGKEITSGRAD MITTEL

Wenn ich mit meiner Familie essen gehe, kann ich zu einem köstlichen Tiramisu einfach nicht nein sagen. Es ist mit Abstand mein Lieblingsdessert! Wenn du ebenso verrückt nach Tiramisu bist wie ich, solltest du unbedingt mal diese gesündere Variante probieren!

rohes Kakaopulver (siehe Seite 49) zum Bestäuben

LÖFFELBISKUITS

2 große Eier

130 ml Mandelmilch

2 TL Ahornsirup

1 TL Vanilleschotenpaste oder Vanilleextrakt

170 g Apfelmus

200 g Kokosblütenzucker

300 g Hafermehl

4 TL Backpulver

1 TL Meersalz

VANILLECREME

2 große Eier

25 g Maisstärke

4 TL Vanilleschotenpaste oder Vanilleextrakt

1 TL Ahornsirup

250 ml Mandelmilch

200 g Mascarpone (Raumtemperatur)

KAFFEESAUCE

125 ml starker Kaffee (Raumtemperatur)

125 ml Apfelsaft

Den Ofen auf 180 °C (Umluft: 160 °C) vorheizen und zwei Backbleche mit Backpapier auslegen.

Für die Löffelbiskuits Eier, Mandelmilch, Ahornsirup und Vanille in einer großen Schüssel mit dem Schneebesen verrühren. Apfelmus und Kokosblütenzucker zufügen und mit dem Schneebesen unterrühren. Hafermehl, Backpulver und Salz in eine zweite Schüssel geben und alles gut mischen. Die Mehlmischung zur Eimasse geben und unterheben, bis ein leichter und luftiger Teig entsteht. 10 Minuten ruhen lassen.

Den Teig in einen großen Spritzbeutel füllen und 8 cm lange Linien auf die Backbleche spritzen, bis der Teig verbraucht ist. Zwischen den Linien jeweils 2 cm Platz lassen, da sie beim Backen noch aufgehen. 15 Minuten backen, bis die Biskuits beim Daraufklopfen fest sind. Auf einen Kuchenrost legen und zum Abkühlen beiseitestellen.

Für die Vanillecreme Wasser in einem großen Topf zum Sieden bringen. Eine ofenfeste Schüssel über den Topf stellen. Eier und Maisstärke hineingeben und mit dem Schneebesen verrühren. Vanille, Ahornsirup und Mandelmilch zufügen und unterrühren. 10 Minuten unter ständigem Schlagen mit dem Schneebesen eindicken lassen. Nicht zu lange garen, da sonst die Eier stocken. Die Eimasse in eine Schüssel gießen und zum Abkühlen beiseitestellen. Wenn sie vollständig ausgekühlt ist, Mascarpone unterrühren.

Eine Kastenform (16 cm x 10 cm) so mit Klarsichtfolie auslegen, dass die Folie auf beiden Seiten etwas überhängt. Beiseitestellen.

Für die Kaffeesauce Kaffee und Apfelsaft in einer flachen Schüssel mit dem Schneebesen verrühren.

Löffelbiskuits von beiden Seiten in die Kaffeesauce tunken und auf dem Boden der Kuchenform verteilen. Eine Schicht Vanillecreme gleichmäßig darauf verteilen. Die Schichten so oft wiederholen, bis Biskuits und Vanillecreme aufgebraucht sind. Mit Klarsichtfolie abdecken und über Nacht im Kühlschrank fest werden lassen.

Mit Hilfe der überhängenden Klarsichtfolie das Tiramisu aus der Form heben und auf einen Teller stürzen. Die Klarsichtfolie vorsichtig abziehen und Tiramisu mit Kakaopulver bestäuben. In Stücke schneiden und servieren.

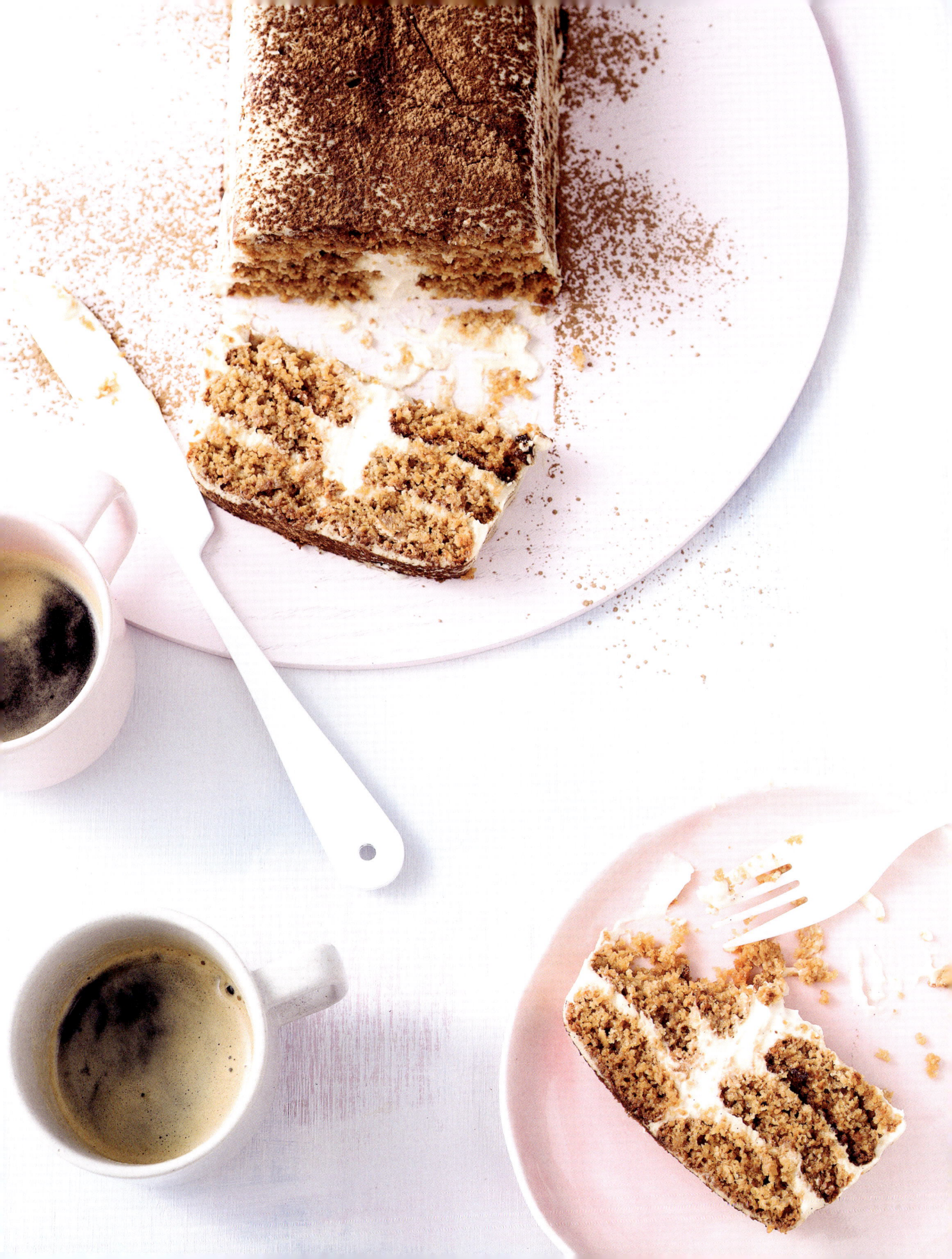

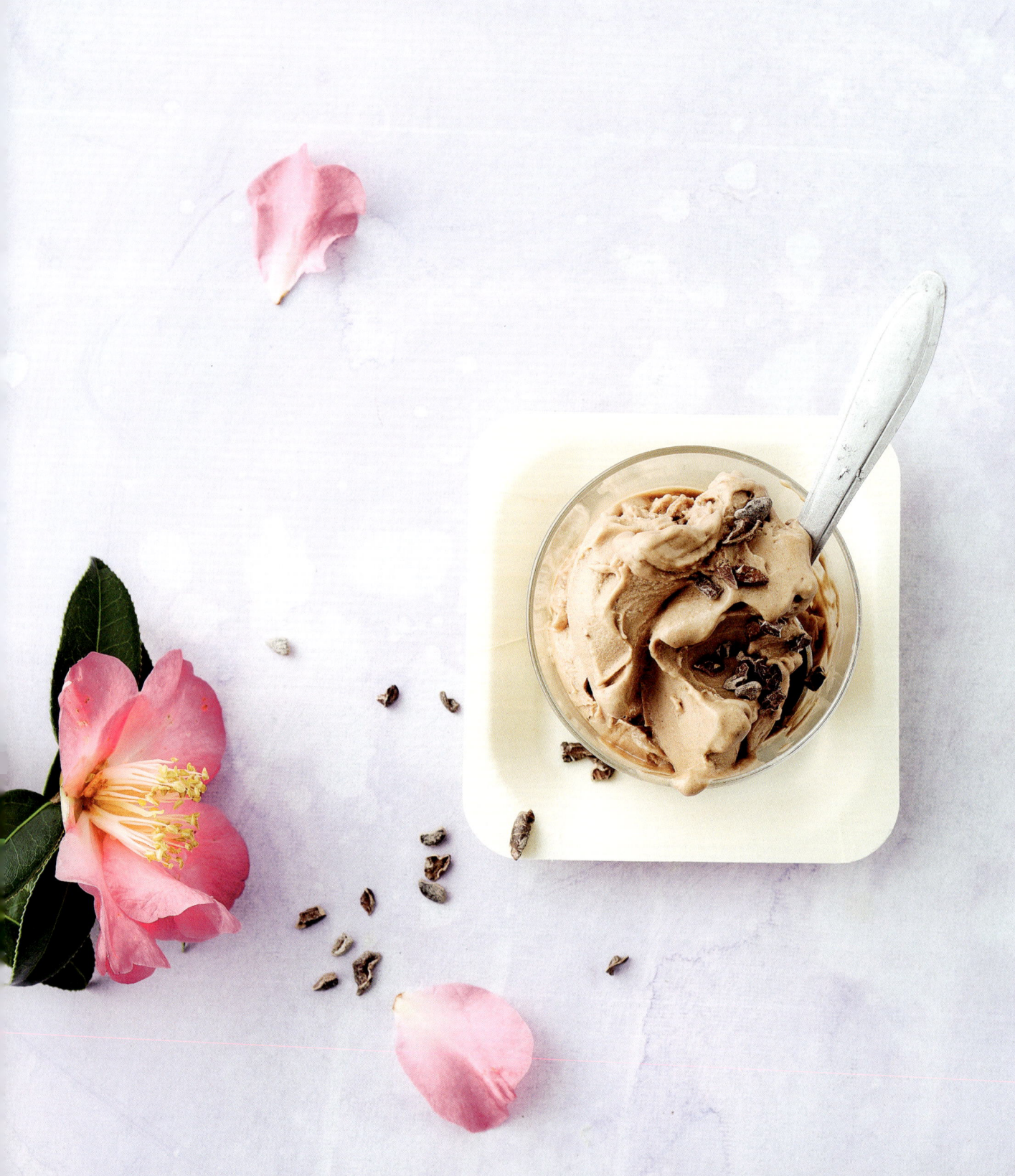

WEICHE NICE-CREAM MIT SCHOKO-BANANE-GESCHMACK

FÜR 2 PERSONEN

ZUBEREITUNGSZEIT 5 MINUTEN

SCHWIERIGKEITSGRAD EINFACH

Das Geheimnis besonders köstlicher Nice-Cream sind reife Bananen – je reifer, desto besser! Einfach schälen, in Scheiben schneiden und in den Gefrierschrank legen, der Rest läuft von selbst!

2 tiefgekühlte mittelgroße Bananen, gehackt
125 ml Mandelmilch oder fettarme Milch
1 EL Mandelmus
1 EL rohes Kakaopulver (siehe Seite 49)
1 EL rohe Kakao-Nibs

Banane, Milch, Mandelmus und Kakaopulver in einer Küchenmaschine glatt und cremig pürieren.

Zum Servieren die Nice-Cream auf zwei Schüsseln verteilen und mit den Kakao-Nibs bestreuen.

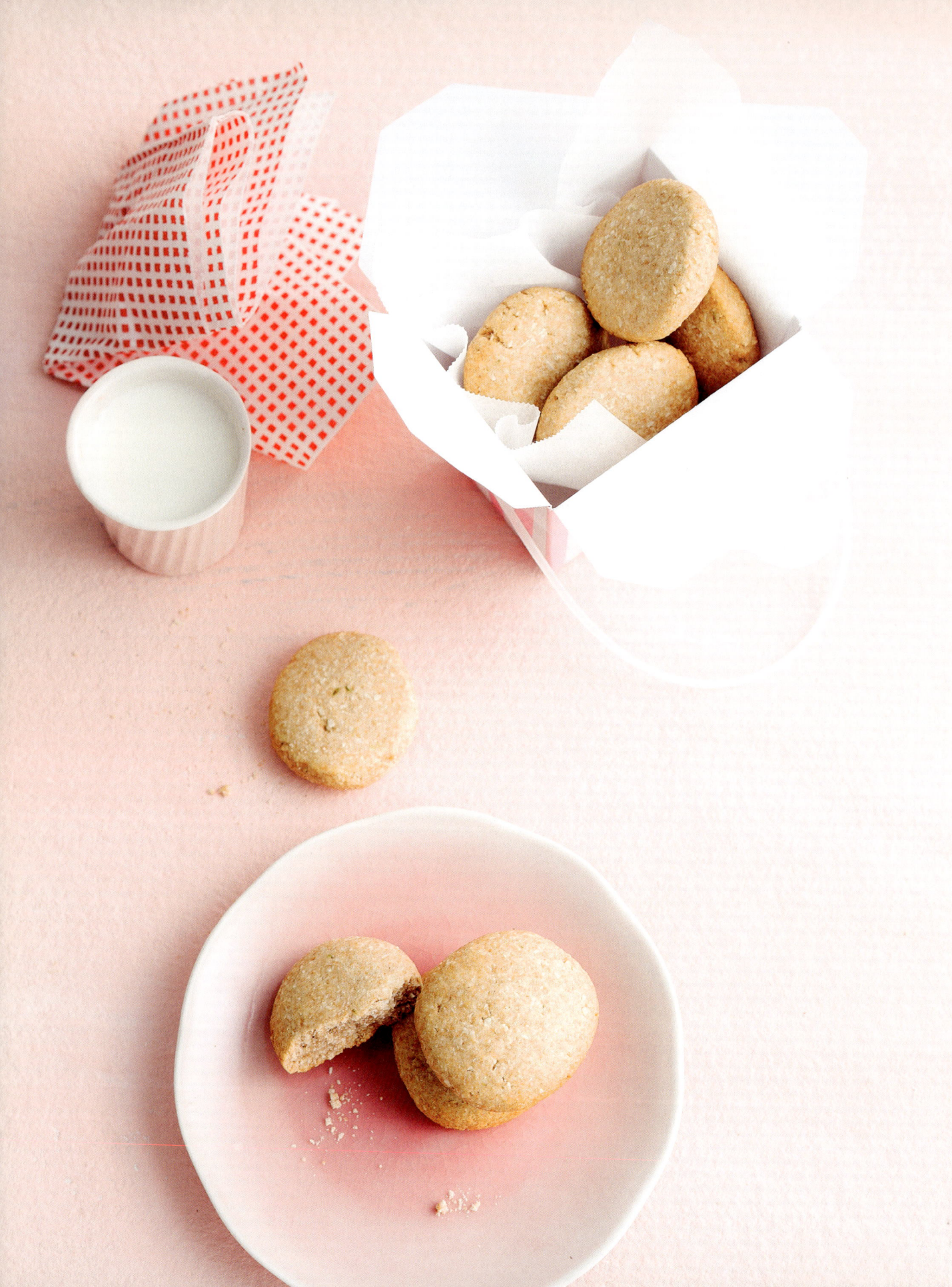

KOKOS-LIMETTEN-COOKIES

ERGIBT CA. 10 STÜCK
ZUBEREITUNGSZEIT 10 MINUTEN
BACKZEIT 12 MINUTEN
SCHWIERIGKEITSGRAD EINFACH

Die idealen Sommer-Cookies! Die süßen und säuerlichen Aromen in diesem Rezept entführen dich direkt auf eine tropische Insel.

120 g Vollkorn-Dinkelmehl
20 g Kokosraspeln
80 g Honig
2 EL Kokosöl, zerlassen
fein abgeriebene Schale und Saft von
1 Limette
1 Prise Meersalz

Den Ofen auf 180 °C (Umluft: 160 °C) vorheizen und ein Backblech mit Backpapier auslegen.

Mehl, Kokosraspeln, Honig, Kokosöl, Limettenschale, Limettensaft und Salz in eine große Rührschüssel geben und zu einem Teig verrühren.

1 gehäuften Esslöffel vom Teig abstechen und mit nassen Händen zu einer Kugel rollen. Auf das Backblech legen und mit einem Löffel leicht flach drücken. Mit dem restlichen Teig ebenso verfahren. Zwischen den Kugeln jeweils 2 cm Platz lassen, da sich die Cookies beim Backen noch ausdehnen.

10–12 Minuten backen, bis die Ränder leicht braun sind. 2–3 Minuten auf dem Blech abkühlen lassen, dann auf einen Kuchenrost legen und vor dem Servieren vollständig auskühlen lassen.

Hält sich bis zu 10 Tage in einem luftdichten Behälter.

HEIDELBEER-CASHEW-TÖRTCHEN

ERGIBT 12 STÜCK

ZUBEREITUNGSZEIT
25 MINUTEN +
1–2 STUNDEN EINWEICHZEIT +
1–2 STUNDEN GEFRIERZEIT

SCHWIERIGKEITSGRAD EINFACH

Ein tolles kleines Mitbringsel für eine Dinnerparty bei Freunden. Süß, dekadent und gesund – was will man mehr?

BODEN

50 g Walnüsse

50 g gemahlene Mandeln

8 Medjool-Datteln, entsteint

1 EL Kokosöl, zerlassen

CASHEWFÜLLUNG

130 g ungesalzene Cashewkerne, 1–2 Stunden in Wasser eingeweicht

60 ml Milch nach Wahl

2 TL Kokosöl, zerlassen

4 TL reiner Ahornsirup

¼ TL Vanilleschotenpaste oder Vanilleextrakt

HEIDELBEERFÜLLUNG

65 g ungesalzene Cashewkerne, 1–2 Stunden in Wasser eingeweicht

2 EL Milch nach Wahl

80 g tiefgekühlte Heidelbeeren, angetaut

2 TL Kokosöl, zerlassen

2 TL Ahornsirup

fein abgeriebene Schale und Saft von 1 kleinen Orange

zusätzliche Heidelbeeren und fein abgeriebene Orangenschale zum Bestreuen (nach Belieben)

12 Cupcake-Papiermanschetten in ein Muffinblech mit 12 Vertiefungen setzen.

Für den Boden Walnüsse, gemahlene Mandeln, Datteln und Kokosöl in eine Küchenmaschine geben und zu einer krümeligen Masse verarbeiten. Die Mischung sollte beim Zusammendrücken zusammenkleben. Wenn sie zu trocken ist, bis zu 2 Esslöffel zerlassenes Kokosöl zufügen, bis die Masse zusammenhält.

Den Teig gleichmäßig auf die Böden der Papiermanschetten verteilen und andrücken. Im Kühlschrank fest werden lassen, während du die Cashewfüllung zubereitest.

Für die Cashewfüllung abgetropfte Cashewkerne, Milch, Kokosöl, Ahornsirup und Vanille in einer Küchenmaschine glatt pürieren. Gleichmäßig auf den Böden verteilen, dabei Platz für die Heidelbeerfüllung lassen. In den Kühlschrank stellen, während du die Heidelbeerfüllung zubereitest.

Für die Heidelbeerfüllung abgetropfte Cashewkerne, Milch, Heidelbeeren, Kokosöl, Ahornsirup, Orangenschale und Orangensaft in einer Küchen-maschine glatt pürieren. Gleichmäßig über die Cashewfüllung löffeln.

Das Muffinblech 1–2 Stunden oder über Nacht in den Gefrierschrank stellen.

Die Törtchen 20 Minuten vor dem Servieren aus dem Gefrierschrank nehmen. Mit den aufgehobenen Heidelbeeren und der Orangenschale garnieren, falls gewünscht. Hält sich 1–2 Tage im Kühlschrank und bis zu 2 Monate im Gefrierschrank.

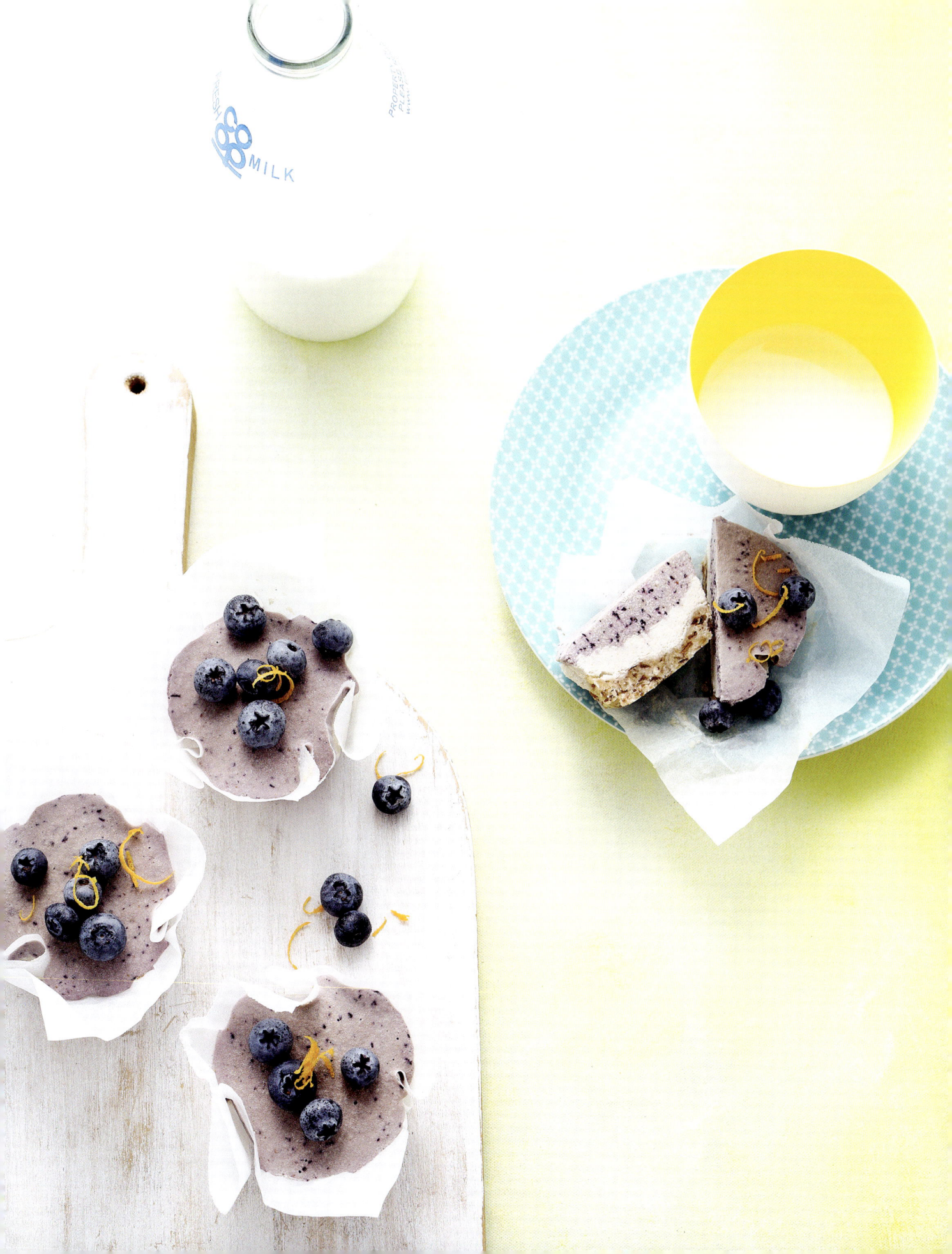

SAFTIGE BROWNIES

ERGIBT 12 STÜCK
ZUBEREITUNGSZEIT 10 MINUTEN
BACKZEIT 35 MINUTEN
SCHWIERIGKEITSGRAD EINFACH

Ein ultimatives Wohlgefühlgericht. Wer sich noch ein bisschen mehr verwöhnen möchte, setzt einen Klecks Kokoseis oben drauf!

125 g Vollkornmehl

80 g rohes Kakaopulver (siehe Seite 49)

1 Prise Meersalz

170 ml Kokosöl, zerlassen und abgekühlt

4 TL Ahornsirup

200 g Kokosblütenzucker

4 TL Vanilleextrakt

3 große Eier

125 g dunkle Schokoladentropfen, plus Schokoladentropfen zum Bestreuen (nach Belieben)

Den Ofen auf 180 °C (Umluft: 160 °C) vorheizen und eine quadratische Kuchenform (20 cm Seitenlänge) mit Backpapier auslegen.

Mehl, Kakaopulver und Salz in einer Rührschüssel gründlich verrühren. Beiseitestellen.

Kokosöl, Ahornsirup, Kokosblütenzucker und Vanille in einer zweiten großen Rührschüssel gründlich verrühren. 1 Ei zufügen und kurz unterrühren. Mit den restlichen Eiern ebenso verfahren.

Die Mehlmischung zur Eimasse geben und vorsichtig verrühren, bis kein Mehl mehr zu sehen ist. Nicht zu lange rühren! Die Schokoladentropfen vorsichtig unterheben.

Den Brownie-Teig in die Kuchenform gießen und mit Schokoladentropfen bestreuen, falls gewünscht.

30–35 Minuten im Ofen backen, bis der Teig sich fest anfühlt und sich an der Oberseite eine dünne Kruste gebildet hat. Ein in die Mitte gesteckter Holzspieß oder Zahnstocher sollte leicht feucht sein, aber es sollten auch einige feuchte Krümel daran hängen bleiben. Die Brownies garen beim Abkühlen in der Form noch etwas nach.

Die Brownies in der Form vollständig auskühlen lassen, dann in 12 gleich große Quadrate schneiden. Halten sich in einem luftdichten Behälter bei Raumtemperatur bis zu 4 Tage; im Kühlschrank bleiben sie allerdings saftiger.

SCHOKO-CHIA-COOKIES

ERGIBT 24 STÜCK

ZUBEREITUNGSZEIT 10 MINUTEN

BACKZEIT 15 MINUTEN

SCHWIERIGKEITSGRAD EINFACH

Diese Cookies passen perfekt zu deinem Lieblingskräutertee. Sie machen so satt, dass du nur einen oder zwei brauchst, um deinen Heißhunger auf Süßes zu stillen.

2 ½ EL Chiasamen

140 g blanchierte Mandeln

100 g Walnüsse

4 TL rohes Kakaopulver (siehe Seite 49)

50 ml fettarme Kokoscreme

50 g Kokosblütenzucker

1 Ei

1 TL Vanilleextrakt

160 g dunkle Schokoladentropfen

Den Ofen auf 180 °C (Umluft: 160 °C) vorheizen und ein Backblech mit Backpapier auslegen.

Die Chiasamen in 3 ½ Esslöffel heißem Wasser einweichen und stehen lassen, während du den Teig zubereitest. Auf diese Weise entsteht eine Art Gel.

Mandeln und Walnüsse in einer Küchenmaschine zu einer krümeligen Masse verarbeiten.

Kakaopulver, Kokoscreme und Kokosblütenzucker zufügen und gründlich untermischen. Chia-Gel, Ei, Vanille und Schokoladentropfen zufügen und gründlich mischen.

1 gehäuften Esslöffel vom Teig abstechen und mit nassen Händen zu einer Kugel rollen. Auf das Backblech legen und mit einem Löffel leicht flach drücken. Mit dem restlichen Teig ebenso verfahren. Zwischen den Kugeln jeweils 2 cm Platz lassen, da sich die Cookies beim Backen noch ausdehnen.

15 Minuten backen. Die Cookies sollten sich noch weich anfühlen, werden beim Abkühlen jedoch hart. Auf dem Blech abkühlen lassen, dann servieren.

Halten sich bis zu 10 Tage in einem luftdichten Behälter.

SCHOKO-MINZE-ENERGIEKUGELN

ERGIBT CA. 8 STÜCK

ZUBEREITUNGSZEIT
5 MINUTEN +
30 MINUTEN KÜHLZEIT

SCHWIERIGKEITSGRAD EINFACH

Möchte jemand was Minziges zum Nachtisch? Diese kleinen Dinger sind
herrlich erfrischend!

100 g gemahlene Mandeln

2½ EL rohes Kakaopulver (siehe
Seite 49), plus Kakaopulver zum
Bestäuben

½ TL Vanilleextrakt

1 TL Pfefferminzextrakt

2½ EL Ahornsirup

Ein Backblech mit Backpapier auslegen.

Gemahlene Mandeln, Kakaopulver, Vanille, Pfefferminzextrakt und
Ahornsirup in einer Rührschüssel gründlich verrühren. Die Masse sollte
etwas klebrig sein. Wenn sie zu dick ist, 1–2 Esslöffel Wasser zufügen.

1 gehäuften Esslöffel vom Teig abstechen und mit nassen Händen zu einer
Kugel rollen und auf das Backblech setzen. Mit dem restlichen Teig ebenso
verfahren.

Die Kugeln 30 Minuten in den Kühlschrank stellen.

Zum Servieren leicht mit dem zusätzlichen Kakaopulver bestäuben. Halten
sich in einem luftdichten Behälter im Kühlschrank bis zu einer Woche.

ZITRONENKUCHEN-ENERGIEKUGELN

ERGIBT CA. 8 STÜCK

ZUBEREITUNGSZEIT
5 MINUTEN +
30 MINUTEN KÜHLZEIT

SCHWIERIGKEITSGRAD EINFACH

Diese Bällchen erinnern mich an Zitronen-Baiser-Kuchen in
Häppchenform. Superlecker!

100 g gemahlene Mandeln

45 g Kokosraspeln, plus Kokosraspeln
zum Wälzen

fein abgeriebene Schale und Saft von
½ Zitrone

½ TL Vanilleextrakt

2½ EL Honig

Ein Backblech mit Backpapier auslegen.

Gemahlene Mandeln, Kokosraspeln, Zitronenschale, Zitronensaft, Vanille
und Honig in einer Schüssel gründlich verrühren. Die Masse sollte etwas
klebrig sein. Wenn sie zu dick ist, 1–2 Esslöffel Wasser zufügen.

1 gehäuften Esslöffel vom Teig abstechen und mit nassen Händen zu einer
Kugel rollen und auf das Backblech setzen. Mit dem restlichen Teig ebenso
verfahren.

Die Kugeln 30 Minuten in den Kühlschrank stellen.

Zum Servieren die Kugeln in den zusätzlichen Kokosraspeln wälzen. Halten
sich in einem luftdichten Behälter im Kühlschrank bis zu einer Woche.

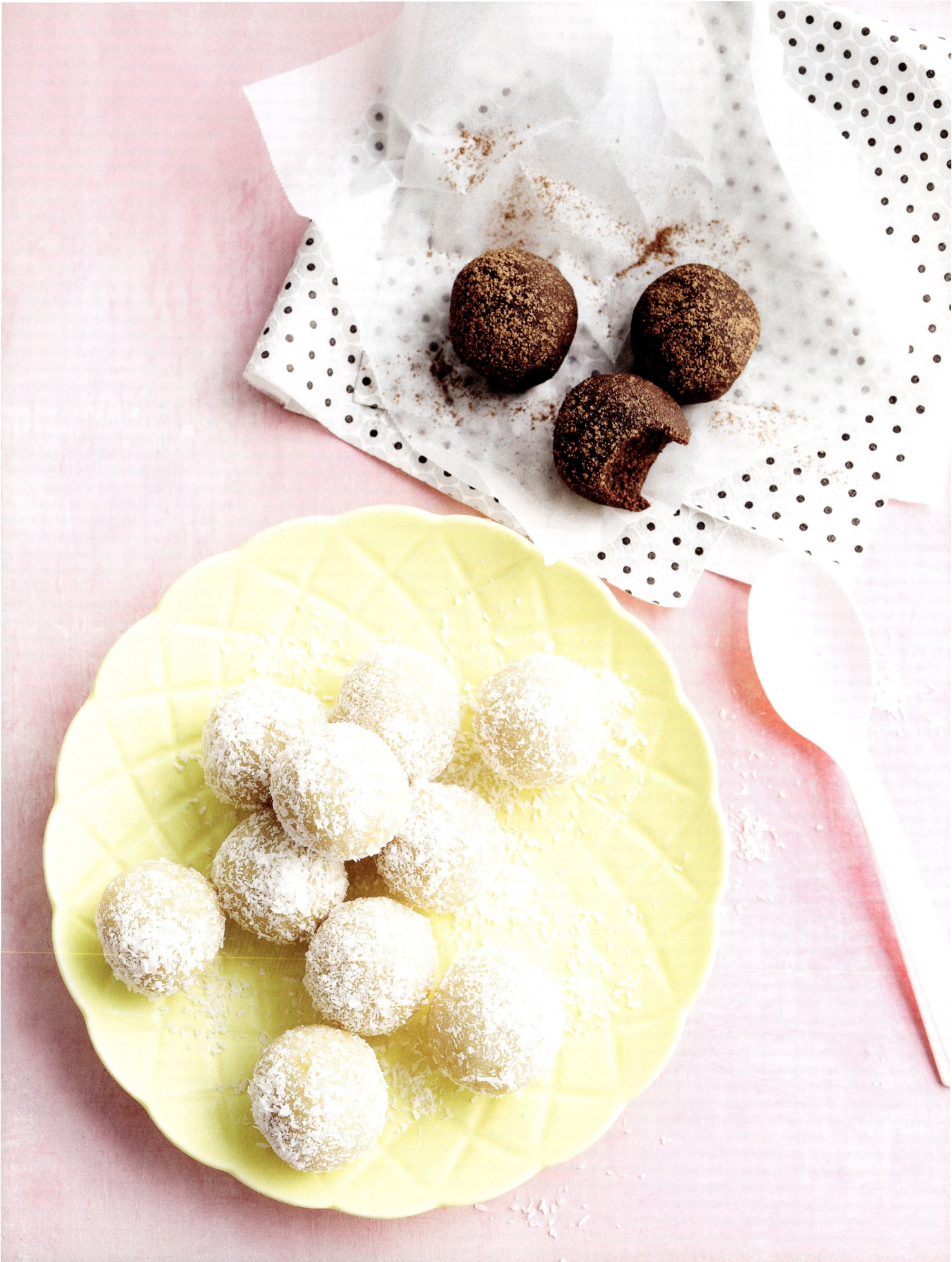

HIMBEER-KOKOS-ENERGIEKUGELN

ERGIBT CA. 8 STÜCK

ZUBEREITUNGSZEIT
5 MINUTEN +
30 MINUTEN KÜHLZEIT

SCHWIERIGKEITSGRAD EINFACH

Manchmal gönne ich mir eine oder zwei von diesen leckeren Kugeln nach dem Abendessen mit einer großen Tasse Pfefferminztee. Himmlisch!

100 g ungesalzene Cashewkerne	2½ EL Cashewmus
65 g Himbeeren	½ TL Vanilleextrakt
45 g Kokosraspeln, plus Kokosraspeln zum Wälzen	2½ EL Ahornsirup

Ein Backblech mit Backpapier auslegen.

Die Cashewkerne in einer Küchenmaschine zu einer krümeligen Masse zerkleinern. Himbeeren, Kokosraspeln, Cashewmus, Vanille und Ahornsirup zufügen und alles in der Maschine gut mischen. Die Masse sollte etwas klebrig sein. Wenn sie zu dick ist, 1–2 Esslöffel Wasser zufügen.

1 gehäuften Esslöffel vom Teig abstechen, mit nassen Händen zu einer Kugel rollen und auf das Backblech setzen. Mit dem restlichen Teig ebenso verfahren. Die Kugeln 30 Minuten in den Kühlschrank stellen.

Zum Servieren die Kugeln in den zusätzlichen Kokosraspeln wälzen. Halten sich in einem luftdichten Behälter im Kühlschrank bis zu einer Woche.

ENERGIEKUGELN MIT GESALZENEM KARAMELL

ERGIBT CA. 8 STÜCK

ZUBEREITUNGSZEIT
5 MINUTEN +
30 MINUTEN KÜHLZEIT

SCHWIERIGKEITSGRAD EINFACH

Hast Du Lust auf was Süßes? Oder doch lieber was Salziges? Diese Energiekugeln vereinen das Beste aus beiden Welten!

100 g ungesalzene Cashewkerne	½ TL Vanilleextrakt
10 Medjool-Datteln, entsteint	1 kräftige Prise Meersalz

Ein Backblech mit Backpapier auslegen.

Die Cashewkerne in einer Küchenmaschine zu einer krümeligen Masse zerkleinern. Datteln, Vanille und Salz zufügen und alles in der Maschine gut mischen. Die Masse sollte etwas klebrig sein. Wenn sie zu dick ist, 1–2 Esslöffel Wasser zufügen.

1 gehäuften Esslöffel vom Teig abstechen und mit nassen Händen zu einer Kugel rollen und auf das Backblech setzen. Mit dem restlichen Teig ebenso verfahren. Die Kugeln 30 Minuten in den Kühlschrank stellen.

Servieren. Halten sich in einem luftdichten Behälter im Kühlschrank bis zu einer Woche.

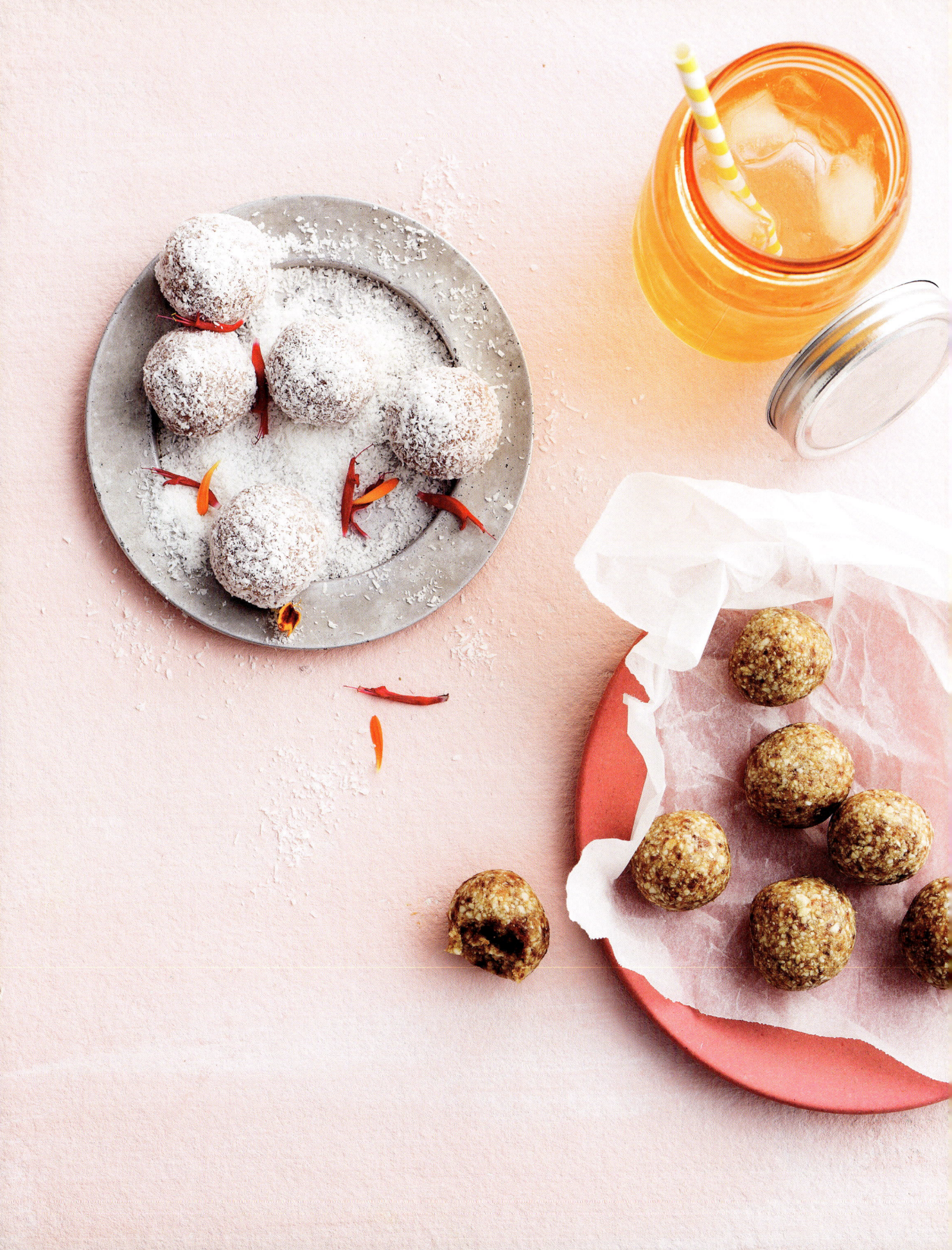

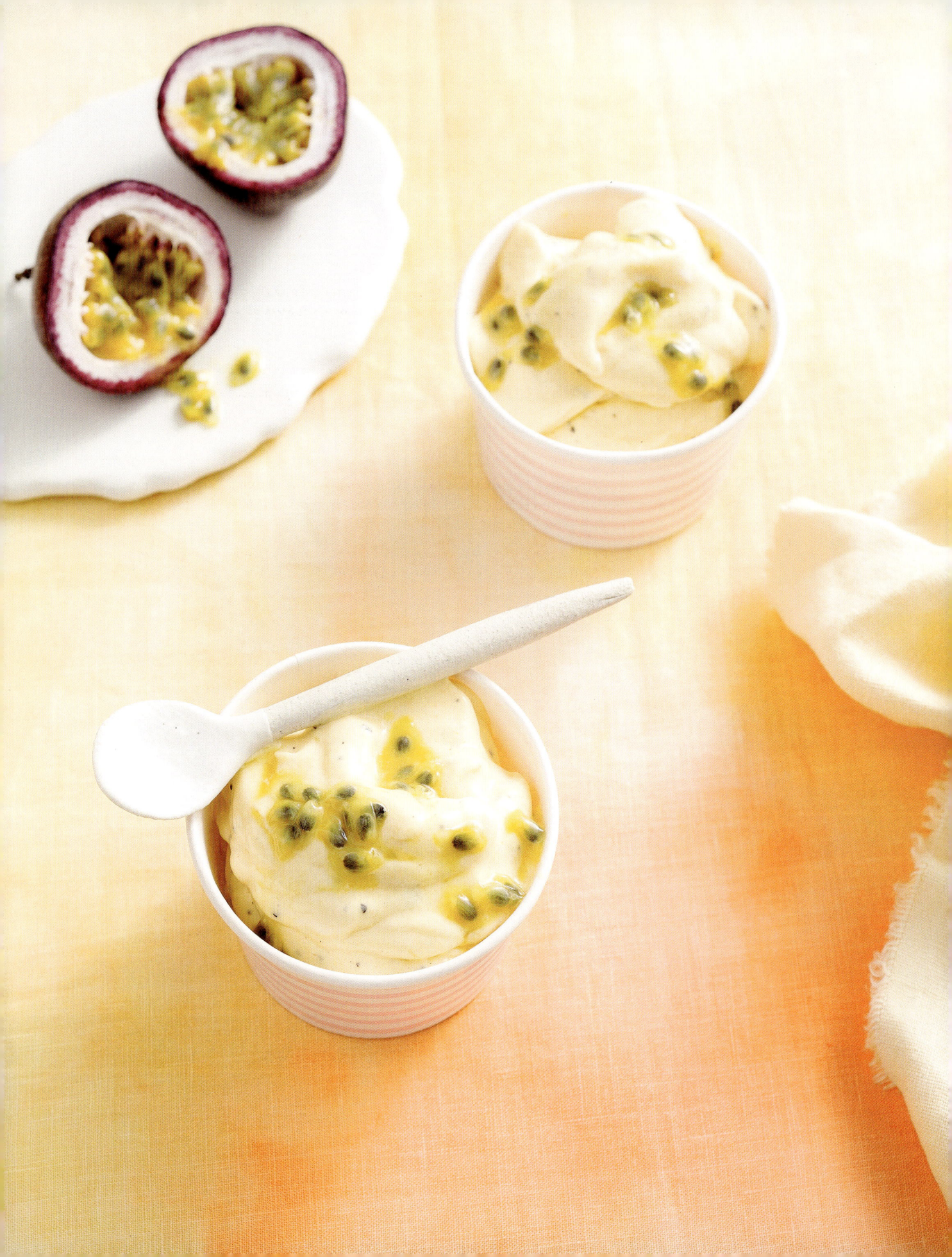

NICE-CREAM MIT MANGO & PASSIONSFRUCHT

FÜR 2 PERSONEN

ZUBEREITUNGSZEIT 10 MINUTEN

SCHWIERIGKEITSGRAD EINFACH

Ich liebe Mangos! Ich bin besessen von Mangos! Dieses Dessert schmeckt am besten im Sommer, wenn sie Saison haben.

1 mittelgroße Mango, geschält, gehackt und tiefgekühlt

1 Passionsfrucht, Fruchtfleisch ausgelöst

125 ml fettarme Kokosmilch

fein abgeriebene Schale und Saft von ½ Limette

Mango, die Hälfte des Passionsfruchtfleischs, Kokosmilch, Limettenschale und Limettensaft in einer Küchenmaschine zu einer glatten, cremigen Masse verarbeiten.

Zum Servieren die Nice-Cream auf zwei Schüsseln verteilen und mit dem restlichen Passionsfruchtfleisch garnieren.

KIRSCH-SCHOKO-SCHNITTEN

ERGIBT 20 STÜCK

ZUBEREITUNGSZEIT
15 MINUTEN +
1 STUNDE KÜHLZEIT

SCHWIERIGKEITSGRAD EINFACH

Für diese Schnitten müssen die tiefgekühlten Kirschen erst vollständig aufgetaut sein. Am besten geht das auf einem Teller mit Küchenpapier, das die überschüssige Flüssigkeit aufsaugt.

BODEN

130 g ungesalzene Cashewkerne

8 Medjool-Datteln, entsteint und gehackt

1 TL Vanilleschotenpaste oder Vanilleextrakt

1 EL Kokosöl, zerlassen

2½ EL rohe Kakao-Nibs

KIRSCHFÜLLUNG

135 g ungesalzene Cashewkerne

100 g Kokosraspeln

125 ml fettarme Kokosmilch

160 g tiefgekühlte Kirschen, aufgetaut

2½ EL Ahornsirup

SCHOKOLADENSCHICHT

45 g rohes Kakaopulver (siehe Seite 49)

75 g Kokosöl, zerlassen

70 ml Ahornsirup

Kokosraspeln zum Garnieren

Eine rechteckige Backform (25 cm x 16 cm) mit Klarsichtfolie auslegen.

Für den Boden die Cashewkerne in einer Küchenmaschine zu einer krümeligen Masse zerkleinern. Datteln, Vanille, Kokosöl und Kakao-Nibs zufügen und alles in der Maschine gut vermengen. Die Mischung sollte etwas klebrig sein. Wenn sie zu dick ist, 1–2 Esslöffel Wasser zufügen.

Mit nassen Händen die Masse in die Backform drücken und in den Gefrierschrank stellen, während du die Kirschfüllung zubereitest.

Für die Kirschfüllung die Cashewkerne in der Küchenmaschine zu einer krümeligen Masse zerkleinern. Bei laufendem Motor nach und nach Kokosraspeln, Kokosmilch, Kirschen und Ahornsirup zufügen und zu einer glatten Masse weiterverarbeiten. Dabei gelegentlich die Füllung von den Wänden der Rührschüssel schaben.

Die Kirschfüllung auf dem Boden der Form verteilen und die Backform für 30 Minuten wieder in den Gefrierschrank stellen, während du die Schokoschicht zubereitest.

Für die Schokoschicht Kakaopulver, Kokosöl und Ahornsirup in einer Schüssel mit dem Schneebesen verrühren.

Die Schokoschicht über die Kirschfüllung gießen und die Kokosraspeln darüberstreuen. Die Masse 30 Minuten im Kühlschrank fest werden lassen, dann in Rechtecke schneiden und servieren.

Halten sich bis zu 10 Tage in einem luftdichten Behälter im Kühlschrank.

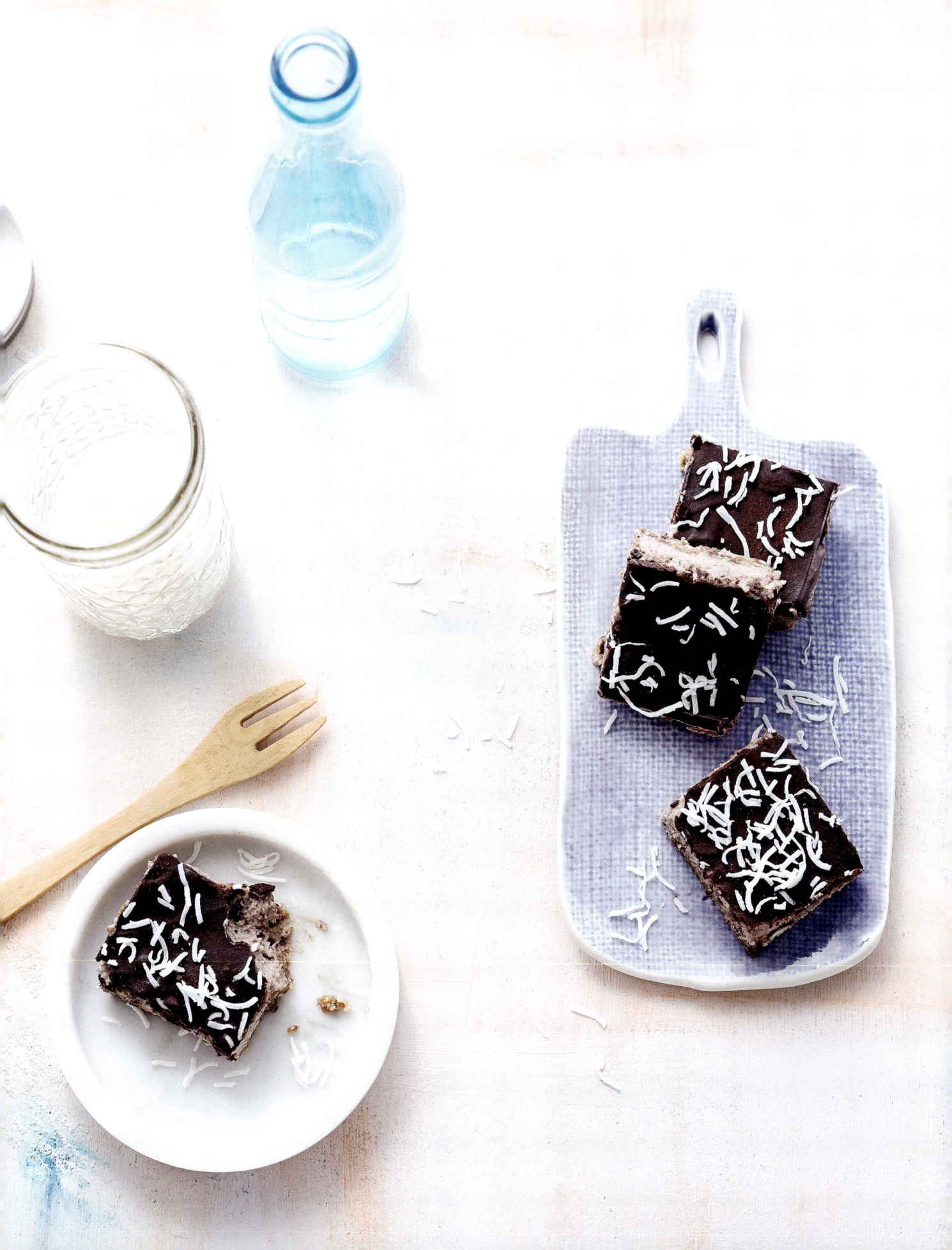

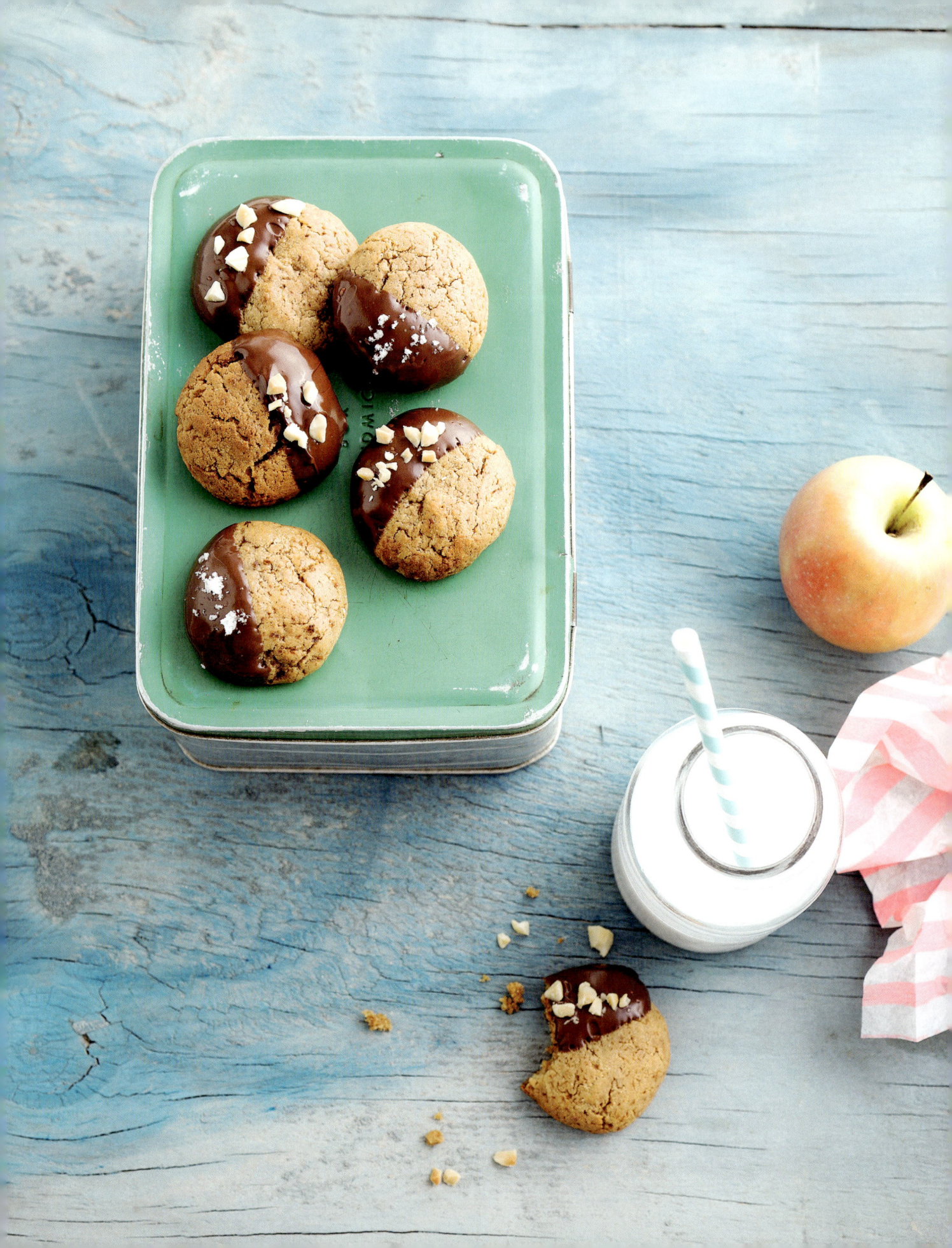

ERDNUSSBUTTER-PROTEIN-COOKIES

ERGIBT CA. 10 STÜCK

ZUBEREITUNGSZEIT
10 MINUTEN

BACKZEIT 15 MINUTEN

SCHWIERIGKEITSGRAD EINFACH

Ein Rezept für alle Erdnussbutter-Fans!

260 g Erdnussmus

100 g Kokosblütenzucker

2 Löffel Vanille-Proteinpulver (nach Belieben)

½ TL Vanilleschotenpaste oder Vanilleextrakt

2 große Eier

SCHOKOLADENÜBERZUG

160 g dunkle Schokoladentropfen

Meersalz oder zerstoßene ungesalzene Erdnüsse zum Bestreuen

Den Ofen auf 180 °C (Umluft: 160 °C) vorheizen und ein Backblech mit Backpapier auslegen.

Erdnussmus, Kokosblütenzucker, Proteinpulver (falls verwendet), Vanille und Eier in einer Schüssel gut verrühren. Die Masse sollte etwas klebrig sein. Wenn sie zu dick ist, 1–2 Esslöffel Wasser zufügen.

1 gehäuften Esslöffel vom Teig abstechen und mit nassen Händen zu einer Kugel rollen. Auf das Backblech legen und mit einem Löffel leicht flach drücken. Mit dem restlichen Teig ebenso verfahren. Zwischen den Kugeln jeweils 2 cm Platz lassen, da sich die Cookies beim Backen noch ausdehnen.

10–12 Minuten backen, bis die Ränder leicht braun sind. 2–3 Minuten auf dem Blech abkühlen lassen, dann auf einen Kuchenrost legen und vor dem Servieren vollständig auskühlen lassen.

Für den Schokoladenüberzug die Schokolade in eine mikrowellenfeste Form legen und auf mittlerer Stufe 30 Sekunden in der Mikrowelle erwärmen. Herausnehmen und umrühren. Auf diese Weise die Schokolade immer wieder 30 Sekunden lang erhitzen, bis sie geschmolzen und glatt ist, dazwischen jeweils umrühren.

Jedes Cookie zur Hälfte in die geschmolzene Schokolade tauchen. Wieder auf das Backblech legen und die Schokoladenseite mit Salz oder zerstoßenen Erdnüssen bestreuen.

Hält sich in einem luftdichten Behälter bis zu 10 Tage.

GESUNDE HEISSE SCHOKOLADE

FÜR 1 PERSON

ZUBEREITUNGSZEIT 5 MINUTEN

GARZEIT 2 MINUTEN

SCHWIERIGKEITSGRAD EINFACH

Schmeckt am besten in geselliger Runde an einem kalten Winterabend.

65 g rohes Kakaopulver (siehe Seite 49)

3 TL Kokosblütenzucker

½ TL Zimt

½ TL gemahlener Kardamom

250 ml Milch nach Wahl

Kakaopulver, Kokosblütenzucker, Zimt und Kardamom in einer kleinen Schüssel mischen. Diese Mischung lässt sich in einem luftdichten Behälter auch für den späteren Gebrauch aufheben.

Einen gehäuften Esslöffel der Mischung in einen großen Becher geben und mit einem Schuss kochendem Wasser übergießen. Umrühren.

Die Milch in einem kleinen Topf auf starker Hitze heiß werden, aber nicht aufkochen lassen. In den Becher gießen und gut umrühren.

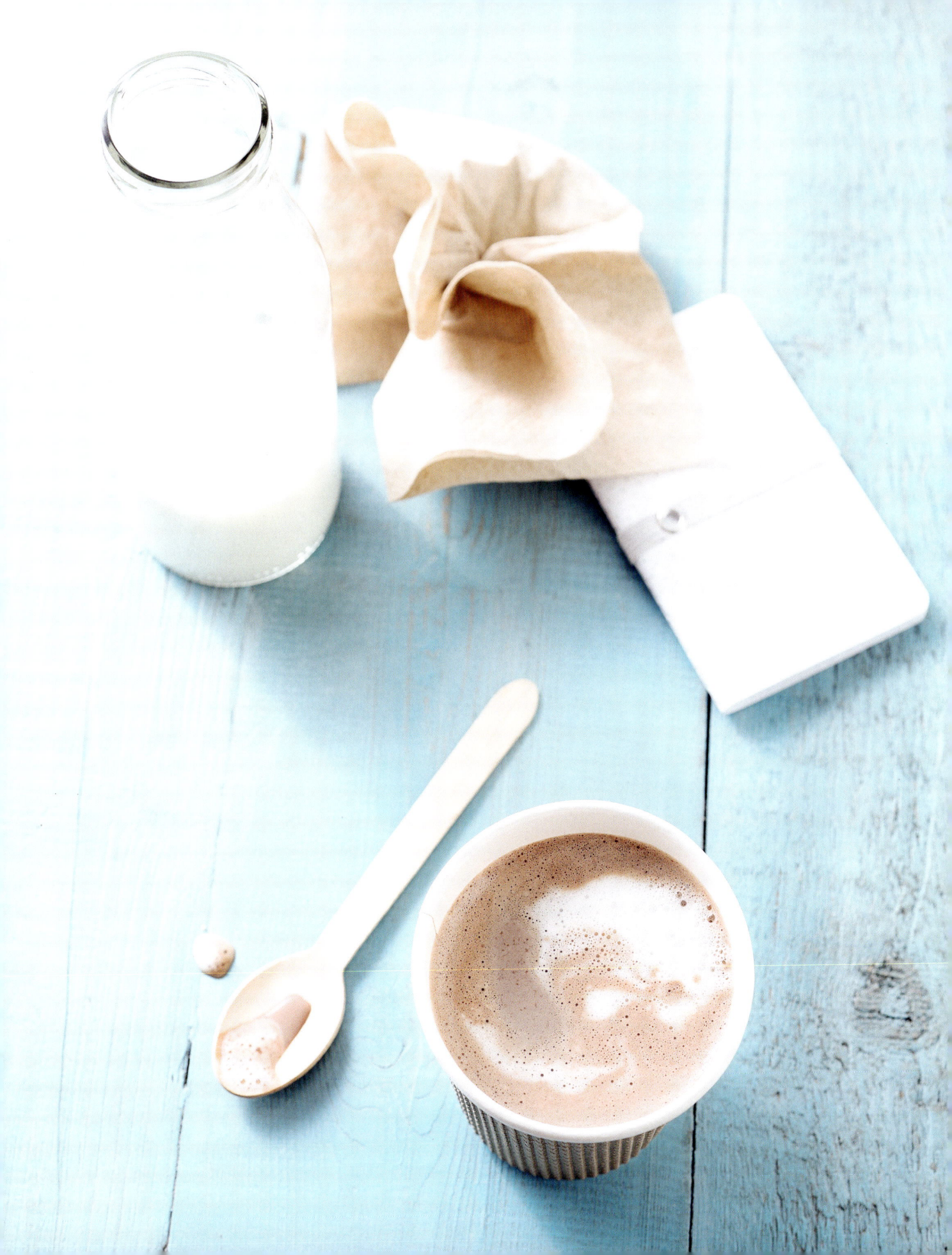

BEISPIELPORTIONEN NACH NAHRUNGSMITTELGRUPPEN

NAHRUNGSMITTEL-GRUPPE	BEISPIELPORTION
GETREIDE	**BROT** ½ mittelgroßes Brötchen ½ mittelgroßes Vollkorn-Lavash (Fladenbrot) ½ mittelgroßes Vollkorn-Pita-Brot ½ mittelgroßer Vollkorn-Wrap 1 Scheibe Vollkorntoast **CEREALIEN** 30 g Müsli 30 g Haferflocken **GETREIDE** 90 g gekochter Naturreis 100 g gekochter Couscous 100 g gekochte frische Eiernudeln 90 g gekochter Perl-Couscous 120 g gekochte Polenta 90 g gekochtes Quinoa 100 g gekochte Reisnudeln 100 g gekochter Dinkel 80 g gekochte Vollkornnudeln 8 kleine Reispapier-Teigblätter
OBST	1 mittelgroßer Apfel 5 kleine Aprikosen 1 mittelgroße Banane 170 g tiefgekühlte Beeren 200 g Brombeeren 160 g Heidelbeeren 250 g Cantaloupe-Melone 20 Kirschen 3 Medjool-Datteln 2 mittelgroße Feigen 125 ml Fruchtsaft (ohne Zuckerzusatz) 150 g Obstsalat 1 mittelgroße Grapefruit 25 Weintrauben 3 Guaven 2 Kiwis 3 Zitronen 2 kleine Mandarinen 1 mittelgroße Mango 2 mittelgroße Nektarinen 1 mittelgroße Orange 5 Passionsfrüchte 1 großer Pfirsich 1 kleine Birne 170 g Ananas 3 kleine Pflaumen 1 Granatapfel 160 g Himbeeren 400 g Rhabarber 250 g Wassermelone

NAHRUNGSMITTEL-GRUPPE	BEISPIELPORTION
GEMÜSE & HÜLSENFRÜCHTE	**STÄRKEHALTIG** 60 g Mais (tiefgekühlt oder aus der Dose) ½ mittelgroßer Maiskolben 30 g tiefgekühlte oder frische Erbsen ½ mittelgroße Kartoffel ½ mittelgroße Süßkartoffel **NICHT STÄRKEHALTIG** 1 große Handvoll Alfalfasprossen ½ mittelgroße Aubergine 1 große Handvoll junger Spinat 15 grüne Bohnen 1 große Handvoll Sojasprossen 1 kleine Rote Bete 120 g Pak Choi 90 g Brokkoliröschen 4 Stück Rosenkohl 100 g Kohl (Weiß- oder Rot-) 1 mittelgroße Möhre 100 g Blumenkohlröschen 2 Selleriestangen 10 Kirschtomaten 1 mittelgroßer Zucchino 1 mittelgroße Salatgurke 1 kleine Fenchelknolle 1 große Handvoll Grünkohl ½ große Lauchstange 1 große Handvoll Salatblätter 100 g Champignons 1 Portobellopilz (100 g) 8 Kalamata-Oliven 1 kleine Zwiebel oder rote Zwiebel 1 kleine Pastinake ½ mittelgroße Paprikaschote 120 g Kürbis 4 mittelgroße Radieschen 1 große Handvoll Rucola 2 große Frühlingszwiebeln 150 g stückige Tomaten aus der Dose 1 mittelgroße Tomate 5 halbgetrocknete Tomaten **HÜLSENFRÜCHTE (GEKOCHT ODER AUS DER DOSE)** 75 g Bohnenmischung 75 g schwarze Bohnen 75 g Wachsbohnen 75 g Cannellini-Bohnen 75 g Kichererbsen 75 g Kidneybohnen 75 g Linsen 75 g Spalterbsen

NAHRUNGSMITTEL-GRUPPE	BEISPIELPORTION
MAGERES FLEISCH, MEERESFRÜCHTE & FLEISCH-ALTERNATIVEN	**ROTES FLEISCH (MAGERE STÜCKE)** 65 g gegartes Rindfleisch 65 g gegartes Lammfleisch 1 mittelgroßes Lammkotelett 65 g gegartes Schweinefleisch 65 g gegartes Kalbfleisch 65 g gegartes Wild **GEFLÜGEL** 80 g gegarte Hähnchenbrust oder Hähnchenschenkel 90 g gegarte Putenbrust **MEERESFRÜCHTE** 120 g gegarte Calamari 100 g gegartes Weißfischfilet 8 mittelgroße Miesmuscheln 120 g gegarter Oktopus 10 mittelgroße Garnelen 80 g Lachs, gegart, aus der Dose oder geräuchert 100 g Thunfisch, gegart oder aus der Dose **ALTERNATIVEN** 2 große Eier 150 g Bohnenmischung, gekocht oder aus der Dose 150 g schwarze Bohnen, gekocht oder aus der Dose 150 g Wachsbohnen, gekocht oder aus der Dose 150 g Cannellini-Bohnen, gekocht oder aus der Dose 150 g Kichererbsen, gekocht oder aus der Dose 150 g Kidneybohnen, gekocht oder aus der Dose 150 g Linsen, gekocht oder aus der Dose 170 g Tofu (natur)
MILCHPRODUKTE & ALTERNATIVEN	**MILCH** 300 ml Mandelmilch mit Kalziumzusatz 250 ml Milchalternativen 250 ml fettarme (Kuh-)Milch **JOGHURT** 200 g fettarmer Naturjoghurt 200 g Sojajoghurt mit Kalziumzusatz **KÄSE** 40 g fettarmer Cheddar 120 g fettarmer Hüttenkäse 50 g fettarmer Frischkäse 60 g salzreduzierter fettarmer Feta 50 g weicher Ziegenkäse 50 g Halloumi 40 g Mozzarella 40 g Parmesan 100 g fettarmer Ricotta

NAHRUNGSMITTEL-GRUPPE	BEISPIELPORTION
GESUNDE FETTE	**NÜSSE & SAMEN** 10 g Mandeln 10 g Paranüsse 10 g Cashewkerne 10 g Maronen 10 g Chiasamen (2 TL) 10 g Haselnüsse 10 g Macadamianüsse 10 g Erdnüsse 10 g Pekannüsse 10 g Pinienkerne (2 TL) 10 g Pistazien 10 g Sesamsaat (2 TL) 10 g Sonnenblumenkerne 10 g Walnüsse **ÖL** 1 ½ TL Mandelöl 1 ½ TL Avocadoöl 1 ½ TL Canolaöl 1 ½ TL Kokosöl 1 ½ TL Maiskeimöl 1 ½ TL Leinöl 1 ½ TL Macadamiaöl 1 ½ TL Olivenöl 1 ½ TL Erdnussöl 1 ½ TL Reisöl 1 ½ TL Distelöl 1 ½ TL Sesamöl 1 ½ TL Sonnenblumenöl 1 ½ TL Walnussöl **NUSSBUTTER/AUFSTRICHE** 2 TL Nussbutter 2 TL Erdnussbutter 2 TL Tahini **SONSTIGES** 25 g Avocado 2 TL Margarine/Brotaufstrich 60 ml fettarme Kokosmilch

UMRECHNUNGSTABELLEN (ROH – GEKOCHT)

In meinen Rezepten habe ich für die meisten Getreide und proteinhaltigen Nahrungsmittel das Rohgewicht verwendet. Wenn du eins meiner Rezepte nach deinen Vorlieben abänderst oder anhand der empfohlenen Portionen eigene Rezepte zusammenstellst, musst du unbedingt die Gewichtsveränderung dieser Zutaten durch das Garen berücksichtigen. Diese praktischen Tabellen mit dem Roh- und dem Gargewicht vieler häufiger Nahrungsmittel sollen dir dabei ein bisschen helfen.

PROTEINE

MAGERES ROTES FLEISCH (Rind, Lamm, Schwein, Kalb, Wild)

roh	gegart	Portionen
45 g	35 g	½
85 g	65 g	1
130 g	100 g	1 ½
170 g	130 g	2
340 g	260 g	4

LACHSFILET

roh	gegart	Portionen
45 g	35 g	½
85 g	70 g	1
125 g	105 g	1 ½
170 g	140 g	2
340 g	280 g	4

GEFLÜGEL (Hähnchenbrust, Hähnchenschenkel)

roh	gegart	Portionen
50 g	40 g	½
100 g	80 g	1
150 g	120 g	1 ½
200 g	160 g	2
400 g	320 g	4

CALAMARI, OKTOPUS

roh	gegart	Portionen
75 g	60 g	½
150 g	120 g	1
225 g	180 g	1 ½
300 g	240 g	2
600 g	480 g	4

GEFLÜGEL (Putenbrust)

roh	gegart	Portionen
55 g	45 g	½
110 g	90 g	1
170 g	135 g	1 ½
225 g	180 g	2
450 g	360 g	4

GETROCKNETE BOHNEN

roh	gegart	Portionen
35 g	75 g	½
70 g	150 g	1
105 g	225 g	1 ½
140 g	300 g	2
280 g	600 g	4

WEISSFISCHFILET

roh	gegart	Portionen
65 g	50 g	½
125 g	100 g	1
190 g	150 g	1 ½
250 g	200 g	2
500 g	400 g	4

GETREIDE

QUINOA

roh	Wassermenge	gegart	Portionen
30 g	125 ml	90 g	1
60 g	160 ml	180 g	2
90 g	185 ml	270 g	3
120 g	320 ml	360 g	4

NATURREIS

30 g	125 ml	90 g	1
60 g	200 ml	180 g	2
90 g	250 ml	270 g	3
120 g	300 ml	360 g	4

COUSCOUS

35 g	125 ml	100 g	1
70 g	170 ml	200 g	2
100 g	250 ml	300 g	3
135 g	375 ml	400 g	4

PERL-COUSCOUS

30 g	200 ml	90 g	1
60 g	400 ml	180 g	2
90 g	800 ml	270 g	3
120 g	1.2 l	360 g	4

NUDELN

40 g	500 ml	80 g	1
60 g	750 ml	120 g	1 ½
80 g	1 l	160 g	2
120 g	1.5 l	240 g	3
160 g	2 l	320 g	4

REISNUDELN

25 g	250 ml	50 g	½
50 g	500 ml	100 g	1
75 g	750 ml	150 g	1 ½
100 g	1 l	200 g	2
200 g	2 l	400 g	4

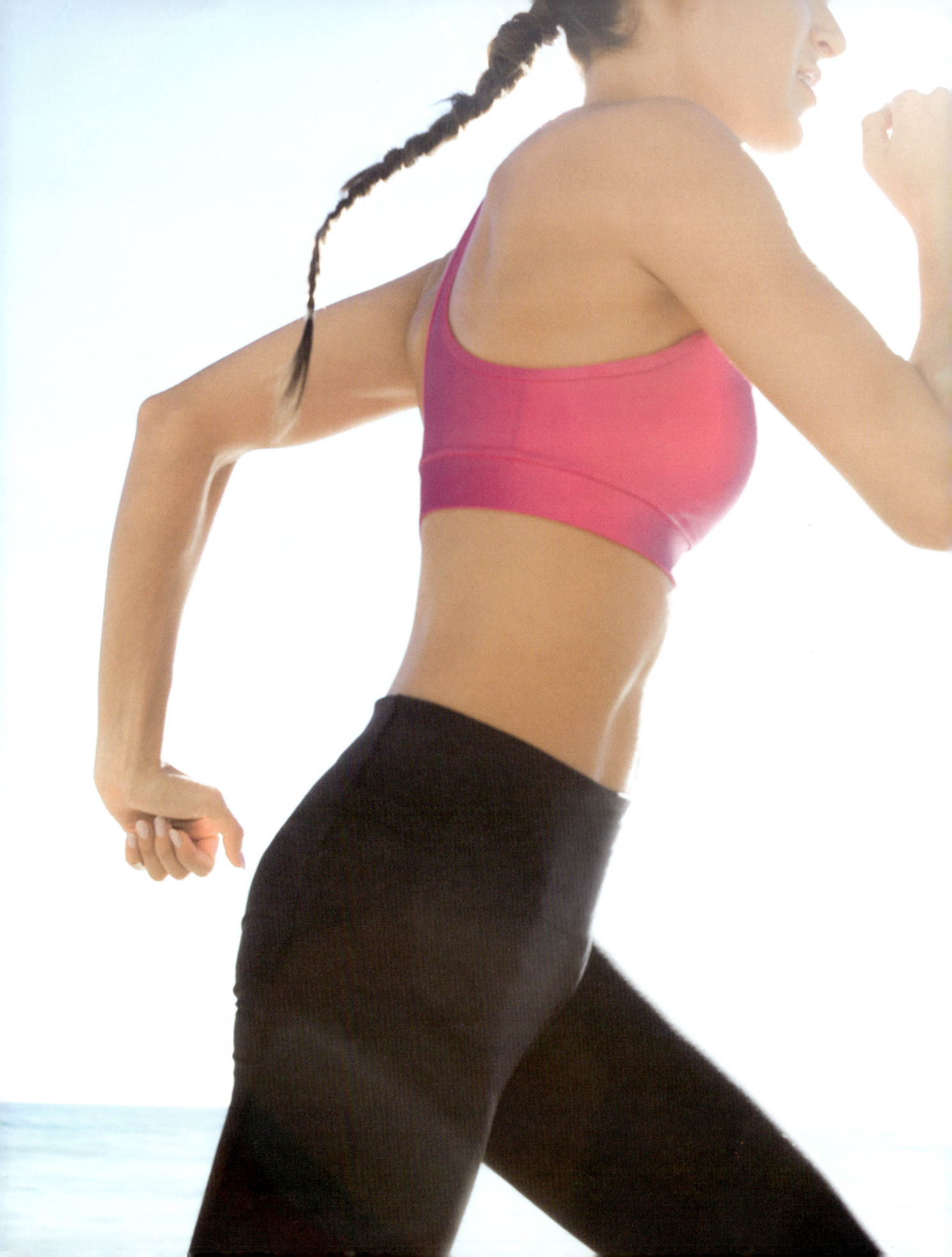

28-TAGE-TRAININGSPLAN FÜR ANFÄNGERINNEN

Dieser Trainingsplan besteht aus Workouts für zwei Wochen, wobei jede Trainingswoche zweimal ausgeführt wird. Der Plan für jede Woche enthält:

- **DREI KRAFTTRAININGS, DIE SICH AUF VERSCHIEDENE BEREICHE KONZENTRIEREN – BEINE, ARME & BAUCH SOWIE EIN GANZKÖRPERTRAINING** (alle auf dem Poster vorn im Buch zu finden)
- **ZWEI BIS DREI CARDIOTRAININGS (LOW-INTENSITY STEADY STATE, LISS)** (zum Beispiel Gehen, Schwimmen oder Radfahren über 30–45 Minuten)
- **EIN REGENERATIONSTRAINING (AKTIVE REGENERATION)** (ein 5- bis 10-minütiger Spaziergang mit anschließendem Foam-Rolling und Stretching)

Genauso wichtig ist es übrigens, dass du an mindestens einem Tag pro Woche deinem Körper die Gelegenheit gibst, sich zu erholen. In diesem Trainingsplan sind alle Elemente über 4 Wochen eingebaut:

WOCHE 1 (WOCHEN 1 & 3)

Montag	Dienstag	Mittwoch	Donnerstag	Freitag	Samstag	Sonntag
Beine	LISS	Arme & Bauch	LISS	Ganzkörper	Erholung	Ruhen

WOCHE 2 (WOCHEN 2 & 4)

Montag	Dienstag	Mittwoch	Donnerstag	Freitag	Samstag	Sonntag
Beine	LISS	Arme & Bauch	LISS	Ganzkörper	Erholung	Ruhen

WOCHE 3 (WOCHEN 1 & 3)

Montag	Dienstag	Mittwoch	Donnerstag	Freitag	Samstag	Sonntag
Beine	LISS	Arme & Bauch	LISS	Ganzkörper	LISS + Erholung	Ruhen

WOCHE 4 (WOCHEN 2 & 4)

Montag	Dienstag	Mittwoch	Donnerstag	Freitag	Samstag	Sonntag
Beine	LISS	Arme & Bauch	LISS	Ganzkörper	LISS + Erholung	Ruhen

Dieser Trainingsplan sagt vielleicht nicht jedem zu, und das ist vollkommen okay. Das Schöne daran ist ja gerade, dass er **flexibel** ist und sich leicht an jeden Lifestyle anpassen lässt. Achte nur darauf, dass du folgende Richtlinien einhältst, wenn du deinen eigenen Workoutplan aufstellst:

- Absolviere an keinem Tag mehr als zwei Workouts.
- Wenn du zwei Workouts an einem Tag machen willst, absolviere sie nicht direkt hintereinander – lieber eins morgens und eins abends.
- Regenerationstraining ist eine niedrigintensive Form des Trainings und kann nach jedem Kraft- oder Cardiotraining ausgeführt werden.

VERZEICHNIS DER ÜBUNGEN

Auf den folgenden Seiten findest du Schritt-für-Schritt-Anleitungen für jede der Übungen auf dem Poster vorn im Buch.

AB-BIKE

1. Auf eine Yogamatte mit gestreckten Beinen flach auf den Rücken legen.

2. Ellbogen beugen, Hände hinter die Ohrläppchen legen.

3. Beide Füße, Kopf und Schulterblätter sanft vom Boden heben. Das ist die Ausgangsposition.

4. Das linke Bein so strecken, dass es etwas vom Boden abhebt, und gleichzeitig das rechte Knie zur Brust ziehen.

5. Das rechte Bein so ausstrecken, dass es kurz über dem Boden bleibt, und das linke Knie zur Brust ziehen. So entsteht eine »Radfahr«-Bewegung.

6. Sobald du die Bewegung flüssig ausführen kannst, gleichzeitig den Oberkörper eindrehen und das Knie mit dem gegenüberliegenden Ellbogen zusammenbringen. Wenn du also zum Beispiel das rechte Knie zur Brust ziehst, dreh den Oberkörper nach rechts und führe das rechte Knie und den linken Ellbogen zusammen.

7. Die angegebene Anzahl an Wiederholungen abwechselnd rechts und links durchführen.

BENT-LEG-RAISE

1. Auf eine Yogamatte flach auf den Rücken legen und beide Hände unter das Steißbein legen.

2. Beide Beine strecken, Bauchmuskeln anspannen und den Bauchnabel in Richtung Wirbelsäule nach innen ziehen. Das ist die Ausgangsposition.

3. Über die Bauchmuskeln die Beine mit geschlossenen Füßen beugen und die Knie zur Brust bringen.

4. Die Beine langsam so strecken, dass sie kurz über dem Boden bleiben.

5. Die angegebene Anzahl an Wiederholungen durchführen.

BROAD-JUMP

1. Beide Füße etwas weiter als schulterbreit auf den Boden stellen.

2. An Hüfte und Knien einbeugen, dabei darauf achten, dass die Knie in einer Linie mit den Zehen bleiben.

3. Die Knie weiter beugen, bis die Oberschenkel parallel zum Boden sind. Darauf achten, dass der Rücken im 45- bis 90-Grad-Winkel zu den Hüften bleibt. Diese Position wird Hocke genannt.

4. Schräg nach oben springen.

5. Wieder in der Hocke landen. Achte beim Landen auf »weiche« Knie, um Verletzungen zu vermeiden.

6. Die angegebene Anzahl an Wiederholungen durchführen.

BURPEE

1. Beide Füße etwas breiter als schulterbreit auf den Boden stellen. An Hüfte und Knien einbeugen und die Hände direkt vor den Füßen auf den Boden setzen.

2. Das Gewicht auf die Hände verlagern, mit beiden Füßen gleichzeitig so nach hinten springen, dass die Beine ganz nach hinten gestreckt sind, und auf den Fußballen landen. Dein Körper sollte vom Kopf bis zu den Zehen eine gerade Linie bilden.

3. Mit beiden Füßen gleichzeitig wieder zu den Händen springen; die Füße sind dabei weiterhin schulterbreit auseinander.

4. Gerade nach oben springen. Die Beine dabei nach unten und die Arme über den Kopf strecken.

5. Im neutralen Stand landen; dabei auf »weiche« Knie achten, um Verletzungen zu vermeiden.

6. Die angegebene Anzahl an Wiederholungen durchführen.

COMMANDO

1. Die Unterarme auf den Boden legen und mit ausgestreckten Beinen auf den Fußballen abstützen. Diese Position heißt Plank.

2. Den rechten Unterarm heben und die rechte Hand direkt unter der rechten Schulter fest auf den Boden legen.

3. Den Körper mit der rechten Hand nach oben drücken, sofort gefolgt von der linken nach demselben Muster. Achte darauf, vorher die Bauchmuskeln anzuspannen, damit die Hüften nicht hin- und herschwanken.

4. Von der rechten Hand auf den rechten Unterarm gehen, dann auf der linken Seite ebenso vorgehen und in die Plank zurückkehren.

5. Die Übung wiederholen, dabei mit der linken Hand beginnen. Die angegebene Anzahl an Wiederholungen abwechselnd rechts und links durchführen.

DUMBBELL-CURL & PRESS

1. Mit einer Hantel in jeder Hand die Füße etwas weiter als schulterbreit aufstellen, die Hanteln hängen locker zu beiden Seiten des Körpers herab.

2. Die Ellbogen beugen und beide Hanteln zur Brust bringen. Darauf achten, dass die Scheiben der Hanteln nach vorn zeigen.

3. Die Arme strecken und beide Hanteln nach oben über den Kopf drücken.

4. Die Hanteln langsam auf die Brust absenken und die Arme an den Seiten nach unten strecken.

5. Die angegebene Anzahl an Wiederholungen durchführen.

DUMBBELL-SQUAT & PRESS

1. Mit einer Hantel in jeder Hand die Füße etwas weiter als schulterbreit aufstellen, die Hanteln hängen locker zu beiden Seiten des Körpers herab.

2. An Hüfte und Knien einbeugen, dabei darauf achten, dass die Knie in einer Linie mit den Zehen bleiben. Die Hanteln dabei langsam an der Außenseite der Beine nach unten führen.

3. Die Knie weiter beugen, bis die Oberschenkel parallel zum Boden sind. Darauf achten, dass der Rücken im 45- bis 90-Grad-Winkel zu den Hüften bleibt.

4. Fersen in den Boden stemmen und die Beine strecken, Ellbogen beugen und beide Hanteln zur Brust führen. Darauf achten, dass die Scheiben der Hanteln nach vorn zeigen.

5. Die Arme strecken und beide Hanteln über den Kopf drücken.

6. Die Hanteln langsam auf die Brust absenken und die Arme an den Seiten nach unten strecken.

7. Die angegebene Anzahl an Wiederholungen durchführen.

HIGH-KNEES

1. Die Füße etwas weiter als schulterbreit auf den Boden stellen.

2. Das Gewicht auf den linken Fuß verlagern, das rechte Bein beugen und das Knie zur Brust ziehen.

3. Das rechte Bein senken und den Fuß auf den Boden stellen.

4. Das Gewicht auf den rechten Fuß verlagern, das linke Bein beugen und das Knie zur Brust ziehen. Sobald du mit der Bewegung vertraut bist, die Geschwindigkeit erhöhen, so dass du von einem Fuß auf den anderen springst.

5. Führe die angegebene Anzahl an Wiederholungen abwechselnd rechts und links durch. Jedes Kniehheben entspricht einer Wiederholung.

INCLINE-PUSH-UP

1. Eine Bank waagerecht vor dich hinstellen.

2. Beide Hände etwas weiter als schulterbreit auf die Bank setzen und beide Füße geschlossen auf den Boden dahinter stellen, auf den Fußballen abstützen. Das ist die Ausgangsposition.

3. Mit geradem Rücken und angespannten Bauchmuskeln die Ellbogen beugen und den Oberkörper in Richtung Bank absenken.

4. Über die Brustmuskeln die Arme strecken und den Körper wieder in die Ausgangsposition heben.

5. Die angegebene Anzahl an Wiederholungen durchführen.

JUMP-SQUAT

1. Beide Füße etwas breiter als schulterbreit auf den Boden stellen.

2. An Hüfte und Knien einbeugen, dabei darauf achten, dass die Knie in einer Linie mit den Zehen bleiben.

3. Die Knie weiter beugen, bis die Oberschenkel parallel zum Boden sind. Darauf achten, dass der Rücken im 45- bis 90-Grad-Winkel zu den Hüften bleibt. Diese Position wird Hocke genannt.

4. Gerade nach oben springen. Beide Beine und Hüften strecken und wieder in der Hocke landen. Achte beim Landen auf »weiche« Knie, um Verletzungen zu vermeiden.

5. Die angegebene Anzahl an Wiederholungen durchführen.

KNEE-UP

1. Eine Bank waagerecht vor dich hinstellen und beide Füße etwas weiter als schulterbreit auf den Boden stellen.

2. Den rechten Fuß ganz auf die Bank stellen. Dabei darauf achten, dass das Knie eine Linie mit den Zehen bildet.

3. Die rechte Ferse in die Bank drücken und das rechte Bein strecken. Die Bewegung nicht über den großen Zeh ausführen, da dies zusätzlichen Druck auf Schienbein, Knie und vordere Oberschenkelmuskulatur ausübt.

4. Beim Strecken des rechten Beins das linke Bein beugen und das Knie zur Brust ziehen.

5. Das linke Knie von der Brust nehmen und den Fuß wieder auf den Boden setzen.

6. Die Hälfte der angegebenen Wiederholungen mit demselben Bein ausführen, dann die restlichen Wiederholungen mit dem anderen Bein ausführen

LATERAL-LUNGE

1. Beide Füße etwas breiter als schulterbreit auf den Boden stellen. Das ist die Ausgangsposition.

2. Den linken Fuß auf dem Boden lassen, das Gewicht vom rechten nehmen und einen Ausfallschritt nach rechts machen.

3. Beim Aufsetzen des rechten Fußes das rechte Knie beugen und darauf achten, dass das linke Bein gerade bleibt.

4. Die rechte Ferse in den Boden schieben und die Füße wieder in die Ausgangsposition bringen.

5. Die Bewegung nach links wiederholen. Die angegebene Anzahl an Wiederholungen abwechselnd nach rechts und nach links durchführen.

LAY-DOWN-PUSH-UP

1. Flach auf den Bauch legen, Arme nach vorn gestreckt, Beine gerade nach hinten. Die Zehen senkrecht zum Boden stellen.

2. Die Arme zum Körper bringen und die Hände neben der Brust auf den Boden setzen.

3. Über die Brustmuskeln die Arme strecken und den Körper nach oben drücken, dabei auf den Fußballen abstützen.

4. Darauf achten, dass der Rücken gerade bleibt und die Bauchmuskeln angespannt sind.

5. Den Körper langsam auf den Boden absenken und die Arme nach vorn strecken.

6. Die angegebene Anzahl an Wiederholungen durchführen.

MOUNTAIN-CLIMBER

1. Beide Hände schulterbreit auseinander auf den Boden setzen, beide Beine nach hinten strecken, auf den Fußballen abstützen. Das ist die Ausgangsposition.

2. Den linken Fuß auf dem Boden lassen, das rechte Bein beugen und das Knie zur Brust ziehen.

3. Das rechte Bein strecken und wieder in die Ausgangsposition gehen.

4. Den rechten Fuß auf dem Boden lassen, das linke Bein beugen und das Knie zur Brust ziehen.

5. Das linke Bein strecken und wieder in die Ausgangsposition gehen.

6. Die angegebene Anzahl an Wiederholungen abwechselnd rechts und links durchführen. Die Geschwindigkeit nach und nach steigern und darauf achten, dass das bewegliche Bein nicht den Boden berührt.

OUTWARD-SNAP-JUMP

1. Beide Hände etwas breiter als schulterbreit auf den Boden setzen und beide Füße geschlossen auf den Boden dahinter stellen, auf den Fußballen abstützen. Das ist die Ausgangsposition.

2. Mit beiden Füßen gleichzeitig schnell nach außen springen, so dass sie breiter stehen als die Hüften.

3. Mit beiden Füßen gleichzeitig schnell nach innen in die Ausgangsposition zurückspringen.

4. Die angegebene Anzahl an Wiederholungen durchführen.

PLANK

1. Die Unterarme fest auf den Boden legen.

2. Beide Beine nach hinten strecken und auf den Fußballen abstützen.

3. Die Bauchmuskeln anspannen und den Rücken gerade lassen. Darauf achten, dass die Ellbogen direkt unter den Schultern sind.

4. Diese Position für die angegebene Dauer halten.

PUSH-UP

1. Beide Hände etwas weiter als schulterbreit auf den Boden setzen und beide Füße geschlossen auf den Boden dahinter stellen, auf den Fußballen abstützen. Das ist die Ausgangsposition.

2. Mit geradem Rücken und angespannten Bauchmuskeln die Ellbogen beugen und den Oberkörper in Richtung Boden senken, bis die Arme einen rechten Winkel bilden.

3. Über die Brustmuskeln die Arme strecken und den Körper wieder in die Ausgangsposition bringen.

4. Die angegebene Anzahl an Wiederholungen durchführen.

REVERSE-LUNGE & KNEE-LIFT

1. Beide Füße etwas weiter als schulterbreit auseinander auf den Boden stellen. Mit dem linken Fuß einen Ausfallschritt nach hinten machen.

2. Beim Absetzen des linken Fußes beide Knie etwa im 90-Grad-Winkel beugen. Dabei darauf achten, dass das Gewicht gleichmäßig auf beide Beine verteilt ist. Bei korrekter Ausführung sollte das vordere Knie eine Linie mit dem Knöchel bilden und das hintere Knie knapp über dem Boden sein.

3. Beide Knie strecken und das Gewicht auf den rechten Fuß verlagern.

4. Gleichzeitig den linken Fuß anheben und das Knie zur Brust führen.

5. Das linke Knie von der Brust nehmen und den Fuß wieder hinter dem Körper absetzen.

6. Die Hälfte der angegebenen Wiederholungen auf demselben Bein durchführen, dann die restlichen Wiederholungen auf dem anderen Bein durchführen.

RUSSIAN-TWIST

1. Auf eine Yogamatte setzen und die Hände vor der Brust verschränken.

2. Die Knie beugen und die Füße fest auf den Boden stellen. Die geschlossenen Füße vom Boden heben und die Beine strecken, bis sie fast gerade sind. Das ist die Ausgangsposition.

3. Den Oberkörper so nach rechts drehen, dass der rechte Ellbogen den Boden direkt neben dir berührt.

4. In die Ausgangsposition zurückkehren.

5. Den Oberkörper so nach links drehen, dass der linke Ellbogen den Boden direkt neben dir berührt.

6. In die Ausgangsposition zurückkehren.

7. Für die angegebene Anzahl an Wiederholungen den Oberkörper abwechselnd nach rechts und nach links drehen.

SIDE-CRUNCH (AUF DEM RÜCKEN)

1. Auf eine Yogamatte flach auf den Rücken legen.

2. Die Knie beugen und die Füße fest auf den Boden stellen, dann das linke Bein so ausdrehen, dass der Knöchel direkt unter dem Knie auf dem rechten Bein ruht.

3. Die Hände hinter die Ohrläppchen legen und Kopf und Schulterblätter langsam vom Boden heben. Bauchmuskeln dabei anspannen und den Bauchnabel in Richtung Wirbelsäule nach innen ziehen.

4. Den Oberkörper so nach rechts eindrehen, dass der rechte Ellbogen den Boden direkt neben dir berührt. Das ist die Ausgangsposition.

5. Den Oberkörper nach links drehen und den rechten Ellbogen über den Körper zum linken Knie führen (oder so weit du es schaffst). Versuch dabei, das Knie stillzuhalten und nur den Ellbogen zum Knie, nicht das Knie zum Ellbogen zu führen.

6. Den Oberkörper langsam lösen und in die Ausgangsposition zurückkehren.

7. Die Hälfte der angegebenen Anzahl an Wiederholungen auf derselben Seite durchführen, dann die Seite wechseln und die restlichen Wiederholungen auf der anderen Seite durchführen.

SKIPPING

1. Auf den Fußballen stehend einen Springseilgriff in der rechten und einen in der linken Hand halten.

2. Über das Seil treten und in dieser Position beginnen.

3. Das Seil durch eine kleine Drehung der Handgelenke über den Kopf schwingen.

4. Kurz bevor das Seil den Boden berührt, schnell nach oben springen, damit es unter deinen Füßen hindurch hinter deinen Körper schwingen kann.

5. Die angegebene Anzahl an Wiederholungen durchführen.

SNAP-JUMP

1. Beide Füße etwas weiter als schulterbreit auf den Boden stellen. An Hüften und Knien einbeugen und die Hände direkt vor den Füßen auf den Boden setzen.

2. Das Gewicht auf die Hände verlagern, mit beiden Füßen gleichzeitig so nach hinten springen, dass die Beine ganz nach hinten gestreckt sind, und auf den Fußballen landen.

3. Mit beiden Füßen gleichzeitig wieder zu den Händen springen; die Füße sind dabei weiterhin schulterbreit auseinander.

4. Die angegebene Anzahl an Wiederholungen durchführen.

SPLIT-SQUAT

1. Mit geschlossenen Füßen hinstellen. Das ist die Ausgangsposition.

2. Die Knie leicht beugen und gerade nach oben springen.

3. Gleichzeitig die Beine so spreizen, dass du in der Sumo-Hocke (weiten Hocke) landest.

4. Die Knie weiter beugen, bis die Oberschenkel parallel zum Boden sind. Darauf achten, dass der Rücken im 45- bis 90-Grad-Winkel zu den Hüften bleibt.

5. Wieder gerade nach oben springen.

6. Gleichzeitig die Beine so zusammenbringen, dass du in der Ausgangsposition landest; dabei auf »weiche« Knie achten, um Verletzungen zu vermeiden.

7. Die angegebene Anzahl an Wiederholungen durchführen.

SQUAT

1. Die Füße etwas breiter als schulterbreit auf den Boden stellen. Das ist die Ausgangsposition.

2. Gerade nach vorn schauen und an Hüfte und Knien einbeugen. Dabei darauf achten, dass die Knie eine Linie mit den Zehen bilden.

3. Die Knie weiter beugen, bis die Oberschenkel parallel zum Boden sind. Darauf achten, dass der Rücken im 45- bis 90-Grad-Winkel zu den Hüften bleibt.

4. Die Fersen in den Boden drücken, die Beine strecken und wieder in die Ausgangsposition zurückkehren.

5. Die angegebene Anzahl an Wiederholungen durchführen.

STATIC-LUNGE

1. Die Füße etwas breiter als schulterbreit auf den Boden stellen.

2. Mit dem linken Fuß einen Ausfallschritt nach vorn machen. Beim Absetzen des Fußes beide Knie etwa im 90-Grad-Winkel beugen. Bei korrekter Ausführung sollte das vordere Knie eine Linie mit dem Knöchel bilden und das hintere Knie knapp über dem Boden sein.

3. Mit dem rechten Knie sanft den Boden berühren, dann beide Beine wieder strecken.

4. Die Hälfte der angegebenen Wiederholungen auf demselben Bein durchführen, dann die restlichen Wiederholungen auf dem anderen Bein durchführen.

STEP-UP

1. Eine Bank waagerecht vor dich hinstellen.

2. Beide Füße etwas weiter als schulterbreit auf den Boden stellen.

3. Den linken Fuß fest ganz auf die Bank stellen. Dabei darauf achten, dass das Knie eine Linie mit den Zehen bildet.

4. Die linke Ferse in die Bank drücken und das linke Bein strecken. Die Bewegung nicht über den großen Zeh ausführen, da dies zusätzlichen Druck auf Schienbein, Knie und vordere Oberschenkelmuskulatur ausübt.

5. Beim Strecken des linken Beins das rechte Bein vom Boden lösen und auf die Bank treten.

6. In umgekehrter Reihenfolge wieder auf den Boden absteigen, beginnend mit dem linken Bein.

7. Die Übung mit dem rechten Fuß zuerst wiederholen. Die angegebene Anzahl an Wiederholungen abwechselnd mit rechts und links durchführen.

STRAIGHT-LEG-RAISE

1. Auf eine Yogamatte flach auf den Rücken legen und beide Hände unter das Steißbein legen.

2. Bauchmuskeln anspannen und den Bauchnabel in Richtung Wirbelsäule nach innen ziehen.

3. Die gestreckten Beine mit geschlossenen Füßen langsam vom Boden heben.

4. Die Beine weiter heben, bis sie im rechten Winkel zu den Hüften stehen.

5. Die Beine langsam so senken, dass sie kurz über dem Boden bleiben.

6. Die angegebene Anzahl an Wiederholungen durchführen.

STRAIGHT-LEG-SIT-UP

1. Auf eine Yogamatte mit gestreckten Beinen flach auf den Rücken legen, die Hände hinter den Ohrläppchen.

2. Den Bauchnabel in Richtung Wirbelsäule nach innen ziehen. Das ist die Ausgangsposition.

3. Die Fersen fest in den Boden stemmen. Langsam Kopf, Schulterblätter und Oberkörper vom Boden heben. Darauf achten, dass die Bewegung von den Bauchmuskeln ausgeht; nicht die Arme benutzen, um den Oberkörper »hochzuschwingen«.

4. Sobald du sitzt, die Hände nach vorn strecken und die Zehen berühren (oder so weit nach vorn strecken, wie du kannst).

5. Arme und Oberkörper langsam wieder in die Ausgangsposition absenken.

6. Die angegebene Anzahl an Wiederholungen durchführen.

SUMO-SQUAT

1. Die Füße etwas breiter als schulterbreit auf den Boden stellen. Beide Füße zeigen leicht nach außen. Das ist die Ausgangsposition.

2. Gerade nach vorn schauen und an Hüfte und Knien einbeugen. Dabei darauf achten, dass die Knie eine Linie mit den Zehen bilden.

3. Die Knie weiter beugen, bis die Oberschenkel parallel zum Boden sind. Darauf achten, dass der Rücken im 45- bis 90-Grad-Winkel zu den Hüften bleibt.

4. Die Fersen in den Boden drücken, die Beine strecken und wieder in die Ausgangsposition zurückkehren.

5. Die angegebene Anzahl an Wiederholungen durchführen.

TRICEP-DIP

1. Auf eine Bank setzen.

2. Die Hände an der Bankkante so unter die Gesäßmuskeln legen, dass sie sich direkt unter den Schulterblättern befinden. Darauf achten, dass die Finger nach vorn zeigen.

3. Die Gesäßmuskeln nach vorn von der Bank schieben. Das ist die Ausgangsposition.

4. Die Ellbogen auf 90 Grad beugen und den Körper damit absenken. Darauf achten, dass Schultern, Ellbogen und Handgelenke immer eine Linie bilden.

5. Über die Handballen die Arme strecken und in die Ausgangsposition zurückkehren. Die Bewegung möglichst nicht mit den Beinen unterstützen und den Körper möglichst aufrecht halten.

6. Die angegebene Anzahl an Wiederholungen durchführen.

X-JUMP

1. Die Füße etwas breiter als schulterbreit auf den Boden stellen.

2. Gerade nach vorn schauen und an Hüfte und Knien einbeugen. Dabei darauf achten, dass die Knie eine Linie mit den Zehen bilden.

3. Die Knie weiter beugen, bis die Oberschenkel parallel zum Boden sind. Leicht nach vorne lehnen, bis du den linken Fuß mit der rechten Hand berühren kannst.

4. Gerade nach oben springen. Beide Beine und Hüften strecken und wieder in der Hocke landen. Achte beim Landen auf »weiche« Knie, um Verletzungen zu vermeiden.

5. Leicht nach vorne lehnen, bis du den rechten Fuß mit der linken Hand berühren kannst.

6. Gerade nach oben springen. Beide Beine und Hüften strecken und wieder in der Hocke landen.

7. Die angegebene Anzahl an Wiederholungen abwechselnd links und rechts durchführen.

DANKE

Ich danke dem Team von Pan Macmillan – Ross Gibb, Ingrid Ohlsson, Ariane Durkin, Virginia Birch, Sally Devenish, Charlotte Ree und Naomi van Groll – für seine unerschütterliche Unterstützung, Orientierung und Begeisterung auf dieser Reise.

Außerdem danke ich folgenden Personen und Organisationen: Trisha Garner, Elissa Webb, Kathleen Gandy, Rachel Carter, Anthony Calvert, Tammi Kwok, Angela Devlin, Erin Shaw, Ania Milczarczyk, Tash McCammon, Anny Duffy, Carole Tonkinson, Elizabeth Beier und Nutrition Professionals Australia.

Danke an Jeremy Simons, den besten Fotografen, mit dem ich je gearbeitet habe, und an Michelle Noerianto dafür, dass sie meine Vision auf den Teller gebracht hat.

Ich danke der gesamten BBG-Community für ihre stetige Unterstützung, Ermutigung und Freundschaft.

Danke an Bec Sealey, Soraya Amoy, Kirsten Hicks und den Rest meines unglaublichen Teams – das hier wäre ohne euch nicht möglich gewesen. Meine Dankbarkeit euch gegenüber ist grenzenlos.

Ich danke meiner phantastischen Familie – meiner Mum, meinem Dad, meiner Schwester, meiner Yiayia und meinem Papou – dafür, dass sie immer an mich glauben. Ich habe so ein Glück, dass ihr ein Teil meines Lebens seid.

Und mein größter Dank geht an Tobi, der dieses Buch, unser Business und meine Träume Wirklichkeit werden ließ. Ich kann dir gar nicht sagen, was deine beständige Liebe und Unterstützung mir bedeuten. Du bist phantastisch.

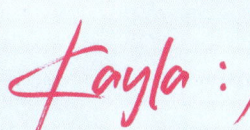

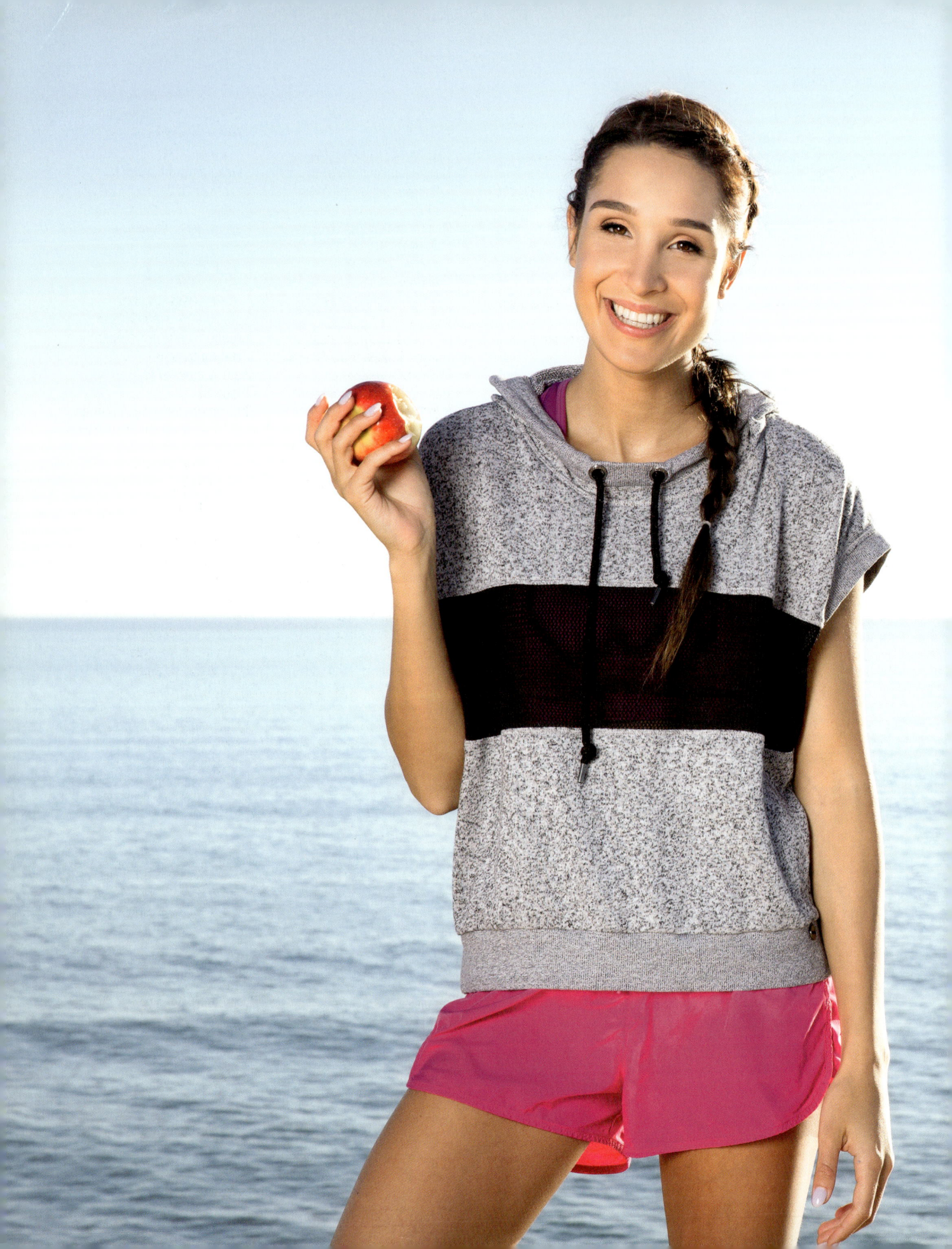

REGISTER

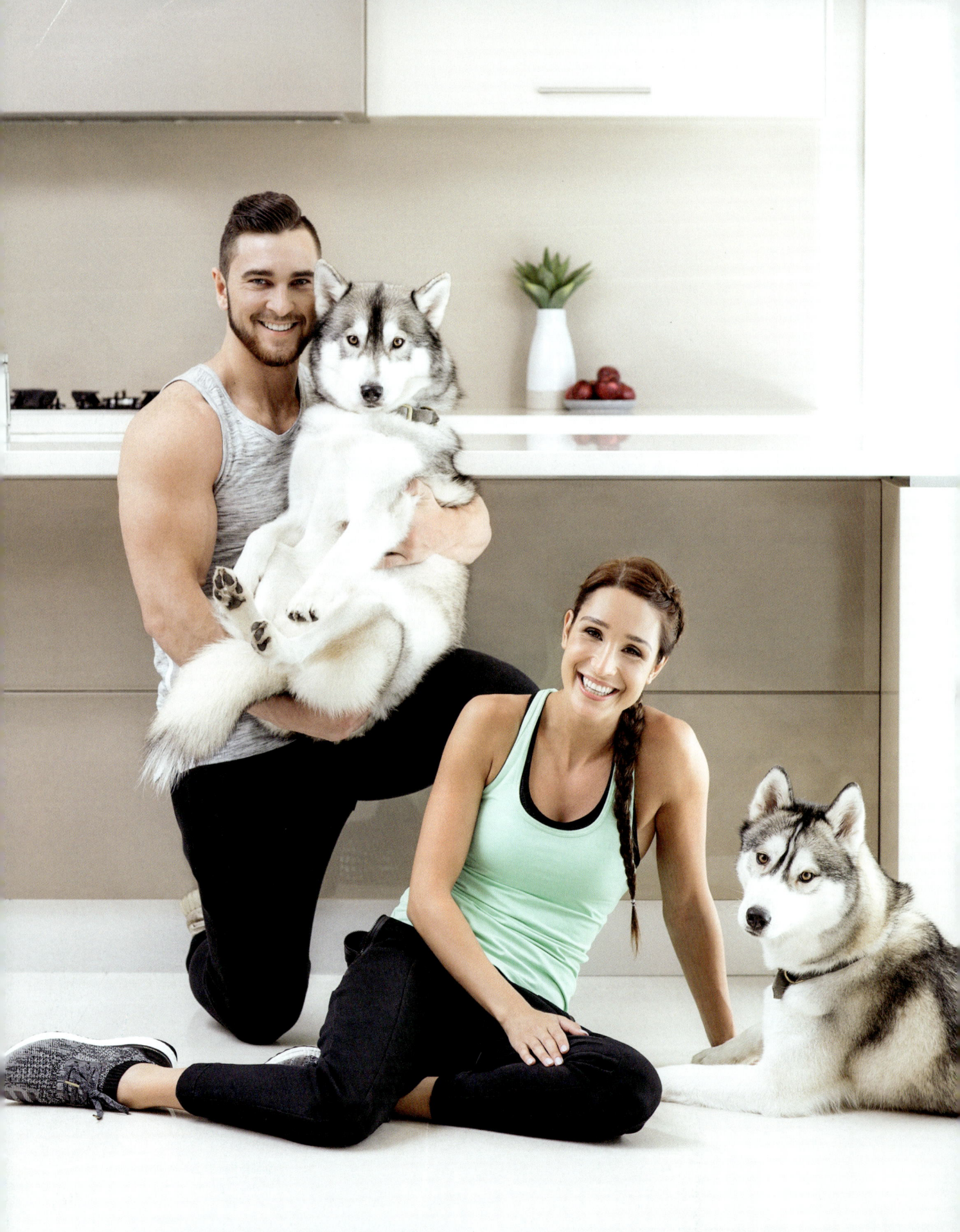

Hol dir GRATIS die 7-tägige Probeversion
von »Sweat with Kayla« unter
kaylaitsines.com/app!

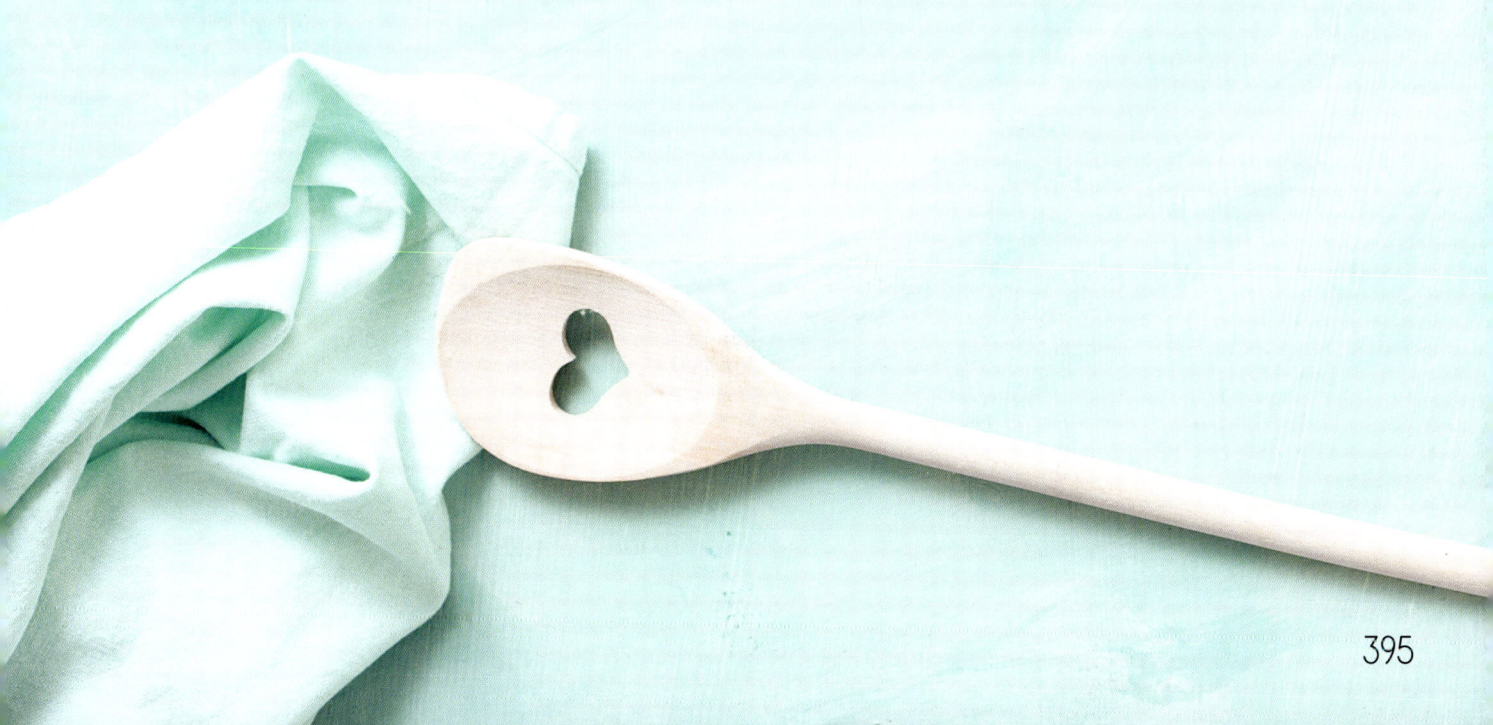

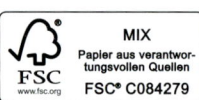

MIX
Papier aus verantwor-
tungsvollen Quellen
FSC® C084279

Erschienen bei FISCHER Taschenbuch
Frankfurt am Main, April 2017

Die Originalausgabe erschien unter dem Titel »The Bikini Body 28-Day
Healthy Eating & Lifestyle Guide«.
First published 2016 by Bluebird, an imprint of Pan Macmillan,
a division of Macmillan Publishers International Limited.
Text © Kayla Itsines 2016
Fotos © Jeremy Simons 2016
Illustrationen © Anthony Calvert 2016
Design: Trisha Garner von DesignPatsy
Zusätzliches Design: Elissa Webb
Foodstyling: Michelle Noerianto
Lebensmittelvorbereitung: Tammi Kwok und Angela Devlin
Repro: Splitting Image Colour Studio

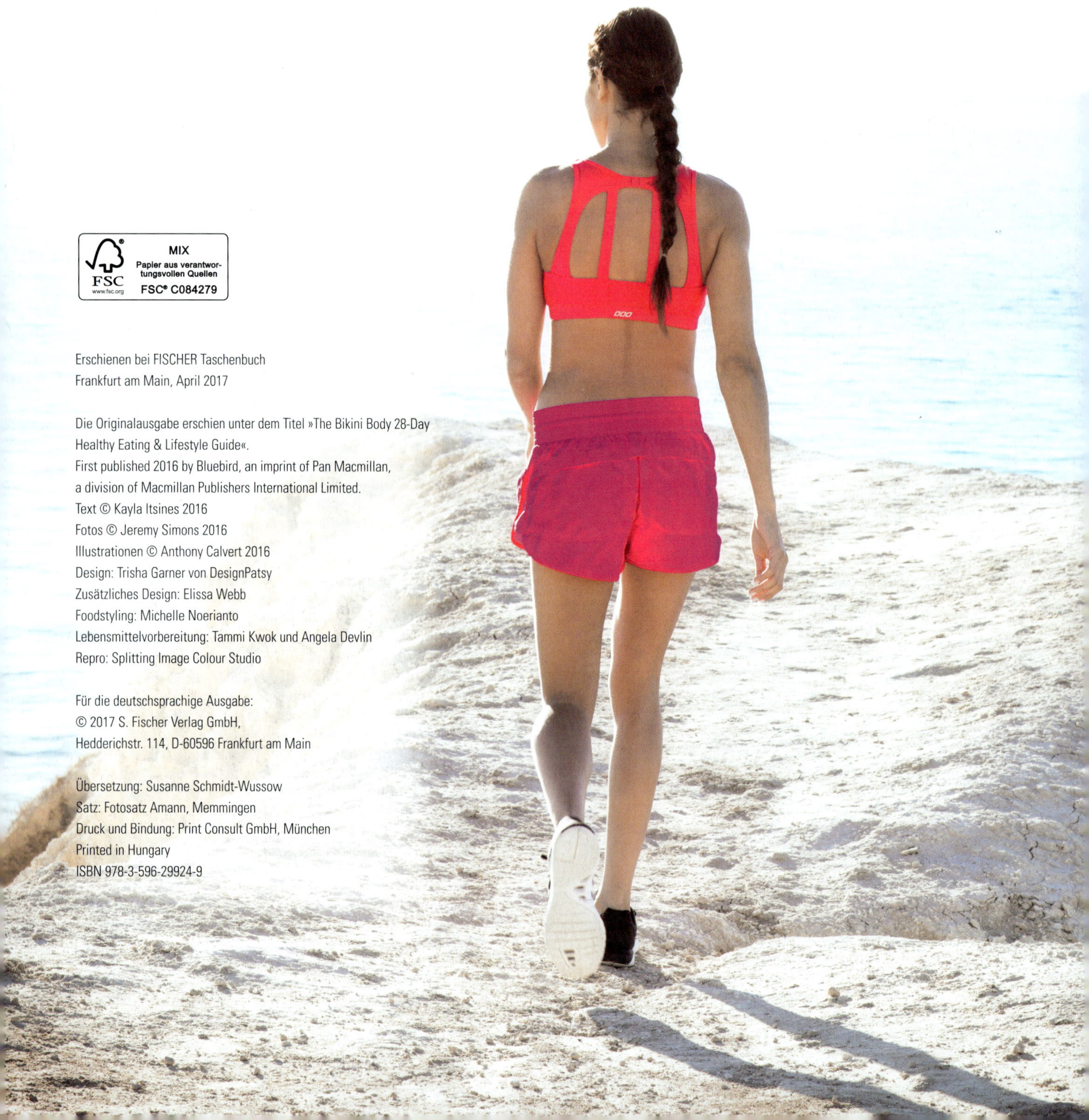

Für die deutschsprachige Ausgabe:
© 2017 S. Fischer Verlag GmbH,
Hedderichstr. 114, D-60596 Frankfurt am Main

Übersetzung: Susanne Schmidt-Wussow
Satz: Fotosatz Amann, Memmingen
Druck und Bindung: Print Consult GmbH, München
Printed in Hungary
ISBN 978-3-596-29924-9